U0295253

"十三五"国家重点图书出版规划项目

上海高校服务国家重大战略出版工程
毕业后医学教育出版工程

Obstetrics and Gynecology

CASE STUDY

名誉总主编　王振义 汤钊猷
总 主 编　黄 红 李宏为
执行总主编　张 勘

住院医师规范化培训示范案例丛书

住院医师规范化培训
妇产科示范案例

本册主编：华克勤

副主编：徐丛剑　狄 文

组织编写：上海市卫生与计划生育委员会
　　　　　上海市医药卫生发展基金会
　　　　　上海市住院医师规范化培训事务中心

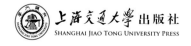

上海交通大学出版社
SHANGHAI JIAO TONG UNIVERSITY PRESS

内容提要

　　本书以妇产科专业住院医师规范化培训要求为纲,针对妇产科临床实践过程中遇到的实际病例为切入点,详细介绍了妇产科学常见病和多发病的诊疗过程和处理规范。本书通过95例典型病例讨论,旨在培养读者"密切联系临床,举一反三"的临床思维能力。本书的读者对象主要是妇产科专业住院医师规范化培训学员,也可供临床医学本科生、妇产科研究生、从事妇产科临床工作的医师及其他专业的医师使用。

图书在版编目(CIP)数据

住院医师规范化培训妇产科示范案例/华克勤主编.—上海:
上海交通大学出版社,2016(2020重印)
(住院医师规范化培训示范案例丛书)
ISBN 978-7-313-14638-0

Ⅰ.①住…　Ⅱ.①华…　Ⅲ.①妇产科学-医师-岗位培训-
自学参考资料　Ⅳ.①R71

中国版本图书馆CIP数据核字(2016)第049946号

住院医师规范化培训妇产科示范案例

主　　编:华克勤
出版发行:上海交通大学出版社
邮政编码:200030
印　　制:苏州市越洋印刷有限公司
开　　本:889mm×1194mm　1/16
字　　数:822千字
版　　次:2016年5月第1版
书　　号:ISBN 978-7-313-14638-0
定　　价:128.00元

地　　址:上海市番禺路951号
电　　话:021-64071208
经　　销:全国新华书店
印　　张:28.25

印　　次:2020年5月第3次印刷

版权所有　侵权必究
告读者:如发现本书有印装质量问题请与印刷厂质量科联系
联系电话:0512-68180638

"住院医师规范化培训示范案例"
丛书编委会名单

名誉总主编　　王振义　　汤钊猷

顾　　　问　　戴尅戎　　王一飞　　李宣海　　彭　靖

总 主 编　　黄　红　李宏为

执行总主编　　张　勘

副总主编　　王吉耀　　沈柏用

编委名单（按汉语拼音顺序）

陈生弟	陈云芳	迟放鲁	顾琴龙	胡　兵	华克勤
黄　钢	黄国英	黄　红	李宏为	李明华	陆惠华
陆一鸣	倪黎冬	邵　洁	沈柏用	沈立松	施　榕
孙兴怀	田　红	万兴旺	王华祖	王吉耀	吴　毅
谢　斌	徐金华	许　淼	于布为	袁　明	张　勘
郑　珊	郑玉英	周　蓉	朱虹光	朱亚琴	祝墡珠

"住院医师规范化培训妇产科示范案例"
编委会名单

（以姓氏笔画为序）

万小平（同济大学附属第一妇婴保健院）

丰有吉（上海交通大学上海市第一人民医院）

艾志宏（上海交通大学医学院上海市第六人民医院）

孙　静（同济大学附属第一妇婴保健院）

华克勤（复旦大学附属妇产科医院）

狄　文（上海交通大学医学院附属仁济医院）

李怀芳（同济大学附属同济医院）

李儒芝（复旦大学附属妇产科医院）

沈立翡（上海交通大学医学院附属瑞金医院）

杨祖菁（上海交通大学医学院附属新华医院）

易晓芳（复旦大学附属妇产科医院）

徐丛剑（复旦大学附属妇产科医院）

徐　焕（复旦大学附属妇产科医院）

程蔚蔚（上海交通大学医学院附属国际和平妇幼保健院）

葛蓓蕾（同济大学附属第一妇婴保健院）

蒋荣珍（上海交通大学医学院附属第六人民医院）

蔡　蕾（上海交通大学医学院附属瑞金医院）

滕银成（上海交通大学医学院附属第六人民医院）

学术秘书：张菲菲（复旦大学附属妇产科医院）

序

Forword

住院医师规范化培训是毕业后医学教育的第一阶段,是医生成长的必由之路,是提高医疗技术和服务水平的需要,也是提升基层医疗机构服务能力,为基层培养好医生,有效缓解"看病难"的重要措施之一,是深化医药卫生体制改革的重要基础性工作。

自2010年以来,在市政府和国家卫计委的大力支持和指导下,上海根据国家新一轮医改精神,坚持顶层设计,探索创新,率先实施与国际接轨的住院医师规范化培训制度,并把住院医师规范化培训合格证书作为全市各级公立医院临床岗位聘任和晋升临床专业技术职称的必备条件之一。经过6年多的探索实践,上海市已构建了比较完善的组织管理、政策法规、质控考核、支撑保障等四大体系,在培养同质化、高水平医师队伍方面积累了一定的经验,也取得了初步成效。

因一直立足于临床一线,对医生的培养特别是住院医师规范化培训工作有切身体验,我曾希望编写一套关于"住院医师规范化培训"的教材。如今,由上海市卫生计生委牵头组织编写的这套"住院医师规范化培训示范案例"丛书书稿已出炉,不觉欣然。丛书以住培期间临床真实案例为载体,按照诊疗流程展开,强调临床思维能力的培养,病种全、诊疗方案科学严谨、图文并茂,是不可多得的临床诊疗参考读物,相信会对住院医师临床思维能力和技能培训有很大帮助。这套图书是上海医疗界相关专家带教经验的传承,也是上海6年来住院医师培养成果的集中展示。我想这是上海住院医师规范化培训工作向国家交出的一份阶段性答卷,也是我们与其他兄弟省市交流的载体;它是对我们过去医学教育工作的一种记录和总结,更是对未来工作的启迪和激励。

借此机会,谨向所有为住院医师规范化培训工作做出卓越贡献的工作人员和单位,表示衷心的感谢,同时也真诚希望这套丛书能够得到学界的认可和读者的喜爱。我期待并相信,随着时间的流逝,住院医师规范化培训的成果将以更加丰富多彩的形式呈现给社会各界,也将愈发彰显出医学教育功在当代、利在千秋的重大意义。

是为序。

王振义

2016年3月

前言

Preface

2013 年 7 月 5 日,国务院 7 部委发布《关于建立住院医师规范化培训制度的指导意见》,要求全国各省市规范培训实施与管理工作,加快培养合格临床医师。到 2020 年,在全国范围内基本建立住院医师规范化培训制度,形成较为完善的政策体系和培训体系,所有新进医疗岗位的本科及以上学历临床医师均接受住院医师规范化培训,使全国各地新一代医师的临床诊疗水平和综合能力得到切实提高与保障,造福亿万人民群众。

上海自 2010 年起在全市层面统一开展住院医师规范化培训工作,在全国先试先行,政府牵头、行业主导、高校联动,进行了积极的探索,积累了大量的经验,夯实了上海市医药卫生体制改革的基础,并积极探索上海住院医师规范化培训为全国服务的途径,推动了全国住院医师规范化培训工作的开展。同时,上海还探索住院医师规范化培训与临床医学硕士专业学位研究生教育相衔接,推动了国家医药卫生体制和医学教育体制的联动改革。上海的住院医师规范化培训制度在 2010 年高票入选年度中国十大最具影响力医改新举措,引起社会广泛关注。

医疗水平是关系国人身家性命的大事,而住院医师规范化培训是医学生成长为合格医生的必由阶段,这一阶段培训水平的高低直接决定了医生今后行医执业的水平,因此其重要性不言而喻,它肩负着为我国卫生医疗事业培养大批临床一线、具有良好职业素养的医务人员的历史重任。要完成这一历史重任,除了构建合理的培养体系外,还需要与之相配套的文本载体——教材,才能保证目标的实现。目前国内关于住院医师规范化培训方面的图书尚不多见,成系统的、以临床能力培养为导向的图书基本没有。为此,我们在充分调研的基础上,及时总结上海住院医师规范化培训的经验,编写一套有别于传统理论为主的教材,以适应住院医师规范化培训工作的需要。

本套图书主要围绕国家和上海市出台的《住院医师规范化培训细则》(以下简称《细则》)规定的培训目标和核心能力要求,结合培训考核标准,以《细则》规定的相关病种为载体,强调住院医师临床思维能力的构建。

本套图书具有以下特点:

(1) 体系科学完整。本套图书合计 23 册,不仅包括内、外、妇、儿等 19 个学科(影像分为超声、放射、核医学 3 本),还包括《住院医师法律职业道德》和《住院医师科研能力培养》这两本素质教育读本,体现了临床、科研与医德培养紧密结合的顶层设计思路。

（2）编写阵容强大。本套图书的编者队伍集聚了全上海的优势临床医学资源和医学教育资源,包括瑞金医院、中山医院等国家卫计委认定的"住院医师规范化培训示范基地",复旦大学"内科学"等15个国家临床重点学科,以及以一批从医30年以上的医学专家为首的、包含1000多名临床医学专家的编写队伍,可以说是上海各大医院临床教学科研成果的集中体现。

（3）质量保障严密。本套图书编写由上海市医师协会提供专家支持,上海市住院医师规范化培训专家委员会负责审核把关,构成了严密的质量保障体系。

（4）内容严谨生动,可读性强。每本图书都以病例讨论形式呈现,涵盖病例资料、诊治经过、病例分析、处理方案和基本原则、要点与讨论、思考题以及推荐阅读文献,采取发散性、启发式的思维方式,以《住院医师规范化培训细则》规定的典型临床病例为切入点,详细介绍了临床实践中常见病和多发病的标准诊疗过程和处理规范,致力于培养住院医师"密切联系临床,举一反三"的临床思维推理和演练能力;图书彩色印刷,图文并茂,颇具阅读性。

本套图书的所有案例都来自参编各单位日常所积累的真实病例,相关诊疗方案都经过专家的反复推敲,丛书的出版将为广大住院医师提供实践学习的范本,以临床实例为核心,临床诊疗规范为基础,临床思维训练为导向,培养年轻医生分析问题、解决问题的能力,培养良好的临床思维方法,养成人文关怀情操,必将促进上海乃至国内住院医师临床综合能力的提升,从而为我国医疗水平的整体提升打下坚实的基础。

本套图书的编写得到了国家卫计委刘谦副主任、上海市浦东新区党委书记沈晓明教授的大力支持,也得到了原上海第二医科大学校长王一飞教授,王振义院士,汤钊猷院士,戴尅戎院士的悉心指导,上海市医药卫生发展基金会彭靖理事长和李宣海书记为丛书的出版给予了大力支持,此外,上海市卫计委科教处、上海市住院医师规范化培训事务中心以及各住院医师规范化培训基地的同事都为本套图书的出版做出了卓越贡献,在此一并表示感谢!

本套图书是上海医疗卫生界全体同仁共同努力的成果,是集体智慧的结晶,也是上海多年住院医师规范化培训成效的体现。在住院医师规范化培训已全国开展并日渐广为接受的今天,相信这套图书的出版会在培养优秀的临床应用型人才中发挥应有的作用,为我国卫生事业发展做出积极的贡献。

"住院医师规范化培训示范案例"编委会

编写说明

Instructions

在漫长的医学发展史中，人类对于医疗知识的积累逐渐增多，于是出现了医学分科。妇产科学也由此细分并逐渐发展，演变为一门独立的学科。它不仅与内科、外科、儿科学等临床学科有着密切联系，又因独立性较强而自成一科，其中深蕴着哲学的思维。不但需要逻辑思考的缜密性，还需要手术操作的规范性，这也对从事妇产科的临床医生提出了更高的要求。因此，培养一个高水平的妇产科医生始于住院医生阶段的培养。

1993 年，卫生部发布了《临床住院医师规范化培训试行办法》，对在全国开展住院医师规范化培训工作进行了部署。1995 年，卫生部颁发《临床住院医师规范化培训大纲》，住院医师规范化培训工作正式推行。临床住院医师规范化培训工作，减少了学生从医学院校毕业未经二级学科培养直接从事相关临床工作而产生的综合素质不足和专业能力缺失。经过 10 余年的实践，全国各大教学医院通过住院医师培训为国家输送了大批优秀医学人才，也积累了自身经验。但住院医师培训工作还存在各区域、各基地培训质量差异较大，培训不规范，发展不均衡，缺乏统一的考核认证标准，还远未形成全国统一的培训体系等一系列问题。2010 年后上海地区启动住院医师规范化培训工程，妇产科位列 19 个临床类培训专业之中。经认定的妇产科培训基地严格按照《妇产科住院医师培训细则》对规范化培训学员进行妇产科基础知识和临床技能的引导和培养，并通过全市统一结业考对学员培养情况进行考核。目前，在培训过程中，因没有配套教材进行辅助，使得教学双方都陷入两难境地。因此，编写一套有效、标准、专业的培训教材来配合规范化培训工作成为了当务之急。

本书作为妇产科住院医师规范化培训配套教材，具有以下特点：一是参编作者以上海地区各妇产科住院医师培训基地负责人为主。各位编者具有丰富的临床经验和教学经验。二是全书以病例讨论形式呈现，选自临床典型的妇产科病例，涵盖妇产科常见病和多发病种 95 例，临床思维成熟，诊疗思路清晰，治疗处理规范。三是本书采取发散性、启发式的思维方式，以典型病例为切入点，详细介绍了妇产科临床实践中常见病和多发病的标准诊疗过程和处理规范。病例讨论包括病例资料、诊疗经过、病例分析、处理方案和依据、要点和讨论、思考题和推荐阅读文献等七部分。

上海市妇产科专业住院医师规范化培训大纲要求培训学员能独立和基本正确地对妇产科常见

疾病进行诊断和处理,能作为术者完成妇产科常见中、小型手术。考核分为临床思维考核和临床操作技能考核两部分,包括综合知识、基本辅助检查、病史采集、体格检查、病例分析、临床操作6个考站。对临床基础知识和临床思维的考核贯穿各站考试中。本书的编写初衷是使妇产科医生掌握正确的临床思维方法和诊疗技术,以顺利完成住院医师规范化培训的任务。医师阅读时应从临床推演的视角去思考,而不能用习惯性的定势思维方式来阅读。

　　本书可使用的对象较为宽泛,编写时虽然以配合上海市住院医师规范化培训工作为目的,供妇产科专业规范化培训学员使用,但本书也可供准备报考本专业住院医师培训的本科生、研究生、相关临床专业的住院医师和研究生以及本专业相关临床医务人员使用。

　　希望本书的出版能为上海乃至全国妇产科专业住院医师规范化培训提供更具操作性的教材,以全面推动和提高妇产科专业住院医师规范化培训水平,并为探索住院医师规范化培训工作打下基石。

　　本书的内容与编排难免有不妥之处,殷切希望读者给予指正,以便及时纠正改进。

　　本书的出版得到了上海市住院医师规范化培训工作联席会议办公室和上海交通大学出版社的资助,特此致谢!

华克勤　教授,主任医师,博士生导师

复旦大学附属妇产科医院

2016 年 3 月

目 录
Contents

胎儿颈项透明层(NT)增厚的咨询

一、病例资料

25 岁孕妇,因"早孕超声检查发现胎儿异常"就诊。

超声检查报告提示:单胎妊娠,胎儿头臀长 65 mm,颈项透明层增厚 3.5 mm。

月经史:月经周期 30 天,末次月经 2015 - 5 - 15。

生育史:已婚,0 - 0 - 0 - 0,本次为自然受孕。

无高血压、心脏病、糖尿病等慢性疾病史。

二、诊断

G_1P_0,孕 13 周,胎儿颈项透明层(NT)增厚。

三、咨询要点

(1) 告知胎儿 NT 增厚的可能原因:如胎儿染色体异常、胎儿结构发育异常(心脏结构异常等)、宫内感染等。

(2) 为排除胎儿染色体异常,建议行胎儿染色体检查,孕 11～14 周可行绒毛活检术(CVS),或孕中期行胎儿羊水穿刺术,告知相关风险。

(3) 为明确胎儿有无结构发育异常,孕中期需行胎儿大结构畸形筛查及胎儿心超检查。

(4) 告知产前诊断技术的局限性,产前诊断不能检测所有与 NT 增厚有关的病因,如单基因病变所致的胎儿 NT 增厚,以及某些少见的胎儿宫内感染等。

四、讨论

(1) 胎儿颈项透明层厚度(NT)超声检查时间是孕 11～14 周,胎儿头臀长 45～85 mm。NT 的正常范围与胎儿的头臀长有关,其厚度高于同孕周的第 95 百分位时考虑 NT 增厚。

(2) 胎儿 NT 增厚的病理生理基础尚无明确,目前认为与胎儿颈部淋巴液的聚积有关。NT 的正常范围随着孕周的增加而增大。

(3) 胎儿 NT 增厚的病因如下:

- 胎儿染色体异常:常见的染色体异常为 21-三体、18-三体、13-三体等。
- 胎儿结构发育异常:在染色体正常的胎儿中,先天性心脏结构发育异常是导致胎儿 NT 增厚最常见的原因。此外,胎儿骨骼系统发育异常(如软骨发育不全等)、膈疝等也可导致胎儿 NT 增厚。
- 某些遗传综合征:如 Noonan 综合征、Cornelia de Lange 综合征等。

(4) 胎儿 NT 增厚的临床意义:
- 建议进一步行胎儿染色体核型分析。
- 建议行胎儿详尽的胎儿大结构畸形筛查及心超检查。

五、思考题

1. 胎儿 NT 增厚的原因有哪些?
2. 胎儿 NT 增厚应该怎样咨询?

六、推荐阅读文献

1. Souka AP, von Kaisenberg CS, Hyett JA, et al. Increased nuchal translucency with normal karyotype [J]. American Journal of Obstetrics and Gynecology, 2005, 192(4): 1005 - 1021.

2. Malone FD, Canick JA, Ball RH, et al. First-trimester or second-trimester screening, or both, for Down's syndrome [J]. New England Journal of Medicine, 2005, 353(19): 2001 - 2011.

3. Salman Guraya S. The associations of nuchal translucency and fetal abnormalities; significance and implications [J]. Journal of Clinical and Diagnostic Research, 2013, 7(5): 936 - 941.

七、诊疗流程图

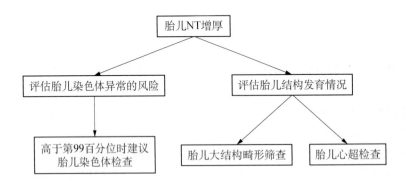

（杨颖俊　孙路明）

案例 2
反复自然流产

一、病历资料

1. 现病史

患者,女性,29 岁。因"孕 12^{+4} 周,反复自然流产 3 次"于 2014 年 8 月 8 日至医院门诊就诊。患者既往月经规则,末次月经 2014 年 5 月 12 日,停经 12^{+4} 周。生育史 0-0-3-0。患者有连续发生 3 次妊娠中期自然流产病史,患者分别在 2010 年、2011 年和 2012 年发生 3 次妊娠 16 周左右无明显诱因的胎膜早破流产。本次为患者第 4 次妊娠,门诊考虑诊断为"孕 12^{+4} 周、反复自然流产、宫颈功能不全",建议住院进一步诊治。患者于就诊当日收治入院。本次妊娠以来,患者无明显妊娠反应,饮食、睡眠、大小便均正常,体重无明显变化。

2. 既往史

夫妻双方染色体核型正常,男方精液检查正常,无心脏病、高血压、糖尿病、自身免疫性疾病等慢性病史;患者本人无功能失调性子宫出血、子宫肌瘤等病史,也无高血压、心脏病、糖尿病、自身免疫病等慢性疾病史。

3. 月经史和生育史

14 岁初潮,周期 30 天,经期 5 天,经量中等,无痛经,末次月经:2014 年 5 月 12 日。生育史 0-0-3-0,患者分别在 2010 年、2011 年和 2012 年发生 3 次妊娠 16 周无明显诱因的胎膜早破流产,均未清宫,从破膜到胎儿娩出时间大约 30 min。

4. 体格检查

(1) 全身体检:Ht 160 cm, Wt 53 kg, BP 112 mmHg/72 mmHg。精神、意识正常。心肺检查(一),胸部及腹部检查(一),四肢活动自如,神经反射(一)。

(2) 妇科检查:

外阴:已婚式,阴毛分布呈女性型。

阴道:通畅,阴道皱襞正常。

宫颈:未产式,光滑,宫颈口闭。

子宫体:增大如孕 3 月大小,质地软。

附件:(一)。

5. 实验室和影像学检查

(1) 夫妻双方染色体:男方 46,XY;女方 46,XX。

(2) 生殖道解剖学检查:孕前多次 B 超检查提示子宫及附件形态学正常。妊娠 12 周 B 超检查结果:宫颈管长 24 mm,宽 32 mm,内径 2 mm,宫颈管形态为漏斗形。

（3）胎儿超声检查:妊娠 12^{+4} 周。B 超检查结果:单胎存活,胎儿发育正常,羊水量正常。

（4）血液学检查。

- 全血分析:WBC $10.1 \times 10^9/L$, N 68%, Hb 120 g/L, PLT $250 \times 10^9/L$。
- 肝肾功能:正常。
- 自身抗体:包括 ANA、Sm、RNP、ENA、SSA/Ro、SSB/La、ACA、β_2-GP-I、Ds-DNA、狼疮抗凝物质等自身抗体均阴性。
- ESR 15 mm/h、C3、CH50 正常。
- 凝血功能:D-二聚体 0.1 μg/ml、PAGT(AA) 60%，PAGT(ADP) 68%。PT、Fb、FV、AT-Ⅲ、PC、PS 等活性正常。
- HCY 正常。
- CRP 正常,TORCH 检查各项指标正常。
- 内分泌功能检查:患者孕前检查卵巢功能正常,孕期检查血糖正常、甲状腺功能正常。

（5）阴道分泌检查:常规检查阴性,病原体包括衣原体、支原体、HPV 等检查均阴性。

二、诊治经过

根据病史、体格检查及辅助检查,患者诊断:孕 12^{+4} 周,0-0-3-0,反复自然流产,宫颈功能不全。并于 2014 年 8 月 14 日(孕 13^{+3} 周)行宫颈环扎术。术后 1 周出院。出院后定期门诊随访。患者于 2015 年 2 月 10 日经剖宫产分娩 1 活男婴,Wt 3 900 g, Ht 50 cm, Apgar 评分 10 分。

三、病例分析

1. 病史特点

（1）女性,29 岁,因"孕 12^{+4} 周,反复自然流产史"来院就诊。

（2）患者 3 次流产的时间均在孕 16 周,为孕中期流产。流产临床特点为无明显诱因下发生胎膜早破流产。从破膜到胎儿娩出时间短。

（3）全身体格检查及妇科检查:未见异常。

（4）孕前生殖道检查无明显解剖学异常,孕 12^{+4} 周超声检查提示宫颈管长度缩短,仅 24 mm,形态呈漏斗形。

（5）其他辅助检查:患者夫妇染色体正常,孕前及孕期肝肾功能、ESR、CRP、血常规、内分泌、凝血功能、HCY、自身抗体、阴道分泌物检查均正常。

2. 诊断与诊断依据

（1）诊断:孕 12^{+4} 周,0-0-3-0,反复自然流产,宫颈功能不全。

（2）诊断依据:①患者孕 12^{+4} 周,曾有 3 次孕中期的自然流产史;②流产时妊娠时间大致相同;③流产临床特点多为无明显诱因突发胎膜早破流产,且胎儿很快排出;④超声检查宫颈长度较正常明显缩短,形态呈漏斗形;⑤排除染色体异常、内分泌异常、感染因素及自身免疫型复发性流产;⑥经宫颈缝扎治疗后,成功足月分娩。

3. 鉴别诊断

反复自然流产根据病史诊断简单,关键是反复自然流产的病因复杂,病因学诊断极为重要,对于有反复自然流产史的患者需进行系统而详尽的病因筛查,进行病因学鉴别诊断。

（1）解剖异常：指子宫解剖异常所致流产，子宫解剖异常包括先天性发育异常和（或）后天性子宫疾病所致解剖异常，包括生殖道畸形、子宫肿瘤、宫腔粘连、宫颈功能不全等。可通过妇科检查、B超检查等检查明确诊断，必要时还可行宫腔镜、腹腔镜检查。

（2）染色体异常：包括夫妻双方染色体异常及胚胎染色体异常。

（3）内分泌异常：主要是指由于内分泌功能失调所致流产，主要有黄体功能不全、PCOS、高 PRL 血症、甲状腺功能异常、血糖水平异常等。

（4）感染因素：主要指弓形虫、巨细胞病毒、单纯疱疹病毒等感染所致的流产。

（5）免疫因素：包括自身免疫型和同种免疫型。自身免疫型主要包括抗多烯磷脂胆碱综合征、SLE 等自身免疫疾病所导致的流产，通过病史和相关的实验室检查可明确诊断。同种免疫型的诊断必须严格进行病因筛查，排除其他原因导致的流产且封闭抗体阴性。

（6）易栓症：主要有遗传性易栓症和获得性易栓症两种。要通过相关的实验室检查予以排除。

上述流产的病因可单独存在，也可合并存在。

四、处理方案及基本依据

（1）反复自然流产患者的首先应该进行病因学诊断，然后采取有针对性的治疗方案。该患者治疗方案：择期行宫颈环扎术。

（2）依据：详见前述。

五、要点与讨论

1. 宫颈功能不全的病因、发病机制

宫颈功能不全是在妊娠中晚期出现的宫颈无痛性的扩张，胎膜脱垂形成球囊状进入阴道，随后胎膜破裂，娩出不成熟胎儿。先天性宫颈发育异常和获得性的宫颈损伤均会导致宫颈结缔组织的结构异常从而不足以维持整个妊娠过程。

宫颈先天性异常：表现为小宫颈或宫颈形态异常，可能与副中肾管发育异常有关。已有证据表明服用己烯雌酚的孕妇生育的女婴将来妊娠时的宫颈长度要短于正常女性。

获得性宫颈功能不全的原因：包括分娩或中期引产产伤、扩宫诊刮对宫颈的损伤、难免流产多次清宫术及宫颈上皮内瘤样变的手术治疗引起的宫颈损伤。有研究提示宫口开＞5 cm 以上剖宫产时子宫下段切口过低，有可能造成以后宫颈功能不全，故建议胎头下降宫口开大剖宫产时下段切口的位置稍高为宜。对于锥切术后是否引起宫颈功能不全，与锥切术后宫颈管的长短有关。

2. 宫颈功能不全检查和诊断

在非孕期，对于既往有早产或者流产史的患者，可以通过既往早产或者流产史的特点做出宫颈功能不全的诊断。宫颈功能不全发生早产或者流产的特点是：妊娠中期，无明显的宫缩而宫口开大、羊膜囊膨出而发生流产。

（1）子宫输卵管碘油造影术：采用该方法检测宫颈管的长度、形态来评估宫颈的功能，提示若宫颈非孕状态即呈漏斗形，那么早产或者流产的风险增加。

（2）Hegar 棒颈管检查：非孕状态下如果 8 号 Hegar 棒能顺利通过宫颈管，则可诊断为宫颈功能不全。

（3）病理学检查：若宫颈内肌肉组织＞15％，则早产或流产的风险增大，可以诊断为宫颈功能不全。

对于孕期妇女，在超声检查应用之前，宫颈功能不全诊断往往很困难。主要是通过临床检查诊断，

其中包括宫颈直视检查和进行 BISHOP 宫颈评分诊断宫颈功能不全。

（4）扩阴器检查：暴露宫颈，看见宫颈管明显缩短，或羊膜囊膨出宫颈，则可做出诊断。

（5）BISHOP 评分：临床医生通过手指经阴道或肛门检查产妇宫颈扩张度、宫颈管消退程度、胎儿先露位置、宫颈的硬度，综合评价宫颈成熟情况，从而进行判断。

（6）超声检测方法：主要有 3 种，即经腹部超声检查、经会阴超声检查、经阴道超声检查。通过测定宫颈长度、内径及形状来判断是否存在宫颈功能不全。

3. 宫颈功能不全的诊断思路

宫颈功能不全是反复自然流产的常见病因之一，特别是多次中期妊娠自然流产或早产的常见病因。有以下诊断要点：①有多次晚期流产或早产史，特点是先破膜，后产生规律宫缩，产程短，均为活胎；②非孕期超声或造影检查提示宫颈呈漏斗形或能容 8 号扩宫棒；③孕期超声检查提示宫颈长度或宫颈管内径异常；④宫颈活检肌肉组织＞15％。

4. 宫颈功能不全的治疗

主要是行宫颈环扎术，有经阴道腹腔镜环扎和经腹环扎两种路径。宫颈环扎术前后均应辅以宫缩抑制剂和广谱抗生素治疗，可以提高手术成功率和减少并发症的发生。宫颈环扎术的并发症包括出血、胎膜破裂、感染及宫颈撕裂等。出院后嘱患者应避免重体力劳动，休息为主，常取左侧卧位，适当站立或行走，避免长时间站立或久坐，合理饮食，保持大便通畅，严禁性生活，按时产前检查，定期行超声检查，严密观察宫颈变化。

六、思考题

1. 反复自然流产的病因有哪些？
2. 宫颈功能不全引起的反复自然流产的临床表现特点有哪些？
3. 引起宫颈功能不全的病因有哪些？
4. 宫颈功能不全如何治疗？

七、推荐阅读文献

1. 王笑非，赵爱民. 孕期经阴道宫颈环扎术治疗宫颈功能不全[J]. 中国实用妇科与产科杂志，2014，30(2)：105 - 108.

2. 王笑非，龚惠，钟一村，等. 宫颈环扎术治疗宫颈功能不全的临床研究[J]. 中国临床医学，2010，17(5)：570 - 574.

3. 王笑非，赵爱民. 宫颈环扎术在妇产科中的应用[J]. 中国妇幼保健，2010，25(29)：4320 - 4322.

4. 赵爱民，林其德. 同种免疫型复发性流产的病因及诊治[J]. 中国实用妇科与产科杂志，2007，23(12)：901 - 904.

八、诊疗流程图

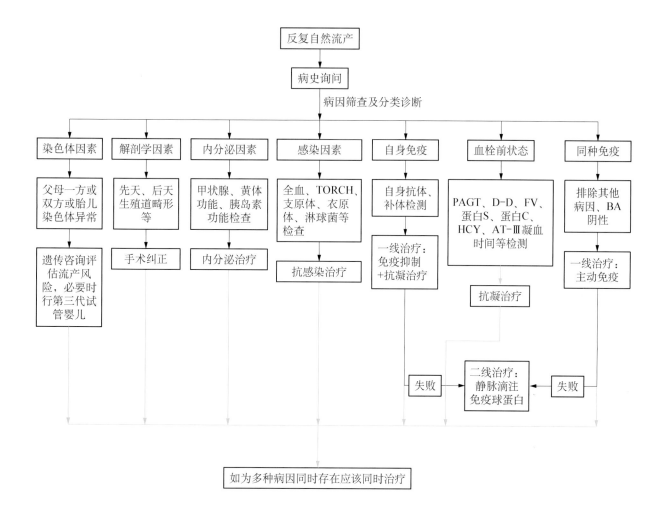

（赵爱民　肖世金）

案例 3

难免流产

一、病历资料

1. 现病史

患者,女性,35 岁。医务工作者,已婚,G_2P_1。因"停经 62 天、不规则阴道出血 6 天、下腹痛半天"来院就诊。

患者平素月经规律,周期 26～28 天,经期 5 天。末次月经(LMP)62 天前。停经 38 天时自测尿 HCG 阳性。6 天前不明原因少量阴道出血,来本院门诊就诊,查尿 HCG 阳性,3 天后血 β-HCG 报告为 10 700 mIU/ml,孕酮(P)为 30.2 mmol/L;B 型超声检查:宫腔内见孕囊,胚胎未成形,未见明显心管搏动;拟诊"先兆流产"给予地屈孕酮(达芙通)保胎治疗。后患者阴道出血仍未止,今晨起觉下腹阵发性坠胀痛,阴道出血量增多似平时月经量,未见明显组织物排出,遂来院急诊就诊。妇科检查见宫颈口松弛,B 型超声检查仍未显示心管搏动。拟诊"难免流产"。

患者病程中有恶心呕吐、胃纳差和乏力嗜睡,无发热,二便正常。

2. 既往史

否认慢性疾病史。10 年前因社会因素剖宫产 1 次。工具避孕。

3. 体格检查

T 37.2℃,R 19 次/min,P 88 次/min,BP 100 mmHg/60 mmHg。一般情况可,神志清晰,应答切题,自由体位。头面部(一)。心肺检查无阳性发现。腹平软,下腹正中轻度压痛,无反跳痛和肌卫,未扪及明显肿块,肠鸣音正常。

4. 妇科检查(肛查)

外阴:已婚式,未见异常。

阴道:畅,中量暗红色积血,伴陈旧血块。

宫颈:未见明显赘生物,外口松弛,举痛(一)。

宫体:中前位,如孕 50$^+$ 天,轻度压痛。

附件:双侧未及明显肿块,无压痛。

5. 实验室和影像学检查

- 全血细胞分析:WBC $11.5×10^9$/L,GR 72%,Hb 109 g/L,PLT $208×10^9$/L。
- 尿 HCG:阳性。
- 血 β-HCG:10 700 mIU/ml。
- P:30.2 mmol/L。

● B 型超声检查:宫内见孕囊,胚胎未成形,无心管搏动。双侧附件区无异常。

二、诊治经过

(1) 初步诊断:早孕,G_2P_1,难免流产。
(2) 处理经过:
① 完善检查。如,出凝血系列、凝血功能障碍检查、心电图、C-反应蛋白和降钙素原等。
② 静脉麻醉下行清宫术。
③ 刮出物取样送染色体检查。
④ 刮出物送病理检查。

三、病例分析

1. 病史特点
(1) 女性,35 岁,G_2P_1。因停经 62 天、不规则阴道出血 6 天、下腹痛半天来院就诊。
(2) 未见明显组织物排出。妇科检查宫颈口松弛。
(3) 血、尿 HCG 阳性。
(4) B 型超声检查宫内见孕囊,无心管搏动。

2. 诊断与诊断依据
(1) 诊断:早孕,G_2P_1,难免流产。
(2) 诊断依据:①具有停经史,阴道出血多,伴下腹痛;②宫颈外口松弛,未见组织物嵌顿和排出;③血、尿 HCG 阳性;④B 型超声检查宫内见孕囊,无心管搏动,提示胚胎停止发育。

3. 鉴别诊断
(1) 首先要区分流产的类型:先兆流产阴道出血量少,没有下腹痛或仅轻微痛,宫颈口关闭。难免流产多在先兆流产基础上发展而来,阴道出血量增多,出现腹痛。难免流产继续发展、部分妊娠物排出宫腔则为不全流产。不全流产阴道出血量多,下腹痛较难免流产减轻,宫颈口有组织物嵌顿。完全流产有流产症状,妊娠物已全部排出,故阴道出血减少或停止,腹痛也逐渐缓解,宫颈口关闭,子宫恢复正常大小,B 超检查宫内无孕囊。
(2) 异位妊娠:有停经史,有不规则阴道出血和下腹痛,血、尿 HCG 均可升高,妇科检查子宫小于停经月份,附件区扪及或未扪及肿块,B 超检查宫内未见妊娠迹象,附件区可见囊肿。如果破裂或流产后可以有腹腔内出血,此时宫颈有抬举痛,B 超检查提示子宫直肠陷凹有积液,后穹隆穿刺可得暗红色不凝血液。诊断性刮宫病理报告为子宫内膜呈蜕膜样改变。腹腔镜检查可明确。
(3) 妊娠滋养细胞疾病:妊娠反应严重。由于子宫增长迅速,阴道出血前常有下腹部隐痛或阵痛。子宫明显大于妊娠月份。双侧卵巢可有囊性增大——黄素囊肿。血 β-HCG 值异常升高。B 超检查见增大的子宫腔内呈"落雪状图像",无正常胎体影像。
(4) 功能失调性子宫出血:无排卵型功血部分患者可有闭经,但无妊娠反应,阴道出血量多,一般无下腹痛。查体子宫大小正常。妊娠试验阴性。B 超检查无妊娠子宫特点。基础体温单相。可做诊断性刮宫。
(5) 其他:如急性盆腔炎、卵巢黄体破裂、附件囊肿扭转破裂和急性阑尾炎等引起的急腹痛。

四、处理方案及基本依据

(1) 治疗方案:清宫术。

(2) 依据:患者宫内妊娠,有阴道出血和腹痛,B型超声检查提示胚胎停止发育。

五、要点与讨论

1. 难免流产引起的原因

导致难免流产的原因有很多,包括胚胎和母体两方面因素,临床常见如下:

(1) 染色体异常:染色体异常包括数量异常和结构异常。数量异常如单体、三体和多倍体。结构异常有断裂、缺失和易位等。早期自然流产中有 50%~60% 的妊娠物有染色体异常,夫妇中如有一人染色体异常传至子代,或可导致流产或复发性流产。

(2) 母儿血型不合:由于以往妊娠或输血,致 Rh 因子、不合的 ABO 血型因子在母体中产生抗体,此次妊娠由胎盘进入胎儿体内,与红细胞凝集而产生溶血,以致流产。

(3) 母体合并症:母体罹患慢性疾病,如严重贫血、严重心脏病、慢性肾炎等,可引起胎儿缺血缺氧窒息死亡或胎盘发生梗死或早剥。全身或局部感染性疾病也是流产的一大原因。

(4) 免疫因素:妊娠是半同种移植。研究发现血清中存在抗精子抗体,而动物实验证明抗精子抗体有杀死胚胎的作用,提示该抗体的存在与自然流产有关。父母组织相容性抗原(HLA)过分相似、母体封闭抗体不足、抗多烯磷脂胆碱抗体过量生成等也可导致自然流产。

(5) 子宫缺陷:包括先天性子宫畸形、子宫肿瘤和宫腔粘连(Asherman 综合征)等。

(6) 不良生活习惯如过量吸烟、酗酒和饮用咖啡等可导致流产。母体创伤、环境污染等都是不良妊娠的原因。

2. 早期妊娠伴阴道出血和/或腹痛时妊娠结局的判断

正常早期妊娠时血 β-HCG 水平有倍增时间,根据这一特点,连续测定血 β-HCG 水平可以了解胎儿情况。血孕酮水平的测定在流产诊断和预后判断上的价值已经明确。结合 B 超检查,可以对妊娠结局做出初步诊断。

3. 中期妊娠失败(难免流产)的主要原因和诊治

此病案主要讨论的是早期妊娠的失败。中期妊娠时,阴道流血或流液,伴有宫颈口扩张,出现阵发性腹痛后胎儿及其附属物排出宫腔,此也为不可避免的流产。除感染外,宫颈功能不全是引起中期妊娠流产的主要原因。有明确的复发性中期妊娠自然流产患者首先要排除宫颈功能不全,非孕期 8 号 Hegar 宫颈扩张器无阻力置入宫颈管内以至进入宫腔和 B 型超声检查可以确诊。治疗以手术为主,可于孕前或孕期行宫颈环扎术。

六、思考题

1. 难免流产需要与哪些疾病相鉴别?

2. 引起难免流产的常见原因是什么?

3. 如何根据血 β-HCG 和血孕酮值判断早期妊娠的结局?

七、推荐阅读文献

1. Bourne T，Bottomley C. When is a pregnancy nonviable and what criteria should be used to define miscarriage [J]. Fertility and Sterility，2012，98(5)：1091 – 1096.

2. Seeber BE. What serial hCG can tell you，and cannot tell you，about an early pregnancy [J]. Fertility and Sterility，2012，98(5)：1074 – 1077.

八、诊疗流程图

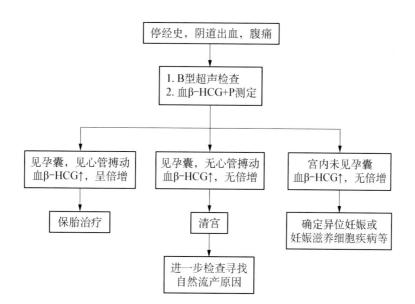

（徐　红）

案例 4

卵巢黄体破裂

一、病历资料

1. 现病史

患者,女性,28岁。因"同房后下腹痛14 h余,伴恶心呕吐"于2015年5月26日入院。患者平素月经规则,初潮16岁,(5~6)/(30~35)天,量中,无痛经。PMP 2015 - 3 - 24,LMP 2015 - 4 - 29,量同前,就诊当日凌晨00:30同房,00:50突发腹痛,程度剧烈,阵发性加剧,难以忍受,伴恶心,呕吐胃内容物两次,无畏寒高热不适,无腹泻等不适。后腹痛逐渐加剧,遂至本院急诊收治入院。近期该患者饮食睡眠可,大小便正常,体重无明显变化。

2. 既往史

否认内科急慢性病史,否认手术外伤史,否认肝炎结核病史,否认输血史,否认过敏史。生育史:1 - 0 - 1 - 1,顺产。

3. 体格检查

神志清,精神欠佳,面色苍白,T 36.9℃,P 118次/min,R 22次/min,BP 86 mmHg/54 mmHg。腹部尚软,全腹有压痛,伴反跳痛,肌卫(＋)。

4. 妇科检查

外阴:已婚式。

阴道:通畅,未及血迹。

宫颈:中糜,举痛(＋)。

宫体:前位,常大,形态规则,有压痛,质地软,活动度尚可。

附件:右侧附件区增大,压痛明显。左侧附件区未触及包块,有压痛。

5. 实验室和影像学检查

血常规:WBC 16.77×10^9/L,N 92.4%,Hb 84 g/L。CRP 0.82 mg/L,肝肾功能及血淀粉酶(－)。

尿 HCG:阴性。

妇科B型超声检查描述:子宫内膜增厚(11 mm),右卵巢47 mm×43 mm×36 mm,内部分回声不均匀,其旁见形态不规则不均质等回声区,范围约46 mm×34 mm×33 mm,包绕右卵巢;盆腔积液:子宫直肠窝及子宫前方弱回声区25 mm、48 mm。超声检查诊断:右附件区等回声,血块? 右侧卵巢增大,盆腔积液。

后穹隆穿刺抽出4 ml暗红色不凝血。

二、诊治经过

入院后初步诊断:腹腔内出血,黄体破裂待排,失血性休克。

入院后予告知患者及家属病情,开放静脉,急诊完善术前常规检查:血常规,出凝血系列,定血型及备血,输血前相关检查等;完善术前谈话签字。

入院当天完善术前准备及家属谈话后,即刻急诊行全麻下腹腔镜下右卵巢囊肿剥除术。术中见:腹腔内出血 1 800 ml,子宫前位,常大,右侧卵巢囊性增大,约 5 cm×4 cm,表面见一破口,内见一黄体样囊肿,直径约 2 cm,右侧输卵管及左侧附件外观正常。术中输注 RBC 4 IU,血浆 400 ml;置腹腔引流 1 根于盆腔。术后予常规抗炎补液等对症治疗,延长抗炎使用时间,并根据患者具体情况对症处理,术后第 3 天常规伤口换药,并拔除负压引流管。术后病理学检查结果示:"右侧卵巢"黄体囊肿伴出血。

三、病例分析

1. 病史特点

(1) 女性,28 岁,因"同房后下腹痛 14 h 余,伴恶心呕吐"来院就诊。

(2) 否认停经史,无外伤手术史。

(3) 体检:神清,精神欠佳,面色苍白。P 118 次/min,BP 86 mmHg/54 mmHg。腹部尚软,全腹有压痛,伴反跳痛,肌卫(＋)。

(4) 妇科检查阳性发现:宫体前位,常大,形态规则,有压痛,质地软,活动度尚可。

附件:右侧附件区增大,压痛明显。左侧附件区未触及包块,有压痛。

(5) 辅助检查:

- 血常规:WBC 16.77×10⁹/L, N 92.4%, Hb 84 g/L, CRP 0.82 mg/L,肝肾功能及血淀粉酶(一)。
- 尿 HCG 阴性。
- 妇科 B 型超声检查描述:子宫内膜增厚(11 mm),右卵巢 47 mm×43 mm×36 mm,内部分回声不均匀,其旁见形态不规则不均质等回声区,范围约 46 mm×34 mm×33 mm,包绕右卵巢。盆腔积液:子宫直肠窝及子宫前方弱回声区 25 mm、48 mm。超声检查诊断:右侧附件区等回声,血块? 右侧卵巢增大,盆腔积液。
- 后穹隆穿刺抽出 4 ml 暗红色不凝血。

2. 诊断与诊断依据

(1) 诊断:腹腔内出血,右侧卵巢黄体破裂,失血性休克。

(2) 诊断依据:①育龄妇女,处于月经期的黄体期;②性生活后出现腹痛;③无明显停经史,尿妊娠试验阴性;④血常规炎性指标升高,Hb 低于正常范围;⑤B 超检查提示右侧附件等回声,血块? 盆腔积液;⑥体检存在腹膜刺激征;⑦妇检右侧附件压痛明显,后穹隆穿刺抽出不凝血。

3. 鉴别诊断

(1) 异位妊娠:有停经史,可有腹痛,阴道流血等症状,查体宫体较停经天数略小,宫颈举痛(＋),尿妊娠试验阳性,阴超检查可见宫内未见孕囊,患者情况与之不符,故可排除。

(2) 卵巢囊肿蒂扭转:常见于瘤蒂较长、中等大、活动度良好、重心偏于一侧的肿瘤。典型症状是体位改变后突发一侧下腹剧痛,常伴恶心呕吐甚至休克。双合诊可扪及压痛的肿块,以蒂部最明显。该患者妇检及相关检查与之不符,暂不考虑。

四、处理方案及基本依据

（1）治疗方案：开放静脉，输液，备血，急诊手术。

（2）依据：考虑患者为卵巢黄体破裂伴出血，失血性休克，故需紧急开放静脉，输液，备血，并完善术前检查、准备，排除手术禁忌证，急症手术。

患者为育龄女性，腹痛前有剧烈活动，根据患者月经周期及末次月经可推知患者正处于黄体期。且该患者尿妊娠试验阴性，既往无妇科相关疾病史，体检：腹部压痛、反跳痛、肌卫（＋），妇检：宫体压痛，双附件压痛，且右侧附件区压痛明显。妇科 B 超检查示"右侧附件区等回声，血块？右侧卵巢增大；盆腔积液"，后穹隆穿刺抽出不凝血。入院当时面色苍白，精神欠佳，心率增快，血压偏低。血常规血红蛋白量降至 84 g/L，考虑右侧卵巢黄体破裂伴出血，失血性休克。故应紧急开放静脉，输液，备血，完善术前相关检查，排除手术禁忌证，急症行腹腔镜探查术。

五、要点与讨论

（1）卵巢黄体破裂的发患者群为育龄妇女。其发生与月经周期密切相关，月经前期或者月经周期的黄体期发生的可能性较大，以月经周期的最后 1 周发生的可能性最大。

（2）有关实验显示，卵巢黄体破裂导致的出血量的大小与破口的大小无关，与血管脆性以及基质的弹性有着密切的关系。如果卵巢黄体突然受到外力作用的影响，或者静脉血管的回流受到阻碍，或者血肿内部的血压突然增大，都有可能造成卵巢黄体的破裂和出血，如剧烈运动和性生活后。

（3）卵巢黄体破裂的处理：正确的术前诊断是正确处理的前提。①如患者一般情况好，估计内出血量少，无移动性浊音，妊娠试验阴性，可以严密观察，并予以抗炎、止血对症治疗。黄体破裂出血多数可以自行停止。②如内出血量多或出血活跃应立即剖宫手术或腹腔镜探查术。术中止血的方法：应将破裂口部位的黄体剔除后缝合，并应尽可能吸出腹腔内积存血液。

六、思考题

1. 卵巢黄体破裂常见的临床特征有哪些？
2. 妊娠期及非妊娠期卵巢黄体破裂应与哪些疾病鉴别？
3. 育龄妇女急性右下腹痛常见病因有哪些？

七、推荐阅读文献

1. Hatipoglu S, Hatipoglu F, Abdullayev R. Acute right lower abdominal pain in women of reproductive age: clinical clues [J]. World Journal of Gastroenterology, 2014, 20(14): 4043 - 4049.

2. Wang H, Guo L, Shao Z. Hemoperitoneum from corpus luteum rupture in patients with aplastic anemia [J]. Clinical Labrotary, 2015, 61(3 - 4): 427 - 430.

3. Akdemir A, Ergenoğlu AM, Yeniel AO, et al. Life-long oral anticoagulant therapy and rupture of corpus luteum [J]. Anadolu Kardiyologi Dergisi, 2013, 13(4): 407 - 408.

4. Kwon OY, Lee JS, Choi HS, et al. Hemoperitoneum caused by a ruptured corpus luteum in adults with immune thrombocytopenic purpura [J]. European Journal of Emergency Medicine, 2012, 19(2): 127 - 128.

5. Nishimura R, Okuda K. Hypoxia is important for establishing vascularization during corpus luteum formation in cattle [J]. The Journal of Reproduction and Development, 2010, 56(1): 110 - 116.

八、诊疗流程图

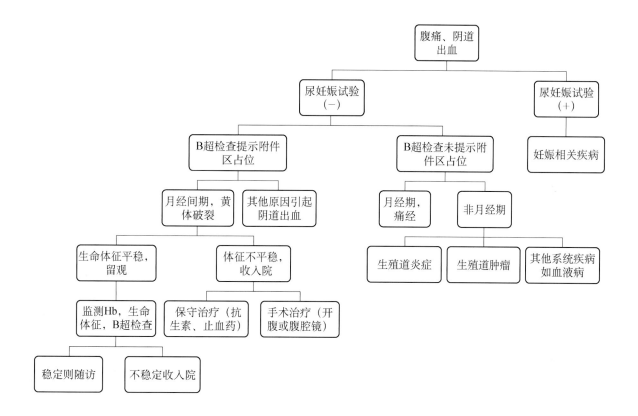

（祝　捷　狄　文）

案例 5

输卵管妊娠

一、病历资料

1. 现病史

患者，女性，39岁。因"月经淋漓不净8天，伴头晕3h"入院。患者自诉8天前开始有阴道出血，量少暗红，淋漓不净，3h前突发头晕目眩，遂来急诊就诊。患者未婚，有男友，已有性生活。发病以来，患者食欲、睡眠、大小便均正常，体重无明显变化。

2. 既往史

无外伤手术史，无高血压、心脏病、糖尿病等慢性疾病史。LMP 2015-5-2，经量如常，MC 15，5/30天，量中无痛经，平素工具避孕。生育史：1-0-2-1，2次人工流产史，顺产1女，现已10岁。

3. 体格检查

神情，Ht 163 cm，Wt 58 kg，BP 100 mmHg/60 mmHg，HR 90次/min。应答自如，但情绪较淡漠，口唇稍苍白。全腹软，左下腹轻压痛，无反跳痛，移动性浊音（一）。

4. 妇科检查（双合诊）

外阴：已婚式，阴毛分布呈女性型。

阴道：通畅，内见暗红色积血。

宫颈：光，宫颈举痛（＋）。

宫体：前位，正常大小，压痛（±）。

附件：左附件区压痛（＋），右附件区压痛（一）。

5. 实验室和影像学检查

妊娠试验（＋）。

血常规检查：Hb 90 g/L。

盆腔B型超声检查描述：子宫前位，大小45 mm×55 mm×50 mm，内膜5 mm。右卵巢：大小28 mm×26 mm×18 mm。左卵巢：大小30 mm×26 mm×15 mm，其旁见混合性回声，大小35 mm×30 mm×32 mm。盆腔积液：深30 mm。超声诊断：左侧附件区混合性占位，性质待查，后穹隆积液。

后穹隆穿刺：5 ml不凝血。

二、诊治经过

（1）入院后初步诊断：腹腔内出血，异位妊娠可能，轻度贫血。

（2）入院后予以急诊完善术前常规检查，如血常规、肝肾功能电解质、出凝血指标、心电图；家属谈话沟通告知目前病情；开放静脉补液，急诊行腹腔镜下探查术。

术中见盆腔积血约 600 ml，探查子宫、右侧附件、左侧卵巢外观未见明显异常，左输卵管壶腹部增粗呈紫红色 4 cm，伞端有血块附着，未见破口。术中再次与家属沟通后，行腹腔镜下左侧输卵管切除，标本放入标本袋后自 trocar 中取出，标本剖视内见绒毛样组织，术后标本送病理检查。术后病理学检查证实：左侧输卵管妊娠。如图 5-1 所示。

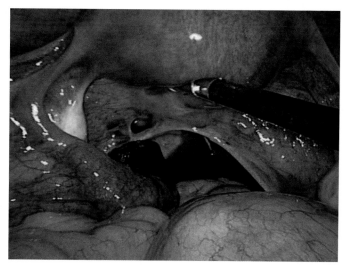

图 5-1　腹腔镜下左侧输卵管壶腹部妊娠(流产型)术中所见

术后给予抗炎补液对症治疗，监测血 HCG 变化情况，术后第 3 天予以出院门诊随访血 HCG 至正常。

三、病例分析

1. 病史特点
（1）女性，39 岁，因"月经淋漓不净 8 天，伴头晕 3 h"来院就诊。

（2）患者自诉 8 天前开始有阴道出血，3 h 前突发头晕目眩。

（3）体检：神情，Ht 163 cm，Wt 58 kg，BP 100 mmHg/60 mmHg，HR 90 次/min。应答自如，但情绪较淡漠，口唇稍苍白。全腹软，左下腹轻压痛，无反跳痛，移动性浊音（一）。

（4）妇科检查：

外阴：已婚式，阴毛分布呈女性型。

阴道：通畅，内见暗红色积血。

宫颈：尚光，宫颈举痛（＋）。

宫体：前位，正常大小，压痛（±）。

附件：左附件区压痛（＋），右附件区压痛（一）。

（5）辅助检查：

妊娠试验（＋）。

血常规：Hb 90 g/L。

盆腔 B 型超声检查描述：子宫前位，大小 45 mm×55 mm×50 mm，内膜 5 mm。右卵巢：大小 28 mm×26 mm×18 mm。左卵巢：大小 30 mm×26 mm×15 mm，其旁见混合性回声，大小 35 mm×30 mm×32 mm。盆腔积液：有，深 30 mm。超声诊断：左侧附件区混合性占位，性质待查，后穹隆积液。

后穹隆穿刺:5 ml 不凝血。

2. 诊断与诊断依据

(1) 诊断:①腹腔内出血,异位妊娠可能;②继发贫血(轻度)。

(2) 诊断依据:①阴道淋漓不净出血;②有停经史;③HCG 阳性;④妇科 B 超检查结果提示;⑤后穹隆穿刺(+)。

3. 鉴别诊断

(1) 早期妊娠先兆流产:先兆流产患者子宫大小与妊娠月份基本相符,有停经史,阴道出血量少,可伴有轻微腹痛,无腹腔内出血表现。B 超检查以资鉴别。

(2) 卵巢黄体破裂出血:黄体破裂多发生在黄体期,或月经期。但有时也较难与异位妊娠鉴别,但无明显停经史,阴道有不规则出血的患者,常需结合妊娠试验进行鉴别。

(3) 卵巢囊肿蒂扭转:卵巢囊肿蒂扭转患者月经正常,无停经史,和腹腔内出血征象,一般有附件包块病史,囊肿蒂部可有明显压痛。经妇科检查结合妊娠试验以及 B 超检查即可明确诊断。

(4) 卵巢巧克力囊肿破裂出血:卵巢巧克力囊肿破裂患者有子宫内膜异位症病史,常发生在经前或经期,疼痛比较剧烈,可伴明显的肛门坠胀。经阴道后穹隆穿刺可抽出巧克力样液体可确诊,若破裂处伤及血管,可出现内出血征象。没有停经史,通过妊娠试验和超声检查可以鉴别。

(5) 急性盆腔炎:急性或亚急性炎症时,一般无停经史,腹痛常伴发热,血象、血沉多升高,B 超检查可探及附件包块或盆腔积液,妊娠试验可协助诊断,尤其经抗炎治疗后,腹痛、发热等炎性表现可逐渐减轻或消失。

(6) 外科情况:急性阑尾炎患者,常有明显转移性右下腹疼痛,多伴发热、恶心呕吐、血象增高。输尿管结石,下腹一侧疼痛常呈绞痛,伴同侧腰痛,常有血尿。妊娠试验结合 B 超检查和 X 线检查可确诊。

四、处理方案及基本依据

(1) 治疗方案:开放静脉,术前准备,手术探查——腹腔镜探查术;准备患侧输卵管切除术,以补血药物纠正贫血。

(2) 依据:患者有停经和不规则出血的病史,宫颈举痛明显,后穹隆穿刺(+)结合妊娠试验(+)和超声检查结果,目前异位妊娠可能性大,腹腔内出血诊断也明确,建议手术治疗。

五、要点与讨论

1. 有关输卵管妊娠的病因

输卵管炎症、输卵管手术、输卵管发育不良或功能异常、受精卵游走、辅助生育技术等均与异位妊娠的发病有关。

2. 异位妊娠的临床表现

(1) 停经:除输卵管间质部妊娠停经时间较长外,多有 6~8 周停经。有 20%~30% 患者无明显停经史,或月经仅过期两三日。

(2) 阴道出血:胚胎死亡后,常有不规则阴道出血,色黯红,量少,一般不超过月经量。少数患者阴道流血量较多,类似月经,阴道流血可伴有蜕膜碎片排出。

(3) 晕厥与休克:由于腹腔急性内出血及剧烈腹痛,轻者出现晕厥,严重者出现失血性休克。出血越多越快,症状出现也越迅速越严重,但与阴道流血量不成正比。

3. 异位妊娠的诊断思路

（1）阴道淋漓不净出血。

（2）腹痛伴停经史。

（3）HCG 阳性。

（4）妇科 B 超检查提示。

（5）后穹隆穿刺（＋）。

（6）诊断性刮宫：获取子宫内膜进行病理检查。但异位妊娠的子宫内膜变化并无特征性，可表现为蜕膜组织，高度分泌相伴或不伴 A－S 反应，分泌相及增生相多种。子宫内膜变化与患者有无阴道流血及阴道流血时间长短有关。因而单靠诊断性刮宫对异位妊娠的诊断有很大的局限性。

4. 异位妊娠的治疗要点

（1）期待疗法：是指对异位妊娠患者不给予特殊处理，只严密随访观察，直到异位妊娠的孕卵死亡吸收。因异位妊娠是胚胎种植部位不良，在孕早期胚胎因血供营养和激素不足而死亡，随后自行吸收消失，故对该类患者不治疗也有可能自行痊愈。

（2）药物治疗：目前全世界采用治疗异位妊娠的药物有米非司酮、甲氨蝶呤、氯化钾、前列腺素等。米非司酮具有强烈的抗孕激素活性，于内源性孕酮竞争结合蜕膜组织中的孕酮受体，从而阻断孕激素的作用，使蜕膜变性黄体生成素下降，黄体溶解，胚囊坏死。甲氨蝶呤是抗代谢药物，为抗细胞毒类代谢药物，与二氢叶酸还原酶结合，使四氢叶酸合成障碍，最终抑制 DNA 的合成，故而抑制滋养细胞增生，破坏绒毛，使胚胎组织坏死，脱落，吸收。

（3）手术治疗。

手术指征：①输卵管妊娠已破裂，有内出血并伴休克者；②疑为间质部妊娠或残角子宫妊娠者；③经药物保守治疗无效、妊娠试验持续阳性者或血 HCG 无下降趋势者；④并发盆腔感染不能控制者；⑤要求同时施行绝育手术者。

输卵管切除术：无论是流产型或破裂型输卵管妊娠，行输卵管切除术可达到及时止血、挽救生命的目的，尤其适用于内出血伴休克的急症患者。

保守性手术：指通过手术清除妊娠产物但保留输卵管的手术。主要用于未产妇以及生育能力较低的，但又需保留生育功能的妇女。主要为年龄小于 35 岁，或一侧输卵管已被切除，腹腔内出血不多，休克已纠正，病情稳定，输卵管无明显炎症、粘连和大范围的输卵管损伤者。保守性手术主要有如下几种：①输卵管造口引流术；②输卵管切开取胚修补术；③伞端挤出术；④节段切除端端吻合术；⑤输卵管成形术；⑥伞部妊娠处理。

术后应做血 HCG 测定，了解胚胎是否彻底清除。

腹腔镜手术：腹腔镜下行输卵管妊娠手术，腹部一般只需行 3 个 0.5～1 cm 的皮肤小切口，愈合后几乎不易察觉，通常手术后 24 h 即可出院。

六、思考题

1. 输卵管妊娠的临床特征有哪些？
2. 输卵管妊娠的鉴别诊断是什么？

七、推荐阅读文献

1. 丁洪平. 腹腔镜与开腹手术治疗异位妊娠临床疗效对比观察[J]. 临床合理用药杂志，2015，8（13）：120－121.

2. Pereira N, Gerber D, Gerber RS, et al. Effect of methotrexate or salpingectomy for ectopic pregnancy on subsequent *in vitro* fertilization-embryo transfer outcomes [J]. Journal of Minimally Invasive Gynecology, 2015, 22(5):870 - 876.

3. Londra L, Moreau C, Strobino D, et al. Ectopic pregnancy after in vitro fertilization: differences between fresh and frozen-thawed cycles [J]. Fertility and Sterility, 2015, 104(1):110 - 118.

4. Mullins E, Agarwal N, Oliver R, et al. Implications of perihepatic adhesions in women undergoing laparoscopic surgery for ectopic pregnancy [J]. International Journal of Obstetrics and Gynaecology, 2015, 130(3):247 - 249.

八、诊疗流程图

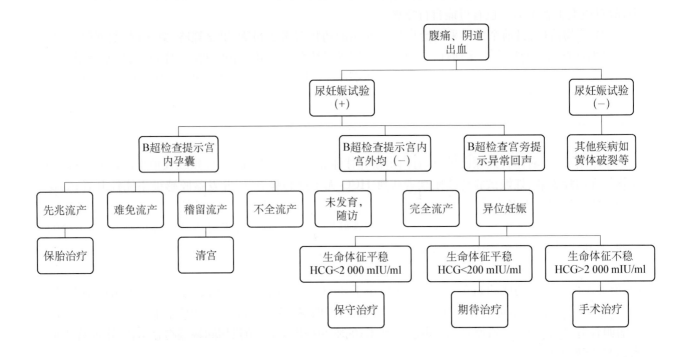

（季　芳　狄　文）

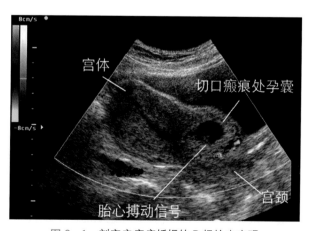

案例 6
剖宫产瘢痕妊娠

一、病历资料

1. 现病史

患者,女性,30 岁,已婚。因"停经 40 天,阴道少量出血 3 天"入院。自诉平素月经规律,14 岁初潮,月经周期 28 天,持续约 5 天,月经量中等,无明显痛经。近 3 天少量阴道出血,自测尿 HCG 阳性,遂来医院就诊。发病以来,患者无腹痛,食欲、睡眠、大小便均正常,体重无明显变化。

2. 既往史

患者无高血压、心脏病、糖尿病等慢性疾病史。3 年前在当地妇幼保健院剖宫产娩 1 男婴,剖宫产指征为巨大儿,男婴 4 100 g,无其他手术史。

3. 体格检查

Ht 163 cm, Wt 58 kg, BP 110 mmHg/70 mmHg。应答自如,生命体征平稳,腹部平软、无压痛、反跳痛。

4. 妇科检查

外阴:已婚式。

阴道:通畅,内见少量暗红色血迹。

宫颈:光。

子宫:前位,常大,无压痛。

附件:双侧软、未及明显肿块。

5. 实验室和影像学检查

尿 HCG(+)。

血 HCG 12 030 mIU/ml。

妇科 B 型超声检查描述:子宫前位,孕囊大小 17 mm×15 mm×18 mm,位于子宫峡部前壁,下界达内口,后方与宫腔相通,前方距离子宫前壁下端切口处肌层最薄处约 3.4 mm,见原始心管搏动。双侧卵巢大小正常,盆腔未见异常无回声区,如图 6-1 所示。

图 6-1 剖宫产瘢痕妊娠的 B 超检查表现

二、诊治经过

入院后初步诊断：早孕，切口妊娠（cesarean scar pregnancy，CSP）。

入院后予以完善术前常规检查，血常规、肝肾功能电解质、止凝血等指标。

请 DSA 室医师会诊，当日行 DSA 子宫动脉栓塞术。术后 48 h，在静脉麻醉下行 B 超检查引导下行清宫术，术中见绒毛。术后监测血 HCG 变化情况，隔天抽血验 HCG，血 HCG 后续几次指标分别为：4 200—1 500—324 mIU/ml，予以出院门诊随访。

三、病例分析

1. 病史特点

（1）女性，30 岁，因"停经 40 天，阴道少量出血 3 天"来院就诊。

（2）否认周期性下腹痛，有剖宫产手术史。

（3）体检：生命体征平稳，腹部平软、无压痛、反跳痛。

（4）妇科检查：

外阴：已婚式。

阴道：通畅，内见少量暗红色血迹。

宫颈：光。

子宫：前位，常大，无压痛。

附件：双侧软、未及明显肿块。

（5）辅助检查：

尿 HCG（＋）。

血 HCG 12 030 mIU/ml。

妇科 B 型超声检查描述：子宫前位，孕囊大小 17 mm×15 mm×18 mm，位于宫腔偏下段，下界达内口，后方与宫腔相通，前方距离子宫前壁下端切口处肌层最薄处约 3.4 mm，见原始心管搏动。双侧卵巢大小正常，盆腔未见异常无回声区。

2. 诊断与诊断依据

（1）诊断：早孕，剖宫产瘢痕妊娠。

（2）诊断依据：①有停经史；②尿 HCG（＋）；③血 HCG 12 030 mIU/ml；④妇科 B 超检查提示 CS 子宫切口妊娠可能；⑤有剖宫产术史。

3. 鉴别诊断

（1）子宫峡部妊娠：泛指所有孕卵着床于子宫峡部包括侧壁或后壁的妊娠。孕囊向宫腔生长，峡部肌层连续性多无中断，子宫形态正常。

（2）宫颈妊娠：临床表现与 CSP 相似，易混淆，主要依靠 B 超检查鉴别。宫颈妊娠时，宫颈均匀性膨大使整个子宫呈上小下大的葫芦状，病变局限于宫颈，宫颈内口闭合，峡部无膨大。宫颈管内可见孕囊样回声，有出血者可为不均质中、低回声团。宫腔内膜线清晰而无孕囊。子宫峡部肌层连续、结构正常。

（3）宫腔内妊娠的难免流产：难免流产时阴道出血常伴有阵发性腹痛。B 超显像检查有助于鉴别，孕囊一般在宫腔内，也可移至宫腔下部甚至颈管内，但与宫腔内组织相连。宫颈内口多开张，但峡部无明显膨大。

（4）宫腔内妊娠的不全流产：阴道流血伴有组织物排出，此后持续出血，可有轻微腹痛。B 超显像检查不全流产时子宫小于停经周数，宫腔内有不均质回声，也可伴有囊区，峡部不膨大，前壁峡部肌层连续。

（5）滋养叶细胞疾病：CSP 有出血淤积宫内时，有可能与葡萄胎混淆。葡萄胎时子宫可明显增大，软。B 超显像检查宫腔内多呈蜂窝状或落雪状、不均质回声，部分性葡萄胎时尚可见孕囊样结构，无峡部扩张和膨大，子宫前壁峡部肌层连续。对于胚胎停育、子宫出血，孕囊已不可见的 CSP 病例有可能误诊为绒癌肌层浸润。绒癌较易远处转移，血 HCG 水平一般较高，并且有上升的趋势。必要时定期随访 B 超检查和血 HCG 测定，结合病史以及检查排出的组织协助诊断。

四、处理方案及基本依据

（1）治疗方案：手术（DSA 动脉栓塞＋B 超检查引导下清宫术）。

（2）依据：患者目前诊断较明确，剖宫产切口早期妊娠应及早终止妊娠，行子宫动脉栓塞的目的是为了临时阻断子宫动脉血流，减少术中出血，在起效时间内及时行清宫术终止妊娠。

五、要点与讨论

1. 有关 CSP 的临床病理分型

1）胚胎早期停止发育

（1）孕囊局部吸收：瘢痕处子宫内膜因剖宫产手术损伤而发育不良，孕卵种植于瘢痕处，胚胎可因营养不良而较早停止发育。孕囊较小时，可自行退化吸收，不致引起明显临床症状，或仅有少量阴道出血而已。

（2）孕囊绒毛剥离：①子宫出血：孕囊较大不易吸收时，绒毛剥离可引起子宫出血，因着床处肌层较薄且为瘢痕组织，肌壁收缩不良，断裂的血管不易闭合。出血淋漓或持续，时多时少，或突然大量出血，甚至迅猛如泉涌，导致血压下降、休克。②出血局部淤积：出血与停止发育的孕囊混合形成包块，包块随出血增加而长大，最终导致子宫破裂、腹腔内出血。

2）胚胎继续发育

（1）早期子宫破裂：孕卵在瘢痕裂隙深处着床发育，由于囊腔扩张，突破菲薄的肌层，甚至浆膜层，导致子宫破裂及腹腔内出血。

（2）中、晚期出血：孕囊若向峡部及宫腔生长，继续发育，会发生胎盘前置、胎盘植入及一系列与之相关的妊娠中、晚期和分娩期并发症。

2. CSP 的诊断要点

1）临床表现

剖宫产子宫切口瘢痕妊娠的临床表现因受精卵着床部位、种植深浅、有无出血、出血时间长短及出血量多少等而不同。

（1）症状：

① 早孕反应：与正常宫内孕无区别。

② 阴道出血：患者就诊时可无任何异常出血。若有出血，常常是就诊的主要症状，可以表现为以下几种不同形式：a. 自然情况下：阴道出血淋漓或持续不断，出血量不多或似月经样，或突然增多，或表现为突然大量出血，有大血块，血压下降，甚至休克。b. 人工流产手术后：表现为手术中大量出血不止，涌泉状，甚至难以控制，短时间内出现血压下降甚至休克。也可表现为术后出血持续不断或突然增加。c. 药物流产后：用药后常无明显组织排出，或仅有少量膜样组织排出。药流后阴道出血持续不净或突然增加，行清宫手术时发生大出血。

③ 伴随症状:大多为轻微腹痛或无腹痛。如短时间出血较多,可出现失血休克症状。

(2) 体征:大多无特殊体征,当发生大出血或子宫破裂时,出现相应体征。

2) 辅助检查

(1) B超显像:B超检查是确定CSP诊断的可靠且简便的检查手段,经阴道超声更利于观察孕囊与子宫剖宫产切口瘢痕的位置关系;经腹部超声则利于了解孕囊或团块与膀胱的关系,测量局部肌层的厚度;两种超声联合检查可以更全面了解病情。B超显像检查特点主要有以下几方面:①子宫腔与宫颈管内未见孕囊,可见内膜线;②子宫峡部前壁内见孕囊或不均质团块;③瘢痕处肌层连续性中断,肌层变薄,与膀胱间隔变窄;④彩色多普勒血流显像(Color Doppler Flow Imaging,CDFI)显示孕囊或不均质团块周围有血流,流速增加。

(2) 血HCG测定:血HCG值与正常妊娠没有差别,或因胚胎停育而低于正常。临床上血HCG测定主要用于监测治疗效果。

(3) 其他检查:三维超声、MRI与腹腔镜一般不作为常规检查方法,仅在特殊疑难病例,诊断困难时应用。

3. CSP 的诊断思路

随着剖宫产率的升高,CSP逐渐成为临床上并不少见的疾病。提高各级医务人员对CSP的认识,当接诊患者有剖宫产史伴阴道不规则出血;停经确认早孕时,应该考虑可能发生CSP的风险,配合B超检查等,做到早期发现、早期诊断,及时治疗,降低CSP并发症发生率。CSP治愈后指导患者立即落实合适的避孕措施。避免再次意外妊娠发生。

4. CSP 的治疗要点

治疗原则为去除病灶、保障患者的安全。根据患者年龄、病情、超声显像、血HCG水平以及对生育的要求等,提供下列治疗方案。治疗前必须与患者充分沟通,签署知情同意书。

(1) 期待:主要适用于一般情况好、无症状、孕囊向宫腔生长,患者强烈要求继续妊娠。但因继续妊娠可能发生流产、早产、胎盘前置、胎盘植入、子宫破裂、子宫切除等危险,一般不采用。应建议患者早期终止妊娠。

(2) 甲氨蝶呤(MTX)治疗:适用于一般情况良好的各种类型的CSP。

① 全身给药:剂量按Wt 1 mg/kg计算,或按体表面积如50 mg/m^2,单次或多次肌内注射。每周重复一次,血HCG下降>50%,停药观察。

② 局部应用:剂量为5~50 mg不等,以16~20号穿刺针行囊内或包块内注射。

5. MTX 治疗的注意事项

定期测定血HCG水平、超声检查。住院观察阴道出血量、观察生命体征。在血HCG下降或正常后可行清宫术以缩短治疗时间。MTX有致畸作用,治疗后需停药数月后方可再次妊娠。

6. 手术

(1) 负压吸宫或刮宫术:对于绒毛种植较浅、孕囊较小并向宫腔生长的病例,或在MTX治疗满意后的病例,可以在B超检查监测下行刮宫。术前应备有急救方案,如备血、纱布填塞、Foley尿管(18F)子宫插入局部压迫(注入30~90 ml生理盐水,保留12~24 h)、子宫动脉栓塞等。

(2) 宫腔镜下清宫:在直视下清除切口内妊娠组织。该手术有大出血,子宫穿孔的危险。因此,术前行子宫动脉栓塞,术中B超检查监测可以增加手术安全性。

(3) 腹腔镜或经腹子宫局部切开取孕囊及缝合术:在直视下取出孕囊,直接缝合伤口或将原瘢痕切除后重新缝合。对于已在局部形成较大包块、血管丰富的患者可在子宫动脉栓塞后24~48 h行此手术。

(4) 子宫动脉栓塞术:经股动脉插管向子宫动脉注入栓塞剂能迅速、有效止血。明胶海绵颗粒为最常用的可吸收栓塞剂。子宫动脉栓塞可以与MTX联合应用,即术前或术后应用适量的MTX,以加强治疗效果。子宫动脉栓塞24 h后在B超检查监视下行刮宫手术,尽量清除胎囊绒毛,加快病变的吸收。

（5）子宫次全切除或全子宫切除：这种方法仅在因短时间大出血，为挽救患者生命而采取的紧急措施。

六、思考题

1. CSP 的临床特征有哪些？
2. CSP 的鉴别诊断是什么？
3. 停经阴道不规则出血的常见病因有哪些？

七、推荐阅读文献

1. Cheung VY. Local Methotrexate Injection as the First-line Treatment for Cesarean Scar Pregnancy：Review of the Literature ［J］. Journal of Minimally Invasive Gynecology，2015，22（5）：753 - 758.

2. 谢文阳，李萍，熊员焕. 介入治疗、腹腔镜和经阴道 3 种途径在剖宫产切口瘢痕妊娠中的应用分析［J］. 生殖与避孕，2014，34（7）：603 - 606.

3. Chukus A，Tirada N，Restrepo R，et al. Uncommon Implantation Sites of Ectopic Pregnancy：Thinking beyond the Complex Adnexal Mass ［J］. Radiographics，2015，35（3）：946 - 959.

4. Gao L，Huang Z，Gao J，et al. Uterine artery embolization followed by dilation and curettage within 24 hours compared with systemic methotrexate for cesarean scar pregnancy ［J］. International Journal of Obstetrics and Gynaecology，2014，127（2）：147 - 151.

八、诊疗流程图

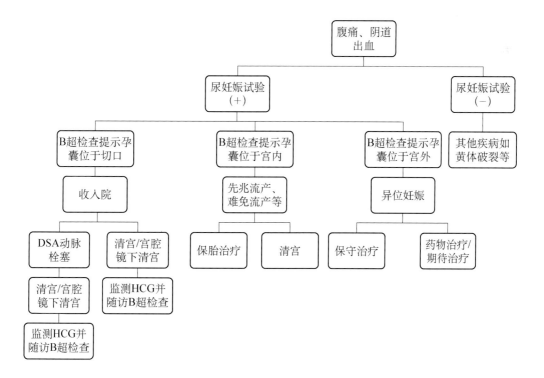

（狄　文　楼微华）

案例 7

宫颈妊娠

一、病历资料

1. 现病史

患者,女性,35岁。因"月经不正常,阴道出血7天"于2015年5月10日就诊。

患者7天前无明显诱因出现阴道出血,咖啡色,量少,每日用1~2片护垫;现阴道出血,色转红2天,量增加,需要用卫生巾,但少于平素月经量,伴有下腹部坠胀感,无下腹部疼痛及腰骶部酸痛感;末次月经2015年4月18日,经期4天,量少于平素经量。近期自觉食欲缺乏,但无明显恶心感,无呕吐、胸闷感,二便正常,无发热。

患者既往月经规则,间隔30~35天,经期7~8天,痛经(一),2年前足月剖宫产1次,分别于1年前、半年前行人工流产术,术后采取安全期避孕。追问PMP 2015年3月20日,经期7天,量正常。

2. 既往史

既往体健,无家族遗传病史、无传染病史,近期未到过疫区,无外伤手术史,无高血压、心脏病、糖尿病、肝肾等慢性疾病史。

3. 体格检查

(1) 生命体征:T 37.3℃, R 24次/min, P 90次/min, BP 100 mmHg/80 mmHg, Ht 158 cm, Wt 50 kg。

(2) 一般状况:神志清楚,发育正常,营养中等,自由体位,查体合作。查体心肺无异常,腹部无压痛及反跳痛。

4. 妇科检查

外阴:已婚形,可见外阴局部少量红色血染。

阴道:畅,后穹隆处积聚红色血液,无凝血块,后穹隆触痛可疑。

宫颈:血染,拭去血迹后可见宫颈肥大、增粗增大,表面呈紫蓝色,触诊质地柔软,宫颈外口扩张,少量红色血液流出,可见有暗红色组织位于宫颈口。

宫体:后位,常大,质软,压痛无。

附件:右侧附件区可及囊性包块 35 mm×30 mm,压痛,活动度差,似与周围组织粘连。

5. 实验室及其他检查

(1) 血常规:WBC 11.7×10⁹/L, N 80%, LY 20%, Hb 97 g/L。血沉:20 mm/h, CRP 10 mg/L,出凝血指标正常。尿常规:无异常,尿HCG(＋),血β-HCG(5月10日)4 200 mIU/ml。

(2) 生化检查:肝功、肾功检测正常,血淀粉酶、血糖正常,甲状腺功能正常,空腹血糖 4.3 mmol/L。

（3）盆腔 B 超检查：子宫体后位，大小 45 mm×41 mm×39 mm，子宫内膜 15.5 mm，宫腔分离，内有无回声区，大小 27 mm×24 mm，宫颈处可见回声紊乱团块，为椭圆形，大小 31 mm×30 mm×27 mm，内有胚囊样回声，突向宫颈管内，宫颈肌层血流丰富，RI 0.4，右卵巢 27 mm×28 mm×24 mm，左卵巢 25 mm×24 mm×21 mm，其旁无回声包块 29 mm×31 mm×25 mm，后穹隆无回声区，最深 26 mm。

二、诊治经过

入院后初步诊断：宫颈妊娠，贫血（轻度），右附件囊性结构。

入院后予以完善术前常规检查，生命体征稳定，与家属沟通后其坚决要求保留生育功能。

入院第 2 天在行子宫动脉栓塞，后给予 MTX 治疗、纠正贫血、预防感染和支持疗法，并给予心理护理。

治疗方案为 MTX 1 mg/kg 肌内注射，分别于第 1、3、5、7 天共 4 次，于第 2、4、6、8 天加用四氢叶酸 0.1 mg/kg。

治疗后隔天检测血 β-HCG 值，治疗后第 2 天血 β-HCG 为 4 400 mIU/ml，阴道仍有少量出血，生命体征尚平稳，继续给予 MTX 治疗，治疗后第 4 天血 β-HCG 为 3 000 mIU/ml，治疗后第 6 天血 β-HCG 下降为 1 400 mIU/ml，治疗后第 8 天血 β-HCG 为 600 mIU/ml，治疗期间阴道出血间断性出现，有血块排出，治疗后第 10 天血 β-HCG 为 240 mIU/ml，第 14 天血 β-HCG 43 mIU/ml，B 超检查：子宫后位，大小 44 mm×40 mm×37 mm，子宫内膜 7.5 mm，宫颈局部无回声液性暗区，大小 11 mm×10 mm×9 mm，右卵巢 24 mm×23 mm×22 mm，左卵巢 21 mm×22 mm×18 mm，后穹隆积液 11 mm，给予出院门诊随访。出院后 2 天血 β-HCG 为 21 mIU/ml，3 天后重复测定血 β-HCG 为 11 mIU/ml，门诊随访，直至转经，嘱其严格避孕。

三、病例分析

1. 病史特点

（1）女性，35 岁，因"月经不正常，阴道出血 7 天"来院就诊。

（2）平素月经周期正常，无严格避孕。

（3）既往有剖宫产史及两次人工流产史。

（4）体检：生命体征平稳，心肺腹部无明显异常。

妇科检查：

外阴：已婚形，可见外阴局部少量红色血染。

阴道：畅，后穹隆处积聚红色血液，无凝血块，后穹隆触痛可疑。

宫颈：血染，拭去血迹后可见宫颈肥大、增粗增大，表面呈紫蓝色，触诊质地柔软，宫颈外口扩张，少量红色血液流出，可见有暗红色组织位于宫颈口。

宫体：后位，常大，质软，压痛无。

附件：右侧附件区可及囊性包块 35 mm×30 mm，压痛无，活动度差，似与周围组织粘连。

（5）辅助检查：血常规：WBC 11.7×10⁹/L，N 80%，Hb 97 g/L。血出凝血指标正常，尿 HCG（＋），血 β-HCG 5 月 10 日 4 200 mIU/ml。

盆腔 B 超检查：子宫后位，大小 45 mm×41 mm×39 mm，子宫内膜 15.5 mm，宫腔分离，内有无回声区，大小 27 mm×24 mm，宫颈处可见回声紊乱团块，为椭圆形，大小 31 mm×30 mm×27 mm，内有胚囊样回声，突向宫颈管内，左卵巢旁无回声包块 29 mm×31 mm×25 mm，后穹隆积液。

2. 诊断与诊断依据

(1) 诊断：宫颈妊娠，贫血(轻度)，右附件囊性结构。

(2) 诊断依据：①停经后出血史；②既往有剖宫产史、人工流产史2次，未严格避孕；③妇检示宫颈肥大、增粗增大，表面呈紫蓝色，触诊质地柔软，宫颈外口扩张，少量红色血液流出，可见有暗红色组织位于宫颈口处；宫体：后位常大，右侧附件区可及囊性包块35 mm×30 mm，无压痛；④B超检查示：子宫大小正常，宫腔内未见妊娠囊，宫颈处有回声紊乱团块，为椭圆形，大小31 mm×30 mm×27 mm，内有胚囊样回声，突向宫颈管内，宫颈肌层血流丰富，左卵巢旁无回声包块29 mm×31 mm×25 mm；⑤Hb 97 g/L；尿HCG(+)，血β-HCG 5月10日4 200 mIU/ml。

3. 鉴别诊断

(1) 输卵管妊娠：为发生率最高的异位妊娠。临床表现，同样有停经后出血，但伴有下腹部疼痛，尿HCG阳性，妇科检查宫颈无明显改变，附件区可扪及包块，B超检查宫颈正常，附件区等回声包块有助于鉴别诊断。

(2) 宫内妊娠流产：宫颈妊娠早期的临床症状与流产很相似，均表现为停经后有不规则阴道流血，尿HCG(+)，因此宫颈妊娠容易误诊为各种流产，包括先兆流产、难免流产、过期流产、不全流产，但流产多数患者为出血伴有下腹部疼痛，B超检查可以明确宫内的妊娠位置，妇科检查发现宫颈正常，无膨大，妊娠产物不在宫颈管内，如发生难免流产或不全流产时，在宫颈口也可见妊娠产物，但检查发现宫颈内口开，并且子宫均有不同程度的增大变软。

(3) 宫颈癌：表现为接触性出血，早期也为无痛性出血，但该疾病在生育年龄患者一般无停经史，妇科检查可见宫颈触血，宫颈增大，质地坚韧，典型者呈菜花状，宫颈旁周围组织及穹隆可以有增厚、结节，B超检查宫颈增大，回声不均匀，血流异常丰富，尿HCG阴性。

(4) 子宫内膜癌：与本病均可出现阴道不规则流血，临床表现有不规则的出血史和月经史，晚期伴下腹疼痛，但该患者年龄多大于40岁，有肥胖、高血压、糖尿病、无排卵、肿瘤家族史等特点，尿HCG阴性，B超检查宫颈正常，子宫内膜异常增厚或可见宫腔占位。

(5) 宫颈肌瘤、宫颈赘生物、子宫黏膜下肌瘤：均可出现阴道少量出血或月经异常增多，宫颈肌瘤在妇检时发现宫颈增大，质地较硬，B超检查发现宫颈增大，但无妊娠组织；子宫黏膜下肌瘤可出现宫颈口脱出物，伴有出血，蒂部位于宫颈内口以上，通过B超检查可明确诊断。宫颈赘生物也表现为阴道出血，宫颈处可见赘生肿物，伴有出血，通过病理检查可确诊。以上疾病的生育年龄患者均无停经史，尿HCG均为阴性。

四、处理方案及基本依据

(1) 治疗方案：子宫动脉栓塞后MTX治疗、纠正贫血、预防感染和支持疗法。治疗中检测生命体征、阴道出血情况、血β-HCG的下降情况。

(2) 依据：患者宫颈妊娠，临床生命体征平稳，阴道出血不多，可以采取保留生育能力的保守治疗，宫颈妊娠宫颈局部止血功能差，可出现大出血、休克危及生命，因此采用子宫动脉栓塞以减少保守治疗过程中大出血的发生。

(3) 常见治疗方法：临床出血较多，病情危急的患者如无生育要求，可行子宫全切术，以免宫颈管搔刮术或保守治疗中出现大出血、休克、危及生命。

保守性手术治疗方法中扩张宫颈及搔刮术是最常用的方法，它可以在子宫动脉栓塞、经阴道结扎子宫动脉的下行支等预处理后进行，但在刮宫治疗中或手术后，仍有大出血的可能性。

保守性药物治疗包括单次或多次剂量的全身的MTX治疗，KCl或MTX的羊膜腔内注射，或两者混合使用，一般用于子宫颈妊娠出血少或未出血者，使用方法已较为成熟，是一种安全、有效的方法；但需要注意的是在用药后需进行较长时间的随访,在治疗期间同样有大出血的可能,因此在保守治疗同时应做好手术的应急准备。

五、要点与讨论

1. 有关宫颈妊娠的病因

宫颈妊娠(cervical pregnancy)是异位妊娠中一种,发病率很低,但却是很严重的异位妊娠类型,常见发生部位如图 7 - 1 所示。宫颈妊娠发生率 1/18 000,在异位妊娠中发生率<1%。

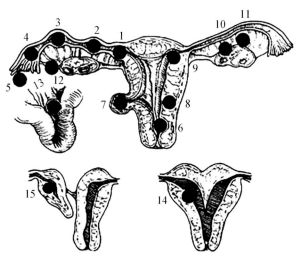

图 7 - 1　异位妊娠的发生部位图

1. 间质部　2. 峡部　3. 壶腹部　4. 漏斗部　5. 缴端
6. 宫颈　7. 憩室及子宫囊　8. 肌壁内　9. 宫角　10. 卵巢
11. 宽韧带内　12. 输卵管卵巢　13. 腹腔　14. 双角子宫的
角　15. 残角子宫

主要有以下原因:

(1) 子宫发育不良、内分泌失调、子宫畸形或宫腔变形。

(2) 宫腔内膜缺损、瘢痕形成或粘连,使受精卵不能在子宫内着床。多数宫颈妊娠患者有人流史、剖宫产史、子宫内膜炎病史。

(3) 孕卵游走速度过快或孕卵发育延缓或子宫内膜尚未完全成熟,孕卵进入宫颈管内,并在此着床发育。

(4) 辅助生育技术的不规范使用,宫内节育器的使用可能干扰孕卵的运行。

2. 宫颈妊娠的临床表现与诊断要点

(1) 停经后无痛性出血:早期无痛性阴道流血,出血时间在停经 5 周左右,多见于 7~8 周,由于不刺激宫缩,因此无下腹疼痛。少数患者有下腹坠胀感。

(2) 查体:子宫正常大小或轻度增大,宫颈管及宫颈外口明显扩张,增大的宫颈与正常大或稍大的宫体呈葫芦形,宫颈内口关闭。有的患者宫颈管内见或可扪及胚胎或胎盘组织。

(3) B 超检查:宫内无妊娠囊显示,胚胎产物完全种植在宫颈管内。

典型宫颈妊娠的 B 超检查诊断:①宫颈管膨胀;②颈管内有完整的妊娠囊,有时还可见到胚芽或胎心;③宫颈内口闭合;④宫腔未见妊娠囊。

(4) 血 β - HCG 检测:宫颈妊娠血 β - HCG 水平高低不一与孕龄及胚胎是否存活有关,宫内妊娠 48 h 血 β - HCG 升高>60%,倍增时间为 1.7~2.0 天。宫颈血运较宫体差,宫颈妊娠 48 h 血 β - HCG 升高多数小于50%。

3. 宫颈妊娠的病理诊断

宫颈妊娠的病理诊断标准：

（1）胎盘种植处对面的组织内一定要有宫颈腺体。

（2）胎盘与宫颈应紧密接触。

（3）全部或部分胎盘组织必须位于子宫血管进入子宫的水平以下，或者在子宫前后腹膜反折水平以下。

六、思考题

1. 宫颈妊娠的病因有哪些？

2. 宫颈妊娠的临床诊断要点有哪些？

3. 宫颈妊娠的鉴别诊断有哪些？

七、推荐阅读文献

1. 曹泽毅. 中华妇产科学［M］. 3 版. 北京：人民卫生出版社. 2015：1450－1451.

2. Samal SK，Rathod S. Cervical ectopic pregnancy［J］. Journal of Natural Science，biology，and medicine，2015，6（1）：257－260.

3. Hosni MM，Herath RP，Mumtaz R. Diagnostic and dilemmas of cervical ectopic pregnancy［J］. Obstetrical & Gynecological survey，2014，69（5）：261－276.

4. Singh S. Diagnosis and management of cervical ectopic pregnancy［J］. Journal of Human Reproductive Sciences，2013，6（4）：273－276.

八、诊疗流程图

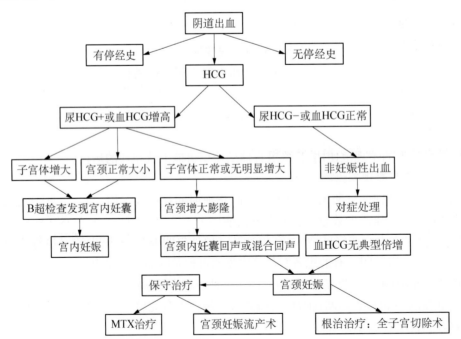

（高　华　狄　文）

案例 8

先兆早产

一、病历资料

1. 现病史

患者女性,29岁,因"G_3P_1,孕 29^{+1} 周,偶有下腹胀痛 2 周"入院。患者平素月经规则,停经 35 天查妊娠试验阳性,停经 60 天 B 超检查提示"妊娠 8 周",唐氏综合征筛查"低危",妊娠 24 周胎儿 B 超检查"未见异常"。入院前 2 周自觉偶有下腹胀痛,一天 10 余次,同时阴道分泌物明显增多,为进一步治疗收入院。

生育史:0-1-1-1,4 年前自然流产 1 次;2 年前孕 34 周自然分娩 1 活女婴,Wt 2 120 g,现存活。

2. 既往史

患者否认心脏病、高血压等慢性病史,否认药物过敏史。

3. 体格检查

一般情况可,步入病房。Ht 159 cm, Wt 65 kg。T 37.5℃, BP 109 mmHg/64 mmHg。HR 72 次/min,律齐,未闻及杂音。R 18 次/min,双肺呼吸音清,未闻及干湿啰音。妊娠腹形,软,无压痛无反跳痛,偶可及弱宫缩,肝脾肋下未及,双肾区无叩痛。双下肢无水肿。

4. 产科检查

腹围 97 cm,宫底高度 30 cm,偶及不规律弱宫缩,胎方位 LOT,胎头浮,胎心 140 次/min。

阴道检查(外阴消毒后):

外阴:经产式。

阴道:黏膜轻度充血,见较多白色分泌物。

宫颈:宫口闭,宫颈管容受 50%。pH 试纸未变色。

5. 实验室检查

B 超检查提示:宫内单胎妊娠,双顶径 74 mm,头围 271 mm,腹围 239 mm,股骨长 53 mm,胎盘位于前壁,I^+ 级,羊水指数 198 mm。宫颈功能测定:宫颈宽 48 mm、长 22 mm,颈管内径 11 mm。宫颈形态:漏斗形。

CST:胎心基线 145 次/min,加速后有反应,宫缩强度 40 mmHg,间隔 5~10 min,持续 15~20 s。

二、诊治经过

入院后初步诊断:G_3P_1,孕 29^{+1} 周,先兆早产。

入院后予以完善检查,血常规:WBC $12.12\times10^9/L$, N 85.9%,Hb 109 g/L, PLT $279\times10^9/L$, CRP 22.85 mg/L;肝肾功能(一);阴道分泌物Ⅲ度,支原体(+),衣原体(一),B族链球菌(一);阴道分泌物胎儿纤连蛋白(fN)(一)。予以抗感染、抑制宫缩治疗,5天后无腹痛出院。孕期继续超声监测宫颈管长度,妊娠至38^{+1}周自然分娩1活女婴,Wt 3 150 g,产程顺利。

三、病例分析

1. 病史特点

(1) 女性,29岁,因"G_3P_1,孕29^{+1}周,偶有下腹胀痛2周"入院。

(2) 高危风险:既往有早产史1次。

(3) 体检:胎心140次/min,腹部摸及不规律弱宫缩。

(4) 产科检查:

● 阴道:黏膜轻度充血,见较多白色分泌物。

● 宫颈:宫口闭,宫颈管容受40%。pH试纸未变色。

(5) 辅助检查:

B超检查提示:宫内单胎妊娠,双顶径74 mm,胎盘I^+级,羊水指数198 mm。宫颈宽48 mm,长22 mm,颈管内径11 mm,宫颈呈漏斗形。

CST:有反应,宫缩强度40 mmHg,不规律,(15~20)s/(5~10)min。

2. 诊断与诊断依据

(1) 诊断:G_3P_1,孕29^{+1}周,先兆早产。

(2) 诊断依据:①不规律子宫收缩;②子宫颈管进行性缩短(阴道检查+超声检查证实);③fN(一)。

3. 鉴别诊断

(1) 假性宫缩:自妊娠12~14周起,子宫会出现不规则无痛性收缩,特点为稀发和不对称,其强度和频率随妊娠进展而逐渐增加,这种生理性宫缩称 Braxton Hicks 收缩。可以通过检查宫颈管的变化加以区别,有宫颈管的进行性缩短,必须考虑早产的发生。

(2) 足月妊娠:出现阵发性宫缩和宫颈管的进行性缩短扩张,应该复核孕周,防止因为末次月经的记忆错误或其他因素造成孕周计算错误。同时评估胎儿的大小和胎盘的成熟度。

(3) 急性胃肠炎:胃肠炎也会有阵发性的下腹胀痛,通常伴有胃肠道症状,如恶心、呕吐、腹泻等,可以与之区别。

四、处理方案及基本依据

(1) 治疗原则:尽量延长孕周。

(2) 治疗方案:卧床休息,促胎肺成熟,抑制宫缩,控制感染,加强母胎监护。

(3) 依据:

① 患者目前妊娠29^{+1}周,已经进入围产期,胎儿出生后存活率高,但各脏器发育尚不完全,继续妊娠可以减少早产儿的并发症。

② 有不规则宫缩,但强度较弱,可以使用宫缩抑制剂,尽可能延长孕周,争取时间促胎肺成熟。

③ 感染是早产的重要原因之一,该孕妇阴道分泌物增多,有阴道感染的迹象,阴道分泌物培养提示支原体阳性,控制感染可以防止早产进一步发生。

五、要点与讨论

1. 早产的定义

妊娠满 28 周至不足 37 周(196～258 天)间分娩称为早产(preterm birth)。

先兆早产:指有规则或不规则宫缩,伴有宫颈管的进行性缩短。

早产临产:妊娠晚期(<37 周)出现规律宫缩(每 20 min 4 次或 60 min 8 次),同时伴有宫颈的进行性改变(宫颈容受性≥80%,伴宫口扩张 2.0 cm 以上)。

2. 早产的分类和原因分析

(1) 自发性早产:最常见的类型。

高危因素包括:有早产和(或)晚期流产史,年龄<17 岁或>35 岁,宫内感染,阴道炎症,不良生活习惯(吸烟、酗酒),孕期高强度劳动,子宫过度膨胀(多胎妊娠、羊水过多等),无产前保健。

(2) 未足月胎膜早破早产:高危因素包括 PPROM 史,营养不良,宫颈功能不全,子宫畸形,宫内或阴道感染,子宫过度膨胀,辅助生殖技术受孕,等等。

(3) 治疗性早产:由于母体或胎儿的健康原因不允许继续妊娠,在未足 37 周时采取引产或剖宫产术终止妊娠,称为治疗性早产。

3. 早产的治疗要点及用药

(1) 卧床休息:适当减少活动,必要时住院并卧床休息。

(2) 糖皮质激素:促胎肺成熟,降低新生儿并发症和病死率。地塞米松 6 mg,肌内注射,每 12 h 1 次,连续 2 天。

(3) 宫缩抑制剂的使用:先兆早产患者,通过抑制宫缩,能明显延长孕周,并能保证产前糖皮质激素应用。常用的宫缩抑制剂有:①钙通道阻滞剂:常用为硝苯吡啶,首次负荷剂量 30 mg 口服或 10 mg 舌下含服,1 次 20 min 连续 4 次。90 min 后改为(10～20)mg/(4～6)h 口服,应用不超过 3 天。②前列腺素合成酶抑制剂:主要用于妊娠 32 周前的早产,常用吲哚美辛,起始剂量为 50～100 mg,阴道或直肠给药,也可口服,以后改为每 6 h 给 25 mg,维持 48 h。③β-肾上腺素能受体激动剂(利托君):起始剂量 50～100 μg/min 静脉滴注,每 30 min 可增加剂量 50 μg/min,至宫缩停止,最大剂量不超过 350 μg/min,共 48 h,宫缩抑制 12～24 h 后改为口服。如心率≥140 次/min 应停药。应用时需监测:血糖、血钾、心率、血压、肺部情况,总液体限制在 2 400 ml/24 h。④缩宫素受体拮抗剂(阿托西班):起始剂量为 6.75 mg 静脉滴注 1 min,继之 18 mg/h 维持 3 h,接着 6 mg/h 持续 45 h。不良反应轻微,无明确的禁忌。

(4) 控制感染:感染是早产的重要原因之一,应对先兆早产孕妇做阴道分泌物细菌学检查。

(5) 加强母胎监护,权衡母胎利弊,必要时适时终止妊娠。对于早产儿尤其是<32 周的早产儿,建议宫内转运到具有早产儿救治能力的医院。

4. 早产的预测

对有自发性早产高危因素的孕妇,早产的预测有助于评估早产的风险,减少早产的发生。方法有:

(1) 宫颈功能测定:阴道超声发现宫颈长度<25 mm,或宫颈内口呈漏斗形伴有宫颈缩短,提示早产风险大。

(2) 阴道后穹隆分泌物中胎儿纤维连接蛋白(fetal fibronectin, fFN)的测定,其重要意义在于它的阴性预测值和近期预测的意义。

5. 早产的预防

(1) 重视孕妇的健康教育,减少早产的个人因素。

(2) 规范产前保健,指导孕期卫生。

(3) 加强对高危妊娠的管理,积极治疗妊娠合并症和并发症。

（4）对明确宫颈功能不全者，应于妊娠 14～18 周间行宫颈内口环扎术。

六、思考题

1. 早产的定义是什么？
2. 早产的分类及原因有哪些？
3. 早产的治疗原则有哪些？

七、推荐阅读文献

1. 谢幸，苟文丽. 妇产科学[M]. 8 版. 北京：人民卫生出版社，2013：58－61.

2. 中华医学会妇产科学分会产科学组. 早产临床诊断与治疗指南(2014)[J]. 中华妇产科杂志，2014，49(7)：481－485.

3. The American College of Obstetricians and Gynecologists；Committee on Practice Bulletins-Obstetrics. ACOG practice bulletin no. 127：Management of preterm labor [J]. Obstetrics and Gynecology，2012，119(6)：1308－1317.

八、诊疗流程图

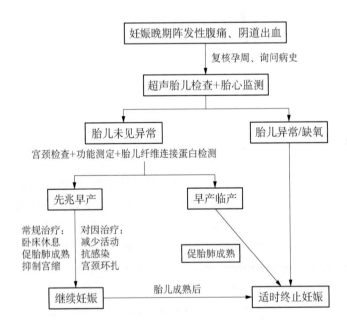

（狄　文　吴震溟）

案例 9

难免早产(早产临产)

一、病历资料

1. 现病史

患者,女性,35 岁。因"G_1P_0 停经 30^{+1} 周,阵发性下腹痛 5 h"入院。患者既往月经规律,$(3\sim5)/28$ 天。LMP 2014-4-17,因丈夫弱精,2014-5-4 行 IVF-ET 术,共植入胚胎 2 枚;2014-5-15 尿 HCG 阳性;停经 55 天子宫 B 超检查提示双绒毛膜双羊膜囊双胎。孕 16 周,首次建卡产检,共产检 5 次。双胎未行唐氏综合征筛查,B 超检查大畸形排查无明显异常;孕期糖筛查试验正常,胎儿生长正常范围。产检血压、血常规、尿常规、肝肾功能、甲状腺功能、心电图、宫颈 TCT 等均正常。5 h 前患者感下腹痛,现每 $5\sim6$ min 一阵,遂急诊由家属陪伴来院,入院时无阴道流液及出血,自诉胎动正常。急诊以"G_1P_0,孕 30^{+1} 周,双绒毛膜双羊膜囊双胎,IVF-ET 术后,早产临产"收入院。患者近来食欲、睡眠、大小便均正常,孕期体重增加 15 kg。

2. 既往史

无高血压、心脏病、糖尿病等慢性疾病史。无家族性及遗传性疾病史。

3. 体格检查

Ht 163 cm, Wt 70 kg, T 36.8℃, P 90 次/min, R 18 次/min, BP 130 mmHg/80 mmHg。神志清楚,双肺呼吸音清,HR 90 次/min,各瓣膜听诊点未闻及杂音。腹隆起,腹软,肝脾未及异常。肾区无叩痛。神经系统检查(一)。

4. 产科检查

腹围 103 cm,宫高 38 cm,胎位扪不清,胎心分别位于左、右下腹,胎心率(FHR)132 次/min、146 次/min。腹部张力高,每 $5\sim6$ min 可扪及中等强度宫缩。阴道检查:先露头,S^{-1},宫颈管已展平,宫口开 3 cm,胎膜未破。

5. 实验室和影像学检查

NST:胎儿 1 和胎儿 2 均有反应性,宫缩规则,$5\sim6$ min 一阵,强度中等。

急诊产科 B 超检查:

胎儿 1:头位,BPD 76 mm, HC 250 mm, AC 241 mm, FL 54 mm,羊水最大深度 54 mm,胎盘 I 级。

胎儿 2:臀位,BPD 74 mm, HC 243 mm, AC 255 mm, FL 57 mm,羊水最大深度 49 mm,胎盘后壁 I 级,与子宫壁之间未见异常。

二、诊治经过

入院后初步诊断:G_1P_0 孕 30^{+1} 周、双绒毛膜双羊膜囊双胎、IVF-ET 术后、早产临产。

入院后完善相关检查,血常规、尿常规、肝肾功能电解质、出凝血指标、fFN、白带常规、阴道分泌物(支原体、衣原体、淋球菌培养)、GBS。

入院后给予地塞米松促胎肺成熟、利托君抑制宫缩治疗。

三、病例分析

1. 病史特点

(1) 女性,35 岁,因"G_1P_0,停经 30^{+1} 周,阵发性下腹痛 5 h"来院就诊。

(2) 否认高血压、糖尿病史。本次妊娠为 IVF-ET 术后妊娠。

(3) 体检:血压、心率正常;腹围 103 cm,宫高 38 cm,胎位扪不清,胎心分别位于左、右下腹,FHR 132 次/min、146 次/min。腹部张力高,每 5~6 min 可扪及中等强度宫缩。

(4) 产科检查:先露头,S^{-1},宫颈管已展平,宫口开 3 cm,胎膜未破。

(5) 辅助检查:

血常规检查:WBC $9.2×10^9$/L, N 88%, HGB 100 g/L, PLT $152×10^9$/L。

凝血功能检查:PT 11.8 s, APTT 24.8 s, INR 0.91, FIB 4.7 g/L。

产科 B 超检查:

胎儿 1:头位,BPD 76 mm, HC 250 mm, AC 241 mm, FL 54 mm,羊水最大深度 54 mm,胎盘 I 级。

胎儿 2:臀位,BPD 74 mm, HC 243 mm, AC 255 mm, FL 57 mm,羊水最大深度 49 mm,胎盘后壁 I 级,与子宫壁之间未见异常。

2. 诊断与诊断依据

诊断:G_1P_0,孕 30^{+1} 周,双绒毛膜双羊膜囊双胎,IVF-ET 术后,早产临产。

诊断依据:①高龄初产妇,IVF-ET 术后,双绒毛膜双羊膜囊双胎;②停经 30^{+1} 周,阵发性下腹痛 5 h;③胎心好;体检腹壁张力高,可扪及中等强度宫缩,5~6 min 一阵;④NST:宫缩不规则,5~6 min 一阵,强度中等;⑤产科检查:先露头,S^{-1},宫颈管已展平,宫口开 3 cm,胎膜未破。

3. 鉴别诊断

(1) 胎盘早剥:孕 20 周以后,尤其是孕晚期突然出现持续性下腹痛、腰背痛,伴胎心异常、子宫板样硬、宫缩间隙不能松弛,超声检查可见胎盘与子宫壁间液性低回声、血红蛋白和血小板下降、PT 和 APTT 延长均有助于鉴别诊断。

(2) 妊娠合并卵巢囊肿蒂扭转:妊娠早期 B 超检查发现卵巢囊肿或者孕前有卵巢囊肿病史,突然出现下腹痛,可伴随发热,体检下腹部可扪及局限性压痛,伴白细胞升高,B 超检查可能探及宫旁增大附件囊肿,预防性应用抗生素效果不明显有助于鉴别。

(3) 妊娠合并急性阑尾炎:多见于妊娠早中期,临床表现不典型,患者多有恶心、呕吐等消化道症状,然后转移至右侧腹痛,伴发热、白细胞计数升高,体检子宫体右侧有固定压痛、反跳痛、腹肌紧张。

(4) 妊娠合并输尿管结石:既往有泌尿系结石病史,突然出现下腹痛,伴血尿,肾区有叩痛,查尿常规白细胞、红细胞均明显增加,B 超检查提示输尿管上段扩张,可能探及阳性结石有助于鉴别。

(5) 其他:妊娠合并急性胃肠炎,多有不洁食物接触史,恶心、呕吐、腹泻、发热等。血白细胞、中性粒细胞计数升高,大便常规见白细胞、红细胞等,有助于鉴别。其他妊娠合并急性泌尿系感染、妊娠合并急性胆囊炎、妊娠合并胰腺炎等需要鉴别。

四、处理方案及基本依据

（1）治疗方案（具体药物及用法详见"要点及讨论"）：抑制宫缩、硫酸镁的应用、促胎肺成熟、抗生素应用、早产儿的处理。

（2）依据：应用抑制宫缩剂的目的是防止即刻早产，为完成促胎肺成熟治疗、转运孕妇到有早产儿抢救条件的医院分娩赢得时间。

五、要点与讨论

1. 早产的定义及分类

早产的定义上限全球统一，即妊娠不满 37 周分娩；而下限设置各国不同。很多发达国家采用妊娠满 20 周，也有采用满 24 周。我国采用满 28 周或新生儿出生体质量≥1 000 g 的标准。根据原因不同，早产分为自发性早产和治疗性早产。前者包括早产和胎膜早破后早产；后者是因妊娠合并症或并发症，为母儿安全需要提前终止妊娠者。

2. 早产高危人群

有晚期流产或早产史者；宫颈长度（cervical length，CL）<25 mm 的孕妇；有子宫颈手术史者；孕妇年龄过小（≤17 岁）或过大者（>35 岁）；过度消瘦者；妊娠间隔过短的孕妇；多胎妊娠者；辅助生殖技术助孕者；有妊娠并发症或合并症者；胎儿异常及羊水量异常者；异常嗜好者（如有烟酒嗜好或吸毒者）。

3. 早产的预测方法

（1）妊娠 24 周前阴道超声测量 CL<25 mm；前次晚期自然流产或早产史。

阴道超声标准化测量 CL 的方法：排空膀胱；探头置于阴道前穹隆；标准矢状面，将图像放大至全屏 75% 以上，测量宫颈内口至外口的直线距离，连续测量 3 次，取最短值。

（2）阴道后穹隆棉拭子检测胎儿纤连蛋白（fetal fibronection，fFN），其重要意义在于它的阴性预测值和近期预测的意义。孕 24～35 周有先兆早产症状，但 fFN 阴性，1 周内不分娩的阴性预测值为 98%，2 周内不分娩为 95%。

4. 早产的预防

孕前宣教：避免多胎；避免低龄或高龄；避免体重过低；控制好原发病如高血压、糖尿病、甲亢、SLE 等；对有高危因素者进行针对性处理。

孕期注意事项：孕早期超声确定胎龄，排除多胎；第一次产检时应详细了解早产高危因素。

特殊类型孕酮：能预防早产的特殊类型孕酮有微粒化孕酮胶囊、阴道胶囊凝胶、17 - α 羟己酸孕酮酯。

宫颈环扎术适应证：①宫颈功能不全，既往有宫颈功能不全流产史，此次妊娠 12～14 周预防性行宫颈环扎术；②对有早产或晚期流产史，此次单胎，妊娠 24 周前 CL<25 mm，无早产症状，无绒毛膜羊膜炎、阴道出血、胎膜早破、胎窘、胎儿严重畸形等环扎禁忌证者。

5. 早产的诊断

早产临产：妊娠满 28～37 周，出现规律宫缩（每 20 min 4 次或每小时 8 次），伴宫颈管进行性缩短≥80%、宫口进行性扩张 2 cm 以上者。

先兆早产：妊娠满 28～37 周，出现规律宫缩（每 20 min 4 次或每小时 8 次），但宫颈尚未扩张，阴道超声测量 CL≤20 mm 者。

6. 宫缩抑制剂的种类

钙通道阻滞剂：常用硝苯地平，作用机制为抑制钙离子通过平滑肌细胞膜上的钙通道重吸收，从而抑制平滑肌兴奋性收缩。用法：10～20 mg，口服，每天 3～4 次，持续 48 h。注意观察血压，防止血压偏低。

β_2-肾上腺素能受体兴奋剂：常用利托君，能与子宫平滑肌细胞膜上的 β_2-肾上腺素能受体结合，抑制平滑肌收缩。用法：利托君起始剂量 50～100 μg/min 静脉滴注，每 30 min 可增加剂量 50 μg/min 至宫缩停止，最大的剂量≤350 μg/min，共 48 h。

前列腺素抑制剂：吲哚美辛是用于抑制宫缩的前列腺素抑制剂，通过抑制环氧合酶，减少花生四烯酸转化为前列腺素，从而抑制子宫收缩。用法：主要用于妊娠 32 周前的早产，起始剂量 50～100 mg 经阴道或直肠给药，也可口服，后 6 h 给药 25 mg，可持续 48 h。注意：妊娠 32 周前使用，孕 32 周后使用时间不超过 48 h，否则可引起动脉导管提前关闭，也可因减少胎儿肾血流量而使羊水量减少，妊娠 32 周后用药，需监测羊水量及胎儿动脉导管宽度。

缩宫素受体拮抗剂：阿托西班是一种选择性缩宫素受体拮抗剂，作用机制是竞争性结合子宫平滑肌及蜕膜的缩宫素受体，使缩宫素兴奋子宫平滑肌的作用削弱。起始剂量为 6.75 mg，静脉滴注 1 min，继之 18 mg/h，维持 3 h，接着 6 mg/h，持续 45 h。

7. 硫酸镁的应用

硫酸镁作为妊娠 32 周前早产者胎儿中枢神经系统保护剂使用。但长期应用硫酸镁可引起胎儿骨骼脱钙，造成新生儿骨折。现 32 周前早产临产，负荷剂量 4.0 g 静脉滴注，30 min 滴完，后以 1 g/h 维持至分娩，24 h 总量不超过 30 g，用药时间不超过 48 h。禁忌证：肌无力、肾衰竭者。应用前及使用过程中要监测呼吸、膝反射、尿量。

8. 糖皮质激素

妊娠 28～34^{+6} 周的先兆早产应给予 1 个疗程的糖皮质激素，地塞米松 6 mg 肌内注射，12 h 重复，共 4 次。

9. 转诊

对于有先兆早产的孕妇，在病情稳定的情况下，应及时转诊到具备新生儿复苏及新生儿重症监护病房的医院继续治疗，以利于新生儿的救治。

六、思考题

1. 早产临产、先兆早产的定义是什么？
2. 宫缩抑制剂的种类有哪些？
3. 试述糖皮质激素促胎肺成熟的方法。

七、推荐阅读文献

1. 中华医学会妇产科学分会产科学组. 早产临床诊断与治疗指南(2014)[J]. 中华妇产科杂志，2014,9:481-485.

2. ACOG. Practice Bulletin No. 130: prediction and prevention of preterm birth [J]. Obstetrics and Gynecology，2012,120(4):964-973.

3. American College of Obstetricians and Gynecologists. ACOG Practice Bulletin No. 142: Cerclage for the management of cervical insufficiency [J]. Obstetrics and Gynecology，2014,123(2 Pt 1):372-379.

4. American College of Obstetricians and Gynecologists. Committee on Practice Bulletins-Obstetrics. ACOG practice bulletin no. 127: Management of preterm labor [J]. Obstetrics and

Gynecology，2012，119(6)：1308－1317.

八、诊疗流程图

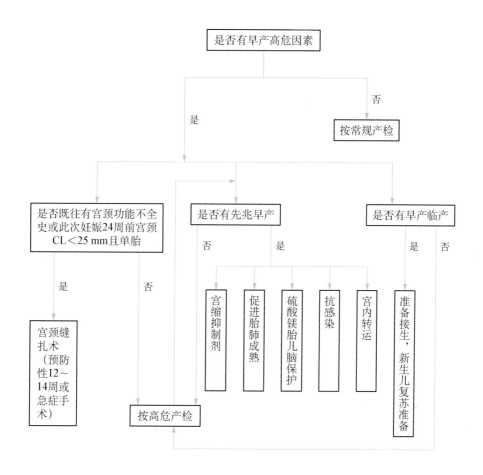

（张 羽 狄 文）

案例 10

HELLP 综合征

一、病历资料

1. 现病史

37 岁,月经规律,LMP 2013 - 10 - 4。EDC 2014 - 7 - 11。孕期经过顺利,孕期正规产检,血压 (120~140)mmHg/(80~90)mmHg,尿蛋白(—)。2014 - 6 - 6(孕 35 周)始出现双下肢水肿,动态血压 提示昼夜节律消失,最高收缩压 153 mmHg,最高舒张压 95 mmHg,予拉贝洛尔 50 mg,口服,q8h。 2014 - 6 - 10(孕 35^{+4} 周)起床后感胸闷不适,无气促,休息 1 h 后症状缓解,医院测 BP 160 mmHg/ 93 mmHg,尿蛋白(+),心超、心电图检查均正常,继前降压治疗;2014 - 6 - 14(孕 36^{+1} 周)凌晨再次出 现胸闷,伴右上腹部疼痛,恶心、呕吐 2 次,胃内容物,小便茶色,医院测 BP 160 mmHg/95 mmHg, Hb 90 g/L, PLT 25×10^9/L,尿蛋白(++),尿潜血阳性,尿胆原(+),拟"HELLP 综合征可能"收入 院。孕期体重增加 8 kg。

2. 既往史

否认传染病、药物过敏与输血史。否认心血管、血液性疾病史。否认糖尿病、高血压与慢性肾炎病 史。来沪 10 年。34 岁结婚,0 - 0 - 2 - 0。人流 2 次。

3. 体格检查

基础 BP 120 mmHg/75 mmHg, Ht 169 cm, Wt 90 kg,体重指数 31.5。BP 160 mmHg/95 mmHg, T 36.5℃, P 78 次/min, R 20 次/min,查体合作,对答切题。皮肤微黄,无皮疹、抓痕、出血点与瘀斑。 淋巴结未及。颈软,气管居中,甲状腺无肿大,巩膜微黄,心肺(—),腹膨隆,软,剑突下及右上腹压痛 (+),无反跳痛,肝脾肋下未及,无肝肾区叩击痛。双下肢水肿(+)。神经系统(—)。

4. 产科检查

宫高 33 cm,腹围 109 cm,胎儿估计 2 700 g,胎心 150 次/min。无宫缩。宫体无压痛。骨盆外测量 正常。宫口未开,宫颈 Bishop 评分 6 分。

5. 实验室和影像学检查

血常规:WBC 12.2×10^9/L, N 86%, RBC 3.02×10^{12}/L, Hct 0.298, Hb 85 g/L, RC 29.75× 10^9/L, PLT 24×10^9/L,尿蛋白(++),尿红细胞(2~3)个/HP。外周血涂片红细胞大小不一,见破碎 红细胞,白蛋白 31 g/L, ALT 148 IU/L, AST 117 IU/L, LDH 1 454 IU/L, TB 72.8 μmol/L, DB 12.75 μmol/L,凝血功能、电解质与肾功能正常。

眼底动静脉比为 1∶2,心电图正常。超声检查:无腹水,无胸腔积液;消化系泌尿系未见异常。胎 情 B 超检查:头位,双顶径 88 mm,枕额径 99 mm,股骨长 66 mm,胎盘位置正常,厚 31 mm,ⅢA 级,羊水指数 119 mm，胎心 146 次/min。

二、诊治经过

1. 初步诊断

G_3P_0，孕 36^{+1} 周，头位，HELLP 综合征。

2. 诊治经过

（1）在局麻＋全麻下行子宫下段横切口剖宫产术，术前、术中各输注单采 PLT 1 IU，术前输少浆血 400 ml，分娩 1 活男婴，Wt 2 550 g。羊水量正常，术中出血 200 ml，导淡茶色尿 250 ml。术后 6 h 复查 ALT 128 IU/L，AST 90 IU/L，LDH 1 711 IU/L，TB 68.8 μmol/L，DB 10.25 μmol/L，BUN 6.4 mmol/L，Cr 95 μmol/L。Hct 0.308，RC 29.95×10^9/L，Hb 88 g/L，PLT 66×10^9/L，凝血功能正常。手术前晚：哌替啶（度冷丁）100 mg 肌内注射。术后 6 h 予硫酸镁[5%葡萄糖＋25%硫酸镁 20 ml（2～3 g/h）]解痉治疗 48 h，地塞米松 10 mg，静脉推注（qd），3 d；硝苯地平（心痛定）20 mg，po，q8h，5%葡萄糖 250 ml＋多烯磷脂胆碱（易善复）2 支静脉滴注（qd）、5%葡萄糖 250 ml＋丁二磺酸腺苷蛋氨酸（思美泰）2 支静脉滴注（qd）、苯巴比妥 0.1 g（qd）镇静等，对症支持治疗 7 天，血压正常，血常规与肝功能恢复正常，24 h 尿蛋白 1.02 g，腹部切口愈合好，子宫复旧好，病愈出院。

（2）出院用药：硝苯地平 10 mg，po，q8h；门诊随访血压、尿蛋白（心血管内科与产科）等病情 3 个月。

三、病例分析

1. 病史特点

（1）37 岁，停经 36^{+1} 周，产检胎儿与孕周相符，突发血压增高伴双下肢水肿 8 天，尿蛋白 4 天，上腹部疼痛伴恶心呕吐，茶色尿 1 天。否认心、肝、脑、肾、血液系统等慢性疾病史。

（2）BP 160 mmHg/95 mmHg，皮肤巩膜微黄，剑突下及右上腹部压痛（＋），双下肢水肿（＋）。

（3）产检：胎儿估计 2 700 g，胎心 150 次/min。宫颈 Bishop 评 6 分。

（4）WBC 12.2×10^9/L，N 86%，RBC 3.02×10^{12}/L，Hct 0.298，Hb 85 g/L，RC 29.75×10^9/L，PLT 24×10^9/L。尿蛋白（＋＋），红细胞 2～3 个/HP。外周血红细胞大小不一，见破碎红细胞。A 31 g/L，ALT 148 IU/L，AST 117 IU/L，LDH 1 454 IU/L，TB 72.8 μmol/L，DB 12.75 μmol/L。

（5）眼底动静脉比值 1∶2。

2. 诊断与诊断依据

（1）G_3P_0，孕 36^{+1} 周，头位，HELLP 综合征。

（2）诊断依据：①停经 36^{+1} 周，胎儿大小与孕周相符；②血压增高伴双下肢水肿 8 天，蛋白尿 4 天；③上腹部疼痛，恶心、呕吐、茶色尿 1 天；④血小板急剧减少，血红蛋白下降，网织红细胞上升，尿胆原（＋）、尿潜血（＋），总胆红素及间接胆红素增加，肝酶增高。

3. 鉴别诊断

（1）妊娠期急性脂肪肝：多发生孕晚期，可有恶心、呕吐、右上腹疼痛，黄疸进行性加剧，少数人有一过性多尿和烦渴，病情进展，可出现凝血功能障碍、低血糖、高血氨、少尿、无尿，甚至肾衰竭。实验室检查可显示肝功能和肾功能损害，前白蛋白降低，血压多正常。B 超检查可见脂肪肝表现，肝活检示肝细胞脂肪变。

（2）血栓性血小板减少性紫癜（TTP）：多为 vWF 蛋白裂解酶（vWFCP）异常所致，TTP 预后差，表现为血小板减少性紫癜、微血管病性溶血、中枢神经系统症状、发热以及肾脏损害。血管性血友病因子裂解酶（ADAMTS13）重度降低者具有诊断价值。

（3）溶血性尿毒症（HUS）：多发生在产后 10 周内，经产妇多见，是一类原因不明的急性血管内溶血性贫血伴肾衰竭的综合征。少数患者在起病前有一系列前驱症状,包括呕吐、腹泻等,病情急剧,先出现高血压和水肿,迅速发展至急性肾衰竭。典型者表现为发热、少尿或无尿、血尿和血红蛋白尿、管型尿,急剧进展的氮质血症,伴微血管溶血性贫血或消耗性凝血病,血小板计数减少。肾外表现包括中枢神经系统症状如抽搐、癫痫发作和昏迷,常伴有心肌病和心力衰竭。志贺毒素(+)协助诊断。

四、处理方案及理由

(1) 剖宫产:HELLP 综合征诊断明确,已经孕 36^{+1} 周,胎儿基本成熟,短期阴道分娩困难,并且血小板计数重度降低,阴道分娩易引起颅内出血等并发症可能,立即剖宫产终止妊娠是最佳选择。

(2) 硫酸镁是治疗子痫前期的首选药物,由于起病急剧,术前无硫酸镁充分解痉,术后继续硫酸镁解痉治疗 48 h,防止产后病情加剧或产后子痫发生。

(3) 输注血小板及少浆血,患者血小板重度降低,术前或术中输注血小板防止产后出血发生,输少浆血纠正贫血。

(4) 术后使用地塞米松,以减轻与缓解血管内皮细胞损伤。

(5) 多烯磷脂胆碱:保护肝细胞膜,以免肝损进一步加重。

(6) 思美太:利胆退黄。

(7) 哌替啶镇静:联合硫酸镁解痉治疗,防止产后病情加剧或产后子痫发生。

五、要点与讨论

(1) HELLP 综合征发病率 0.5%~0.9%,占重度子痫前期的 10%~20%,多有子痫前期病史(仅有 10%~20%HELLP 综合征发病前并未伴发高血压和蛋白尿,超过一半的患者在其发病前有体重过快增加和全身水肿的表现。因此,子痫前期基础上出现右上腹部不适、疼痛、恶心、呕吐并伴肝酶异常,要高度警惕 HELLP 可能,严密观测肝功能、血小板与血红蛋白变化,及早诊断。

(2) 药物并不能治愈 HELLP 综合征,最有效的方法为终止妊娠。终止妊娠时机与方式:多数报道建议,孕周>34 周,立刻止妊娠,对于孕周>27 周而<34 周者,可在严密监护与治疗下期待治疗 48 h 终止妊娠;孕周<27 周者,期待治疗 48~72 h 终止妊娠。但期待治疗必须严密评估与监护病情变化,谨防危及母胎生命的严重并发症;如胎盘早剥、急性肾功能不全、肺水肿、DIC、肝包膜下血肿发生,一旦出现严重并发症,立即剖宫产终止妊娠。HELLP 综合征不是剖宫产分娩的指征,如病情允许,无产科禁忌证、FGR,胎儿成活率极低,家属放弃胎儿抢救,可选择地诺前列酮(普贝生)促宫颈成熟后阴道引产。

(3) 如果无子痫前期病理基础,肝酶异常宜需与妊娠肝内胆汁淤积症(ICP),急性脂肪肝(AFLP)与血栓性血小板减少性紫癜(TTP)/溶血性尿毒症综合征(HUS)进行鉴别。严重感染也可致肝酶异常、血小板下降与血红蛋白降低。

(4) 本例孕妇第 1 次出现胸闷就诊,测 BP 160 mmHg/93 mmHg,心超、心电图检查均正常,尿蛋白(+),如果能收治入院进行评估,或许会在疾病进展的早期进行干预,防止溶血,血小板急剧降低的发展进程。

六、思考题

1. HELLP 综合征的发病机制是什么?

3. HELLP 综合征的处理原则是什么?

3. HELLP 综合征的诊治进展是什么?

七、推荐阅读文献

1. Gillon TE, Pels A, von Dadelszen P, et al. Hypertensive disorders of pregnancy: A systematic review of international clinical practice guidelines [J]. PLoS One, 2014,9(12):e113715.

2. Goel A, Jamwal KD, Ramachandran A, et al. Pregnancy-related liver disorders [J]. Journal of Clinical and Experimental Hepatology, 2014,4(2):151 - 162.

3. Pourrat O, Coudroy R, Pierre F. Differentiation between severe HELLP syndrome and thrombotic microangiopathy, thrombotic thrombocytopenic purpura and other imitators [J]. European Journal of Obstetrics & Gynecology and Reproductive Biology, 2015,189:68 - 72.

八、诊疗流程图

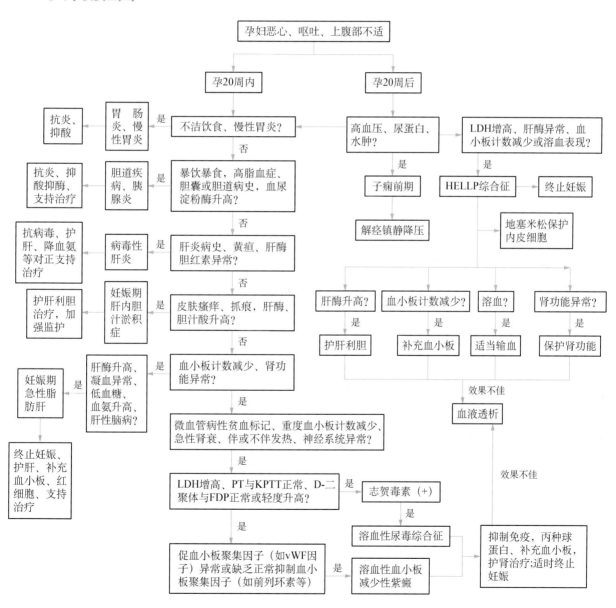

（蒋荣珍　滕银成）

案例 11

子　痫

一、病历资料

1. 现病史

32 岁，以往月经规律，末次月经(last mentrual period，LMP)2013 - 7 - 10，预产期(expected date of confinement，EDC)2014 - 4 - 17。无正规产检，2013 - 9 - 13 B 超检查示：孕囊大小 41 mm×18 mm，见胚芽搏动。2014 - 2 - 20 无明显诱因出现头痛，休息后好转。次日感浑身乏力，颈痛，18:00 起床时摔倒在地，继而出现抽搐，持续 1 min 后自行停止，抽搐时意识不清，抽搐缓解后对答尚切题，无发热，其家属呼叫"120"送往医院，送医院路途中(19:20)再发抽搐一次，症状同前一次，但抽搐缓解后情绪极度烦躁，四肢不停扭动，对答不切题。于 19:25 送到医院，测 BP 171 mmHg/101 mmHg，HR 120 次/min，胎心 150 次/min，双下肢水肿(＋)，尿蛋白(＋＋＋)，即予硫酸镁[25％硫酸镁 20 ml＋生理盐水 20 ml 静脉推注(>5 min)后，25％硫酸镁 60 ml＋生理盐水 500 ml 静脉滴注(硫酸镁 2~3 g/h)维持]解痉、地西泮(安定)(10 mg 静脉推注)镇静后收入院。

孕期体重增加 12 kg。

2. 既往史

否认慢性疾病史与癫痫史。个人史无特殊。来沪 5 月。无不良嗜好、疫源接触史及职业危害。31 岁结婚，0 - 0 - 0 - 0。

3. 体格检查

T 36.7℃，P 110 次/min，R 25 次/min，BP 173 mmHg/116 mmHg，一般情况好，营养中等，比较烦躁，查体不合作，对答不切题。皮肤黏膜无黄染及瘀斑。淋巴结未触及。双眼球结膜水肿，瞳孔等大等圆，对光反射存在。颈软无抵抗，气管居中，甲状腺无肿大，胸廓对称。HR 120 次/min，余心肺检查未见明显异常。乳房(－)。腹部膨隆，肝脾肋下未及，无肝肾区叩击痛。双下肢凹陷性水肿(＋)。生理反射存在，病理反射未引出。

4. 产科检查

宫高 28 cm，腹围 100 cm，胎儿估重 1 000 g，未及宫缩，宫体无压痛，胎心 150 次/min。骨盆外测量正常，宫颈 Bishop 评分 1 分。

5. 辅助检查

血常规、凝血功能、肝肾功能、电解质、心肌酶、血气分析结果未见明显异常。ALB 25 g/L，尿蛋白质(＋＋＋)，BUA 583 μmol/L，LDH 651 IU/L，脑钠肽前体(proBNP)787.10 ng/L。血 Ca^{2+} 2.05 mmol/L，Mg^{2+} 2.51 mmol/L。随机血糖 5.7 mmol/L。

眼底动静脉比 1 : 2,双眼底少许出血。

胎儿 B 超检查:臀位,双顶径(biparietal diameter,BPD) 71 mm,腹围 132 mm,股骨长(femur length,FL) 51 mm,羊水指数 89 mm,胎盘位置正常。脐血流:S/D 3.04,胎心监护正常。

肝、胆、胰、脾、肾 B 超检查:未见明显异常。

心超:左心房扩大,二尖瓣反流(轻微-轻度),三尖瓣反流(轻度),心包腔微量液体;少量腹水。

心电图:HR 110 次/min。

二、诊治经过

1. 初步诊断

G_1P_0 孕 32^{+1} 周,臀位,子痫前期重度,子痫,胎儿生长受限(fetal growth restriction,FGR)。

2. 诊治经过

(1) 入院后继续硫酸镁[25%硫酸镁 60 ml+生理盐水 500 ml 静脉滴注(硫酸镁 2～3 g/h)维持]解痉,哌替啶 100 mg 肌内注射镇静,拉贝洛尔(生理盐水 50 ml+拉贝洛尔 100 mg,静脉推注 5 ml 后,1 ml/h 微泵滴注维持)与硝苯地平(20 mg,舌下含服,q8h)联合降压,甘露醇 125 ml 脱水,q6h×2 次,患者安静睡眠状态。入院 6 h,患者清醒,考虑患者子痫控制好,继续硫酸镁解痉、苯巴比妥(0.1 g,肌内注射,qd)镇静、降压、补充白蛋白及呋塞米(速尿)利尿(A 10 g+呋塞米 40 mg,qd)、地塞米松(10 mg,qd)促胎肺成熟等期待治疗 3 天。2014 - 2 - 23 24 h 尿蛋白定量 11.91 g,2014 - 2 - 24 复查 ALB 22 g/L,LDH 896 IU/L,BUN 8.2 mmol/L,Cr 64 μmol/L,BUA 567 μmol/L,予米索前列醇(25 mg,阴道后穹隆,q6h)促宫颈成熟与引产,2014 - 2 - 25 22:30 臀位助产活男婴,Apgar 评分 2 分,体重 1 280 g,家属放弃抢救,新生儿死亡。产后继予硫酸镁解痉 48 h;镇静、降压(硝苯地平 20 mg,舌下含服,q8h)、补充白蛋白与利尿治疗,产后第 6 天,患者恢复好,血压正常,24 h 尿蛋白 6.8 g,血白蛋白 25 g/L,肝肾功能正常,眼底少许陈旧性渗血,予以出院。

(2) 出院医嘱:硝苯地平(10 mg,舌下含服,q8h)降压,门诊随访血压与尿蛋白 3 个月。

三、病例分析

1. 病史特点

(1) 32 岁已婚妇女,停经 32 周,孕早期 B 超检查胎儿大小与停经孕周相符。

(2) 头痛 2 天,抽搐 2 次,抽搐特点:每次持续 1 min 左右自行停止,抽搐时意识不清,第 2 次抽搐后烦躁,四肢扭动,意识不清,抽搐前后无发热不适。否认慢性疾病、精神障碍性疾病史及癫痫史。

(3) 血压明显增高,心率增快(BP 171 mmHg/101 mmHg,HR 120 次/min),双下肢水肿,全身体检未见明显神经系统损伤阳性体征。

(4) 大量蛋白尿(11.91 g/24 h),严重低蛋白血症,白蛋白呈进行性下降趋势(25～22 g/L),肝功能、血小板及凝血功能正常。

(5) B 超检查示胎儿臀位,孕 27～28 周大小,胎盘位置正常。脐血流稍偏高:胎心监护反应型。宫颈 Bishop 评分 1 分。B 超检查:腹水少量,心包微量液体,心脏后负荷担加重表现:左心房扩大,二尖瓣反流(轻微-轻度),三尖瓣反流(轻度)。心电图:窦性心动过速。

(6) 眼底血管痉挛(A : V=1 : 2),伴眼底出血。

2. 诊断与诊断依据

(1) 诊断:G_1P_0 孕 32^{+1} 周臀位,FGR;重度子痫前期;子痫。

(2) 诊断依据:

① 停经 32 周,B 超检查提示胎儿臀位,相当于孕 27～28 周大小。孕早期 B 超检查提示胎儿大小与孕周相符;

② 头痛 2 天,高血压、眼底动脉痉挛,眼底出血,大量蛋白尿,低蛋白血症,组织器官水肿,少量腹水,心包积液;

③ 重度子痫前期的全身器官损伤与生化表现,突发抽搐 2 次,否认癫痫史,神经系统定位体征阴性。

3. 鉴别诊断

(1) 癫痫发作:多有发作史,发作前常有先兆,发作时间短,继之神志丧失,跌倒,全身痉挛 1～2 min,亦可咬破舌,大小便失禁。但抽搐后多数立即清醒,即使有短暂昏迷或神志模糊,于短时间内可恢复正常。无高血压、水肿及蛋白尿。眼底正常。

(2) 高血压脑病及脑溢血:孕前多有慢性高血压病史,常无水肿及蛋白尿。突然出现昏迷,意识丧失,软性偏瘫,病理反射阳性,瞳孔多不对称。脑出血时脑脊液有特殊改变,即可诊断。

(3) 脑炎:脑炎发病有季节性,乙型脑炎见于夏秋季,流行性脑炎多见于春季。起病急,有发热、头痛,颈项不适,迅即高热、恶心、呕吐、烦躁、昏迷,也可发生谵妄、惊厥。脑炎患者无高血压、水肿、蛋白尿,脑脊液检查有典型炎症改变。

四、处理方案及理由

(1) 硫酸镁解痉:缓解全身血管痉挛引起的组织器官缺血缺氧,减低心脏后负荷。

(2) 硝苯地平及拉贝洛尔联合降压:拮抗钙离子,降低血压,改善心脏负担。

(3) 甘露醇降颅压:抽搐 2 次,存在脑细胞缺血水肿,甘露醇能有效缓解脑细胞水肿。

(4) 补充白蛋白及呋塞米利尿:肾损伤引起大量蛋白尿,严重低蛋白血症,水钠潴留引起组织细胞及腔隙水肿,在利尿的基础上,白蛋白适当扩容,减轻组织细胞水肿。

(5) 地西泮或苯巴比妥镇静:降低脑细胞对外界刺激的反应性,防止抽搐再发。

(6) 地塞米松:促胎肺成熟。

(7) 终止妊娠时机:患者入院后子痫控制,因孕 32 周,FGR,入院后家属及患者期望尽量延长孕周,所以在病情无进行性恶化的情况下进行短期期待治疗。期待治疗 4 天后,考虑患者子痫控制,病情有加重趋势(2014 - 2 - 23 24 h 尿蛋白定量 11.91 g/24 h,2014 - 2 - 24 复查 ALB 22 g/L,LDH 1 145 IU/L,BUN 8.2 mmol/L,BUA 567 μmol/L),继续妊娠可能出现颅内病变,再次发生子痫,DIC,胎盘早剥,心、脑血管意外等可危及孕妇生命,或胎死宫内,建议终止妊娠。患者及家属对病情表示理解,同意终止妊娠。

(8) 终止妊娠方法:孕周小;FGR,家属放弃胎儿,要求阴道分娩;因宫颈条件不成熟,在严密监护下应用小剂量米索前列醇促进宫颈成熟与引产,临产后使用的哌替啶有镇静、松弛宫颈管与加速产程的作用。

五、要点与讨论

(1) 子痫是妊娠高血压疾病最严重的阶段,是妊娠致母胎死亡的主要原因,应积极处理,子痫的处理原则是控制抽搐,纠正缺氧与酸中毒,控制血压,抽搐控制后终止妊娠。

(2) 子痫前期病因不明,但是,子痫前期发展为子痫有一些高危因素,原有心血管疾病尤其原发高血压病情控制不佳、体重增长过快、子痫前期患者未诊治或未规范诊治、过于劳累、夜间睡眠不佳、情绪波动过大等易发生子痫。因而子痫的预防重在加强卫生宣教,孕前及孕早期正规体检,一旦诊断原发高血压合并妊娠,积极平稳降压;及时发现子痫前期发病高危因素,防止轻度子痫前期发展为重度子痫前期,如果诊断重度子痫前期,应在三级医院住院治疗,积极采用解痉、镇静、降压、对症与支持治疗,保证充足睡眠。避免情绪波动,防止子痫发生。

(3) 子痫的处理:一旦出现子痫,首选硫酸镁解痉,同时使用地西泮或哌替啶镇静,控制抽搐,必要时给予冬眠合剂镇静,20%甘露醇降低颅内压,血压过高给予降压治疗;面罩给氧纠正缺氧,4%碳酸氢钠纠正酸中毒;保持安静环境,密切关注病情变化,严格限制液体入量,每日液体入量<1 000 ml,维持出入量平衡,防止心衰发生。子痫控制后6 h后考虑终止妊娠。

六、思考题

1. 孕妇发生抽搐,首先考虑的诊断与鉴别诊断是什么?
2. 孕妇发生抽搐,首要的检查方法与手段是什么?
3. 孕妇发生抽搐,首要的治疗与后续治疗方案是什么?

七、推荐阅读文献

1. 中华医学会妇产科学会妊娠期高血压疾病学组. 妊娠期高血压疾病诊治指南(2012 版)[J]. 中华妇产科杂志 2012;47(6):476 - 480.

2. Gillon TE, Pels A, von Dadelszen P, MacDonell K, Magee LA. Hypertensive disorders of pregnancy: a systematic review of international clinical practice guidelines [J]. PLoS One. 2014 Dec 1;9(12):e113715.

3. Magee LA, Helewa M, Moutquin JM, et al. Diagnosis, evaluation, and management of the hypertensive disorders of pregnancy [J]. J Obstet Gynaecol Can. 2008;30(3 Suppl): S1 - S48.

4. ACOG Committee on Obstetric Practice. ACOG practice bulletin. Diagnosis and management of preeclampsia and eclampsia [J]. Number 33, January 2002. American College of Obstetricians and Gynecologists. Int J Gynaecol Obstet. 2002;77(1):67 - 75.

八、诊疗流程图

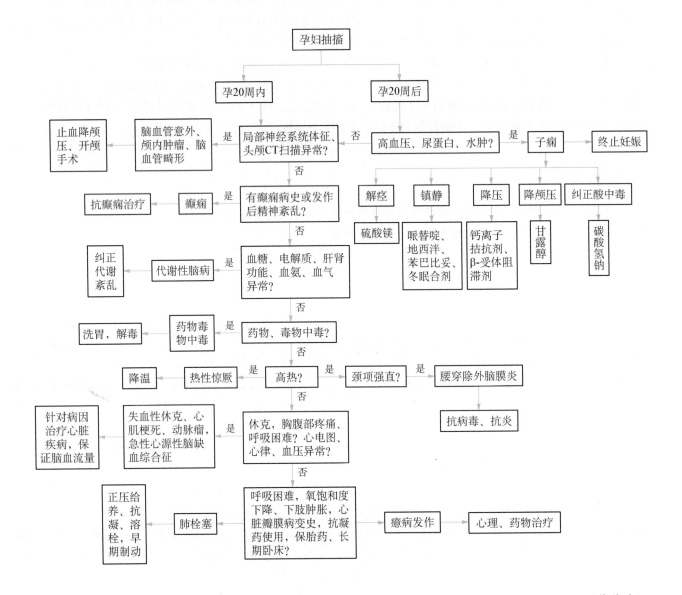

（蒋荣珍）

案例 12

妊娠期糖尿病

一、病历资料

1. 现病史

孕妇,36 岁,因"孕 39^{+1} 周 G_4P_0 ,妊娠期糖尿病"入院。月经规律,孕 24^{+5} 周时 75 g 葡萄糖耐量试验(OGTT)结果:5.98 mmol/L - 11.5 mmol/L - 10.6 mmol/L,糖化血红蛋白(HbA1c)5.8%,无高血糖症状,诊断为妊娠期糖尿病(GDM)。生活方式干预 2 周,查空腹血糖(FPG)5.89 mmol/L,餐后 2 h 血糖(2hPG)9.85 mmol/L,血糖控制不理想,故于孕 27^{+3} 周给予诺和锐联合诺和灵 N 治疗,根据血糖水平调整用量,目前用量:诺和锐 14 IU(早)- 16 IU(中)- 20 IU(晚))三餐前皮下注射,诺和灵 N20 IU(睡前)皮下注射,血糖控制基本满意。孕期定期产检,体重增长 15 kg。今临近预产期,收入院。

2. 既往史

孕前 Wt 70 kg。否认高血压,糖尿病史。月经周期 6/(30~35)天,自然流产 3 次。其父 2 型糖尿病,口服降糖药。

3. 体格检查

T 36.5℃, BP 120 mmHg/70 mmHg, P 90 次/min, Wt 85 kg, Ht 158 cm。一般情况好,心肺未闻异常,肝、肾区无叩击痛,水肿(一)。产科检查:腹围 120 cm,宫高 41 cm,胎心 146 次/min,胎头浮。骨盆测量:入口斜径约 12 cm,坐骨棘间径 10.5 cm,坐骨结节间径 8 cm。宫颈管未消。

4. 实验室和影像学检查

胎儿 B 超检查:双顶径 100 mm,腹围 378 mm,股骨长 73 mm,胎盘 II 级,羊水指数 198 mm。

二、诊治经过

初步诊断:孕 39^{+1} 周 G_4P_0 ;GDM。

入院后常规化验基本正常;血脂偏高;糖化血红蛋白(HbA1c) 5.7%,糖化白蛋白(GA) 13.5%。7 段血糖监测 FPG 5.0~5.3 mmol/L, 2hPG 6.3~7.0 mmol/L。头盆评估,骨盆中等大小,估计胎儿 Wt 4 100 g,阴道分娩有一定困难。剖宫产术指征:巨大胎儿可能,相对头盆不称。

入院第 3 天行剖宫产术,新生儿 Wt 4 050 g,Apgar 评分 10 分,羊水 1 000 ml,出血 300 ml,手术过程顺利。术后给予抗生素预防感染,胰岛素减量为术前的 1/3 量。

新生儿按高危儿监护,入室测末梢血糖为 3.6 mmol/L,早开奶;出生后 2 h 血糖 2.8 mmol/L,喂奶同时喂服葡萄糖水,监测血糖 1 次/2 h,至出生后 8 h,血糖正常。新生儿无抽搐,黄疸不明显。

术后无发热,子宫复旧好,切口愈合良,恶露不多;血常规、血糖监测正常。新生儿一般情况好。术后第 5 天出院。

三、病例分析

1. 病历特点

(1) 36 岁,自然流产 3 次;孕前体重指数(BMI)28,入院 BMI 34,孕期体重增加 15 kg;其父糖尿病(DM)。

(2) 24 周口服葡萄糖耐量试验(OGTT):5.98 mmol/L—11.5 mmol/L—10.6 mmol/L,诊断为妊娠期糖尿病(GDM)。

(3) 查体:BMI 34;腹围 120 cm,宫高 41 cm,胎心 146 次/min,胎头浮。骨盆:入口斜径约 12 cm,坐骨棘间径 10.5 cm,坐骨结节间径 8 cm。

(4) 胰岛素治疗。

(5) B 超检查胎儿双顶径 100 mm,腹围 378 mm,股骨长 73 mm,羊水指数 198 mm。

(6) 7 段血糖监测:基本正常。

2. 诊断与诊断依据

(1) 诊断:孕 39^{+1} 周 G_4P_0,GDM。

(2) 诊断依据:①平素月经规律,核对预产期无误。②存在 GDM 高危因素:多次自然流产史,肥胖,DM 家族史。OGTT 3 个时点血糖均异常,诊断为 GDM。③生活方式干预 2 周,血糖控制不理想。胰岛素治疗,据血糖水平调节胰岛素用量,至血糖水平正常。④据宫高、腹围、胎儿 B 超检查,估计胎儿体重约为 4 100 g,巨大胎儿可能。

3. 鉴别诊断

(1) 糖尿病合并妊娠:若孕前从未做过血糖检查,但孕前或孕早期有多饮、多食、多尿,体重不增或下降,甚至出现酮症者;有的孕妇虽无明显"三多一少"高血糖症状,但在早孕期 FPG≥7.0 mmol/L,或 HbA1c≥6.5%,或随机血糖≥11.1 mmol/L 则诊断为孕前糖尿病。

(2) 药物性高血糖:应用安宝、皮质类激素等药物时,可引起血糖升高,停药后血糖可恢复正常。

(3) 继发性糖尿病:胰腺炎等胰腺 β 细胞受损可引起血糖升高,需结合病情分析考虑。

(4) 非糖尿病性葡萄糖尿:①饥饿性糖尿:当饥饿时间较长后,短时间内进食多量糖类食物,胰岛素分泌不能迅速适应,可产生糖尿,鉴别时注意饮食史,FPG 正常。②肾性糖尿:由于肾小球再吸收糖的能力降低,肾糖阈低下,但血糖或糖耐量正常。肾炎、肾病等可因肾小管再吸收功能损害而发生肾性糖尿,可伴有肾功能异常如尿素、肌酐、尿酸升高或蛋白尿等可鉴别。

四、治疗方案及依据

(1) 定期进行常规生化检查以了解脏器功能;7 段血糖监测,了解血糖水平及胰岛素剂量调节。评估病情。

(2) 因生活方式干预 2 周血糖控制不理想,给予胰岛素治疗,根据血糖水平调整胰岛素用量。

(3) 因血糖控制较理想,故接近预产期收入院。根据产科检查、B 超检查、进行头盆分析,决定分娩方式。考虑巨大儿可能,骨盆中等大小,宜择期剖宫产终止妊娠。进行术前讨论,病情评估,无手术禁忌证。

(4) 入院第 3 天择期行子宫下段剖宫产术。因胎儿大,术中及产后出血风险极大,术中注意宫缩剂应用,预防产后出血。

(5) 因终止妊娠后胎盘分泌的胰岛素抵抗物质迅速减少消失,减少胰岛素用量,至术前的 1/3~1/2,避免低血糖的发生。

(6) GDM 易发生感染,术中注意严格无菌操作,抗生素预防感染,注意体温、血象变化,及切口愈合情况。

（7）无论体重大小，新生儿均按高危儿监护。GDM 因宫内高血糖环境，新生儿高胰岛素血症，易发生新生儿低血糖，甚至低血糖昏迷。需监测血糖，注意喂奶及糖水。

（8）出院医嘱：产后 6～12 周进行 OGTT 检查，诊断标准与非孕期相同，对发展为 2 型糖尿病者继续治疗。

五、要点及讨论

GDM 是指在妊娠期间发生或首次发现的糖耐量异常。GDM 孕妇发生巨大儿等不良结局和远期代谢综合征的风险将增加，而通过血糖管理，近远期母儿结局均可明显改善。

GDM 高危因素：高龄、孕前超重或肥胖、PCOS 史；糖尿病家族史；不明原因死胎、死产、流产史；胎儿畸形、巨大儿分娩史；本次妊娠大于胎龄儿、羊水过多、反复 VVC。

在早孕期进行 FPG 检查，如果 FPG≥7.0 mmol/L，或 HbA1c≥6.5%，或随机血糖≥11.1 mmol/L 且伴有高血糖症状者，则诊断为孕前糖尿病合并妊娠。如果没有明确的高血糖症状，任意时间段测试血糖≥11.1 mmol/L，需要次日复测 FPG、2hPG 以确诊。2013 年 8 月 WHO 正式颁布了新的 GDM 诊断标准，在 24～28 周行 75 g OGTT，即空腹及服糖粉 1、2 h 后血糖值分别为 5.1 mmol/L、10.0 mmol/L、8.5 mmol/L。若任何一点血糖值达到或超过以上标准即诊断为 GDM。孕期 GDM 管理包括：生活方式，体重，血糖水平，胎儿生长发育监测，是否发生并发症，病情评估，诊治策略。

自我血糖监测（SMBG）是 GDM 管理、血糖监测的基本形式，常用的一种是每日监测 7 次血糖：空腹、三餐前 30 min 及三餐后 2 h 血糖（PG），主要用于糖尿病合并妊娠的孕妇；第二种是每日监测 4 次血糖：空腹及三餐后 2 h 血糖，适用于 GDM。必要时采用 24 h 动态血糖监测及 GA。根据病情选择不同的血糖监测方案。血糖控制目标：FPG 3.3～5.3 mmol/L，2hPG 4.4～6.7 mmol/L。

高危孕妇应强化饮食干预可降低 GDM 发生风险；所有 GDM 妇女在确诊时都应接受合理个体化的医学营养治疗及运动指导：餐后 30 min 应进行中等强度运动，建议每周进行不少于 3 次、共计至少 150 min 的中等强度的有氧运动。

胰岛素治疗指征：生活方式干预 2 周后，若①FPG，或 2hPG 一项不达标；②血糖达标，但体重减轻；③血糖达标，体重增加，且出现酮症。应进行胰岛素治疗。根据病情及血糖情况选择合适的胰岛素剂型及用量。由于大多数 GDM 孕妇三餐后血糖升高，而 FPG 正常，因而可选择三餐前皮下注射 3 次速效（如诺和锐）或短效胰岛素（如诺和灵 R/优泌林 R）方案即能有效控制餐后血糖。少数表现为 FPG 升高，除上述方案外，需在睡前皮下注射 1 次中效胰岛素（如诺和灵 N/优泌林 N）以控制次日早晨 FPG。胰岛素用量宜小剂量开始，然后每隔 3 天根据血糖水平调整剂量。

GDM 终止妊娠时机：①GDM 不需胰岛素治疗，无妊娠并发症，期待至预产期终止妊娠；②孕前糖尿病及应用胰岛素治疗的 GDM 患者，如果血糖控制良好，妊娠 38～39 周收住院；血糖控制不满意者及时住院；③有母婴并发症，伴微血管病变、胎盘功能不全者确定促胎肺成熟后适时终止妊娠。

糖尿病不是剖宫产的指征。选择性剖宫产的指征：糖尿病伴有微血管病变、并发症及产科指征者，胎儿偏大者，可放宽手术指征。无并发症且血糖控制理想者，妊娠 40 周左右重点评估胎儿体重后积极引产；决定阴道分娩者，预防肩难产，以及臂丛神经损伤。

GDM 孕妇产程中、围手术期需密切监测血糖、尿糖、尿酮体，必要时给予胰岛素持续静脉滴注，避免出现高血糖或低血糖。注意新生儿监护，预防新生儿低血糖、高胆红素血症和呼吸窘迫综合征。

产后血糖的管理及意义：GDM 患者在分娩后一定时期血糖可能恢复正常。产后 24 h 胰岛素的用量应减至原用量的 1/3，血糖正常者无须继续胰岛素治疗。鼓励母乳喂养。

GDM 多可在产后 6 周完全恢复正常，仍有约 1/3 病例于产后 5～10 年发展为糖尿病，应定期随访。有 GDM 病史的女性应在产后 6～12 周进一步进行 75 g OGTT，诊断标准采用非孕期诊断界值；若诊断为糖尿病，应至内分泌科诊治；若正常，应至少每 3 年筛查 1 次，及时发现糖尿病或糖尿病前期。

六、思考题

1. GDM 的高危因素有哪些?
2. GDM 诊断标准及孕期血糖控制的标准是什么?
3. 简述 GDM 孕妇如果血糖控制不满意,应采取的主要措施。

七、推荐阅读文献

1. 谢辛,苟文丽.妇产科学[M].8 版.北京:人民卫生出版社,2013:58 - 61.

2. 妊娠期糖尿病的诊断.中华人民共和国卫生行业标准,WS 331 - 2011.

3. American Diabetes Association. Standards of medical care in diabetes-2015. Diabetes Care 2015;38(Suppl. 1):S41 - S48.

4. American Diabetes Association. Standards of Medical Care in Diabetes-2016 Abridged for Primary Care Providers. Clincal Diabetes,2016,34(1):3 - 21.

八、诊疗流程图

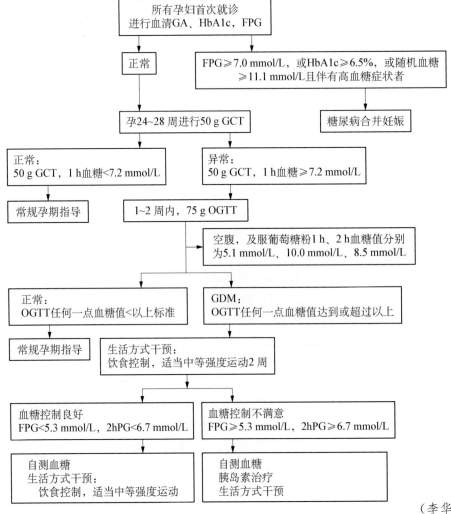

（李华萍　滕银成）

案例 13

妊娠剧吐

一、病历资料

1. 现病史

患者,女性,23 岁。因"停经 78 天,恶心呕吐 1 月,加重 6 天"入院。

患者既往月经规律,周期 28 天,经期 7 天,量中,无痛经。LMP 2015 - 2 - 17。停经 40 天开始出现恶心、呕吐,1～2 次/天,呕吐为胃内容物,能进食。2015 - 3 - 28 外院血 HCG:24 104 mIU/ml, P(孕酮):15.13 ng/ml。自诉外院曾行 B 超检查提示双胎。近 6 天恶心加重,呕吐频繁,10 余次/天,为水样,进食明显减少,呕吐后出现乏力、口渴。遂今日入院急诊,尿常规:酮体(＋＋＋＋)。现为进一步诊治,急诊拟"妊娠剧吐"收治入院。患者现无腹痛,无头晕,无阴道流血流液。发病以来胃纳差,睡眠欠佳,二便较前减少,体重减轻约 2 kg。

2. 既往史、婚育史

无心、肺、肝、肾、胃溃疡、甲亢等慢性疾病史。

已婚,0 - 0 - 0 - 0,此次自然受孕。

3. 体格检查

Ht 163 cm, Wt 54 kg, T 36.8℃, BP 100 mmHg/60 mmHg。神清,精神稍萎,无明显贫血貌。皮肤黏膜无黄染。口唇干裂、皮肤干燥,全身浅表淋巴结未扪及。头颅五官外观无畸形,颈软,两侧对称,气管居中,甲状腺未扪及肿大。HR 96 次/min,律齐,各瓣区未闻及病理性杂音。两肺呼吸音清,未闻及明显干湿啰音。腹平软,无明显压痛,无反跳痛,无肌卫,肝脾肋下未扪及,未及异常包块。移动性浊音(一)。脊柱四肢无畸形,双下肢无水肿,膝反射存在。

4. 妇科检查

未查。

5. 实验室和影像学检查

- 血 β - HCG＞200 000 mIU/ml, P(孕酮)54.34 ng/ml。
- 血常规检查:WBC 13.28×10⁹/L, RBC 4.33×10¹²/L, Hb 130 g/L, Hct:38%, PLT 293×10⁹/L, N 83.9%。
- 生化分析:ALT 16 IU/L, ALB 48.5 g/L, GLB 33.1 g/L, A/G 1.5, PA 219 mg/L, TBA 0 μmol/L, BUN 5.1 mmol/L, Cr 42 μmol/L, BUA 313 μmol/L, AST 20 IU/L, TC 4.91 mmol/L, TG 0.84 mmol/L, APO A₁ 2.33 g/L, APO B 0.71 g/L, A₁/B 3.3, K⁺ 3.3 mmol/L, Na⁺ 135 mmol/L, Cl⁻ 98 mmol/L, Ca²⁺ 2.5 mmol/L, P³⁻ 1.33 mmol/L, ALP 42 IU/L, γ - GT

18 IU/L，CK 77 IU/L，LD 163 IU/L，TB 9.3 μmol/L，DB 3.1 μmol/l，TP 81.6 g/L。

- 血糖：5.3 mmol/L。
- 血酮体：阳性。
- 尿常规检查：酮体（＋＋＋＋），尿蛋白（－），尿比重 1.031。
- 甲肝、乙肝、丙肝、戊肝病毒均（－）。
- 甲状腺功能检查：T_3 2.03 nmol/L，T_4 15.4 nmol/L，FT_3 5.43 pmol/L，FT_4 8.5 pmol/L，TSH 1.67 mIU/L。
- B 超检查：早孕，宫内双胎，均见胚芽及心管搏动。

二、诊治经过

入院后初步诊断：妊娠剧吐。

入院后予以完善常规检查，血常规、肝肾功能电解质、尿酮体、心电图等检查。

暂禁食，每日静脉滴注葡萄糖、林格液等共 3 000 ml，加入维生素 B_6、维生素 C，静脉滴注 10％氯化钾 40 ml/d，维生素 B_1 肌内注射，监测尿量＞1 000 ml/d。3 天后患者呕吐症状明显好转，监测尿酮体（－），血电解质正常，予半流质饮食，适当减少补液量。

三、病例分析

1. 病史特点

(1) 女性，23 岁，因"停经 78 天，恶心呕吐 1 月，加重 6 天"入院。

(2) 否认消化系统、代谢系统等慢性病史。

(3) 体检：精神稍萎，口唇干裂、皮肤干燥。

(4) 辅助检查：尿酮体（＋＋＋＋）。血酮体：阳性。B 超检查：早孕，宫内双胎，均见胚芽及心管搏动。

2. 诊断与诊断依据

(1) 诊断：妊娠剧吐。

(2) 诊断依据：①停经史，恶心呕吐等临床表现；②全身体检：精神稍萎，口唇干裂、皮肤干燥，脱水貌表现；③尿酮体（＋＋＋＋），血酮体（＋）；④B 超检查：早孕，宫内双胎，均见胚芽及心管搏动。

3. 鉴别诊断

(1) 葡萄胎：有停经史，血 β－HCG 异常增高者也可出现妊娠剧吐表现，B 超检查有助于鉴别。

(2) 急性胃肠炎：可有不洁饮食史，呕吐伴腹痛腹泻等表现，血常规检查白细胞计数可升高。询问病史，患者无胃肠炎诱因，无腹泻等表现，可鉴别。

(3) 急性病毒性肝炎：可有恶心呕吐、厌食油腻等表现，查体可有皮肤巩膜黄染等。肝功能、肝炎病毒指标有助于鉴别。

(4) 糖尿病酮症酸中毒：有糖尿病史，监测血糖有助于鉴别。

(5) 其他：肠梗阻、胰腺炎、甲亢、偏头痛等，除恶心呕吐，还有原发疾病的临床表现及实验室检查，可逐一鉴别。

四、处理方案及基本依据

(1) 治疗方案：补液支持治疗。

（2）依据：患者妊娠剧吐伴有电解质紊乱，应住院治疗，暂禁食，补液支持疗法。

五、要点与讨论

1. 有关妊娠剧吐的定义

妊娠剧吐没有一简单公认的定义；它是基于典型临床表现却无法由其他疾病解释的排除性临床诊断。最常引用的诊断标准为：与其他原因无关的持续性呕吐，可测到急性饥饿（通常伴有大量尿酮体），和一些间断性的体重减轻，通常至少减轻 5% 的孕前体重。

2. 妊娠剧吐的诊断和鉴别诊断要点

根据停经后出现恶心呕吐等症状，不难诊断。全面查体，注意精神状态，有无水、电解质失衡表现，并注意排除其他疾病引起的恶性呕吐。实验室检查包括：超声明确是否为正常妊娠，测定血常规、电解质、肝肾功能、尿酮体、尿比重等可判断病情严重程度。

需要鉴别的疾病包括：①消化系统疾病：胃肠炎、胃贲门失弛缓症、胆道疾病、肝炎、肠梗阻、胃溃疡、胰腺炎、阑尾炎。②泌尿生殖系统疾病：肾盂肾炎、尿毒症、肾结石、卵巢囊肿蒂扭转、子宫肌瘤变性。③代谢性疾病：糖尿病酮症酸中毒、甲亢、阿迪森病。④神经系统疾病：特发性颅内高血压、前庭损害、偏头痛、中枢神经系统肿瘤。⑤妊娠相关疾病：妊娠急性脂肪肝、子痫前期。⑥其他：药物毒性、心理疾病。

3. 妊娠剧吐的治疗要点

妊娠剧吐的治疗包括非药物治疗和药物治疗。

妊娠恶心呕吐的治疗从预防开始。有研究表明，确定妊娠后即服用多种维生素制剂可减少早孕反应和妊娠剧吐的发生。建议用休息和避免引起症状的感官刺激来缓解妊娠恶心呕吐的初期表现。常推荐少量多餐，避免辛辣和高脂食物，禁用含铁药片。适当使用姜制剂。按压或针灸内关穴可缓解恶性呕吐症状。

药物治疗包括：维生素 B_6，10～25 mg，3～4 次/d，疗效不佳则添加：苯茚胺（抗敏安），12.5 mg，3～4 次/d，根据症状严重程度调整剂量和进度，疗效不佳则添加：异丙嗪 12.5～25 mg/4 h，口服或直肠给药。若有脱水，暂禁食，每日补液 3 000 ml，应注意糖盐水比例，补足葡萄糖，适当加入氯化钾、维生素 C、维生素 B_6 静脉滴注、肌内注射维生素 B_1，适当补充氨基酸及脂肪乳，如有代谢性酸中毒，可考虑静脉输注碳酸氢钠或乳酸钠，保持每日尿量 1 000 ml 以上。定期复查尿常规、血气、肝肾功能，及时调整输液方案。效果差可加用甲泼尼龙 16 mg，每 8 h 1 次，口服或静脉给药，连用 3 天，超过 2 周逐渐减量至最低有效剂量，总疗程不超过 6 周。

4. 妊娠剧吐终止妊娠的指征

妊娠剧吐终止妊娠的指征包括：①持续黄疸；②持续蛋白尿；③持续发热，体温达 38℃ 以上；④多发性神经炎及神经性体征；⑤Wernicke-Korsakoff 综合征。

六、思考题

1. 妊娠剧吐的临床特征有哪些？
2. 妊娠剧吐的鉴别诊断是什么？
3. 妊娠剧吐如何治疗？

七、推荐阅读文献

1. 曹泽毅. 中华妇产科学[M]. 2 版. 上册. 北京：人民卫生出版社，2005：350 - 351.

2. Nausea and vomiting of pregnancy：ACOG Practice Bulletin No. 52 ［J］. Obstetrics ＆ Gynecology，2004,103(4):803－815.

3. The management of nausea and vomiting of pregnancy：SOGC Clinical Practice Guidelines ［J］. Journal of Obstetrics ＆ Gynaecology Canada，2002,24(10):817－823.

八、诊疗流程图

1. 妊娠剧吐诊断流程

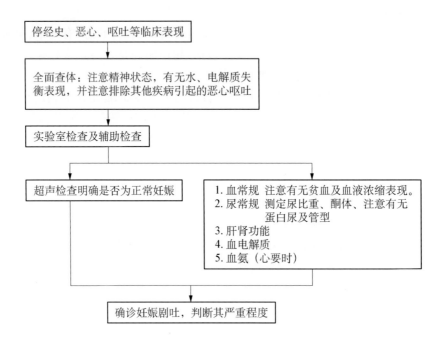

2. 妊娠剧吐药物治疗图

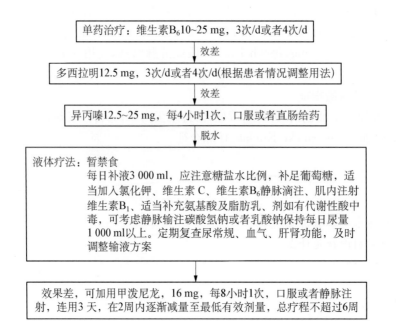

（陶　洁　万小平）

案例 14

妊娠合并甲状腺功能减退症

一、病历资料

1. 现病史

患者,女,29岁,因"停经56天,孕检发现促甲状腺激素(TSH)升高伴乏力3天"入院。平素月经规律,末次月经2015-1-9。早孕检查甲状腺功能时发现TSH升高为10.22 mIU/L,游离T_4(FT_4)下降为10.28 pmol/L,追问病史诉易感乏力,余无明显异常。早孕反应不明显。收入院进行病情评估。孕妇喜静懒动,食欲尚可,大小便正常,睡眠可,但多梦。

2. 既往史

既往体健,月经周期(3~5)/(35~37)天。生育史0-0-2-0,自然流产2次,末次妊娠2013-5-18。孕前Wt 59 kg。否认高血压、糖尿病史;否认甲状腺疾病及治疗史;常规体检未行甲状腺功能检查。其母亲患桥本甲状腺炎,服药治疗。

3. 体格检查

T 36.0℃, BP 110 mmHg/65 mmHg, P 68次/min, Wt 58 kg, Ht 158 cm。神清,少言懒动,一般情况可,皮肤黏膜较干燥。颈部无抵抗,甲状腺质地软,未扪及肿大。心肺未闻异常,肝脾未及,无压痛,肾区无叩击痛,水肿(一)。妇科检查:外阴阴道正常,宫颈光,宫体前位,增大如孕周,质软,双附件区未及肿块及增厚。

4. 实验室和影像学检查

甲状腺功能:FT_3 4.79 pmol/L, FT_4 10.28 pmol/L, TSH 10.22 mIU/L,甲状腺过氧化酶抗体(TPOAb)阳性。

血 β- HCG:12 356 mmol/L。

血、尿常规,常规生化检查未见异常。

B超检查:子宫76 mm×70 mm×65 mm,宫内孕囊23×25 mm,胚芽长12.9 mm,见胎心搏动。双侧卵巢未见异常。

甲状腺超声检查:未见明显异常。

心电图检查正常。

二、诊治经过

初步诊断:G_2P_0,孕8周;妊娠合并甲状腺功能减退症(简称妊娠合并甲减)。

入院后复查甲状腺功能,进行血尿常规,肝肾功能等生化指标检查,心电图、甲状腺 B 超检查。

请内分泌科会诊,明确诊断为临床甲减。给予口服左甲状腺素钠片(优甲乐)50 μg(1/2 片),每日 1 次,口服。建议 3 周后复查甲状腺功能,根据结果调整药物剂量。

孕妇一般情况好,于入院第 3 天出院。嘱定期产科门诊检查,内分泌门诊复查。

三、病例分析

1. 病历特点

(1) 29 岁,平素月经规律,末次月经 2015 - 1 - 9。停经 56 天。

(2) 自然流产史 2 次;否认甲状腺疾病及治疗史;常规体检未进行甲状腺功能检查。有甲状腺疾病家族史。

(3) 查体:甲状腺未及肿大。妇科检查:宫体增大(符合停经天数)质软。

(4) 血 β - HCG 明显升高。

(5) B 超检查提示宫内早孕。

(6) 甲状腺功能检查:FT_3 4.79 pmol/L, FT_4 10.28 pmol/L, TSH 10.22 mIU/L, TPOAb(+)。甲状腺超声:未见明显异常。

2. 诊断与诊断依据

(1) 诊断:G_2P_0,孕 8 周;妊娠合并甲减。

(2) 诊断依据:①育龄妇女,停经 56 天;血 β - HCG 明显升高;B 超检查提示宫内早孕(胚胎大小与孕周相符)。②存在高危因素:自然流产史,有甲状腺疾病家族史。③孕期检查时首次发现甲状腺功能异常:FT_4 降低,TSH 升高,TPOAb 阳性。④平素少言懒动,易感乏力,皮肤干燥。⑤甲状腺无肿大。甲状腺 B 超检查未见异常。

3. 鉴别诊断

妊娠合并甲减的诊断需明确是妊娠前甲减,还是妊娠期甲减,并鉴别临床甲减、亚临床甲减和低甲状腺素血症。了解有无甲状腺肿大病史、甲状腺手术史、放射治疗史及家族性甲状腺疾病史。甲减相关临床症状:精神抑郁、畏寒、少汗、乏力、少言懒动、腹胀、便秘、下肢非凹陷性黏液性水肿。少部分患者可能因妊娠缘故临床表现不甚明显。实验室诊断标准:

(1) 临床甲减:TSH>妊娠期特异参考值上限(97.5^{th})(如果尚未建立特异参考值范围,则若 TSH>2.5 mIU/L),FT_4<妊娠期特异参考值下限(2.5^{th});TSH>10 mIU/L,无论 FT_4 是否降低,均可诊断为临床甲减。

(2) 亚临床甲减:TSH>妊娠期特异参考值上限(97.5^{th}),FT_4 在妊娠期参考值范围内(97.5^{th}~2.5^{th})。我院 TSH 特异参考值上限:妊娠早期 2.5 mIU/L,晚期 3.0 mIU/L。FT_4 参考值:12.00~22.00 pmol/L。

(3) 低甲状腺素血症:TSH 正常,在妊娠期参考值范围内(97.5^{th}~2.5^{th}),FT_4 水平低于妊娠期特异参考值的第 10 或第 5 百分位。

多数专家推荐将 TSH 作为诊断妊娠合并甲减的检测指标。但确定 TSH 正常值范围标准存在争议。无论是美国甲状腺学会(ATA)还是中国的指南均建议本单位或者本地区应建立妊娠早期(T1 期)、中期(T2 期)和晚期(T3 期)特异 TSH 和 FT_4 参考值,正常值范围。各指标参考值制定方法采用美临床生化研究院(NACB)推荐的方法,范围是 97.5^{th}~2.5^{th}。

2011 年版 ATA 指南给出妊娠特异 TSH 具体参考范围:T_1 期 0.1~2.5 mIU/L;T_2 期 0.2~3.0 mIU/L;T_3 期 0.3~3.0 mIU/L。

四、治疗方案及依据

（1）复查甲状腺功能，甲状腺超声检查，评估病情。

（2）内分泌会诊，早孕合并临床甲减诊断明确。立即开始左旋甲状腺素（优甲乐）治疗：50 μg，每日1次。研究已证明，妊娠期临床甲减可损害后代的神经智力发育，增加流产、低体重儿、死胎、早产、妊娠期高血压疾病的风险，必须给予治疗。宜选择左旋甲状腺素（L-T_4）治疗。强烈建议不给予其他甲状腺制剂如三碘甲状腺氨酸（T_3）或者甲状腺素片治疗。

（3）高危产科门诊定期产检，因孕前未发现甲减及进行治疗，孕期应重点监护胎儿生长发育情况及妊娠并发症的发生。

（4）同时内分泌科门诊定期复查 FT_4、TSH，每 3～4 周 1 次，进行病情评估，根据 FT_4、TSH 个体间恢复情况调整 L-T_4（优甲乐）剂量，尽早达到治疗目标。治疗目标：血清 TSH 值保持在妊娠特异性的参考值范围：妊娠早期 0.1～2.5 mIU/L，妊娠中期 0.2～3.0 mIU/L，妊娠晚期 0.3～3.0 mIU/L。

五、要点及讨论

甲状腺功能减退症（甲减）是由于各种原因导致的低甲状腺激素血症或甲状腺激素抵抗而引起的全身性低代谢综合征。原发性妊娠期甲状腺功能减退是指在妊娠期出现的 TSH 水平升高。妊娠合并甲减可分为临床甲减、亚临床甲减和低甲状腺素血症。

妊娠合并甲减的常见病因：①自身免疫性甲状腺炎；②甲亢治疗后（手术切除或^{131}I 治疗）；③甲状腺癌术后。其中，以自身免疫性甲状腺炎为主要病因。

妊娠期临床甲减的危害明确。目前根据 ATA 指南，并无明显证据肯定或否定在全妊娠人群筛查甲状腺功能的必要性，但国内指南推荐对高危妊娠人群进行筛查，其危险因素包括：①有甲状腺功能异常或甲状腺手术史；②有甲状腺功能异常家族史；③患甲状腺肿；④TPOAb 阳性；⑤症状和体征提示甲亢或甲减；⑥1 型糖尿病；⑦有流产或早产史；⑧有其他自身免疫性疾病；⑨不孕症；⑩有头颈部放射治疗史；⑪肥胖，体重指数（BMI）≥40；⑫年龄＞30 岁；⑬曾接受胺碘酮或含锂药物治疗；⑭近 6 周曾接触碘放射性造影剂；⑮居住在中度或重度碘缺乏地区。

筛查指标选择 TSH、FT_4 和 TPOAb。筛查时机选在孕前和妊娠 8 周前。对有甲状腺疾病史的孕妇可行甲状腺 B 超检查。

妊娠期甲减治疗，L-T_4（左甲状腺素钠片，如优甲乐）为首选替代药物。治疗目标和剂量调整：

（1）妊娠临床甲减 L-T_4 完全替代治疗的剂量可达 2.0～2.4 μg/（kg·d）。起始剂量为 25～50 μg/d，每 3～4 周复查甲状腺功能，以 25%～30% 为单位调整剂量，需根据个体间差异，尽快达标，正常后维持，并每 3～4 周复查一次。血清 TSH 孕早期＜2.5 mIU/L，孕中晚期＜3.0 mIU/L。

（2）已患临床甲减妇女计划妊娠，需控制 TSH＜2.5 mIU/L。

（3）正在治疗中的甲减妇女，妊娠后应立即增加 L-T_4 剂量 25%～30%，以尽快有效防止孕早期发生低甲状腺素血症。L-T_4 的增加量个体差异很大，孕妇甲减病因及孕前 TSH 水平均可影响 L-T_4增加量。

（4）妊娠期亚临床甲减，若 TPOAb 阳性，推荐给予 L-T_4 治疗；而 TPOAb 阴性孕妇，既不予反对也不予推荐。

（5）而单纯性低甲状腺激素血症增加不良妊娠结局的证据不足，所以不常规推荐 L-T_4 治疗。

（6）产后 L-T_4 应恢复至孕前的剂量，并于产后 6 周复查血清 TSH，调整 L-T_4 剂量。

（7）L-T_4 应避免与含离子多种维生素、钙剂等同时摄入，应间隔 4 h 以上。

六、思考题

1. 妊娠合并甲减的高危人群有哪些？这些高危人群进行甲减筛查的时机和筛查项目如何选择？
2. 妊娠合并甲减对子代可能的影响是什么？
3. 妊娠合并甲减分几类，简述其治疗原则。

七、推荐阅读文献

1. Practice bulletin no. 148: thyroid disease in pregnancy [J]. Obstetrics & Gynecology, 2015, 125(4):996 - 1005.

2. 滕卫平，段涛，宁光，等.妊娠和产后甲状腺疾病诊治指南[J].中华内分泌代谢杂志，2012，28(5)：354 - 371.

3. Stagnaro-Green A, Abalovich M, Alexander E, et al. American Thyroid Association Taskforce on Thyroid Disease During Pregnancy and Postpartum. Guidelines of the American Thyroid Association for the diagnosis and management of thyroid disease during pregnancy and postpartum [J]. Thyroid，2011，21(10):1081 - 1125.

八、诊疗流程图

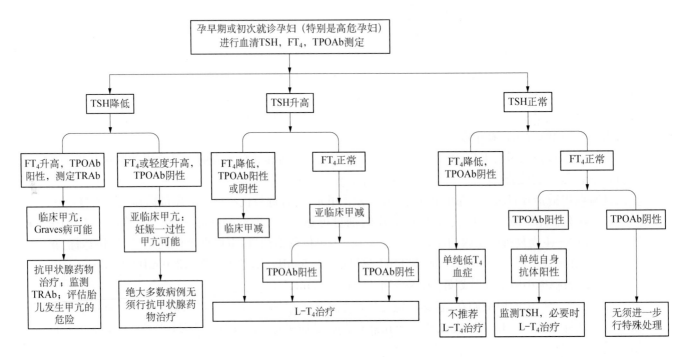

（李华萍　滕银成）

案例 15
妊娠合并心衰

一、病历资料

1. 现病史

患者,女性,30岁,因"G_3P_0,停经 33^{+2} 周,胸闷 1 周,呼吸困难 5 h"入院。平素月经规律,5/30 天,量中,无痛经。LMP 2012-8-18,EDC 2013-5-25。停经 32 天测尿 HCG(+),停经 9 周 B 超检查提示:宫内早孕,双绒双胎,胚芽大小同孕周相符。早孕反应尚可,停经 4^+ 月自觉胎动至今。孕期进行不定期产前检查数次。孕 21 周 B 超检查提示:双胎妊娠,大小同孕周相符。孕中晚期无头痛、头晕及皮肤瘙痒等不适,自述孕期血压正常范围。最近 2 周自觉双下肢水肿明显,休息后不消退,1 周前无明显诱因出现胸闷,偶有气喘,无咳嗽咳痰,无心前区疼痛,夜间需头部抬高方可入睡。自觉胎动好,无腹痛,无阴道流血流液,未予重视。5 h 前突发呼吸困难,伴咳嗽、咳粉红色泡沫样痰,不能平卧,并大汗淋漓。急诊来院,拟诊:"G_3P_0 孕 33^{+2} 周,双绒双胎,急性心功能不全"收住入院。孕妇孕期无药物、放射线及猫犬等动物接触史,近期无感冒、发热等不适,无腹痛或阴道流血、流液,大便正常,小便近 2 周较前减少,孕期体重增长 15 kg。

2. 既往史、个人史、婚育史、家族史

平素体健,否认心脏病、高血压、糖尿病、急慢性肾炎及哮喘病史,否认肝炎、结核、梅毒、艾滋病等传染病史。否认外伤、手术及输血史。否认吸烟酗酒史。否认药物、食物过敏史,按规定预防接种。24 岁结婚,配偶体健,生育史 0-0-2-0。2007 年、2010 年孕早期药物流产各 1 次。否认家族遗传病史,父母健在。

3. 体格检查

T 36.8℃,P 130 次/min,R 36 次/min,BP 136 mmHg/86 mmHg。一般情况差,神志清,精神欠佳,发育可,烦躁,呼吸急促,张口呼吸,端坐体位。二尖瓣面容,皮肤巩膜无苍白及黄染,口唇轻度发绀。颈静脉无怒张,甲状腺未及肿大。胸廓无畸形,双肺呼吸音粗,双下肺底可闻及湿啰音。心界向左下扩大,HR 130 次/min,律齐,心尖区可闻及Ⅲ级吹风样收缩期杂音。腹隆,软,肝脾肋下未及,无压痛及反跳痛,双肾区无叩痛,移动性浊音(一),水肿(++++)。

产科检查:腹部:腹围 105 cm,宫高 43 cm,胎儿估计 2 000 g/1 900 g,有胎动,胎心 140/150 次/min,未扪及明显宫缩。骨盆外测量:24-27-21-9 cm。阴道检查:宫口未开,质地软,位置中,宫颈管消退 30%,臀先露,先露 S^{-3},Bishop 评分 3 分,胎膜未破。

4. 实验室及影像学检查

血常规检查:RBC $4.2×10^{12}$/L,Hb 126 g/L,WBC $10.1×10^9$/L,N 72.4%,PLT $265×10^9$/L。

尿常规:尿蛋白阴性。

血气分析:pH 7.29,PaO$_2$ 90.3 mmHg,PaCO$_2$ 34.2 mmHg,BE −11 mmol/L。

凝血功能:PT 9.9 s,INR 0.89,APTT 28.2 s,Fb 4.172 g/L,TT 17.6 s,D-二聚体 5.82 mg/L,纤维蛋白降解产物 10.0 mg/L。

电解质:K$^+$ 4.6 mmol/L,Na$^+$ 141 mmol/L,Cl$^-$ 114 mmol/L。

肝肾功能:G 54 g/L,A 24 g/L,ALT 44 IU/L,AST 41 IU/L,BUN 4.1 mmol/L,Cr 62 μmol/L,BUA 390 μmol/L。

ESR:36 mm/h。

空腹血糖:5.78 mmol/L。

心肌酶谱:超敏肌钙蛋白-I 0.05 μg/L,肌酸激酶 MB 亚型(CK-MB) 1.5 μg/L,肌红蛋白 15.8 μg/L,氨基末端脑钠肽前体(NT-proBNP) 2 444.00 ng/L。

甲状腺功能检查:正常范围。

X 线胸片检查:心影增大、两肺纹理增多,合并肺淤血。

超声心动图检查:二尖瓣狭窄(瓣口面积 1 cm^2),左房左室扩大,主动脉瓣反流(轻度),三尖瓣反流(轻度),肺动脉压增高(肺动脉收缩压 75 mmHg,中度),心包腔微量液体,左室射血分数(LVEF)60%。

心电图检查:窦性心动过速,HR 132 次/min。

B 超检查:肝脾未见明显肿大,双肾未见明显结石及积水,双侧输尿管未见扩张。

胎儿 B 超检查:胎儿一:臀位,双顶径 85 mm,股骨长 58 mm,胎心 145 次/min,S/D 3.02。胎儿二:臀位,双顶径 82 mm,股骨长 60 mm,胎心 140 次/min,S/D 2.96。羊水指数:21-35-37-42 mm,胎盘附着于子宫后壁,胎盘下缘距宫颈内口 56 mm。

胸腔积液、腹水 B 超检查:右侧胸腔积液 35 mm,左侧胸腔积液 40 mm,腹腔积液。

二、诊治经过

初步诊断:G$_3$P$_0$ 孕 33^{+2} 周,双绒双胎,臀位,妊娠合并心脏病(二尖瓣狭窄)、急性左心功能衰竭,GDM?

诊治经过:入院后立即开通危重孕产妇抢救绿色通道,汇报上级主管部门,通知相关抢救人员及领导到场,向家属告知病情危重。即请麻醉科、心内科会诊,予毛花苷丙(西地兰)0.4 mg 静脉推注,强心治疗;呋塞米 40 mg 静脉推注利尿;地西泮、吗啡镇静治疗;考虑患者存在低蛋白血症,ALB 24 g/L,故予输注 ALB 10 g 后再次静注呋塞米 40 mg,并予螺内酯(安体舒通)20 mg bid po,尿量增多,2 h 尿量 500 ml。

入院后 5 h 患者胸闷、气促、咳嗽稍好转,口唇无发绀,BP 140 mmHg/88 mmHg,P 122 次/min,R 25 次/min,SpO$_2$ 96%,双肺呼吸音略粗,肺底湿啰音消失。血气分析示:pH 7.31,PaO$_2$ 95.3 mmHg,PaCO$_2$ 27 mmHg,BE −8 mmol/L。凝血功能正常。再次全院会诊并告知家属病情,考虑心衰有所改善,不宜继续妊娠,目前患者生命体征平稳,症状较前好转,即刻联系手术室,行子宫下段横切口剖宫产术。术中娩二活婴,Wt 2 115 g/1 990 g,Apgar 评分 9-10/10-10 分。胎儿娩出后,产妇腹部放置砂袋以防腹压骤降。羊水 900 ml,Ⅰ度污染,胎盘娩出完整。手术经过顺利,术中子宫收缩好,术中出血少,共计约 200 ml。术中生命体征平稳,手术结束时 BP 128 mmHg/79 mmHg,HR 108 次/min,R 23 次/min,SpO$_2$ 97%,术后回 ICU。术后给予头孢曲松钠及奥硝唑抗炎治疗,预防心内膜炎;地高辛 0.125 mg qd po 强心;螺内酯 20 mg bid po,呋塞米 60 mg qd 泵用利尿;考虑患者剖宫产术后存在高凝状态,予那屈肝素钙(速碧林)4 100 IU qd iH 抗凝治疗。术后第三天自觉症状明显好转,无胸闷气促,双肺呼吸音清,无双下肺湿啰音,双下肢水肿消退,子宫复旧好,恶露量少,复查氨基末端脑钠肽前体(NT-proBNP)499.10 ng/L,D-二聚体 1.93 mg/L,纤维蛋白降解产物 3.2 mg/L,考虑该患者心脏二尖瓣存在器质性病变,有手术指征,需行二尖瓣球囊扩张术,故术后第 8 天转心内科进一步治疗。

三、病例分析

1. 病史特点

(1) 女性,30 岁,G_3P_0,停经 33^{+2} 周,胸闷 1 周,呼吸困难 5 h。

(2) 既往无心脏病、高血压、糖尿病及哮喘等病史。

(3) 体格检查:二尖瓣面容,呼吸急促,R 36 次/min。皮肤巩膜无苍白及黄染,口唇轻度发绀。颈静脉无怒张,甲状腺未及肿大。胸廓无畸形,双肺呼吸音粗,双下肺可闻及湿啰音。心界向左下扩大,HR 130 次/min,律齐,心尖区可闻及Ⅲ级吹风样收缩期杂音。腹隆,软,肝脾肋下未及,双肾区无叩痛,移动性浊音(一),水肿(++++)。产科检查:腹围 105 cm,宫高 43 cm,胎儿估计 2 000 g/1 900 g,胎心 140/150 次/min。未扪及明显宫缩。阴道检查:宫口未开,质地软,位置中,宫颈管消退 30%,臀先露,先露 S^{-3},Bishop 评分 3 分,胎膜未破。

(4) 实验室和影像学检查:NT-proBNP 显著升高;胸片 X 线检查提示心影增大、两肺纹理增多,合并肺淤血;心超 X 线检查提示二尖瓣狭窄(瓣口面积 1 cm²),左房左室扩大,主动脉瓣反流(轻度),三尖瓣反流(轻度),肺动脉压增高(肺动脉收缩压 75 mmHg,中度),心包腔微量液体,左室射血分数(LVEF)60%;心电图检查提示窦性心动过速;胎儿 B 超检查提示双胎,双臀位,双顶径 85 mm/82 mm,股骨长 58 mm/60 mm,胎心 145/140 次/min,胎儿大小同孕周相符。空腹血糖:5.78 mmol/L。

2. 诊断与诊断依据

(1) 诊断:G_3P_0,孕 33^{+2} 周,双绒双胎,臀位,妊娠合并心脏病(二尖瓣狭窄)、急性左心功能衰竭,GDM?

(2) 诊断依据:

① 女性,30 岁,G_3P_0 停经 33^{+2} 周,胸闷 1 周,呼吸困难 5 h。

② 查体:二尖瓣面容,呼吸急促,R 36 次/min。双肺呼吸音粗,左肺底可闻及湿啰音。心界向左下扩大,HR 130 次/min,律齐,心尖区可闻及Ⅲ级吹风样收缩期杂音,水肿(++++)。

③ 产科检查:腹围 105 cm,宫高 43 cm,胎儿估计 2 000 g/1 900 g,胎心 140/150 次/min。未扪及明显宫缩。阴道检查:宫口未开,宫颈管消退 30%,臀先露,先露 S^{-3},Bishop 评分 3 分,胎膜未破。

④ 辅助检查:NT-proBNP 2 444.00 ng/L。胸片提示心影增大、两肺纹理增多,合并肺淤血。超声心动图检查:二尖瓣狭窄(瓣口面积 1 cm²),左房左室扩大,主动脉瓣反流(轻度),三尖瓣反流(轻度),肺动脉压增高(肺动脉收缩压 75 mmHg,中度),心包腔微量液体,左室射血分数(LVEF)60%。心电图检查:窦性心动过速。胎儿 B 超检查提示双胎,双臀位,双顶径 85 mm/82 mm,股骨长 58 mm/60 mm,胎心 145/140 次/min。

3. 鉴别诊断

(1) 支气管哮喘:可有呼吸困难,但患者多有哮喘发作史,两肺闻及弥漫性哮鸣音,肺部有过度充气表现,无心脏体征,心超检查无明显心脏异常,对肾上腺皮质激素和氨茶碱等治疗有效。

(2) 肺栓塞:可有突发的呼吸困难,伴有胸痛,常常合并右心衰竭,心超提示右房右室扩大,肺部 CTA 可明确诊断。

(3) 重症肺炎:可有呼吸困难,但患者多有高热、胸痛,血常规检查示白细胞计数升高,胸片可资鉴别。

四、处理方案及理由

（1）加强利尿：患者存在严重的低蛋白血症、肺淤血及双下肢水肿，提示有明显的体液潴留，故应在纠正低蛋白血症的基础上加强利尿，以减轻心脏前负荷。急性期利尿剂应选择静脉注射，症状缓解后可根据尿量选择静脉注射或口服利尿剂，并调整剂量。

（2）强心：孕妇对洋地黄类药物的耐受性较差，需注意毒性反应，宜选用作用和排泄较快的制剂如毛花苷丙，心衰控制后可改为地高辛口服维持。

（3）终止妊娠：患者双胎妊娠，心脏负担重，加上原有的心脏瓣膜病变以致妊娠晚期出现心衰，继续妊娠母儿风险极大，故边控制心衰边紧急剖宫产，取出胎儿，减轻心脏负担。

（4）抗感染：患者心衰，产褥期易合并感染，故剖宫产术后应用广谱高效两联抗生素，预防细菌性心内膜炎。

（5）抗凝：患者血液高凝，D-二聚体明显升高，故应用低分子肝素抗凝，预防血栓形成。

（6）心脏手术：患者心脏二尖瓣存在器质性病变，有手术指征，需行二尖瓣球囊扩张术，故转心内科进一步治疗。

五、要点与讨论

妊娠合并心脏病是严重的妊娠合并症，在我国孕产妇死因顺位中高居第2位，占非直接产科死因的第1位。妊娠32～34周、分娩期和产褥期最初3天内是心脏病孕妇最易发生心衰的时期。

妊娠合并心衰的治疗与未孕者基本相同。但妊娠期心衰大部分是由于心脏前负荷增加所诱发，存在液体潴留，利尿剂是唯一能充分控制和有效消除液体潴留的药物，是妊娠期心衰标准治疗中的首选药物。合理使用利尿剂是妊娠合并心衰治疗取得成功的关键因素之一。但不恰当地大剂量使用利尿剂会导致血容量不足，增加发生低血压、肾功能不全和电解质紊乱的风险。应从小剂量开始，逐渐增加剂量直至尿量增加，一旦症状缓解、病情控制，即以最小有效剂量维持，并根据液体潴留的情况随时调整剂量。

洋地黄类药物通过抑制衰竭心肌细胞的 Na^+-K^+-ATP 酶，使细胞内 Na^+ 水平升高，促进 Na^+-Ca^{2+} 交换，提高细胞内 Ca^{2+} 水平，从而发挥正性肌力作用。对心瓣膜病、先天性心病和高血压性心脏病引起的充血性心力衰竭疗效较好。对阵发性室上性心动过速和快速型心房颤动并发心衰有明显效果。各种洋地黄制剂易通过胎盘进入胎儿体内，但迄今为止尚无洋地黄致胎儿畸形的报道。足月时母体及胎儿血浆中药物浓度相同。因此，母体洋地黄中毒，胎儿也可中毒，甚至死亡。孕妇对洋地黄类药物的耐受性较差，应用时需注意毒性反应，必要时减量使用，急性期宜选用作用和排泄较快的制剂如毛花苷丙，心衰控制后可改为地高辛口服维持。

血管扩张剂在治疗心衰中缺乏证据，但妊娠期高血压疾病并发心衰时应给扩血管药。对扩张型心肌病者还应酌情使用激素，有血栓形成高危因素者加用抗凝剂。

妊娠合并心脏病患者，如心功能Ⅰ～Ⅱ级，胎儿不大，胎位正常，宫颈条件良好者，可考虑在严密监护下经阴道分娩，第二产程避免屏气增加腹压，应行助产术尽可能缩短第二产程。胎儿偏大，产道条件不佳及心功能Ⅲ～Ⅳ级者，均应择期剖宫产。妊娠期心衰的患者，原则是应待心衰控制后再行产科处理。如为严重心衰，经内科各种措施均未能奏效，若继续发展将导致母儿死亡时，也可边控制心衰边紧急剖宫产，终止妊娠，减轻心脏负担，以挽救孕妇生命。剖宫产以连续硬膜外阻滞麻醉为宜，麻醉剂中不应加肾上腺素，麻醉平面不宜过高。为防止仰卧位低血压综合征，可采取左侧卧位15°，上半身抬高30°。胎儿娩出后，产妇腹部放置砂袋以防腹压骤降。术中、术后应严格限制输液量。不宜再妊娠者，同时行输卵管结扎术。产褥期应用广谱抗生素预防感染,直至产后 1 周,无感染征象时停药。

妊娠合并心脏病患者预防心衰应加强围生期监护。对不宜妊娠的心脏病孕妇,应在孕 12 周前行人工流产。允许妊娠者应从早孕期开始,定期进行产前检查,应重视初次产检体格检查的重要性,及时发现已存在的心脏病变,并进行高危孕妇的管理,及时识别心衰的早期征象,预防心衰发生等情况。有心脏手术指征者,尽可能在幼年、孕前或延至分娩后再行心脏手术,一般不主张在孕期手术。

六、思考题

1. 试叙述妊娠期早期心衰的诊断。
2. 妊娠合并心脏病的种类有哪些?
3. 妊娠合并心衰的治疗有哪些?

七、推荐阅读文献

1. 中华医学会心血管病学分会.中国心力衰竭诊断和治疗指南(2014)[J].中华心血管病杂志,2014,42(2):98-122.

2. 威廉姆斯产科学[M].—24 版—英文影印版.

3. 曹泽毅.中华妇产科学[M].3 版.北京:人民卫生出版社,2014.

八、诊疗流程图

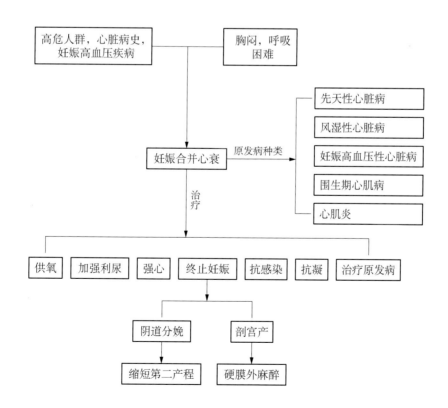

（艾志宏）

案例 16

妊娠合并血小板减少(重症)

一、病例资料

1. 现病史

患者,女性,23岁,平素月经规律,周期7/30天,量中,无痛经。因"鼻出血"就诊。LMP 2013-9-7。EDC 2014-9-7。该妇停经30余天测尿 HCG(+),早孕反应不明显,孕早期无感冒、发热史,无放射线、毒物接触史及猫犬接触史。孕 16+ 周自觉胎动至今,孕期无正规产检,未检查畸形及染色体情况。孕期无头昏目眩、胸闷心慌、皮肤瘙痒,无咳嗽咳痰等不适。该妇于昨晨鼻出血1次来院血液科急诊就诊,查 PLT 20×10^9/L,予告知家属病危,收入院。

2. 既往史

7年前因"上呼吸道感染"后并伴月经量增多在外院检查血小板计数减少[自诉 $(30 \sim 40) \times 10^9$/L],后中西药结合治疗2月,未复查,未用激素治疗。否认传染病史。否认药物过敏史。无食物过敏史。否认手术外伤史。否认输血史。预防接种史不详,无内分泌疾病史。

3. 体格检查

皮肤黏膜:水肿(一),颜色正常,无黄染、苍白、皮疹、抓痕。全身皮肤散在陈旧性出血点、瘀斑,以下肢为主。

4. 辅助检查

血常规检查:WBC 9.2×10^9/L, RBC 4.03×10^{12}/L, Hb 125 g/L, PLT 20×10^9/L, N 77.9%。CRP<2.50 mg/L。凝血功能以及肝肾功能均正常范围。

抗单链 DNA 抗体(定量)<2.00 IU/ml,抗双链 DNA 抗体(定量)<10.00 IU/ml。抗核抗体阴性;血小板游离抗体阴性,血小板自身抗体以及血小板表面相关抗体均阴性。

胎情B超检查:单胎,头位,双顶径 59 mm,股骨长 36 mm,胎盘位于前壁,下缘距宫颈内口 42 mm,羊水指数 45。

二、诊治经过

初步诊断:G_1P_0,孕 23 周,妊娠合并特发性血小板减少性紫癜(idiopathic thrombocy topenic purpura,ITP)。

诊治经过:入院后随访血常规,请血液科会诊,血小板进行性降低,2014-2-15 PLT 8×10^9/L,2014-2-16 PLT 11×10^9/L,病情危重,告病危,给予丙种球蛋白静脉滴注,甲泼尼龙静脉滴注,单采血小板 1 IU,治疗 1 周后复查 PLT 152×10^9/L,考虑生命体征平稳,全身无出血点,家属要求终止妊娠,予 2 月 21 日给予米非司酮 50 mg×3 天,并停甲泼尼龙改用泼尼松(强的松)口服,并于 2 月 23 日给予米索前列醇阴道用引产,娩 1 死婴,出血少。

三、病例分析

1. 病史特点

(1) 女性,23 岁,0-0-0-0。7 年前因"上呼吸道感染"后并伴月经量增多于外院检查血小板计数减少[自诉(30~40)×10^9/L],中西药结合治疗 2 月后血小板正常,未复查,未用激素治疗。

(2) 因"停经 23 周,鼻衄 1 天"来院就诊。

(3) 体检:全身散在陈旧性出血点、瘀斑,以下肢为主。脾脏未肿大。

(4) 辅助检查:入院后随访血小板变化:2014-2-15 PLT 8×10^9/L, 2014-2-16 PLT 11×10^9/L。凝血功能:正常。抗单链 DNA 抗体(定量)<2.00 IU/ml,抗双链 DNA 抗体(定量)<10.00 IU/ml。抗核抗体阴性;血小板游离抗体阴性,血小板自身抗体及血小板表面相关抗体均阴性。

2. 诊断以及诊断依据

诊断:G_1P_0,孕 23 周,妊娠合并特发性血小板减少性紫癜(重症 ITP)。

诊断依据:①既往史:7 年前因"上呼吸道感染"后并伴月经量增多,于外院检查为血小板减少[自诉(30~40)×10^9/L];②因"停经 23 周,鼻衄 1 天"入院,全身散在陈旧性出血点、瘀斑,以下肢为主;③辅助检查:PLT 20×10^9/L。血小板游离抗体阴性,血小板自身抗体以及血小板表面相关抗体均阴性。

3. 鉴别诊断

(1) 血栓性血小板减少性紫癜(thrombotic thrombocytopenic purpura, TTP):见于任何年龄,基本病理改变为嗜酸性物栓塞小动脉,以前认为是血小板栓塞,后经荧光抗体检查证实为纤维蛋白栓塞,这种血管损害可发生在各个器官,临床上表现为血小板减少性出血和溶血性贫血,肝脾大,溶血较急者可发热,并有腹痛,恶心,腹泻甚至出现昏迷,惊厥及其他神经系症状,网织红细胞增加,周围血象中出现有核红细胞,血清抗人球蛋白试验一般阴性,可显示肾功能不良,如血尿,蛋白尿,氮质血症,酸中毒,预后严重,肾上腺皮质激素仅有暂时组合缓和作用。

(2) 妊娠期血小板减少症(gestational thrombocytopenia, GT):GT 指孕前没有血小板减少的病史,怀孕后首次发生血小板减少,一般出现于孕中晚期,无明显出血症状与体征,不会引起新生儿血小板减少及出血,血小板计数一般在产后 1~6 周内自然恢复正常。GT 的血小板减少与妊娠期血容量增加、血液稀释有关。GT 患者血液中可出现抗血小板抗体,但无特异性。妊娠前无血小板减少病史及产后血小板恢复正常是 GT 区别于 ITP 的最明显特点。

(3) HELLP 综合征(hemolysis, elevated serum level of liver enzymes, and low platelets syndrome, HELLP syndrome):易发生血小板减少,临床表现为高血压,蛋白尿等子痫前期的基础上出现全身不适,右上腹痛,体质量骤增,脉压增宽,晚期有出血倾向,实验室检查以溶血、肝酶升高及血小板较少为特点。

(4) 妊娠合并再生障碍性贫血:妊娠前可有再生障碍性贫血的病史。其临床表现为由于红细胞、白细胞、血小板减少引起的贫血、感染、出血;血象表现为三系细胞减少,骨髓象显示骨髓脂肪变、三系造血细胞及有效造血面积均减少,显示骨髓增生不良。

(5) 其他少见原因包括药物性血小板减少、弥散性血管内凝血、抗多烯磷脂胆碱综合征、系统性红斑狼疮等,根据患者病史,检测肝功能、血常规、凝血系列、抗多烯磷脂胆碱抗体、狼疮全套、免疫全套等一般能够鉴别。药物性血小板减少一般停药后能恢复正常。

四、处理方案及基本依据

(1) 治疗方案:请血液科会诊,血小板进行性降低,告知家属病危,给予丙球冲击,甲泼尼龙静脉滴注,输 PLT 1 IU,积极治疗 6 天后复查 PLT $152\times10^9/L$,考虑生命体征平稳,全身无新鲜出血点,家属强烈要求终止妊娠,予米非司酮、米索前列醇引产。娩 1 死婴,出血少,胎膜胎盘完整。引产后激素(甲泼尼龙)逐渐减量至 10 mg/d 维持。

(2) 依据:患者入院后随访血小板进行性降低,告知家属目前孕 23 周,发病早,病情危重,要求终止妊娠,予丙种球蛋白冲击治疗,甲泼尼龙静脉滴注,输注血小板,待血小板上升后终止妊娠。

五、要点与讨论

1. 妊娠合并 ITP 的临床表现

妊娠合并 ITP 的临床表现因病情轻重而不同。主要表现是皮肤黏膜出血和贫血。轻度仅有四肢以及躯干皮肤的出血点,紫癜以及瘀斑、鼻出血、牙龈出血,严重者可出现消化道、生殖道、视网膜及颅内出血。脾脏不大或者轻度增大。

实验室检查提示血小板$<100\times10^9/L$。一般血小板$<50\times10^9/L$时才有临床症状。骨髓检查:巨核细胞正常或者增多,成熟型血小板减少。血小板抗体测定大部分为阳性。

2. ITP 的诊断要点

ITP 诊断是临床排除性诊断,其诊断要点如下:

(1) 至少 2 次检查血小板计数减少,血细胞形态无异常。

(2) 脾脏一般不增大。

(3) 骨髓检查:巨核细胞数增多或正常,有成熟障碍。

(4) 须排除其他继发性血小板减少症。

(5) 诊断 ITP 的特殊实验室检查:血小板抗体检测;血小板生成素(TPO)水平检测。

3. 妊娠与 ITP 的相互影响

ITP 对妊娠的影响主要是出血,PLT$<50\times10^9/L$ 的孕妇在分娩时,产妇用力可诱发内脏出血、视网膜出血、颅内出血、产道裂伤出血及血肿形成、剖宫产时手术创口出血等。若产后子宫收缩良好,产后大出血并不多见。ITP 患者妊娠时,自然流产和母婴病死率均高于正常孕妇。曾有资料报道,ITP 孕妇若未行系统治疗,流产发生率 7%～23%,胎儿病死率达 26.5%,孕妇病死率 7%～11%。

妊娠本身通常不影响本病病程以及预后。但妊娠有使稳定型 ITP 患者复发以及使活动型 ITP 妇女病情加重倾向,使 ITP 患者出血机会增多。

4. 妊娠合并 ITP 的治疗

(1) 妊娠期处理:ITP 患者一旦妊娠一般不必终止,只有当严重血小板减少未或缓解者,在妊娠早期就需要用肾上腺皮质激素治疗者,才可考虑终止妊娠。妊娠期间治疗原则与单纯 ITP 患者相同(可参考 2012 年版《成人原发免疫性血小板减少症诊断与治疗的中国专家共识》),用药时尽可能减少对胎儿的不利影响。最新的共识认为在妊娠早中期血小板至少需维持在 $20\times10^6/L$。除支持疗法、纠正贫血外,可根据病情进行下述治疗:

① 肾上腺皮质激素:是治疗 ITP 首选药物。妊娠期 PLT$<50\times10^9/L$,有出血症状,可用泼尼松 40～100 mg/d,待病情缓解后逐渐减量至 10～20 mg/d 维持。

② 输入丙种球蛋白:可减少血小板破坏。大剂量丙种球蛋白 400 mg/(kg·d),5～7 天为 1 个疗程。

③ 脾切除:激素治疗血小板无改善,有严重出血倾向,PLT$<10\times10^9$/L,可考虑脾切除,有效率高达 70%～90%。手术最好在妊娠 3～6 个月间进行。

④ 输血小板:输入血小板会刺激体内产生抗血小板抗体,加快血小板破坏。因此,只在 PLT$<10\times10^9$/L,有出血倾向、为防止重要器官出血(脑出血)时,或手术、分娩时应用。可输新鲜血或者血小板。

⑤ 免疫抑制剂以及雄激素妊娠期一般不主张应用。

(2) 分娩期处理:分娩方式原则上以阴道分娩为主,特别是孕早中期终止妊娠,ITP 最大的风险是分娩时出血。

PLT$\geqslant50\times10^9$/L 的孕妇如无产科指征,可经阴道分娩,无须行剖宫产;PLT$<50\times10^9$/L 伴临床出血的孕妇需行剖宫产,但 PLT$<50\times10^9$/L 不伴出血症状的孕妇是经阴道分娩抑或剖宫产尚有争议。主张剖宫产者认为经阴道分娩时胎儿脑部受阴道挤压可能增加颅内出血的风险。还有学者认为 PLT$>50\times10^9$/L 经阴道分娩是安全的。但血小板减少会加重剖宫产术中出血及椎管麻醉时出现椎管血肿的风险。

(3) 产后处理:妊娠期应用皮质激素治疗者,产后应继续应用。孕妇常伴有贫血及抵抗力低下,产后应预防感染。

六、思考题

1. ITP 患者何时需终止妊娠?

2. ITP 患者妊娠期需如何治疗?

3. 分娩方式如何选择?

七、推荐阅读文献

1. 谢幸,苟文丽.妇产科学[M].8 版.北京:人民卫生出版社,2013:96 - 97.

2. 曹泽毅.中华妇产科学[M].2 版.北京:人民卫生出版社,2007:622 - 625.

3. Elizabeth Brass. Thrombocytopenia in pregnancy [J]. Obstetrics & Gynecology, 2010,30(4): 1 - 6.

4. Kwon JY, Shin JC, Lee JW, et al. Predictors of idiopathic thrombocytopenic purpura in pregnant women presenting with thrombocytopenia [J]. International Journal Of Gynecology & Obstetrics, 2007,96(2):85 - 88.

5. 杨仁池.妊娠合并血小板减少相关问题[J].临床血液学杂志,2015,28(1):5 - 6.

6. 中华医学会血液学分会血栓与止血学组.成人原发免疫性血小板减少症诊断与治疗的中国专家共识(2012 版)[J].中华血液学杂志,2012,33(11):975 - 977.

7. Jodkowska A, Martynowicz H, Kaczmarek-Wdowiak B, et al. Thrombocytopenia in pregnancy-pathogenesis and diagnostic approach [J]. Postepy Hig Med Dosw (Online),2015,12,69: 1215 - 1221.

8. Palta A, Dhiman P. Thrombocytopenia in pregnancy [J]. Journal of Obstetrics and Gynaecology, 2015,10(2):1 - 7.

9. Miyakawa Y. Consensus report on the management of immune thrombocytopenia in pregnancy [J]. Rinsho Ketsueki,2015,56(10):2086 - 2091.

八、诊疗流程图

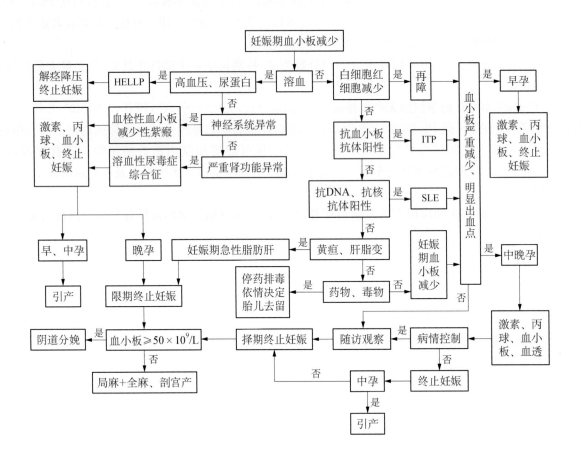

（周月娣）

妊娠合并阑尾炎

一、病历资料

1. 现病史

患者,女性,20 岁,G_1P_0 孕 37^{+5} 周,孕期外院正规产检。自诉 2013 年 3 月 31 日傍晚无明显诱因突然出现脐周疼痛不适,伴恶心、呕吐 4～5 次,呕吐物为胃内容物,无腹泻、发热,无阴道出血、流液。4 月 1 日疼痛转移至右下腹。予头孢曲松钠(罗氏芬)抗炎治疗 2 天腹痛无好转。发病以来,患者食欲、睡眠差,大小便正常,体重无明显变化。

2. 既往史

否认外伤手术史,否认肾炎肾结石病史。生育史:0 - 0 - 0 - 0。

3. 体格检查

T 37.4℃, P 96 次/min,R 19 次/min, BP 127 mmHg/84 mmHg。腹部膨隆,宫底脐上 3 指,扪及不规则宫缩。腹壁软,上腹部无压痛,Murphy 征(一)。右下腹平脐处压痛(+),反跳痛(+),肌卫不明显。双肾区无叩击痛。产科检查:腹围 93 cm,宫高 33 cm,宫宽 21 cm,胎儿估计 3 200 g,有胎动,胎心 150 次/min。宫体无压痛。阴诊:宫口未扩张,质地硬,位置中位,宫颈管未消退,头先露,胎先露浮,Bishop 评分 1 分,胎膜未破。

4. 辅助检查

血常规检查(4 月 1 日):WBC $14.1×10^9$/L, N 80%。

血常规检查(4 月 2 日):WBC $19.9×10^9$/L, N 92%。

凝血功能检查:PT 14.2 s, APTT 25 s, INR 0.9。

肝肾功能检查:ALT 8 IU/L, AST 15 IU/L, BUN 4.1 mmol/L, Cr 48 μmol/L, UA 80 μmol/L。

胎儿 B 超检查:单胎,头位,存活,BPD 98 mm, FL 67 mm, AFI 190 mm,胎盘位于前壁,下缘距宫颈内口＞70 mm。附件区未见明显肿块。

腹部 B 超检查:肝胆胰脾双肾未见明显异常。

二、诊治经过

入院初步诊断:G_1P_0,孕 37^{+5} 周,妊娠合并急性阑尾炎。

入院后完善相关常规检查,血常规、肝肾功能、凝血指标、胎儿 B 超检查、腹部 B 超检查。请外科会诊,考虑妊娠合并急性阑尾炎,抗炎治疗无效,建议手术治疗。

因妊娠已足月,胎儿发育成熟。积极术前准备,同时行剖宫产术＋阑尾切除术。术中见:阑尾为盲肠后位,长约 7 cm,直径 0.8 cm,阑尾管腔化脓、水肿,近根部坏疽近穿孔,管腔内可见粪石 1 枚,大小 3.5 cm×1.5 cm,周围少许脓液渗出。术后予头孢曲松钠＋奥硝唑抗炎对症治疗,第 8 天出院。新生儿 Wt 3 240 g,Apgar 评分 10 分,预后良好。术后病理提示:急性蜂窝状炎性阑尾炎合并阑尾周围炎。

三、病例分析

1. 病史特点

(1) 女性,20 岁。G_1P_0,孕 37^{+5} 周,因"转移性右下腹疼痛 2 天"来院就诊。

(2) 无腹部外伤史,无肾炎肾结石病史。

(3) 体检阳性发现:右下腹平脐处压痛(＋),反跳痛(＋)。

(4) 辅助检查:

血常规(4 月 1 日):WBC $14.1×10^9$/L, N 80%。

血常规(4 月 2 日):WBC $19.9×10^9$/L, N 92%。

B 超检查:单胎,头位,存活,BPD 98 mm, FL 67 mm, AFI 190 mm,胎盘位于前壁,下缘距宫颈内口＞70 mm。附件区未见明显肿块。肝胆胰脾双肾未见明显异常。

2. 诊断及诊断依据

(1) 诊断:G_1P_0,孕 37^{+5} 周,妊娠合并急性阑尾炎。

(2) 妊娠合并阑尾炎诊断依据:①孕 37^{+5} 周,转移性右下腹疼痛 2 天;②否认外伤手术史,否认肾炎肾结石病史;③查体右下腹平脐处压痛(＋),反跳痛(＋);④抗炎治疗 2 天无好转,血常规(4 月 1 日→4 月 2 日):WBC $(14.1→19.9)×10^9$/L, N 80%→92%;⑤B 超检查:附件区未见明显肿块。肝胆胰脾双肾未见明显异常。

3. 鉴别诊断

(1) 卵巢囊肿蒂扭转:常见的妇科急腹症之一,常在患者突然改变体位或妊娠期、产褥期子宫大小、位置发生改变时发生。典型症状是突发一侧下腹剧痛,常伴有恶心、呕吐甚至休克。超声检查可见附件区肿块,一经确诊应尽快手术。

(2) 急性肾盂肾炎:肾盂黏膜及肾实质的急性感染性疾病,主要由大肠杆菌感染引起。临床主要表现为发作性寒战、高热、腰背疼痛,通常还伴有肌肉酸痛、腹部绞痛、恶心、呕吐、尿频、尿急、尿痛等症状。尿常规检查可见镜下血尿,尿细菌培养阳性,抗生素治疗有效有助于明确诊断。

(3) 右侧输尿管结石:常见的外科急腹症之一,症状与阑尾炎相似,容易误诊。输尿管结石往往无固定压痛点,反跳痛不明显,但向同侧会阴部放射痛明显,并且有同侧腰背部叩击痛。疼痛有时可自愈。疼痛时超声检查可见右侧肾、输尿管上段轻度积水或发现结石梗阻有助于诊断。

(4) 急性胆囊炎:由于胆囊管阻塞和细菌侵袭而引起的胆囊炎症,其典型临床特征为右上腹阵发性绞痛,伴有明显的触痛和腹肌强直,同时可有右肩背部痛、恶心、呕吐、发热寒战等。查血常规可见白细胞明显升高,行上腹部超声检查常会发现胆囊增大,壁增厚,胆囊内结石,有助于诊断。

(5) 子宫肌瘤红色样变:多见于妊娠期及产褥期,为肌瘤的一种特殊类型坏死。患者可有剧烈腹痛伴恶心、呕吐、发热,白细胞升高。检查可见子宫肌瘤位置固定压痛、反跳痛。超声检查提示子宫肌瘤可协助诊断。

(6) 其他:妊娠早期阑尾炎还需与黄体破裂、异位妊娠破裂相鉴别;妊娠中晚期阑尾炎还需与产科疾病如先兆临产、子宫破裂、胎盘早剥等鉴别。

四、处理方案及依据

（1）治疗方案：剖宫产术＋阑尾切除术。

（2）依据：该患者腹痛经抗炎治疗无好转，血象持续升高，炎症加重，考虑已孕 37^{+5} 周，足月，胎儿发育成熟，遂同时行剖宫产术＋阑尾切除术。

五、要点与讨论

妊娠期急性阑尾炎是妊娠期常见的急腹症之一，发病率为 1/1 000～1/2 000。由于妊娠中晚期子宫增大，阑尾位置改变，临床症状与体征不典型，诊断较非孕期困难，误诊率高达 27％。并发穿孔及弥漫性腹膜炎的发生率为非孕期的 1.5～3 倍。在无其他并发症的急性阑尾炎中，流产率高达 11.1％，并发腹膜炎时胎儿病死率高达 35％。因此，早期诊断和及时处理对预后有重要影响。

1. 妊娠期阑尾炎特点

（1）妊娠期阑尾位置发生变化。阑尾位置的变化（见图 17-1）使妊娠期阑尾炎的临床表现不典型。妊娠初期阑尾位置与非妊娠期相似，多数在髂前上棘至脐连线中外 1/3 处，随着妊娠进展，子宫增大，盲肠和阑尾受压迫向上、向外、向后移位。妊娠 3 个月末位于髂棘下 2 横指，妊娠 5 个月末达髂棘水平，妊娠 8 个月达髂棘上 2 横指，妊娠足月可达胆囊区。盲肠和阑尾向上移位的同时，阑尾呈逆时针方向旋转，一部分被增大的子宫覆盖。因此，妊娠期阑尾炎压痛部位常不典型。

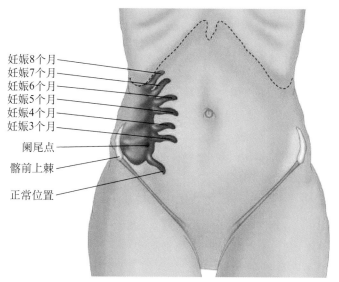

妊娠8个月
妊娠7个月
妊娠6个月
妊娠5个月
妊娠4个月
妊娠3个月
阑尾点
髂前上棘
正常位置

图 17-1 妊娠期的阑尾位置

（2）妊娠期阑尾炎容易发生穿孔及弥漫性腹膜炎。妊娠期盆腔充血，血运丰富，淋巴循环旺盛，毛细血管通透性及组织蛋白溶解能力增强；妊娠期类固醇激素分泌增多，抑制孕妇的免疫机制，促进炎症的发展；增大的子宫不仅将腹部与阑尾分开，使腹壁防卫能力减弱，而且增大的子宫将网膜推向上腹部，妨碍大网膜游走，使大网膜不能到达感染部位发挥防卫作用，因此妊娠期阑尾容易发生穿孔，阑尾穿孔后炎症不易被包裹、局限，容易发展成弥漫性腹膜炎。妊娠期阑尾炎症可诱发宫缩，宫缩使粘连不易形成，炎症不易局限，容易导致弥漫性腹膜炎。炎症刺激子宫浆膜时可引起子宫收缩，诱发流产、早产或引起子宫强直性收缩，其毒素可导致胎儿缺氧甚至死亡。宫缩可混淆诊断，认为是先兆流产或早产而延误治疗。

（3）妊娠期血象改变不能反映病情的程度。由于妊娠期有生理性白细胞增加，故白细胞计数明显增加，持续≥$18×10^9$/L 或计数在正常范围但分类有核左移对诊断有意义。

（4）妊娠期其他疾病。如急性肾盂肾炎、输尿管结石、胎盘早剥、子宫肌瘤变性等易与急性阑尾炎混淆，容易误诊，也造成治疗延误。

2. 妊娠期阑尾炎临床表现

（1）妊娠早期阑尾炎。症状及体征与非妊娠期基本相同。腹痛史是急性阑尾炎首发的、基本的症状，最初多表现为上腹及脐周阵发性隐痛或绞痛，数小时后转移并固定至右下腹，呈持续性疼痛。可有食欲缺乏、恶心、呕吐、便秘或腹泻等胃肠道症状。早期体温可正常或轻度升高。

（2）妊娠中晚期阑尾炎。疼痛的位置与非妊娠期不同。随着阑尾位置的移动，疼痛及压痛的位置逐渐上移，甚至可达右肋下肝区；阑尾位于子宫背面时，疼痛可位于右侧腰部。由于增大的子宫将壁腹膜向前顶起，右下腹疼痛及压痛、反跳痛不明显。

若体温明显升高（＞39℃）或脉率明显增快，出现乏力、口渴、头痛等全身感染中毒症状，右下腹麦氏点压痛、反跳痛及腹肌紧张明显，血象升高明显，提示阑尾穿孔或合并弥漫性腹膜炎。

六、治疗

妊娠期阑尾炎不主张保守治疗，一旦确诊应在积极抗感染治疗的同时行手术治疗。尤其是在妊娠中、晚期。

1. 手术治疗

（1）开腹手术。妊娠早期阑尾切除同非妊娠期，一般取右下腹麦氏点切口。妊娠中晚期手术时或诊断不明确时取腹壁压痛点最明显处，选择右侧旁正中切口或正中切口，晚期可取右侧腹直肌旁切口，高度相当于宫体上 1/3 部位。术中应减少对子宫刺激，尽量不放置腹腔引流。若阑尾穿孔、盲肠壁水肿，应在附近放置引流管，避免引流物直接与子宫壁接触。除非有产科指征，原则上仅处理阑尾炎而不同时行剖宫产。如出现以下情况可同时行剖宫产：妊娠已接近预产期、术中暴露困难或不能暴露阑尾时，可先行剖宫产术，随后再行阑尾切除术；阑尾穿孔并发弥漫性腹膜炎，盆腔感染严重，子宫及胎盘有感染迹象，估计胎儿基本成熟者。

（2）腹腔镜阑尾切除术。腹腔镜用于妊娠期是安全的，但应掌握手术适应证。妊娠期腹腔镜下成功切除阑尾，孕周应限制在 26～28 周内。术中人工气腹时 CO_2 压力应控制在 12 mmHg 以下，监测母体血氧饱和度。用开腹的方法进 Trocar，尽量使用小口径 Trocar，避免子宫损伤。

2. 保守治疗

妊娠期阑尾炎一旦确诊，大多数学者主张及早手术治疗。也有人认为妊娠早期单纯性阑尾炎可保守治疗，选择对胎儿影响小的有效抗生素。但由于妊娠中晚期阑尾炎可复发，因此孕期要密切监测，一旦复发应尽早手术。

七、思考题

1. 妊娠晚期阑尾炎的特点是什么？
2. 妊娠期阑尾炎的治疗是什么？

八、参考文献

1. 曹泽毅. 中华妇产科学[M]. 3 版. 北京：人民卫生出版社，2014.

2. Walker HG，Al Samaraee A，Mills SJ，et al. Laparoscopic appendicectomy in pregnancy：a systematic review of the published evidence [J]. International Journal of Surgery，2014，12(11)：1235 - 1241.

九、诊疗流程图

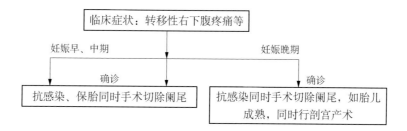

（王　娟）

案例 18

妊娠合并胰腺炎

一、病历资料

1. 现病史

孕妇,30 岁,因"G_2P_0,孕 37^{+3} 周,中上腹部疼痛 8 h 伴呕吐 4 次"于 2015 年 2 月 17 日入院。LMP 2014-5-30,EDC 2015-3-7,平素月经规律,周期 5/28 天。停经 30 余天测尿 HCG(+),妊娠反应明显,未予特殊处理,孕 3 月后好转。孕早期曾有少许阴道出血,口服达芙通 10 mg q8h 一周保胎治疗后好转。孕 4^+ 月开始感胎动,在外院按期产前检查,孕期唐氏筛查低危,孕中期胎儿畸形筛选 B 超检查无明显异常发现,孕 25 周查 OGTT(−)。2015-2-17 晚无明显诱因出现中上腹部持续性疼痛,伴呕吐胃内容物 4 次,无腹泻,无阴道流血、流液。在当地医院查血淀粉酶 1 890 IU/L,尿淀粉酶 2 400 IU/L,B 超检查提示胰腺形态饱满,伴回声稍减低,急诊来院,拟诊"G_2P_0,孕 37^{+3} 周妊娠合并急性胰腺炎"入院。

2. 既往史、个人史、婚育史、家族史

平素体健,12 年前曾因上腹痛伴恶心拟诊"胆囊炎"予保守治疗后好转。2 年前因胆道结石在当地医院行手术治疗,具体不详。否认心脏病、高血压、糖尿病及哮喘病史,否认肝炎、结核、梅毒、艾滋病等传染病史。否认外伤及输血史。否认吸烟酗酒史。否认药物、食物过敏史。25 岁结婚,配偶体健,生育史 0-0-1-0。2012 年孕早期人工流产 1 次。否认家族遗传病史,父母健在。

3. 体格检查

T 37.5℃,P 100 次/min,BP 112 mmHg/74 mmHg,R 20 次/min。一般情况可,精神略萎靡,全身皮肤及巩膜无黄染,心肺听诊无异常,腹膨隆,中上腹压痛(+),反跳痛(±),Murphy's 征(−),肝脾肋下未及,无肝区叩痛。肠鸣音正常,左侧肾区有轻微叩击痛。

产科检查:腹围 95 cm,宫高 33 cm,胎动存在,胎心 140 次/min。宫缩不规则,10 s/(10~25)min,强度弱,宫体无压痛。

阴道检查:宫口未开,宫颈管质软,消退 30%,位置中,先露头,胎头半入,先露 S^{-3},Bishop 评分 3 分,胎膜未破。

骨盆外测量:髂前上棘间径 25 cm,髂嵴间径 28 cm,骶耻外径 19 cm,坐骨结节间径 8.5 cm。

4. 实验室和影像学检查

血常规:Hb 89 g/L,WBC 13.9×10⁹/L,N 86.0%,BPL 164×10⁹/L。

血 CRP:25 mg/L。

血降钙素原:1.770 ng/ml(正常值:0.0~0.5 ng/ml;≥0.5~2 ng/ml,轻度升高;≥10 ng/ml,明显升高)。

尿常规:WBC 15/μl,RBC 5/μl,KET(＋＋＋＋)。

血淀粉酶(干式):2 259 IU/L(正常值:25～125 IU/L)。

尿淀粉酶:＞12 000 IU/L(正常值:32～641 IU/L)。

随机血糖:5.9 mmol/L。

DIC 全套、肝肾功能:未见明显异常。

血脂:TC 7.4 mmol/L(正常值:2.8～5.9 mmol/L),TG 10.25 mmol/L(0.45～1.81 mmol/L),HDLP 0.97 mmol/L(正常值:0.90～1.68 mmol/L),LDLP 1.41 mmol/L(正常值:2.84～4.10 mmol/L)。

电解质:Ca^{2+} 1.9 mmol/L(正常值:2.25～2.75 mmol/L),Mg^{2+} 0.58 mmol/L(正常值:0.8～1.2 mmol/L)。

血清脂肪酶:1 597 IU/L(正常值:100～1 000 IU/L)。

B超检查:肝脾未见明显异常,胆囊大小 45 mm×9 mm,充盈差,胆囊壁上见数个点状强回声,最大者 2 mm,后方伴"彗尾征",胆总管内径 6 mm。胰腺水肿;胰头厚 30 mm,胰体 16 mm,胰尾 17 mm。

产科B超检查:BPD 93 mm,FL 65 mm,胎心 142 次/min,S/D 2.7,胎盘附着于子宫前壁,胎盘下缘距宫颈内口距离＞70 mm。羊水:29-12-40-43 mm,提示单胎、头位,胎心胎动见。

二、诊治经过

初步诊断:G_2P_0,孕 37^{+3} 周,妊娠合并急性胰腺炎,中度贫血。

诊治经过:入院后即予禁食,胃肠减压,抑制胃酸分泌(奥美拉唑 40 mg/d,静推)、抑制胰酶分泌[生长抑素(施他宁)250 μg/h,微泵静脉维持给药],同时积极术前准备后行子宫下段剖宫产终止妊娠。术中见腹腔多量渗出液,取腹腔渗出液送细菌培养。子宫表面水肿,术中因宫缩乏力出血 600 ml,输红细胞悬液 2 IU。术中请外科医生探查胰腺,因下腹部切口无法暴露胰腺,在胰腺周围放置引流管 2 根。

术后继续禁食,胃肠减压,抑制胃酸分泌(奥美拉唑 40 mg/d,静推)、抑制胰酶分泌(生长抑素 250 μg/h,微泵静脉维持给药),补液(乳酸钠林格氏液＋葡萄糖＋胰岛素等),抗炎(头孢曲松＋奥硝唑),营养支持治疗(白蛋白、复方氨基酸、水乐维他等),补钙(葡萄糖酸钙),相关生化指标明显好转,于术后 7 天拔除腹腔引流管,术后 14 天生化指标基本正常,痊愈出院。

三、病例分析

1. 病史特点

30 岁孕妇,因"G_2P_0,孕 37^{+3} 周,上腹部疼痛 8 h 伴呕吐 4 次"入院。外院查血淀粉酶 1 890 IU/L,尿淀粉酶 2 400 IU/L,拟诊"妊娠合并急性胰腺炎"入院。入院查血胆固醇及甘油三酯均显著升高,血钙下降,超声提示:胰腺水肿。

2. 诊断与诊断依据

(1) 诊断:G_2P_0,孕 37^{+3} 周,头位未临产,妊娠合并急性胰腺炎,中度贫血,胆囊结石。

(2) 诊断依据:①妊娠晚期突发上腹部疼痛伴呕吐;②查体中上腹部压痛(＋),Murphy 征(－);③实验室检查提示:血 Hb 89 g/L,血白细胞计数升高、血、尿淀粉酶明显升高,血脂升高,血钙下降,CRP 升高。超声提示胰腺水肿,胆囊壁上见点状强回声。

3. 鉴别诊断

(1) 妊娠期肝内胆汁淤积症(intrahepatic cholestasis of pregnancy,ICP):ICP 以皮肤瘙痒和胆酸高值为特征,转氨酶可有轻度升高胆红素正常或升高。血清病毒学检查抗原和抗体均阴性,肝活检主要为胆汁淤积。ICP 主要危及胎儿,多发生在妊娠晚期,少数发生在孕 25 周前。患者无发热、急性上腹痛、恶心呕吐等急腹症的表现。分娩后患者所有症状消失,实验室检查异常结果恢复正常。

（2）妊娠期急性脂肪肝:常发生于妊娠晚期,起病急,病情重,病死率高。起病时常有上腹部疼痛、恶心呕吐等消化道症状。肝功能检查转氨酶高,直接胆红素和间接胆红素均升高,但尿胆红素常阴性。可出现急性肾功能衰竭。肝脏活检见脂肪变性为确诊依据。

（3）HELLP 综合征:在严重妊娠期高血压疾病的基础上发生,以肝酶升高、溶血性贫血和血小板减少为特征的综合征。本病常有妊娠期高血压疾病的表现,同时出现乏力、右上腹痛不适,及较轻度的黄疸,有血管内溶血的特征及出血倾向等;外周血涂片见破碎红细胞,总胆红素升高,以间接胆红素为主。血细胞比容<0.30,网织红细胞>0.015。妊娠结束后病情迅速缓解。

四、处理方案及理由

（1）孕妇生命体征及胎儿宫内状况监护:包括生命体征观察、心电监护、胎心监护等。完善检查,包括血常规、尿常规、血 CRP、血降钙素原定、肝肾功能、血电解质、DIC 全套、血尿淀粉酶定量、血脂、血脂肪酶、血气分析、血糖、血钙;心电图、产科超声、肝胆胰脾超声、超声排除胸腹水、必要时胰腺 CT/MRI 检查。

（2）即刻禁食、胃肠减压:禁食可减少脂肪摄入、减少胃液分泌及刺激胰液分泌。胃肠减压减少胃酸进入十二指肠引起的胰酶分泌增加,并能缓解肠胀气及肠麻痹。

（3）抑制胰腺外分泌和胰酶抑制剂应用,预防应激性溃疡:奥美拉唑等 H_2 受体阻断剂可减少胃酸的分泌,预防应激性溃疡,并能抑制胰酶分泌。抑肽酶(甲磺酸加贝酯,Gabexate Mesilate)可以抑制胰蛋白酶的合成及胰腺的外分泌功能。生长抑素及其类似物(如:思他宁,somafostatin)可以抑制生长激素、促甲状腺激素、胰岛素、胰高血糖素的分泌,减少胃、小肠和胆囊的分泌,抑制胃蛋白酶、胃泌素的释放,降低胰酶活性,对胰腺细胞有保护作用,并能显著减少内脏血流,降低门静脉压力,降低侧支循环的血流和压力,减少肝脏血流量。生长抑素治疗急性胰腺炎的机制包括:①减少胰腺外分泌;②减少胰腺血流;③保护胰腺细胞;④激活网状内皮系统吞噬细胞功能。急性胰腺炎时应 250 $\mu g/h$ 静脉滴注,尽早用药,连续用药 72～120 h。

（4）抗炎治疗:为预防继发感染及并发症,应选用广谱抗生素。

（5）液体复苏:胰腺炎一经诊断,应立即开始进行控制性液体复苏,主要分为快速扩容和调整体内液体分布两个阶段,必要时使用血管活性药物,补液量包括基础需要量和流入组织间隙的液体量,输液种类包括胶体物质、生理盐水和平衡液。扩容时应注意晶体与胶体的比例,补充微量元素和维生素并补充足够的液体。

（6）营养支持治疗:妊娠期代谢水平增高,合并严重感染时更会加剧机体能量的消耗,纠正低蛋白血症、每日能量的补足,有利于感染的控制及恢复。初期营养支持应通过肠道外途径,要有足够量的热量,但不宜用脂肪乳剂提供能量;当患者的症状、体征、辅助检查好转后,可予口服饮食,但含脂肪要少。

（7）急诊手术剖宫产终止妊娠:孕妇已经妊娠足月,急性胰腺炎诊断明确后及时终止妊娠,可避免发展成重症胰腺炎。

五、要点与讨论

妊娠合并急性胰腺炎(acute acute pancreatitis,AP)是妊娠期最凶险的并发症之一,上海市孕产妇死亡病例中因外科疾病死亡中,合并急性胰腺炎者占 1/2。国内外报道妊娠合并急性胰腺炎的发病率约为 1/12 000～1/1 000,而合并急性重症胰腺炎(出血坏死型胰腺炎)的发病率则更低。近年来,随着人们生活水平的提高及饮食结构的改变,该病的发生率呈逐渐增加的趋势。顾京红等报道近 10 年妊娠期急性胰腺炎发病率为 1/1 515(606/10 000),临床发现 12%～38% 的急性胰腺炎患者伴有血脂的异常升高,在反复发作或暴发性急性胰腺炎患者常见有高脂血症。

参照国际最新进展,急性胰腺炎依据严重程度分为轻症急性胰腺炎(mild acute pancreatitis,MAP)、中重症急性胰腺炎(moderately severe acute pancreatitis,MSAP)和重症急性胰腺炎(severe acute pancreatitis,SAP)。MSAP 与 SAP 的主要区别在于器官功能衰竭持续的时间不同,MSAP 为短暂性(≤48 h),SAP 为持续性(>48 h),不能自行恢复的呼吸系统、心血管或肾脏功能衰竭,可累及一个或多个器官。按照国内的临床经验,病程分为 3 期。早期(急性期):发病 1～2 周,此期以全身炎症反应综合征(SIRS)和器官功能衰竭为主要表现,此期构成第一个死亡高峰。中期(演进期):急性期过后,以胰周液体积聚、坏死性液体积聚或包裹性坏死为主要表现。后期(感染期):发病 4 周以后,可发生胰腺及胰周坏死组织合并感染,此期构成 MSAP/SAP 患者的第二个死亡高峰。局部并发症包括急性胰周液体积聚(acute peripancreatic fluid collection,APFC)、急性坏死物积聚(acute necrotic collection,ANC)、包裹性坏死(walled-off necrosis,WON)、胰腺假性囊肿及胰腺脓肿。

妊娠期胰腺炎的发病原因与临床特点:妊娠期众多因素可导致胰腺炎的发生,与非妊娠期相似,国外报道首要疾病为胆道疾病,妊娠期胆道结石易致胆源性胰腺炎。本例患者曾因胆道结石手术治疗,入院后超声检查也提示胆囊结石。其次孕期能量总需要量增加,母体脂肪储备增多,肠道对脂肪的吸收能力增强,导致高脂血症诱发胰腺炎。妊娠期受雌激素、孕激素、绒毛膜促性腺激素、催乳素、胰岛素等激素影响,体内物质代谢发生多种变化;加之生活水平与生活方式的改变,妊娠期进食大量高脂、高糖饮食,血脂及血液黏稠度升高,微循环障碍,从而导致妊娠期高脂性胰腺炎的发生。妊娠期高脂血症引起急性胰腺炎占妊娠期急性胰腺炎的 50% 左右。妊娠期急性胰腺炎中、重症急性胰腺炎的比例高于非妊娠期,而且并发症多,病死率高。

妊娠促进急性胰腺炎的病理生理过程如下:①妊娠加重营养代谢障碍,特别到了妊娠中晚期,代谢障碍将进一步加重。②妊娠期胎盘激素对平滑肌的抑制作用致使肠道平滑肌处于低动力状态,致使肠道菌群移位和肠源性内毒素的吸收,导致多器官功能障碍综合征进一步加重,病死率增高。③妊娠期各器官负荷增加,对损伤的耐受能力降低,从而加重了各个器官的损伤。④孕期子宫增大、腹腔压力增加压迫胰管致胰管内压力增高,致导管-腺泡屏障破裂,胰酶进入胰腺间质而发生胰腺炎。⑤孕妇的高蛋白、脂肪摄入增加及体内孕、雌激素含量的显著变化等可引起妊娠晚期血清甘油三酯明显升高。妊娠晚期严重的甘油三酯升高可致胰腺血管被凝集的血清脂质颗粒栓塞,容易诱发急性胰腺炎。

(1) 妊娠合并胰腺炎诊断要点:腹痛是急性胰腺炎(acute acute pancreatitis,AP)的主要症状,位于上腹部,常向背部放射,多为急性发作,呈持续性,少数无腹痛,可伴有恶心、呕吐。发热常源于急性全身炎症反应综合征(systemic inflammatory response syndrome,SIRS)、坏死胰腺组织继发细菌或真菌感染。发热、黄疸者多见于胆源性胰腺炎。临床体征方面,轻症者仅表现为轻压痛,重症者可出现腹膜刺激征、腹水、Grey Turner 征、Cullen 征。少数患者因门静脉栓塞出现门静脉高压,脾脏肿大,罕见横结肠坏死。腹部因液体积聚或假性囊肿形成,可触及肿块。其他可有相应并发症所具有的体征。临床上符合以下 3 项特征中的 2 项,即可诊断为急性胰腺炎:①与胰腺炎的腹痛特点相等(急性、突发、持续、剧烈的上腹部疼痛,常向背部放射);②血清淀粉酶和(或)脂肪酶活性≥3 倍正常上限值;③增强 CT/MRI 或腹部超声呈急性胰腺炎影像学改变。

(2) 妊娠合并胰腺炎的治疗:妊娠期急性胰腺炎治疗原则上与非妊娠期基本相同,以保守治疗为主,禁食、胃肠减压,抑制胰液分泌,抗感染。如果保守无效,可以手术治疗。如足月或近足月,可剖宫产终止妊娠后留置腹腔引流。在制订治疗方案时一定要按照不同病因、不同的病期采取个体化的治疗方案,才能达到预期的疗效。由于妊娠期特殊的病理生理基础,一旦发病,来势凶猛,病情进展迅速,预后极差,易导致孕产妇及围产儿死亡,早期确诊重症胰腺炎是减低母儿病死率的关键。采取保守治疗首先应减少胰液分泌、防止感染、防止向重症发展;其次针对病因治疗,对妊娠的高血脂防治非常重要,关键措施在于控制降低甘油三酯,预防急性胰腺炎发生及防止向重症发展。研究发现血浆甘油三酯浓度若能降至 5.65 mmol/L 以下可减轻腹痛。禁食、降脂药物、去除甘油三酯升高的继发性因素可使甘油三酯迅速降低。为尽快降低血脂浓度,可完全限制脂肪摄入,包括饱和与不饱和脂肪酸。药物方面可以采用小剂量低分子肝素和胰岛素。在缓解期,为避免急性胰腺炎再次发作,应避免接触各种继发性因素,并控制饮食,使甘油三酯<5.65 mmol/L,可消除发生急性胰腺炎的危险。

(3) 妊娠合并急性胰腺炎的产科处理:约 75% 的妊娠期急性胰腺炎发生在妊娠晚期,其早产发生率高达 60%。因此,在保守治疗胰腺炎的同时需保胎治疗,密切观察胎心率、宫缩及阴道分泌物的变化,并进行 NST、胎动计数及 B 超检查等密切监护胎儿宫内状况。

对于多数患者来说,急性胰腺炎并不是进行治疗性流产、引产的适应证。妊娠期急性胰腺炎治疗是否成功,胎儿及新生儿的抢救成功率是重要指标。掌握终止妊娠时机对中、晚期妊娠合并急性胰腺炎非常重要。终止妊娠的指征:①孕妇已临产者可自然分娩,胎心、胎动消失者可引产分娩。产后子宫缩小,便于外科治疗。②如发生胎儿宫内窘迫,估计娩出后有生存能力,应及时剖宫产抢救胎儿。如剖宫产术中发现腹膜增厚,腹腔内有乳糜样脓液或血性浅绿色液体,大网膜及肠壁表面充血,有点状脓苔样表现,要考虑到胰腺炎,请外科协助治疗。

(4) 妊娠合并胰腺炎预防:近年来,对于妊娠妇女均应行血脂和脂蛋白检查。一旦发现血脂升高,则应于整个妊娠期间随访甘油三酯变化并进行营养与饮食控制,对防止或减少急性胰腺炎的发生可能起着重要作用。全面地掌握、控制妊娠期妇女体重、血糖、血脂等各项机体代谢功能相关的基础指标,使妊娠合并胰腺炎等代谢系统及与其相关的疾病能得到及时有效的预防。

六、思考题

1. 妊娠合并胰腺炎的主要症状有哪些?
2. 妊娠合并胰腺炎的治疗原则?

七、参考文献

1. 顾京红,赵中辛. 妊娠期急性胰腺炎血脂代谢异常与临床发病特点相关性分析[J]. 中华临床医师杂志(电子版),2011,5(4):1173-1175.

2. 中华医学会外科学分会胰腺外科学组. 急性胰腺炎诊治指南(2014)[J]. 中国实用外科杂志,2015,35(1):4-7.

3. Ducarme G, Maire F, Chatel P, et al. Acute pancreatitis during pregnancy: a review [J]. Journal of Perinatology, 2014,34(2):87-94.

4. 中华医学会消化病学分会胰腺疾病学组. 中国急性胰腺炎诊治指南(2013)[J]. 中国实用内科杂志,2013,33(7):530-535.

八、诊疗流程图

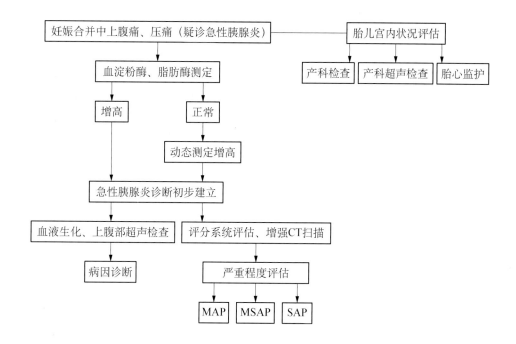

（吴氢凯　滕银成）

案例 19

妊娠合并肾盂肾炎

一、病历资料

1. 现病史

患者,26 岁,因"停经 15^{+3} 周,不规则腹痛伴阴道出血 5 天,发热 2 天"入院。末次月经 2014 年 10 月 30 日,停经 40 天自测尿 HCG 阳性,于某妇产科专科医院建卡产检。2015 年 2 月 10 日,因少量暗红色阴道出血伴不规则腹痛,就诊该院,予口服黄体酮保胎。2 月 13 日,因出血及腹痛无明显缓解,予硫酸镁静脉滴注保胎,当天夜间出现寒战、发热,最高体温达 39.4℃,转就近三级甲等综合性医院急诊,伴尿频、尿急、尿痛等症状。到院后查血常规及尿常规均有白细胞升高,考虑尿路感染可能,予青霉素抗炎治疗 2 天,病情控制不理想,2 月 15 日出现高热 T 39.8℃、BP 降低至 79 mmHg/36 mmHg、HR 增快至 126 次/min,超声提示双肾双输尿管轻度积水,收治入院。

2. 既往史

2002 年因阑尾炎于某县级医院行阑尾切除术。余无其他特殊疾病史。25 岁结婚,月经规则,生育史 0-0-3-0,2010 年及 2012 年有两次早孕人流史,2013 年 9 月早孕自然流产一次。配偶体健。

3. 体格检查

T 39.2℃,HR 120 次/min,R 22 次/min,BP 86 mmHg/59 mmHg。皮肤黏膜无黄染、无抓痕、无散在出血点或瘀斑;心脏听诊心律齐无杂音;双肺呼吸音稍粗,未闻及明显干、湿啰音;腹部略膨隆,宫底脐下两横指,未及宫缩,宫体轻压痛,胎心 160 次/min;双侧肾区叩痛明显;四肢湿冷。

4. 实验室和影像学检查

2 月 13 日:血常规:WBC 10.7×10⁹/L, N 87.6%;尿常规:WBC 299/μl, RBC 219/μl,酮体(+++),蛋白(+)。

2 月 15 日:血常规:WBC 5.2×10⁹/L, N 90.8%;尿常规:WBC 1 616/μl, RBC 332/μl,酮体(++++),蛋白(+);泌尿系统超声:双侧肾脏及输尿管轻度积水;胸腹水超声阴性。

二、诊治经过

(1) 初步诊断:G₄P₀,孕 15^{+3} 周,先兆流产;发热待查:尿路感染(肾盂肾炎可能);败血症可能,感染性休克。

(2) 诊治经过:入院后即请感染科、肾内科、泌尿外科会诊,取血、尿培养。考虑病情进展,出现感染性休克表现,予告知病危。抗生素调整为美平(美罗培南)1 g 每 8 h 静脉滴注,黄体酮 20 mg 每日两次肌内注射保胎,同时给予乳酸钠林格氏液 1 000 ml、5%葡萄糖溶液 1 000 ml、氯化钾、维生素 B_6、维生素 C 补液扩容支持治疗。2 月 16 日血常规 WBC $6.1×10^9$/L, N 86.7%, CRP 69.24 mg/L;尿常规 WBC 717/μl, RBC 522/μl,蛋白(一);降钙素原 2.360(正常值小于 0.5)ng/ml;血培养报告结果:表皮葡萄球菌;中段尿培养结果阴性;持续抗炎治疗后,各项检查指标逐渐好转至正常水平,2 月 19 日起美平使用剂量减至 1 g 每 12 h 静脉滴注,至 2 月 25 日,感染科会诊后停止静脉用药,改口服头孢克洛维持 5 天,后病情稳定。

三、病例分析

1. 病史特点

26 岁孕妇,因停经 15^{+3} 周,不规则腹痛伴阴道出血 5 天,寒战、发热 2 天入院。急诊检查血、尿白细胞升高,青霉素抗炎治疗效果欠佳,病情进展,出现寒战、高热,伴尿频、尿急、尿痛等症状,血压降低,心率增快。

2. 诊断与诊断依据

诊断为妊娠合并急性肾盂肾炎、败血症、感染性休克。诊断依据:①妊娠中期,先兆流产反复阴道出血,随后出现寒战、发热,伴尿频、尿急、尿痛等症状;②查体有血压下降、心率增快、四肢湿冷等休克表现,肾区叩痛明显;③实验室检查提示血、尿白细胞计数均明显升高,血常规中性粒细胞百分比升高,CRP 明显升高,超声提示双侧肾脏输尿管积水,血培养出现表皮葡萄球菌,反映全身严重感染的重要指标降钙素原结果明显升高。

3. 鉴别诊断

(1) 妊娠合并泌尿系结石:尤其以输尿管结石较易混淆,典型的输尿管结石发作时可有腰背部疼痛、伴有肉眼或者镜下血尿,当梗阻较严重时,可出现梗阻部位以上的输尿管扩张、肾盂扩张,感染明显时亦出现膀胱刺激症状;而轻症患者可能仅出现腰部酸胀不适,且妊娠期容易出现生理性血尿、无症状性菌尿,故易出现漏诊或误诊。妊娠期患者,超声是首选的检查手段,但是对于诊断输尿管中下段的微小结石存在一定的难度,若高度怀疑远端输尿管结石,可选择经阴道超声。磁共振尿道成像(MRU)对于输尿管结石引起的肾积水、一侧肾脏无功能可以清楚地显示肾脏集合系统,能明确显示梗阻部位,其敏感性和病因诊断率极高,是超声检查很好的补充,但应尽量避免在早孕期使用。

(2) 妊娠合并下尿路感染:下尿路感染主要为膀胱和尿道部位的感染,通常以局部症状为主,如尿频、尿急、尿痛等。而肾区疼痛和发热通常在上尿路感染中较为多见。若下尿路感染控制不理想、致病菌的上行仍将成为上尿路感染的重要原因。

(3) 妊娠合并急性阑尾炎:临床上鉴别主要根据转移性右下腹痛(伴或不伴腰痛),右下腹压痛和反跳痛(随着孕周增大、子宫增大,压痛区域可升高),严重时可伴发冷、发热、甚至全腹均出现压痛及反跳痛、腹肌紧张,血常规白细胞计数及中性粒细胞百分比升高。

(4) 妊娠合并胰腺炎:一般腹痛较明显,起病于中上腹,也可偏于右上腹或左上腹,并放射至背部,累及全胰则呈腰带状向腰背部放射痛,疼痛可轻重不一,呈持续性,进食可加剧。水肿型胰腺炎在腹痛后有时可自行缓解,出血坏死型胰腺炎则病情发展快,腹痛持续时间长,可有剧烈而频繁的呕吐,吐后腹痛不减轻。可伴有上腹胀,腹腔积液时腹胀更明显,肠鸣音减弱或消失,排便、排气停止,并可出现血性或脓性腹水。水肿型胰腺炎时,压痛只限于上腹部,常无明显肌紧张,同时妊娠期宫底升高,胰腺位置相对较深,可使腹膜炎体征出现较迟或者不明显。出血坏死型胰腺炎压痛明显,伴肌紧张和反跳痛,范围较广,可扩散至全腹。胰腺坏死伴感染时,高热为其主要症状之一。胆源性胰腺炎可见黄疸。重症胰腺炎患者可出现脉搏细速,血压下降,低血容量乃至休克。伴急性肺功能衰竭者有呼吸急促、困难和发绀,也可有精神症状、胃肠道出血(呕血和便血)。重症胰腺炎常伴有水、电解质及酸碱平衡紊乱甚至多脏器功能衰竭,少数重症患者左腰部及脐周皮肤有青紫色斑(Grey-Turner 征和 Cullen 征)。明确诊断可进行血脂肪酶、血淀粉酶、血钙、超声等检查。

四、处理方案及理由

(1) 美平(美罗培南)抗感染:妊娠期感染通常以 β-内酰胺类抗生素为较安全及首选用药。当青霉素治疗效果不理想后,应当使用更高级别的抗生素。美罗培南是一种注射用碳青霉烯类抗生素,其对 β-内酰胺酶高度稳定,并且本身有酶抑制作用,具有广谱、强效、耐酶、抑酶的特性。

(2) 扩容:有效循环血量不足是感染性休克的突出矛盾,故扩容是抗休克的基本手段。

(3) 支持治疗:妊娠期代谢水平增高,合并严重感染时更会加剧机体能量的消耗。纠正低蛋白血症,注意每日能量的补足,有利于感染的控制及恢复。

(4) 保胎治疗:尽管目前循证医学的结论提示黄体酮用于早中孕期保胎的治疗意义不大,但是在本病例中,孕妇出现先兆流产且合并严重感染时,黄体酮对于减少子宫敏感性、延长孕周可以起到一定的作用。

五、要点与讨论

(1) 急性肾盂肾炎是指肾盂黏膜与肾实质的急性感染性疾病,是妊娠期常见的并发症之一。①机械性因素:增大的子宫易对盆腹腔内器官产生压迫,在妊娠早期即可出现肾盏、肾盂和输尿管在骨盆入口以上部位的扩张。随着子宫不断增大,甚至可压迫膀胱并引起排尿障碍及膀胱输尿管反流。这种上尿路的扩张及下端的梗阻,致尿液潴于尿路,再加上反流,易导致急性肾盂肾炎的发生。右旋增大的妊娠子宫压迫右侧输尿管,使得孕妇患急性肾盂肾炎以右侧多见。②雌、孕激素的影响:妊娠妇女由于雌激素和孕激素分泌增加,使尿路平滑肌松弛,黏膜增厚,也使得输尿管扩张、积水更易发生。③孕妇尿液中葡萄糖、氨基酸及水溶性维生素等营养物质增加,有利于细菌生长,亦增加了孕妇尿路感染的易感性。

(2) 急性肾盂肾炎的致病菌中,以大肠埃希菌检出率最高,其他如肺炎克雷伯菌、葡萄球菌、肠球菌亦多见。清洁中段尿培养是鉴定急性肾盂肾炎病原菌的唯一方法。本病例在留取中段尿培养时为阴性结果,可能与已使用抗生素一段时间有关,但血培养报告提示为表皮葡萄球菌,仍属于较常见的致病菌。

(3) 急性肾盂肾炎以抗生素治疗为主。左氧氟沙星和 β-内酰胺类抗生素为目前指南推荐对于上、下尿路感染均有良好效果的用药方案。但是,妊娠期抗生素的选择既要考虑治疗效果,又要避免对胎儿产生不良影响。很多抗生素可对胎儿造成明显影响,如喹诺酮类、氨基糖苷类、磺胺类等,均为孕妇禁用药物。此外,目前产 ESBLs(超广谱 β-内酰胺酶)菌株越来越多,对曾经广泛应用的氨苄青霉素可产生100%耐药,非产酶株耐药率也达到80%以上,故一般情况下不宜单独选用氨苄青霉素治疗妊娠期急性肾盂肾炎。第三代头孢菌素如头孢他唑、头孢哌酮、头孢噻肟,非产 ESBLs 菌敏感率可达 70%～80%,是一个较好的选择,不过由于临床广泛使用,也已导致产 ESBLs 菌株的产生,也是妊娠合并急性肾盂肾炎易复发的一个重要原因。对于治疗效果不佳,可疑为产 ESBLs 菌株感染的患者,在细菌培养与药敏结果尚未获得的情况下,以碳青霉烯类为首选。哌拉西林/他唑巴坦等加酶抑制类药物亦有良好抑菌作用。非妊娠期急性肾盂肾炎抗炎治疗的疗程目前指南推荐一般为 2 周。静脉使用抗生素体温正常 3～5 天，复查尿常规正常，临床症状好转，肾区叩痛消失后可改为口服抗生素，疗程应多于 7 天，低于 7 天则极易复发。关于妊娠期急性肾盂肾炎的疗程，文献报道不一，从 2～6 周甚至用药至产后 2 个月，因此，适当延长治疗时间是防止复发的有效措施。

(4) 外科手段干预：对于病情较重，单纯抗生素治疗效果不理想者，通畅引流是治疗的另一关键措施。可采取逆行输尿管插管法，留置双 J 管，对输尿管起到支架作用和内引流作用，并可有效的缓解由于输尿管梗阻、管壁平滑肌痉挛导致的肾盂压力急性增高，操作也相对较简单，局部麻醉下即可进行，创伤较小。同时，可通过双 J 管的扩张作用，促进输尿管内小结石和结晶排出。逆行输尿管插管还可获得无污染的肾盂尿标本进行细菌学培养，相比较于中段尿培养，结果更准确。但进行相应操作前，应取得孕妇及家属的知情同意，告知创伤性操作可能带来的风险。

(5) 其他治疗措施：嘱孕妇以左侧卧位休息，以减轻子宫右旋倾向，使肾盂输尿管受压减轻，有利于肾血流量和功能恢复正常状态，但若存在双侧肾脏输尿管积水时，则不宜单一保持某侧卧位，应交替左右侧卧位，以利于恢复。应多饮水或补充足量液体，使尿液保持在每日 2 000 ml 以上，必要时可给予碳酸氢钠碱化尿液。

六、思考题

1. 妊娠期对孕妇进行补液治疗时应注意哪些风险？如何控制？
2. 妊娠期哪些类别的抗生素是孕期安全用药？（参考美国 FDA 孕期用药分级）
3. 妊娠合并泌尿系统结石如何治疗？

七、推荐阅读文献

1. 尿路感染诊断与治疗中国专家共识编写组. 尿路感染诊断与治疗中国专家共识(2015 版)——尿路感染抗菌药物选择策略及特殊类型尿路感染的治疗建议[J]. 中华泌尿外科杂志,2015,36(4):245 - 248.

2. European Association of Urology 2014. Guidelines on Urological Infections [EB/OL]. http://www. uroweb. org/gis/pdf/19%20Urological%20infections_LR. pdf.

八、诊疗流程图

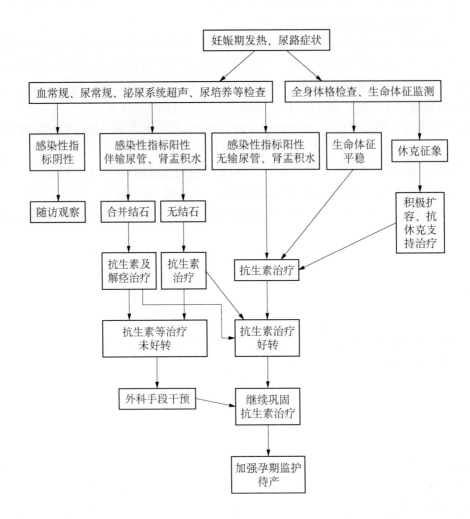

（薛卓维　滕银成）

妊娠合并梅毒

一、病历资料

1. 现病史

孕妇平素月经规律,周期 28 天,末次月经 2014 - 7 - 20,预产期 2015 - 4 - 27。停经 40$^+$ 天自测妊娠试验阳性,早孕反应不明显,孕早期无感冒及发热,无服药史,无放射线暴露史,无毒物接触史及无猫狗接触史,孕 15^{+1} 周至我院正规产检,共 12 次,大畸形筛查未见明显异常,糖尿病筛查正常,首次产检提示梅毒血清反应素(RPR)1∶32(＋＋＋),梅毒螺旋体特异抗体 TPPA＞1∶80(＋＋),分别于孕 4 月及孕 7 月于上海皮肤病医院正规治疗 2 个疗程(每疗程苄星青霉素 240 万 IU 肌内注射,1 次/周,连续 3 周)。自诉孕期经过顺利,孕晚期无头晕头痛,无视物模糊,无胸闷心悸,无皮肤瘙痒等不适。孕妇于 2015 年 4 月 22 日晨出现不规则下腹阵痛,间歇 5～10 min,持续 20 s,胎动如常,急诊收入院。

2. 既往史

否认传染病史,否认药物食物过敏史,否认手术外伤史,否认输血史,无心血管疾病史,无内分泌疾病史,无血液病史,否认糖尿病病史,否认高血压病史,否认慢性肾炎病史;预防接种史按规定。

否认吸毒等不良嗜好,否认冶游史,否认疫源接触史,否认职业危害。22 岁结婚,生育史:0 - 0 - 1 - 0。末次妊娠:2014 年早孕人流 1 次。避孕措施:未避孕。配偶情况:健康状况良好,无不良孕产。

3. 体格检查

全身体检:T 37℃,P 86 次/min,R 20 次/min,BP 100 mmHg/60 mmHg,基础血压不详。Ht 158 cm,Wt 68 kg,体重指数 27.239。营养中,神志清,步态正常,水肿(一)。皮肤黏膜:颜色正常,无黄染、苍白、皮疹、抓痕、散在出血点及淤斑。淋巴结:全身浅表淋巴结未触及肿大。头颈:颈软无抵抗,气管居中,甲状腺对称无肿大,胸廓对称。心肺:心肺未见明显异常,呼吸音清,HR 86 次/min,律齐,无杂音。乳房:外观正常。腹部:腹部膨隆。肝脾:肝脾肋下未及,无肝区叩击痛,无肾区叩击痛。脊柱四肢:脊柱呈生理性弯曲,双下肢无凹陷性水肿。神经反射:神经系统检查无异常。膝腱反射未引出。

产科检查:腹围 100 cm,宫高 36 cm,胎儿体重估计为 3 100 g,胎动存在,胎心 139 次/min。宫缩(10～20)s/(5～10)min。宫体无压痛。骨盆外测量:24 - 27 - 19 - 9 cm。阴道检查:宫口扩张 2 cm,质地软,位置中,颈管展平,头先露,先露 S^{-2},Bishop 评分 8 分,胎膜未破。

4. 实验室和影像学检查

2014 - 11 - 4 RPR 1∶32(＋＋＋),TPPA＞1∶80(＋＋)。

2015 - 4 - 22 RPR 1∶32(＋/－),TPPA＞1∶80(＋＋)。

2015 - 4 - 22 胎情 B 超检查:单胎,头位,存活。BPD 90 mm,腹围 204 mm,股骨长 65 mm,胎盘位

于后壁,胎盘下缘距宫颈内口>70 mm,羊水指数 93 mm,左枕横,胎儿颈部探及脐带。

2015 - 4 - 22 心电图:正常心电图,窦性心律。

二、诊治经过

(1) 初步诊断:G_2P_0,孕 39^{+2} 周,妊娠合并梅毒。

(2) 诊治经过:孕妇于孕 4 月及孕 7 月于某皮肤病医院正规治疗 2 个疗程,每疗程苄星青霉素 G 240 万 IU 肌内注射,1 次/周,连续 3 周。

三、病例分析

1. 病史特点

(1) 女性,30 岁,否认孕前孕期冶游及不洁性生活史,否认吸毒等不良嗜好,否认输血史。

(2) G_2P_0,孕 15^{+1} 周产检,发现 RPR 1:32(+++), TPPA>1:80(++)。

(3) 孕 15 周及孕 29 周于某皮肤病医院正规治疗 2 个疗程,每疗程苄星青霉素 240 万 IU 肌内注射,1 次/周,连续 3 周。

2. 诊断与诊断依据

(1) 诊断:G_2P_0,孕 39^{+3} 周,妊娠合并梅毒。

(2) 诊断依据:足月妊娠,孕 15^{+1} 周产检,发现 RPR 1:32(+++), TPPA>1:80(++)。

3. 鉴别诊断

(1) 生殖器疱疹:是由于感染单纯疱疹病毒(herpes simplex virus。HSV)引起,外阴和肛周皮肤黏膜会出现剧痛、瘙痒的成群粟粒大小水疱,伴有烧灼感,发病 1～3 天后水疱破裂,病程反复发作,治愈后不留瘢痕,通过患者水疱液中可以分离出 HSV、无症状者血清可检测出 HSV SIgM 抗体、梅毒血清学检测阴性进行鉴别。

(2) 妊娠痒疹(prurigo gestaionis):皮疹好发于妊娠期女性的四肢躯侧、躯干上部、上臂和股部,两侧对称,圆形、粟粒大至绿豆大,瘙痒以夜间为主,实验室检查可有嗜酸性粒细胞增多,外生殖器皮肤无损害,梅毒血清学检查阴性予以鉴别。

(3) 艾滋病(acquired immunodeficiency syndrome, AIDS):该病主要是感染人免疫缺陷病毒(human immunodeficiency virus, HIV)所致,妊娠期女性在外生殖器及躯干皮肤出现皮疹和溃疡,通过血清 HIV 抗体和病原体检查予以鉴别。

(4) 妊娠疱疹样脓疱病(impetigo herpetiformis):本病好发于妊娠后 3 个月,常在皮肤皱褶处(如腋窝、腹股沟、外生殖器等)出现急性炎症性红斑,与一期梅毒的硬下疳略有相似,随后直接出现群集散在的小脓包,病程多以慢性经过,可持续数月之久,对激素治疗敏感,通过血清梅毒检查可以鉴别。

4. 产科预后

分娩情况:孕妇于 2015 年 4 月 22 日阴道分娩,新生儿出生 Wt 3 200 g,Apgar 评分 10 分。

新生儿梅毒筛查:RPR (-),TPPA(-)。

四、处理方案及基本依据

处理方案:孕 15 周及孕 29 周于某皮肤病医院正规治疗 2 个疗程,每疗程苄星青霉素 G 240 万 IU 肌内注射,1 次/周,连续 3 周。

理由：孕妇血清梅毒反应素及血清梅毒抗体均为阳性，需要青霉素治疗并进行巩固。

五、要点与讨论

在妊娠期发生或发现的活动性梅毒或潜伏期梅毒称为妊娠期梅毒，可通过性接触及胎盘垂直传播，可导致自然流产、胎儿窘迫、非免疫性水肿、死胎、死产以及新生儿围生期死亡或分娩有严重后遗症的新生儿。

梅毒根据传播途径的不同可分为获得性梅毒（后天梅毒）及胎传性梅毒（先天梅毒）。前者指由性传播或非性传播而感染的梅毒，后者指宫腔内垂直传播而感染的梅毒。获得性梅毒根据病程分为早期梅毒与晚期梅毒。早期梅毒包括一期梅毒（硬下疳）、二期梅毒（全身皮疹）及早期潜伏梅毒（感染 1 年内），病程在两年以内。晚期梅毒包括三期梅毒和晚期潜伏梅毒，病程在两年以上。潜伏梅毒是指梅毒未经治疗或用药剂量不足，无临床症状，梅毒血清反应阳性，没有其他可以引起梅毒血清反应阳性的疾病存在，脑脊液正常。

梅毒螺旋体可以感染胎盘，发生小动脉内膜炎，形成多处梗死灶，导致胎盘功能严重障碍。此外，梅毒螺旋体还可经过胎盘及脐静脉进入胎儿体内，导致胎儿感染梅毒并累及胎儿的各器官系统。妊娠期梅毒导致先天梅毒的发生率与孕妇梅毒的分期、孕期感染梅毒螺旋体时的孕周及妊娠期治疗时间有关，一期梅毒垂直传播率为 70％～100％，早期潜伏梅毒垂直传播率为 40％，晚期潜伏梅毒垂直传播率为 10％。约 83％ 的胎儿及新生儿梅毒发生在一期梅毒和二期梅毒或早期潜伏梅毒病例。从感染梅毒到妊娠的间隔时间越长，妊娠良性结局机会越大。孕期梅毒螺旋体感染孕周越晚，死胎、胎儿生长受限、早产的发生率越低，但新生儿先天梅毒的发生率明显升高。同时，先天梅毒发生率还与梅毒孕妇在治疗或分娩时梅毒螺旋体抗原的滴度有关。

妊娠期梅毒的诊断主要依据孕妇的既往梅毒病史或接触史、梅毒的临床表现以及梅毒的相关实验室检查结果。梅毒早期主要表现为硬下疳、硬化性淋巴结炎、全身皮肤黏膜损害，晚期梅毒表现为永久性的皮肤黏膜损害，并可侵犯神经系统、心血管等多种组织器官而出现相应临床表现，甚至危及患者的生命。

梅毒的相关实验室检查包括：

（1）病原体检查：取患者早期病损处的分泌物涂片，用暗视野显微镜或直接荧光抗体检查，如发现梅毒螺旋体即可确诊。

（2）血清学检查：又分为非梅毒螺旋体试验和梅毒螺旋体试验。非梅毒螺旋体实验包括性病研究实验室实验（venereal disease research laboratory test，VDRL）、快速血浆反应素（rapid plasma reagin，RPR）环状卡片实验和甲苯胺红血清不加热试验（toluidine red unheated serum test，TRUST）等，感染 4 周即可出现阳性，敏感度高而特异度低，抗体滴度可反映疾病进展情况，适用于筛查及疗效观察。梅毒螺旋体实验包括荧光梅毒螺旋体抗体吸收试验（fluo-rescent treponemal antibody absorbed test，FTA－ABS）、梅毒螺旋体颗粒凝集试验（treponema pallidum particle agglutination test，TP－PA）、梅毒螺旋体血凝试验（treponema palli-dum hemagglutination assay，TPHA）等，该方法快速、敏感、特异性强，由于抗体持续时间较长，故不适用于疗效观察。

（3）脑脊液检查：包括脑脊液非螺旋体试验、细胞计数及蛋白测定、聚合酶链反应（PCR）技术等。怀疑神经梅毒患者应行脑脊液检查，其脑脊液中淋巴细胞 $\geqslant 10 \times 10^6/L$，蛋白量 > 50 g/L，VDRL 阳性。此外还可应用 PCR 技术检测脑脊液中的梅毒螺旋体 DNA，这是目前检测梅毒螺旋体最敏感、最特异的技术。

对于妊娠期梅毒而言，不仅要治疗孕妇，还要有效阻断母婴传播，并治疗已感染梅毒的胎儿。妊娠期梅毒的治疗原则为尽早和规范。

不同病期的妊娠期梅毒的治疗方案与非妊娠期梅毒相似。

(1) 早期梅毒:苄星青霉素 240×10^4 IU,肌内注射,每周 1 次,连续 2 周。或普鲁卡因青霉素 80×10^4 IU,肌内注射,每日 1 次,连用 10~14 天。

(2) 晚期梅毒:苄星青霉素 240×10^4 IU,肌内注射,每周 1 次,连续 3 周(共 720×10^4 IU)。或普鲁卡因青霉素 80×10^4 IU,肌内注射,每日 1 次,连用 10~14 天。

(3) 神经梅毒:水剂青霉素 G$(300\sim400)\times10^4$ IU,静脉注射,每 4 h 1 次,连用 10~14 天。之后继续应用苄星青霉素 240×10^4 IU,肌内注射,每周 1 次,连续 3 周(共 720×10^4 IU);或普鲁卡因青霉素 80×10^4 IU,肌内注射,每日 1 次,加丙磺舒 500 mg,口服,每日 4 次,连用 10~14 天。

梅毒患者在妊娠时,如已经接受过正规的治疗和随诊,则无需再治疗。如果上次治疗和随诊存在疑问或本次检查有梅毒活动证据,应再接受 1 个疗程的治疗。

该孕妇孕前无详细治疗资料,孕 15 周发现梅毒血清学阳性,属于妊娠期梅毒,并进行了规范的治疗,妊娠结局良好。

六、思考题

1. 妊娠合并梅毒的诊断方法有哪些?
2. 妊娠期梅毒的治疗原则是什么?
3. 妊娠期梅毒对胎儿有哪些影响?

七、推荐阅读文献

1. 邓东锐,谢幸.妇产科学[M].8 版.北京:人民卫生出版社,2013:102-103.

2. Hawkes S, Matin N, Broutet N, et al. Effectiveness of interventions to improve screening for syphilis in pregnancy: a systematic review and meta-analysis [J]. Lancet Infectious Diseases, 2011,11 (9):684-691.

3. 王华,张洪为,雷丽明.胎传梅毒 152 例临床流行病学调查分析[J].中国皮肤性病学杂志,2013, 27(1):52-53.

4. 王惠兰.梅毒患者妊娠相关问题[J].中国实用妇科与产科杂,2014,30(9):660-662.

5. 中华医学会妇产科学分会感染性疾病协作组.妊娠合并梅毒诊断和治疗专家共识[J].中华妇产科杂志,2012,39(6):430-431.

八、诊疗流程图

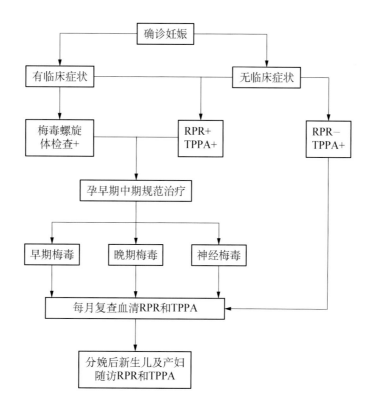

（张　睿）

案例 21

胎儿宫内生长受限

一、病历资料

1. 现病史

患者,女性,36 岁。因"G_1P_0,孕 34 周,发现胎儿偏小 2 月"入院加强监测。该妇既往月经规则,(6~7)/28 天,量中,无痛经。末次月经 2014 - 7 - 24,预产期 2015 - 5 - 1。患者停经 32 天自测尿妊娠试验阳性,孕 14^{+1} 周建卡,因"高龄"建议侵入性产前诊断,患者拒绝而改行中孕期三联唐氏筛查,结果为低危。孕 22 周胎儿大结构筛查未发现异常,估测胎儿偏小 2 周,转至胎儿医学专科评估。核实孕周未发现纠正预产期依据,孕 25^{+4} 周超声估测该胎儿体重约 611 g,位于该孕周第 4.5 百分位,胎儿头围和腹围均明显偏小,胎儿大结构未发现显著异常,胎盘形态未发现明显异常,胎盘局部无增厚,脐动脉(umbilical artery, UA)和大脑中动脉血流(middle cerebral artery, MCA)未发现异常。咨询意见:建议侵入性产前诊断进行胎儿染色体检查并定期超声随访。患者接受羊水穿刺,核型分析未提示胎儿异常,此后每隔 2 周进行一次胎儿生长发育超声评估,孕 31^{+6} 周超声估测胎儿体重为 1 100 g,位于该孕周第 3 百分位,提示该胎儿生长速度趋缓,生长潜力较为低下,羊水量仍然正常,胎儿血流 UA 和 MCA 未发现异常。给予地塞米松促胎肺成熟治疗,并开始每周一次超声评估和胎心电子监护。患者门诊随访至孕 33^{+6} 周,再次评估胎儿生长发育,估测胎儿体重 1 280 g,位于该孕周第 1 百分位,羊水指数 16.1 cm,胎儿 UA 和 MCA 仍未发现异常,建议孕妇入院加强母胎检测。在门诊随访期间,各项母体化验指标未发现明显异常。

2. 既往史

个人史无殊。否认外伤手术史,否认慢性疾病史。

生育史。32 岁结婚,0 - 0 - 0 - 0,婚后避孕 3 年,此次为人工授精怀孕。

3. 体格检查

Ht 162 cm, Wt 61.4 kg, BP 110 mmHg/70 mmHg。外观无贫血貌,对答切题,HR 89 次/min,律齐,未闻及杂音,两肺听诊未及干湿啰音,妊娠腹型,腹壁、会阴及下肢均未见水肿。

4. 产科检查

宫高 30 cm,腹围 92 cm,先露头,高浮,子宫张力不高,未及宫缩。

骨盆外测量:23 cm - 26 cm - 21 cm - 9 cm。

5. 实验室和影像学检查

胎儿染色体核型分析:46, XN。

B 超检查(孕 33^{+6} 周):胎儿双顶径 69 mm,头围 248 mm,腹围 244 mm,股骨长 56 mm,估测胎儿体

重1 280 g,羊水指数 16.1 cm,UA 搏动指数(pulse index,PI)0.76,阻力指数(resistant index,RI)0.53,MCA 收缩期流速峰值(peak of systolic velocity,PSV)32.7 cm/s,PI 1.23,左侧子宫动脉 PI 0.81,右侧子宫动脉 PI 0.69(均未见切迹)。

二、诊治经过

入院后初步诊断:①G_1P_0,孕 34 周,头位;②胎儿宫内生长受限;③高龄初产妇。

入院后针对可能存在的产科并发症因素进行检查,该患者 24 h 动态血压未发现明显异常,心电图检查未发现明显异常波形,未发现蛋白尿及肝肾功能损害,超声未发现孕妇有明显体腔积液,每日测量体重和出入量,未发现隐性水肿。针对胎儿的监护措施包括每日进行一次胎心电子监护,隔日评估胎儿脐血流和羊水量。患者于孕 34^{+3} 周开始每日胎心监护出现无反应型表现,间隔数小时后复查呈现有反应型(Ⅰ类图形)。至此开始加强胎儿监测,每日两次胎心电子监护(non stress test,NST),每日一次超声胎儿血流检测。孕 35^{+1} 周胎心电子监护出现胎心基线波动较平坦,短变异未消失,未发现重度可变减速。间隔 4 h 后再次复查胎心监护仍然为不可靠的Ⅱ类图形,遂进行全面超声检查提示胎儿生物物理(biophysical profile,BPP)评分 4 分(呼吸样运动 0 分,胎动 0 分,肌张力 2 分,羊水 2 分),UA PI 1.67(未见缺失和倒置),MCA 呈现重分布现象(PI 1.25,PSV 75 cm/s),向家属告知情况考虑存在胎儿窘迫的可能性较大,建议急诊剖宫产终止妊娠。家属同意急诊分娩,故在连续硬膜外麻醉下行子宫下段剖宫术,娩 1 男婴,体重 1 276 g,Apgar 评分 6~8 分,新生儿外观未发现明显异常。早产儿转新生儿监护病房进一步诊治。胎盘病理提示绒毛周围弥漫性纤维蛋白沉积,干绒毛膜血管壁增厚管腔狭窄,远端绒毛血管变少,符合妊娠晚期胎盘伴母体灌注不良及胎儿循环异常。

三、病例分析

1. 病史特点

(1) 女性,36 岁,因"G_1P_0,孕 34 周,发现胎儿偏小 2 月"入院诊治。

(2) 否认系统性疾病史。

(3) 本科检查:宫高腹围显著落后于孕周,无先兆早产,产前出血等相关体征。

(4) 辅助检查:超声估测胎儿体重位于第 1 百分位,核型分析排除胎儿染色体异常,胎儿结构筛查超声未发现胎儿严重出生缺陷。

2. 诊断与诊断依据

(1) 诊断:胎儿生长受限(fetal growth restriction,FGR)。

(2) 诊断依据:①回顾停经史和早孕期超声,该妇停经 48 天超声见胚芽 7 mm,停经 12^{+5} 周超声测胎儿头臀径线 58 mm,均与孕周相符,并没有纠正预产期指征。②超声表现:孕 22 周大结构筛查胎儿体重尚在正常范围,孕 24 周后的多次超声评估发现估测胎儿体重小于其孕周的第 10 百分位,且生长趋势渐缓,符合 FGR 的诊断标准。

3. 鉴别诊断

(1) 小于孕龄儿:小于孕龄儿(small for gestational age,SGA)是指估测体重低于标准的第 10 百分位数。在这其中有许多小样胎儿仅仅是体质性的偏小,而并不伴有不良的围产儿结局。事实上,在出生体重低于第 10 百分位的新生儿中有 70%是和不良围产结局无关的正常小样儿,另外 30%的小样儿确实存在病理性的生长受限(无论在宫内还是出生后),真正生长受限的小样儿是高危儿。在产前,FGR 并不等同于 SGA,FGR 胎儿是 SGA 中的一小部分。

（2）胎儿贫血：孕35^{+1}周，该胎儿 MCA 出现流速增快现象（＞1.5MoM），是否存在胎儿贫血需要进行甄别。结合病史可以发现该胎儿 NST 反复出现不可靠图形以及大脑中动脉 PI 显著低于脐血流 PI，考虑 PSV 增快并不是胎儿贫血的表现，而是胎儿窘迫酸中毒的一种表现；该胎儿也没有表现出羊水过多、心脏扩大、体腔积液。从多方面来看并不支持胎儿贫血。患儿出生后可进行血常规检查，评估是否存在贫血。

四、处理方案及基本依据

（1）治疗方案：在严密监测母胎的基础上，选择合适的分娩孕周终止妊娠。

（2）依据：FGR 在宫内并不能得到治疗，这在国外已有明确的循证医学证据，并被写入临床指南中。对于 FGR 的妊娠管理，既要兼顾到母体可能的妊娠风险，也要重视胎儿窘迫的风险。何时分娩是需要制订个体化方案的。当然，如果胎儿存在确实的胎儿窘迫证据或母体表现不适宜继续妊娠，需要考虑积极终止妊娠。

五、要点与讨论

1. FGR 的病因学讨论

胎儿宫内生长受限的病因可分为三类：母体因素、胎儿因素和胎盘因素。母体因素和胎盘因素都可能出现一个共同的转归途径——胎盘灌注不良，并累及胎盘至胎儿的营养转运。胎儿因素往往表现出胎儿生长受限是继发于胎儿遗传学疾病，染色体异常或感染。

（1）母体因素。许多母体基础疾病可能导致 FGR 的发生，其中一项主要病因是妊娠高血压相关疾病（慢性高血压，子痫前期，慢性高血压合并子痫前期）。自身免疫性疾病、慢性肾病、孕前糖尿病、慢性肺部疾病等也与 FGR 的发生有关。除了母体疾病以外，药物滥用、营养不良、某些治疗等也可能引起 FGR。其中最主要的可预防性 FGR 的病因是吸烟，有文献报道大约13％的 FGR 与孕妇吸烟有关。除此以外，孕妇严重的营养不良也可能抑制胎儿的生长。

（2）胎儿因素。有4％～25％的 FGR 胎儿可能伴有胎儿染色体异常。18 -三体综合征是 FGR 的高危因素，其35％的胎儿估测体重小于第10百分位。其他染色体异常包括三体、三倍体、染色体易位、性染色体异常等均可能与 FGR 有关。除了染色体异常，许多遗传综合征如单亲二倍体、基因表达异常是较少见的导致 FGR 的原因。

（3）胎盘因素。和 FGR 有关的胎盘因素包括了胎盘早剥，胎盘母体面梗死灶，胎盘嵌合体存在，脐带帆状附着，胎盘植入。

2. FGR 的干预措施

（1）停止与 FGR 相关的已知有毒物质的接触。如果此类物质是疾病的药物治疗所必需的，则需要权衡药物对疾病的治疗及对胎儿影响这两者之间的利弊。

（2）对于慢性疾病（高血压、子痫前期、糖尿病等）的正确治疗是非常重要的。

（3）没有足够的证据表明 FGR 的孕妇住院卧床休息能够使得胎儿获得足够的生长。卧床休息反而可能是危险的，因为其增加了静脉血栓发生的可能。

（4）没有足够证据表明，对于已经表现出 FGR 的孕妇补充氨基酸、维生素、糖类、能量合剂等有改善胎儿生长的作用。

（5）目前的研究中并没有充分证据评估针对胎儿疑似 FGR 的孕妇进行吸氧治疗的利弊。

3. FGR 的分娩时机

FGR 胎儿分娩的时机需要综合考虑胎儿的孕周、所有的产前监护结果而非单一结果、母体的安危等多种因素。目前并没有非常好的随机对照研究对 FGR 的分娩时机做出结论性意见。以下的一些证据来自于非研究等级的证据,供临床医生参考。

在 32~33^{+6} 周,如果发现胎儿健康状况出现明显异常(脐动脉血流舒张期缺失或倒置,BPP<6 分)则需要给予紧急促胎肺治疗后考虑终止妊娠。当胎儿出现脐动脉血流舒张期缺失时,可以评估胎儿静脉导管(ductus venosus,DV)血流用于预测胎儿是否存在酸中毒及不良妊娠结局,并制订分娩计划。当孕周大于 34 周,FGR 胎儿如果出现生物物理评分<6 分,羊水过少(最大深度<2 cm),脐动脉血流舒张期缺失或倒置,DV 出现 A 波缺失或倒置,均建议立即终止妊娠。

如果胎儿脐血流的 S/D、PI、RI 达到或高于适龄孕周标准的第 95 百分位,但舒张期血流仍然为正向,则该胎儿可在 37 周左右分娩。孕足月后如果胎儿 NST 或 BPP 始终是可靠结果,则孕 38~39 周可考虑分娩。某些观点认为在其他监护结果都是正常的情况下可在孕 39 周分娩(孕周的评估必须准确,依据早孕期超声)。

4. FGR 的分娩方式

目前没有足够的循证证据显示何种分娩方式对于 FGR 胎儿的预后是最有利的。但是 FGR 胎儿对缺氧耐受力差,胎儿胎盘储备不足,难以耐受分娩过程中子宫收缩时的缺氧状态,应适当放松剖宫产指征。某些研究显示,要对潜在 FGR 的胎儿进行安全的分娩,必要条件是胎心监护可靠,缩宫素激惹试验正常,胎儿生物物理评分正常。多普勒血流异常的 FGR 胎儿在进行缩宫素激惹试验时往往表现出异常结果从而中转行剖宫产,但也有 40%~60% 的胎儿可以经阴道分娩。对分娩方式(是否进行医疗性引产还是选择性剖宫产)做出选择时需要考虑诸多影响因素包括胎儿血流动力学状态,胎心监护表现,宫颈成熟度和家属意愿。在胎心监护是可靠图形的基础上,可以对头位 FGR 胎儿进行阴道试产。当 FGR 胎儿分娩后,其胎盘需要送病理检查。

六、思考题

1. FGR 的常见病因有哪些?
2. 可通过哪些指标在孕期筛查 FGR?
3. 针对 FGR 的胎儿有哪些监护手段?

七、推荐阅读文献

1. Lausman A,Kingdom J；Maternal Fetal Medicine Committee,et al. Intrauterine Growth Restriction：Screening,Diagnosis,and Management. Journal of Obstetrics and Gynaecology Canada,2013,35(8)：171-181.

2. The Investigation and Management of the Small-for-Gestational-Age Fetus. RCOG Green-top Guideline No. 31,2nd Edition ,February 2013：1-34.

3. Fetal Growth Restriction. ACOG Practice Bulletin Clinical Management Guidelines for Obsterician-Gynecologists No. 134,May 2013：1122-1133.

八、诊疗流程图

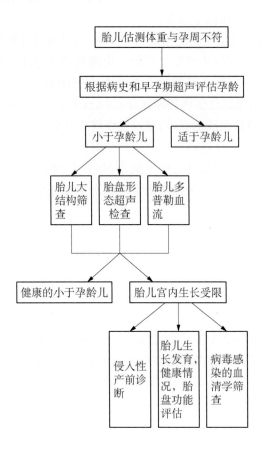

（周奋翮　孙路明）

胎儿窘迫

一、病历资料

1. 现病史

患者,女性,26 岁。因"G_2P_0,孕 39^{+5} 周,胎动减少 2 天"而入院。患者平素月经规则,LMP 2014 - 5 - 18,EDC 2015 - 2 - 25。停经 30 天查尿妊娠试验阳性。孕 12 周早唐筛查低风险,胎儿生长与孕周相符,后未进行产检。近 2 天自觉胎动少就诊,无腹痛、阴道出血及阴道流液,无头晕眼花等不适。门诊 B 超检查提示单胎,头位,胎儿体重估测 2 300 g±400 g,相当于 35 周,羊水指数 40 mm,胎儿脐血流指数正常。胎心监护示无反应,胎心基线 120 次/min,基线平坦。急诊以"G_2P_0,孕 39^{+5} 周,头位;胎儿窘迫;胎儿生长受限(FGR)"收住入院。近期食欲、睡眠、二便均正常,孕期体重增加 16 kg。

2. 月经婚育史

平素月经规则,7/30 天。已婚,0 - 0 - 1 - 0,2 年前人工流产 1 次,本次为自然怀孕。

3. 既往史

否认内外科重大疾病史,否认手术外伤史,否认输血史及药物过敏史等。

4. 体格检查

Ht 165 cm, Wt 72 kg。T 36.5℃, P 90 次/min, R 22 次/min, BP 130 mmHg/75 mmHg。一般情况可,精神好。HR 90 次/min,律齐,未及杂音,双肺呼吸音清。腹膨软,子宫无压痛。双下肢无水肿。

5. 产科检查

宫高 30 cm,腹围 102 cm,胎儿体重估计 2 300 g,胎心 120 次/min,胎动 2 次/h。

宫缩无,子宫无压痛,骨盆外测量 25 - 28 - 19 - 8.5 cm。

宫颈 Bishop 评分:2 分。

6. 实验室和影像学检查

- 阴道液 pH 试纸:未变色。
- NST 结果:胎心基线 120 次/min,基线平坦;无反应。
- B 超检查示:单胎,头位,胎儿体重估测 2 300 g±400 g,相当于 35 周,羊水指数 40 mm,胎儿脐血流指数正常。
- 生物物理评分:4 分。
- 随机血糖:7 mmol/L。

二、诊治经过

入院后初步诊断：①G_2P_0，孕 39^{+5} 周，头位；②FGR；③胎儿窘迫。入院后予左侧卧位，吸氧，并即刻完善术前化验和手术准备，包括血常规、肝肾功能电解质、出凝血指标。与家属沟通病情，建议紧急剖宫产手术。入院后半小时急诊在硬膜外麻醉下行子宫下段剖宫产术，羊水Ⅲ度污染，手术顺利，出血350 ml，娩出 1 男婴，评分 7 分，Wt 2 350 g。

三、病例分析

1. 病史特点

(1) 女性，26 岁。因"G_2P_0，孕 39^{+5} 周，胎动减少 2 天"而入院。

(2) 月经规则，停经 30 天诊断妊娠，孕 12 周超声示胎儿大小与孕周相符。

(3) 体检：身高正常，无明显营养不良。血压、血糖正常。

(4) 产科检查：宫高 30 cm，腹围 102 cm，胎儿体重估计 2 300 g。

(5) 辅助检查：B 超检查示胎儿体重估测 2 300 g，相当于 35 周，羊水指数 40 mm。胎心监护：无反应，基线平坦。生物物理评分：4 分。

2. 诊断与诊断依据

(1) 诊断：①G_2P_0，孕 39^{+5} 周，头位；②胎儿窘迫；③FGR。

(2) 诊断依据：①平素月经规则，停经 30 天查尿妊娠试验阳性。孕早期胎儿生长大小与孕周相符，推算预产期准确；②胎动减少；③胎心监护无反应；④物理评分 4 分，羊水过少；⑤超声提示胎儿生长发育受限。

3. 鉴别诊断

(1) 胎膜早破：超声也提示羊水量减少，但患者常主诉阴道流液，阴道检查可见液体自宫颈流出后穹隆较多积液，且 pH 试纸变色。阴道液涂片检查和胰岛素生长因子结合蛋白- 1 可辅助诊断。

(2) 胎儿畸形：指由于内在的异常发育而引起的器官或身体某部位的形态学缺陷，可表现为胎儿生长发育迟缓小于相应的孕周，并可合并羊水量过多或过少的表现。超声检查或胎儿核磁共振可辅助诊断。

四、处理方案及基本依据

(1) 治疗方案：实施紧急剖宫产术终止妊娠。

(2) 依据：胎动减少，NST 无反应，超声提示胎儿生长发育受限，羊水少，生物物理评分 4 分，故考虑胎儿窘迫，尤其并发胎儿生长受限，结合宫颈不成熟，Bishop 评分 2 分，故建议急诊剖宫产终止妊娠。

五、要点与讨论

1. 如何监测胎动，胎动减少后的处理

2007 年，加拿大妇产科协会(SOGC)对胎动减少后如何评估胎儿健康状况，胎动减少后胎儿健康状况评估制作了一张流程图(见诊疗流程图)。

2. 胎儿窘迫诊断方法

临床上常用的评估胎儿宫内健康状况的方法包括胎动计数、胎儿监护、超声评估。

胎动计数是监测胎儿宫内情况最简便有效的方法,随着孕周增加,胎动逐渐由弱变强,一般自孕 35 周后由于羊水量减少和空间减小又逐渐减弱。根据国际建议的方法,每 2 h 胎动次数大于等于 6 次为正常,大于 10 次/2 h 为胎儿状态良好,小于 6 次/2 h 或减少 50% 者提示胎儿缺氧可能。只是国内外指南有关胎动计数起始孕周并不相同,国内更谨慎,建议胎儿有存活性即可以开始数胎动。而国际并不建议常规计数胎动,例如 SOGC 观点不建议低危人群常规计数胎动,但要认识到孕晚期计数胎动的意义,一旦感觉胎动减少,再开始立即计数。考虑到计数胎动的简单、方便及无创性,现在临床还是按照中国指南建议宣教患者。

产前胎儿监护,也就是无应激试验(non-stress test,NST),是指在无宫缩,无外界任何刺激下,对胎儿进行胎心率宫缩图的观察和记录,以了解胎儿储备能力。现在采用的 NST 分类是加拿大指南建议的,分为反应型、可疑型和无反应型,相应的处理措施分别为观察或进一步评估;进一步评估(复查 NST);全面评估,及时终止妊娠。但大家也要了解 NST 的局限性,其假阴性率低,有报道假阴性率约 1.9%~6.1%,但假阳性率高,尤其是无加速,仅有 1 个 15×15 的加速,或者 40 min 内任何 1 个 20 min 内均未见到 2 个持续 15 s 以上,振幅 15 次以上的加速。很多原因可以造成这种情况,包括胎儿睡眠、早产儿、使用中枢神经系统抑制药物或胎儿畸形等。产时胎儿监护,临床上常常用缩宫素激惹试验(oxytocin challenge test,OCT)或者宫缩应激试验(contraction stress test,CST)了解宫缩时胎儿的储备能力。分为 I 类、II 类和 III 类,相应处理为不干预,全面评估可能需要干预,立即进行宫内复苏,必要时紧急剖宫产终止妊娠。

胎儿生物物理评分,是联合胎儿电子监护和超声共同评估胎儿宫内缺氧和酸中毒情况。大家从表 22-1 可以更清晰地了解 BPP 与 1 周内围产儿病死率的关系。

表 22-1 BPP 与 1 周内围产儿病死率的关系

评分结果	意 义	无干预措施 1 周内围产儿病死率	处 理
10 分 8/10(羊水量正常) 8/8(NST 未做)	胎儿窒息风险极低	1/1 000	因为母体因素或产科因素而干预
8/10(羊水异常)	可能存在慢性的胎儿受累	89/1 000	如果明确肾功能正常、胎膜完整,足月者需要终止妊娠,<34 孕周者在胎肺成熟前加强监护
6/10(羊水正常)	模棱两可的结果,有胎儿窒息的可能	不定	24 h 内重复生物物理像检查
6/10(羊水异常)	胎儿可能窒息	89/1 000	足月胎儿终止妊娠,<34 孕周者,在胎肺成熟前加强监护
4/10	胎儿窒息可能性高	91/1 000	因胎儿指征分娩
2/10	胎儿窒息基本明确	125/1 000	因胎儿指征分娩
0/10	胎儿窒息明确	600/1 000	因胎儿指征分娩

3. 产时胎儿窘迫的处理要点

首先要明确胎儿窘迫的诊断不能单凭借一项检查诊断,例如羊水是否污染或者胎儿电子结果的图像,往往要结合临床高危因素,是否受药物影响,羊水污染情况,以及胎儿电子监护情况综合评估。如果产时发现胎儿窘迫,那么首要的处理原则是尝试宫内复苏,然后根据复苏后胎儿情况决定是否需要立即终止妊娠,包括产钳助产或剖宫产终止妊娠。宫内复苏主要是诊断胎儿胎心异常变化进行的一系列措施,包括改变体位、吸氧、停止使用缩宫素、阴道评估产程进展以及排除是否有脐带脱垂,并建议补液以纠正脱水、低血压和电解质紊乱。若经过上述处理胎心监护不能迅速得到纠正,或者发现宫缩过频、过强或不协调,则建议宫缩抑制剂迅速抑制宫缩,首选特布他林,其他药物如硫酸镁或其他β-受体兴奋剂作为备选药物。

六、思考题

1. 产时发现羊水污染该如何处理?
2. 产时出现胎儿窘迫该如何进行宫内复苏?
3. 请描述一下胎监正弦波图形的特点,它的临床意义是什么?

七、推荐阅读文献

1. 余海燕,刘兴会.胎儿窘迫诊断标准的国外指南解读[J].现代妇产科进展,2011,20(10):764 - 767.

2. Liston R,Sawchuck D,Young D. Fetal health surveillance:antepartum and intrapartum consensus guideline [J]. Journal of Obstetrics and Gynaecology Canada,2007,29(9 Suppl 4):S3 - 56.

3. ACOG Committee on Practice Bulletins — Obstetrics. ACOG Practice Bulletin No. 107:Induction of Labor [J]. Obstetrics and Gynecology,2009,114(2 Pt 1):386 - 397.

八、诊疗流程图

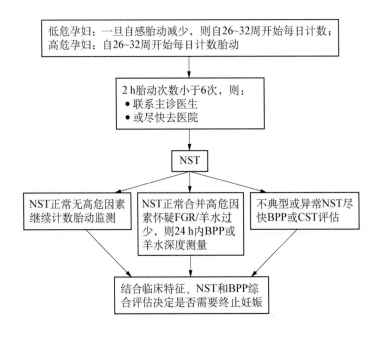

（刘 铭 段 涛）

双胎输血综合征

一、病历资料

1. 现病史

患者,女性,32 岁,已婚,因"G_2P_0,停经 22 周,腹胀 1 周"入院。初潮 15 岁,月经 5/30 天,无痛经。末次月经 2013 - 4 - 13。停经 35 天查尿 HCG(+),孕产期 2014 - 1 - 20。停经 10 周当地医院超声提示双胎妊娠。唐氏筛查未做。在当地医院每月做 1 次超声。于 1 月前(孕 18 周)在当地医院行超声检查未提示异常。近 1 周,自觉腹胀严重,平卧睡后有胸闷不适主诉。随即到当地妇幼保健院行超声检查:宫内两个胎儿,羊水多,羊水指数 360 mm。当地医院拟诊"孕 22 周,双胎妊娠,羊水过多",建议转至上级医院诊治。

2. 既往史

既往体健,除人工流产外,无其他手术和外伤史,家族无遗传病及肿瘤病史,无双胎家族史。0 - 0 - 1 - 0,3 年前自然流产 1 次。

3. 体格检查

Wt 72 kg, Ht 159 cm, BP 130 mmHg/80 mmHg, HR 100 次/min,一般情况良好,内科检查无异常,全身浅表淋巴结未及肿大,腹隆,无压痛,下肢水肿(++)。腹部张力高,可见腹壁浅静脉怒张。

4. 产科检查

产科检查:腹围 122 cm,宫高 35 cm,胎心 140/152 次/min,胎位不清。骨盆外测量无异常。

5. 实验室和影像学检查

- 血常规检查:Hb 107 g/L, RBC $4.2×10^{12}$/L, WBC $3.7×10^9$/L, N 71%, PLT $121×10^9$/L。
- 凝血功能检查:APTT 32 s, PT 12 s。
- 肝肾功能检查:AST 23 μmol/L, ALT 35 μmol/L, TP 60 g/L, Alb 31 g/L, TB 10 μmol/L, BUN 5.6 mmol/L, Cr 90 μmol/L。
- 空腹血糖:4.3 mmol/L。
- 肝炎指标及 HIV, RPR:均阴性。
- 超声检查:2013 - 7 - 8 外院 B 超图片提示一个孕囊,两个胚芽。入院后 B 超检查:胎盘后壁。宫内可见两个胎儿,大胎儿体重位于该孕周第 52 百分位,羊水深度 18.3 cm,心胸比增大(59%),静脉导管血流 A 波反流(见图 23 - 1),脐血流舒张期倒置,大胎儿出现水肿和腹腔积液(见图 23 - 2)。小胎儿体重位于该孕周第 9 百分位,羊水过少(深度 0.9 cm),呈包裹趋势,膀胱消失(见图 23 - 3)。脐血流、大脑中动脉血流、静脉导管多普勒血流无异常。两胎儿体重相差 26%。宫颈长度 37 mm。

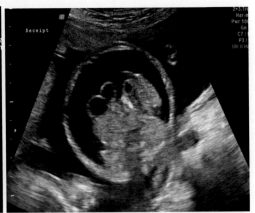

图 23-1　静脉导管血流反流　　　　　　图 23-2　受血儿水肿,腹腔积液

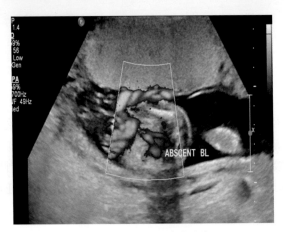

图 23-3　供血儿膀胱消失

二、诊治经过

入院后初步诊断:G_2P_0,孕 22 周,单绒毛膜双羊膜囊双胎;双胎输血综合征(TTTS)Ⅳ期。

该患者入院后第 2 天接受了 SFLP(胎儿镜下胎盘吻合血管选择性激光电凝术)手术。术后每周检测胎儿脐血流、羊水情况及静脉导管血流、大脑中动脉血流,两周随访胎儿生长发育情况。胎儿血流及羊水量评估逐渐好转,在术后 2 周大胎儿水肿消失。在 35^{+2} 周时因"胎膜早破"行剖宫产分娩两早产儿,2 400 g 和 1 950 g,Apgar 评分均为 10 分。

三、病例分析

1. 病史特点

(1) 女性,32 岁,因"停经 22 周,腹胀 1 周"来院就诊。早期超声提示双胎妊娠,未有绒毛膜性诊断。但是根据超声图片提示一个孕囊,两个胚芽。

(2) 双胎妊娠,短期内(1 周内)腹围迅速增加伴腹胀胸闷,不能平卧。

(3) 超声提示:一胎儿羊水过多,一胎儿羊水过少;受血儿(大胎儿)出现脐血流及静脉导管血流的改变及水肿。

2. 诊断与诊断依据

（1）诊断：G_2P_0，孕 22 周，单绒毛膜双羊膜囊双胎；双胎输血综合征（即 twin-twin transfusion syndrome）。

（2）诊断依据：①单绒毛膜双胎（追问病史，根据孕妇早孕期超声的图片可提示一个孕囊，两个胚芽，因此诊断为单绒双胎）；②一胎儿羊水过多，一胎儿羊水过少；③受血儿（大胎儿）出现脐血流及静脉导管血流的改变及水肿。

3. 鉴别诊断

（1）选择性生长受限（selective IUGR）：选择性生长受限亦为单绒毛膜双胎的另一个严重并发症。其诊断依据主要是一个胎儿估测体重小于该孕周第 10 百分位（即 FGR 的诊断标准）。其鉴别要点是选择性生长受限没有同时出现羊水过多及过少。

（2）贫血多血质序列（twin anemia polycythemia sequence，TAPS）：TAPS 为单绒毛膜双羊膜囊双胎的一种慢性的胎-胎输血，两胎儿出现严重的血红蛋白差异但并不存在羊水过多过少序列（twin oligopolyhydramniossequence，TOPS）。TAPS 可能为原发，占单绒双胎的 3%～5%，多为晚孕期发生，亦可能为 TTTS 激光术后的胎盘上小的 A-V 血管残留所致，占 TTTS 激光术后的 2%～13%。目前对 TAPS 的诊断主要通过大脑中动脉 PSV 的检测，同时需要排除 TTTS。TAPS 的产前诊断标准为受血儿大脑中动脉 PSV 小于 1.0MOM，供血儿 PSV 大于 1.5MOM。

（3）双绒双胎合并一胎儿羊水过多：对于双绒毛膜双胎，如一胎儿发育异常，如消化系统梗阻、神经系统发育异常（如脊柱裂）等，也可以出现该胎儿羊水过多。但通常另一个胎儿羊水正常，膀胱可见。鉴别要点为绒毛膜性。如确定为双绒毛膜性双胎，则可以排除 TTTS 的诊断。

四、处理方案及基本依据

（1）治疗方案：SFLP（胎儿镜下胎盘吻合血管选择性激光电凝术）手术。

（2）依据：如明确双胎输血综合征，术前对胎盘位置、宫颈进行评估，并充分告知孕妇及家属该疾病的危害及手术的风险，在孕 26 周之前可选择行胎儿镜激光手术。

五、要点与讨论

1. 对于本病例的讨论

对于双胎妊娠，因为绒毛膜性决定了双胎的预后。绒毛膜性的判断非常重要，建议早期在孕 10 周前一定要做超声，此时如果孕囊一个，为单绒毛膜性双胎。如果两个孕囊，则为双绒毛膜双胎。如果在 10 周之内未做超声，则最好在 $11～13^{+6}$ 周做一个双胎绒毛膜性判断的超声。此时检查有两个好处，一是可以帮助判断绒毛膜性，如超声发现胎膜与胎盘的交界可见双胎峰，则考虑为双绒毛膜性。如为"T"字形，则为单绒毛膜双胎。二是这个孕周可以测量胎儿颈后透明层（NT）厚度，如结合血清学筛查，可以计算唐氏综合征的发生风险，即双胎的早孕期唐氏筛查（一般来说，双胎妊娠不做中孕期唐氏筛查）。

双胎妊娠的超声检查非常重要。对于单绒毛膜双胎，由于其并发症概率较高，如双胎输血综合征，选择性生长受限等，建议每 2 周做一次超声检查，注意羊水深度及血流变化。双胎妊娠的超声羊水测量不应该用羊水指数，而应使用羊水深度。

对于此患者，基层医院不足之处在于：①早孕期未重视绒毛膜性判断；②未对单绒双胎的并发症引起重视；③对于双胎输血综合征病理生理缺乏认识。超声检查羊水情况只描述羊水指数，未区分两个胎儿的羊膜腔。

2. 关于双胎输血综合征的诊断和分期

双胎输血综合征(TTTS)是单绒毛膜性双胎特有的并发症,占单绒毛膜性双胎的10%～15%。TTTS的发病机理主要与单绒毛膜性双胎共用一个胎盘,在胎盘层面有大量的血管吻合有关。24周前未经治疗的TTTS,胎儿病死率可达90%～100%,即使存活,存活胎儿中发生神经系统后遗症的比例高达17%～33%。双胎输血综合征的诊断标准是,单绒毛膜性双胎超声随访中,如一胎儿羊水过多(孕20周前羊水最大深度大于8 cm,孕20周后羊水最大深度大于10 cm),同时另一胎儿出现羊水过少(羊水最大深度小于2 cm)。既往采用"两胎儿体重相差20%,血红蛋白相差5 g/L"的诊断标准现已被摒弃。双胎输血综合征诊断的必需条件是两胎儿出现羊水过多-过少序列,而并非两胎儿体重是否有差异,双胎输血综合征的Quintero分期如表23-1所示。

表23-1 双胎输血综合征的Quintero分期

Ⅰ期	受血儿羊水过多(孕20周前羊水最大深度大于8 cm,孕20周后羊水最大深度大于10 cm),同时供血儿羊水最大深度小于2 cm
Ⅱ期	观察60 min,供血儿的膀胱不显示
Ⅲ期	任何一个胎儿出现多普勒血流异常,如脐动脉舒张期血流缺失或倒置,静脉导管血流,大脑中动脉血流异常或脐静脉出现搏动
Ⅳ期	任何一个胎儿出现水肿
Ⅴ期	一胎儿或两胎儿宫内死亡

3. TTTS治疗进展

对于TTTS的治疗,最早方法是羊水减量术,旨在通过降低羊膜腔压力而延长妊娠孕周,术后至少一胎存活率在50%～60%。激光凝固胎盘间吻合血管与羊水减量术比较能明显改善TTTS患儿的预后。Senat等对142例TTTS患者的随机对照研究发现,胎儿镜治疗后的TTTS患儿预后明显好于反复的羊水减量术,胎儿镜治疗后的一胎存活率在76%左右,明显高于羊水减量术的56%,同时,神经系统后遗症的发病率也有所降低,且术后平均分娩孕周(孕33周)也晚于羊水减量术后(孕29周)。

目前胎儿镜治疗TTTS的指征为Quintero Ⅱ～Ⅳ期。对于TTTS Ⅰ期,是采用期待治疗、羊水减量术或胎儿镜治疗,目前尚存争议。TTTS Ⅰ期的预后一定程度上取决于疾病是否进展,10%～45.5%的患者会发生恶化,这种转归的不确定性正是TTTS Ⅰ期患者是否需要接受胎儿镜激光治疗存在争议的原因所在。

胎儿镜治疗的最佳孕周是孕16～26周。也有少数中心进行了孕16周前及孕26周后的TTTS的胎儿镜治疗,David等报道了325例接受胎儿镜治疗的TTTS病例,283例的手术时间是孕17周至孕26周,一胎存活率为86.9%,两胎存活率为56.6%,另有24例的手术时间早于17周,18例的手术时间晚于26例,手术成功率与孕17～26周的类似。2004年至今,该手术在全世界范围内已开展10 000多例,胎儿镜治疗TTTS的效果已被广泛认可。近年来,国内已有多个中心开展胎儿镜激光手术治疗,结果提示接受激光手术的TTTS病例术后至少一胎存活率为60%～87.9%,两胎存活率为51.5%,平均分娩孕周为孕33～34周。

六、思考题

1. 如何诊断双胎输血综合征? 如何对双胎输血综合征进行分期?
2. 如何鉴别诊断双胎输血综合征?
3. 怎样治疗双胎输血综合征?

七、推荐阅读文献

1. Senat MV，Deprest J，Boulvain M，et al. A randomized trial of endoscopic laser surgery versus serial amnioreduction for severe twin-to-twin transfusion syndrome ［J］. New England Journal of Medicine，2004，351(2):136 – 144.

2. Quintero RA，Morales WJ，Allen MH，et al. Staging of twin-twin transfusion syndrome ［J］. Journal of Perinatololology，1999，19(8 Pt 1):550 – 555.

3. Dickinson JE，Evans SF. The progression of disease stage in twin-twin transfusion syndrome ［J］. Journal of Maternal-Fetal and Neonatal Medicine，2004，16(2):95 – 101.

4. 孙路明，杨颖俊.胎儿镜治疗双胎输血综合征的几个热点问题［J］.中国实用妇科与产科杂志，2013，29(8):630 – 632.

5. Baud D，Windrim R，Keunen J，et al. Fetoscopic laser therapy for twin-twin trasnsfusion syndrome before 17 and after 26 weeks' gestation. American Journal of Obstetrics and Gynecology，2013，208(3): e1 – 7.

八、诊疗流程图

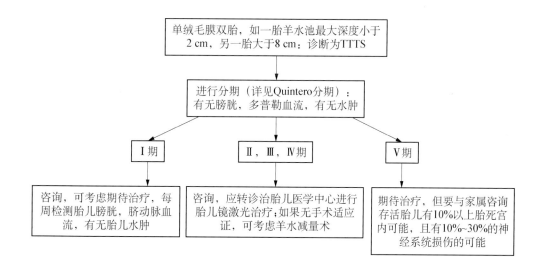

（邹　刚　孙路明）

案例 24

前置胎盘

一、病历资料

1. 现病史

产妇,25岁,因孕30^{+4}周,无痛性阴道出血1h余来院就诊。LMP 2012-12-29,EDC 2013-10-6,停经30天,查尿β-HCG(+),孕2月出现轻微早孕反应(恶心、呕吐),孕5月出现胎动,胎动好,定期于外院做产前检查,2013-6-5外院超声提示单胎,胎盘后壁,胎盘下缘似部分覆盖宫颈内口。今孕妇30^{+4}周,夜间睡眠中,突发无痛性阴道出血,量约10 ml,色鲜红,内裤血迹晕染呈淡红色。遂至外院急诊,病程记录当时查体"未及宫缩,血水打湿内裤,色鲜红,阴道窥积检查:胎膜似已破,宫口未开,阴道内有中等量鲜红色血水,膝反射存在",遂予安宝100 mg,20滴/min静脉滴注保胎,因孕妇及家属要求转上级医院,联系120后送至我院急诊,查外阴见少量血迹,阴道内未见明显血性液体流出,未及宫缩。孕妇否认外伤史,否认近期性生活史,为进一步治疗,急诊拟"G_1P_0,孕30^{+4}周,前置胎盘,胎膜早破?"收治入院。患者近期精神可,睡眠一般,食欲佳,二便正常。

2. 既往史

无外伤手术史,无高血压心、肺、肝、肾等重大脏器疾病史。生育史0-0-0-0,平素月经规则,15岁初潮,周期7/30天,量中,无痛经。

3. 体格检查

入院查体:营养中等,无贫血貌,水肿(-),T 37.0℃,P 100次/min,R 20次/min,BP 110 mmHg/70 mmHg;Ht 1.60 m。Wt 65 kg,下肢无水肿,心律齐,有力,各瓣膜听诊区未闻及杂音;双肺呼吸音清,未闻及干湿啰音;肝脾未触及,腹膨隆,神经系统(-)。

4. 产科检查

腹膨隆,胎位LOA,胎动好;未及明显宫缩,子宫张力不高,腹围96 cm,宫高26 cm,胎心145次/min,胎头高浮。

5. 实验室检查

A型血,RH血型阳性,抗体筛选:阴性;PT 9.20 s,APTT 25.4 s;Fg 5.11 g;D-二聚体0.25 mg/L;纤维蛋白(原)降解产物2.70 mg/L。

输血前测试HCV-AB-IgG(-)0.01 S/CO,TP-Ab(-)0.12 S/CO,ALT 15 IU/L,HBsAg(-)0.01 IU/ml,HBsAb(+)157.42 mIU/ml,HBeAg(-)0.344 S/CO,HBeAb(+)0.15 S/CO,HBcAb(+)9.84 S/CO。

血常规:CRP 8 mg/L,WBC 8.57×10^9/L,N 85.0%,RBC 3.29×10^{12}/L,Hb 98 g/L,PCV

30.2%，PLT 174.00×10⁹/L。

肝肾功能，尿液检查，梅毒和艾滋病实验室检查均为（－）。

ECG：T Ⅲ倒置，aVF 双相。

影像学检查：

B超检查：双顶径 75 mm，头围 292 mm，股骨长 59 mm，腹围长 266 mm。胎盘位置：后壁。胎盘分级：Ⅱ～Ⅲ级，胎盘主体位于子宫下段，边缘完全覆盖宫颈内口（红色箭头处）（见图 24-1）。胎心测及，最大羊水池深度：60 mm。脐动脉血流：S/D 2.3，RI 0.6，PI 0.8。宫颈管长度 40 mm。单胎横位中央性前置胎盘 EFW 1 660 g。

MRI：前置胎盘未见明显胎盘植入现象。

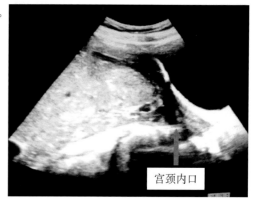

宫颈内口

图 24-1　B超检查：前置胎盘

二、诊治经过

入院后初步诊断：孕 30⁺⁴周，G_1P_0，前置胎盘，轻度贫血，先兆早产，胎膜早破？

治疗经过：

（1）完善各项必要检查，备血吸氧，绝对卧床休息。

（2）怀疑胎膜早破和子宫收缩，行胰岛素样生长因子（IGF）及胎儿纤连蛋白（fFN）检查，IGF（－），fFN（＋）。

（3）抑制宫缩：安宝 100 mg 加入 500 ml 液体里用输液泵滴注，从每分钟 8 滴起，滴注时观察心率。抑制宫缩、延长孕周治疗，入院后因多次少量出血，增快安宝的滴注速度。

（4）地塞米松促胎肺成熟：DX 5 mg q12h 肌内注射×3 天，维生素 K_1 10 mg qd 肌内注射。

（5）纠正贫血，补足血容量：多次少量输注少浆血。期间给予铁剂等纠正贫血。

三、病例分析

1. 病史特点

（1）孕妇，25 岁。孕 30⁺⁴周，无痛性阴道出血 1 h 余来院就诊。

（2）内裤血迹晕染呈淡红色。

（3）无外伤史。

（4）体检：生命体征稳定，无宫缩，宫高与孕周相符合，子宫软，胎心胎动好。

（5）超声提示：胎盘主体位于子宫下段，边缘完全覆盖宫颈内口。

（6）实验室指标：Hb 98 g/L。

2. 诊断与诊断依据

（1）诊断：G_1P_0，孕 30⁺⁴周，中央性前置胎盘，轻度贫血。

（2）诊断依据：

① 产妇 G_1P_0，孕 30⁺⁴周，无痛性阴道出血 1 h。

② 生育史：0-0-0-0，平素月经规则，初潮 15 岁，7/30 天，量中，无痛经，LMP 2012-12-29，EDC 2013-10-6，停经 30 天，查尿 β-HCG（＋），孕 2 月出现轻微早孕反应（恶心、呕吐），孕 5 月出现胎动，胎动好。

③ 体格检查：生命体征稳定，一般情况好。产科检查腹膨隆，胎位 LOA，胎动好；未及明显宫缩，子宫张力不高，腹围 96 cm，宫高 26 cm，胎心 145 次/min，胎头高浮。

④ 超声提示单胎,胎盘后壁,胎盘边缘完全覆盖宫颈内口。

⑤ 实验室检查:Hb 98 g/L。

⑥ MRI:前置胎盘,未见明显植入现象。

(3) 鉴别诊断

① 先兆早产:通常有阴道出血伴阵发性腹痛,B超检查示宫颈管进行性缩短,辅检可查阴道分泌物fFN,多呈阳性。该患者目前无明显宫缩,一般出血可能伴有宫缩,所以可排除此诊断。

② 胎盘早剥:可有妊娠期高血压疾病、糖尿病、外伤等高危因素。主要症状为腹痛、阴道外出血或内出血症状,查体子宫张力增高,或伴强直收缩、宫体高于妊娠月份、胎心异常等。该患者目前无明显宫缩,子宫张力不高,无外伤史及其他妊娠合并症或并发症,监测胎心正常,B超检查明确诊断。

③ 胎盘血管前置:在人工破膜或胎膜自然破裂时突然发生出血或人工破膜前扪及血管搏动,应怀疑前置血管的可能,如有出血通过实验室检查鉴别是胎儿血还是母血。胎心监护可能出现异常图型。术后检查胎盘,如果血管附着于胎膜,就是血管前置。

血管前置的患者一般胎盘位置是正常的。此患者超声显示胎盘维持异常,故可排除血管前置的可能性。

④ 下生殖道出血:此症状多见于重度宫颈糜烂、宫颈息肉等,于孕晚期自发或同房后阴道出血,但一般量较少,胎盘位置是正常的,该孕妇近期无性生活史。超声证实是前置胎盘。

⑤ 胎盘窦破裂:也有阴道出血,但是胎盘位置是正常的,胎盘的边缘窦破裂超声提示边缘有液性暗区。

⑥ 产前胎盘边缘血窦破裂:多出现在胎盘位置较低,临床表现为无原因,无痛性阴道流血,血量可多可少,亦可出血后又停止。单靠临床表现,不易鉴别。需超声明确胎盘位置。处理:同前置胎盘,产后检查胎盘时常可见胎盘边缘有血块附着,可助诊。

⑦ 宫颈癌:宫颈癌合并妊娠会发生接触性出血,但是超声显示胎盘位置正常,病理检查可以确诊。前置胎盘时宫颈局部检查正常。

四、处理方案及理由

(1) 治疗方案:保守治疗,期待疗法。

(2) 依据:患者孕周<34周,体重<2 000 g,母亲和胎儿情况稳定,出血不多,尽量延长孕周,促胎肺成熟。

五、要点与讨论

1. 有关前置胎盘的发病原因

多次流产,有剖宫产史,产褥感染史,高龄初产妇,吸烟,子宫形态异常,妊娠中期B超检查提示胎盘前置状态等为高危人群。

2. 前置胎盘的临床表现与分型

(1) 前置胎盘的临床最主要的特征:妊娠晚期在无明显诱因下出现无痛性阴道出血,出血量多少和早晚和前置胎盘的类型有关,少数也有例外,少量出血引起轻度贫血,出血多血红蛋白明显下降,甚至出现失血性休克。

失血性休克临床表现为:脸色苍白,脉搏增快微弱,血压下降,等等。

体征:子宫软,无压痛,大小与妊娠周数符合,胎先露高浮或胎位异常,大出血可导致胎窘或胎死宫内。前置胎盘的宫缩有间歇期。贫血症状与外出血量成正比。

（2）临床根据胎盘下缘与宫颈内口的关系可分为前置胎盘和低置胎盘。

前置胎盘分为三种类型：

① 中央性前置胎盘(central placenta previa)或称完全性前置胎盘（complete placenta previa)：胎盘组织完全覆盖宫颈内口。

② 部分性前置胎盘(partial placenta previa)：胎盘组织部分覆盖宫颈内口。

③ 边缘性前置胎盘(marginal placenta previa)：胎盘下缘附着于子宫下段，下缘到达宫颈内口，但未超越宫颈内口。

三种类型随着临产胎盘下缘与宫颈内口的关系会改变，以处理前最后一次结果决定分类。

低置胎盘：胎盘位于子宫下段，胎盘边缘极为接近但未达宫颈内口。

3. 前置胎盘的诊断思路

根据临床表现、体征、实验室指标、超声及 MRI 检查不难诊断。

诊断方面有些注意点：

（1）超声检查时膀胱过度充盈会增加假阳性，一般行腹部超声检查，阴道超声准确性高，但易引起出血。

（2）MRI 对于凶险型前置胎盘和胎盘植入诊断有帮助，但不作为常规检查手段。

（3）在诊断时，若超声提示有胎盘位置异常，不可以用窥阴器检查，也不可手指经阴道触诊以免引起大出血。本例病例中用窥阴器检查是错误的。如需检查应在手术准备、输血准备和开放静脉的条件下进行。

（4）对于有剖宫产史的患者应注意上次切口与这次胎盘的位置关系。

（5）有些前置胎盘是经阴道分娩后，检查胎盘时发现胎盘边缘距离胎膜破口<7 cm，诊断为低置胎盘。

（6）对于孕周<28 周超声显示胎盘位置低的产妇，诊断为胎盘前置状态，随着孕周增加，胎盘可能发生迁移。

4. 前置胎盘的治疗要点

治疗原则根据孕周、母亲的情况、胎儿情况综合考虑。此产妇孕周入院时只有 30 周，出血不多，母亲生命体征稳定，胎儿情况良好，适合期待疗法。

（1）期待疗法：适合孕周<34 周，胎儿体重<2 000 g，胎儿、母亲情况良好，阴道出血不多。

（2）保守治疗期间：绝对卧床休息，禁止性生活、阴道检查及肛查；密切观察阴道出血量，加强母胎监护；纠正贫血补充铁剂，保持大便通畅。

（3）抑制宫缩可以用硫酸镁、安宝、阿托西班。每个药物各自有其适应证和注意事项。

安宝运用过程中定期复查相关指标，严格掌握适应证如心脏有合并证禁用安宝。

应用硫酸镁注意镁离子浓度，以防中毒。

（4）终止妊娠方式有阴道分娩和剖宫产分娩。阴道分娩只适合边缘性前置胎盘、胎儿为枕前位、宫颈条件好、产程不长、估计短时间内能结束分娩者。分娩前备血，如果能破膜应尽量早破膜，因为破膜后胎头下降可压迫胎盘前置部位而止血，并可促进子宫收缩加快产程。

中央性前置胎盘和部分性前置胎盘都需要行剖宫产手术。

手术时间选择：孕周 36 周以上，或大量出血，母亲有生命危险；有胎心异常。

手术前准备：充分备血；术前超声胎盘定位，观察胎盘位置决定术中子宫切口的选择，子宫切口的选择原则上应避开胎盘。手术前准备宫腔纱条球囊和1号肠线，以备术中用于止血和 B-Lynch 缝合。准备宫缩剂、止血药以及术后的腹带、沙袋。

手术时可能遇到的情况和处理：

子宫收缩乏力:按摩子宫,使用宫缩剂如巧特欣及欣母沛,B-Lynch缝合,宫腔纱条填塞或BARIC水囊压迫止血,出血难以控制时可以考虑子宫动脉栓塞术。如果合并凝血功能障碍,必要时做子宫次全或全切除术。

术中因胎盘部分植入,可以行局部梭行切除部分子宫肌组织,再缝合止血。大部分胎盘植入不可强行牵拉,活动性出血无法纠正时,应行子宫次全或全切除术;若出血少,可考虑胎盘原位保留,术后药物处理。

如果胎盘植入穿透浆膜层需要子宫切除。

手术中如果发生失血性休克,在正确估计出血量的基础上充分补充血容量和凝血因子。术后处理:术后仍要加强宫缩,给予抗感染。防止产后出血。

六、思考题

1. 前置胎盘的临床表现和分类有哪些?
2. 前置胎盘与其他产前出血的鉴别诊断? 前置胎盘的处理原则?
3. 前置胎盘大出血应如何处理?

七、推荐阅读文献

1. 谢幸,苟文丽.妇产科学[M].8版.北京:人民卫生出版社,2013.
2. 段涛,丰有吉,狄文主译.威廉姆斯产科学[M].21版.山东:科学技术出版社,2001.

八、诊疗流程图

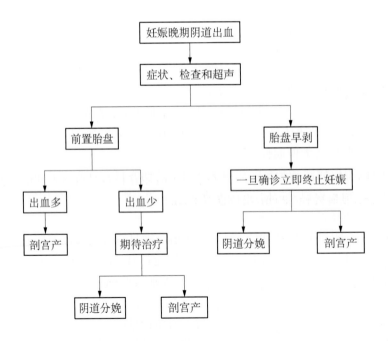

（申屠敏　杨祖菁）

胎盘早剥

一、病历资料

1. 现病史

孕妇,29 岁。因"G_1P_0,孕 38^{+6} 周,胎儿左侧膈疝,羊水过多"入院待产。LMP 2012 - 8 - 25,EDC 2013 - 6 - 2,停经 35 天,查尿 β - HCG(+),孕 2 月时出现轻微早孕反应(恶心、呕吐),2012 - 10 - 12 停经 1 月余 B 超检查提示宫内妊娠,孕 5 月出现胎动,胎动好,定期做产前检查,未见明显异常,血清学产前筛查提示低风险。孕 23 周上海围产监护会诊中心诊断"胎儿膈疝?",孕 37 周我院产前检查磁共振提示"胎儿左侧膈膨升可能性大",孕 38 周我院产前检查 B 超检查提示"胎儿左侧膈疝,羊水过多"。孕期经过良好,无头晕头痛、呕吐等,食欲可,大小便如常,孕期体重增加 13 kg。

2. 既往史

无手术外伤史,无重大脏器疾病史,无家族性及遗传性疾病史。生育史 0 - 0 - 0 - 0,平素月经规则,初潮 13 岁,周期 5/(33～35)天,量中,无痛经。

3. 体格检查

查体:营养中等,无贫血貌,水肿(一),T 36.5℃,P 75 次/min,R 18 次/min,BP 119 mmHg/80 mmHg;心律齐,有力,各瓣膜听诊区未闻及杂音;双肺呼吸音清,未闻及干湿啰音;肝脾未触及;下肢水肿(一),神经系统检查(一)。

4. 产科检查

腹膨隆,胎位 LOA,胎动好;腹围 101 cm,宫高 37 cm,胎儿体重估计 3 400 g。骨盆测量:髂棘间径 25 cm,髂嵴间径 27 cm,骶耻外径 19 cm,出口横径 9 cm。

5. 实验室和影像学检查

- 血常规:WBC 12.90×10^9/L,N 86%,Hb 124 g/L,PLT 176.00×10^9/L,CRP 40 mg/L,HCT 37%。
- DIC 全套:PT 10.0 s,INR 0.92,Fib 3.86 g/L,TT 11.80 s,D-二聚体 1.07 mg/L,抗凝血酶活性测定 87%。
- 尿、肝肾功能、血糖、心电图均正常。
- B 超检查:双顶径 100 mm,头围 358 mm,股骨长 71.2 mm,腹围无法测及。胎盘前壁Ⅱ～Ⅲ。羊水最大深度 89 mm,S/D 2,胎儿左侧胸腔见肝脏、胃泡样回声,心脏右移。

二、诊治经过

入院后初步诊断：G_1P_0，孕 38^{+6} 周，胎儿左侧膈疝，羊水过多。

入院后给予常规化验检查，加强监护，定期监测羊水量，与儿外科联系分娩时机。

患者孕 40 周，因胎儿畸形可能（膈疝可能），产妇骨盆正常，羊水过多行水囊引产术。球囊放置过程顺利，无出血。放置球囊后 10 h 临产，取出球囊，12 h 后，宫口开 5～6 cm，羊囊鼓，给予宫缩间隙人工破膜，缓慢放羊水。羊水量多，血性，胎心好，宫口开 5 cm，考虑胎盘早剥可能，拟急诊手术终止妊娠。

术中胎儿娩出后，查胎盘附着于子宫后壁，胎盘以儿面方式立即剥离，完整，见陈旧血块约 100 ml，无明显压迹。术后检查胎盘诊断为胎盘早剥。

新生儿由儿内科和儿外科 EXIT 处理后转儿科病房。

三、病历分析

1. 病史特点

（1）产妇 29 岁，因孕 38^{+6} 周，G_1P_0，胎儿左侧膈疝，羊水过多入院。

（2）否认外伤史，无阴道出血，腹痛。

（3）超声：羊水过多，胎儿左侧膈疝。

（4）产程中宫口 5 cm 人工破膜发现血性羊水。

（5）术后检查胎盘母体面附着暗红凝血块及压迹证实为胎盘早剥。

2. 诊断与诊断依据

（1）孕妇 29 岁，G_1P_0，孕 38^{+6} 周，胎儿左侧膈疝，羊水过多入院。

（2）0－0－0－0，平素月经规则，初潮 13 岁，周期 5/(33～35)天，量中，无痛经，LMP 2012－8－25，EDC 2013－6－2，停经 35 天，查尿 β－HCG(＋)，孕 2 月出现轻微早孕反应（恶心、呕吐），2010－10－12 停经 1 月余 B 超检查提示宫内妊娠，孕 5 月出现胎动，胎动好，定期做产前检查，未见明显异常，孕 23 周，会诊中心诊断"胎儿膈疝？"。

（3）体检：一般情况好，腹膨隆，胎位 LOA，胎动好；腹围 101 cm，宫高 37 cm，胎儿体重估计 3 400 g。骨盆测量：髂棘间径 25 cm，髂嵴间径 27 cm，骶耻外径 19 cm，出口横径 9 cm；腹部软，无宫缩，无阴道出血。

（4）入院球囊引产后临产，宫口开 5 cm 时人工破膜发现血性羊水，行剖宫产手术时发现胎盘有暗红凝血块及压迹。

3. 鉴别诊断

前置胎盘：人工破膜时发现血性羊水，可能为前置胎盘，因触及胎盘引起的出血，但是产妇超声检查胎盘位置正常。产妇有羊水过多，有胎盘早剥的高危因素，阴道出现血性羊水这是胎盘早剥的特征，由于宫口开 5 cm，这时候腹痛很难鉴别是宫缩痛还是胎盘早剥引起的。术后检查发现胎盘上有陈旧性凝血块及压迹，证实是胎盘早剥。

四、处理方案及基本依据理由

此产妇已经足月，羊水过多，在产程中人工破膜，缓慢放羊水，发现血性羊水，短期之内无法阴道分娩，立即行剖宫产术。

由于及时人工破膜,帮助缓解宫腔内的压力,处理及时,所以剥离面积不大,预后良好。

五、要点与讨论

妊娠 20 周后或分娩期,正常位置的胎盘在胎儿娩出前,部分或全部从子宫壁剥离,称为胎盘早剥(placental abruption)。胎盘早剥发病率在国外为 1%~2%,国内为 0.46%~2.1%。属于妊娠晚期严重并发症,起病急,发展快,若处理不及时可危及母儿生命。

早发性胎盘早剥,发生在孕周比较小的产妇。

1. 病因

(1) 孕妇血管病变。

(2) 宫腔内压力骤减。

(3) 机械性因素如外伤。

(4) 其他高危因素。

本病例就是因为羊水过多,人工破膜后引起宫腔内压力突然降低发生胎盘早剥。

2. 临床表现与分型

根据病情严重程度将胎盘早剥分为 3 度。

Ⅰ度:外出血为主,多见于分娩期,胎盘剥离面积小,常无腹痛或腹痛轻微,贫血体征不明显。腹部检查见子宫软,大小与妊娠孕周相符,胎位清楚,胎心率正常,产后检查见胎盘母体面有凝血块及压迹可以诊断。

Ⅱ度:胎盘剥离面 1/3 左右,常有突然发生的持续性腹痛、腰酸或腰背痛,疼痛的程度与胎盘后积血多少成正比。无阴道流血或流血量不多,贫血程度与阴道流血量不相符。腹部检查见子宫大于妊娠周数,宫底随胎盘后血肿增大而升高。胎盘附着处压痛明显(胎盘位于后壁则不明显),宫缩有间歇,胎儿可扪及,胎儿存活。

Ⅲ度:胎盘剥离面超过胎盘面积的 1/2,临床表现较Ⅱ度加重,可出现恶心、呕吐、面色苍白、四肢湿冷、脉搏细数、血压下降等休克症状,并且休克程度大多与母血丢失成比例。腹部检查见子宫硬如板状,宫缩间隙时不能放松,胎位扪不清,胎心消失。如无凝血功能障碍属Ⅲa、有凝血功能障碍者属Ⅲb。

慢性胎盘早剥:少数病例胎盘后血肿形成,出血可完全停止而不分娩。

注意胎盘隐性剥离时往往无法正确估计出血量。休克程度与外出血不成正比。

本案例产妇属于胎盘Ⅰ度剥离。

3. 诊断思路

依据病史、症状、体征、结合辅助检查结果做出临床诊断并不困难。怀疑有胎盘早剥时,应当马上做超声检查,观察胎盘是否有剥离以及剥离的部位和面积。对于有血管病变的并发症,突然出现的腹痛,子宫持续地不放松,胎心监护出现基线变异差都要及时想到是胎盘早剥可能,应马上做超声检查,同时做手术前的准备。

4. 治疗要点

胎盘早剥如果处理不及时会引起胎儿宫内死亡、DIC、急性肾衰竭和羊水栓塞。预后取决于处理是否及时与恰当。治疗原则为尽早识别、积极处理休克,及时终止妊娠、控制 DIC,减少并发症。

(1) 如果有休克,纠正休克,建立静脉通道,迅速补充血容量,改善血液循环,根据血红蛋白的多少输注少浆血、血小板、血浆、冷沉淀、纤维蛋白原,在补充血容量的同时补充凝血因子。使得红细胞压积保持 30% 以上,尿量 >30 ml/h。

(2) 病情轻,宫口已扩张,估计能够短时间结束分娩的,应经阴道分娩的。先人工破膜使羊水缓慢流出,缩小子宫容积,降低宫腔内压力,尽快让胎儿娩出。

如果不能短期内经阴道娩出的,病情重的,有凝血功能障碍的尽早行剖宫产术。准备手术的同时纠正母亲低血容量、贫血和低氧血症,以恢复和维持胎盘功能,这些是对胎儿有利的重要措施。

(3) 并发症的处理。

产后出血:持续按摩宫体,加强宫缩剂的运用,有凝血功能障碍的须处理。

凝血功能障碍的处理:根据中心静脉压,补足血容量,补充凝血因子如冷沉淀、凝血酶原复合物(PPSB)、纤维蛋白原、新鲜冰冻血浆等。

若患者尿量<30 ml/h,提示血容量不足,应及时补充血容量,以防肾功能衰竭;必要时用呋塞米利尿 20~40 mg 静推。

子宫胎盘卒中:广泛的血液浸入子宫肌层并达浆膜下,这种子宫胎盘卒中现象,不会导致严重的产后出血,只需加强宫缩,必要时热盐水敷,出现子宫胎盘卒中不是子宫切除的指征。

胎盘早剥的预后取决于早期诊断,应及时输液以及输血,此外,尽快终止妊娠也是关键。

六、思考题

1. 胎盘早剥的发生原因是什么?
2. 胎盘早剥与前置胎盘的鉴别诊断是什么?
3. 胎盘早剥严重的并发症是什么?
4. 胎盘早剥处理原则有哪些?

七、推荐阅读文献

1. 段涛,丰有吉,狄文主译.威廉姆斯产科学[M].21 版.山东:科学技术出版社,2001.
2. 谢幸,苟文丽.妇产科学[M].8 版.北京:人民卫生出版社,2013.

八、诊疗流程图

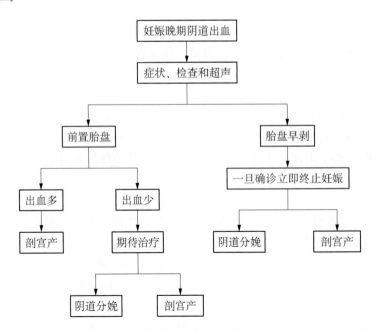

（申屠敏　杨祖菁）

案例 26
胎盘血管前置破裂

一、病历资料

1. 现病史

孕妇,33 岁,生育史 0-0-0-0,平素月经规则,初潮 12 岁,5/30 天,量中,无痛经,LMP 2013-3-20,EDC 2013-12-27,停经 40^+ 天,查尿 β-HCG(+),孕 2 月时出现轻微早孕反应(恶心、呕吐),孕 5 月出现胎动,胎动好,定期在本院做产前检查,唐氏筛查低危,OGTT(一),孕期血压正常,历次 B 超检查与孕周相符合,自孕 31 周起出现下肢水肿(+),尿蛋白(一),实验室检查均正常。2013 年 12 月 20 日,孕 39 周,9:00 因有 5~6 min 一次宫缩,查宫口开 1 指,拟"G_1P_0,孕 39 周,临产"急诊入产房,孕期体重增加 13 kg。

2. 既往史

无外伤手术史,无高血压、心脏病、糖尿病等慢性疾病史,无家族性、遗传性疾病史。

3. 体格检查

T 37.0℃, P 100 次/min, R 20 次/min, BP 100 mmHg/65 mmHg,神清,营养中等,Ht 163 cm,无贫血貌,无皮肤巩膜黄染,水肿(+);心律齐,有力,各瓣膜听诊区未闻及杂音;双肺呼吸音清,未闻及干湿啰音;肝脾未触及,腹膨隆,神经系统(一)。

产科检查:胎位 LOA,胎动好;腹围 90 cm,宫高 32 cm,胎儿体重估计 3 200 g。骨盆测量:23-26-18-8.5(cm),宫缩 4~5 min,中,查宫口开 1 指,先露 S^{-2},膜未破。

4. 实验室和影像学检查

血 Rt:CRP 23 mg/L, WBC $10.60×10^9$/L, N 78.7%, Hb 100 g/L, PLT $277.00×10^9$/L。

B 超检查:头位,胎儿体重约 3 200 g。

二、诊治经过

1. 入院后初步诊断

G_1P_0,孕 39 周,临产。

2. 诊治经过

2013 年 12 月 20 日 14:00 宫口开至 3 cm 时,胎膜自破,羊水清,之后伴随着一阵血性羊水,CST 示胎心减慢至 90~110 次/min,持续 1 min,立即以"胎窘"行剖宫产术,术中娩出 1 男婴,Apgar 评分 5 分,立即予以气管插管抢救,5 min 后,Apgar 评分 9 分,新生儿 Wt 3 100 g,后转儿科进一步治疗。检查胎盘大小 22 cm×20 cm×2.5 cm,脐带为帆状附着,脐血管根部距离胎盘边缘约 6.0 cm,血管在胎膜中呈扇形分布,胎膜破口处位于帆状胎膜内,破口处有一脐血管分支破裂,管径约 3 mm,断端见有 2 cm 血栓。术后,产妇如期恢复,术后 5 天出院。

三、病例分析

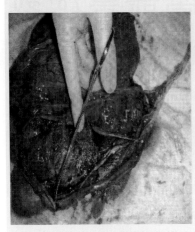

图 26-1　血管前置破裂

1. 病史特点

(1) 孕妇,33 岁,生育史 0-0-0-0,有定期的产前检查。

(2) 因孕 39 周,临产入院,14:00 宫口开至 3 cm 时,胎膜自破,伴随着一阵血性羊水,CST 示胎心减慢至 90～110 次/min,持续 1 min,立即以"胎窘"行剖宫产术,新生儿为男婴,Apgar 评分 5 分,予以气管插管抢救后转儿科进一步治疗。检查胎盘:脐带为帆状附着,脐血管根部距离胎盘边缘约 6.0 cm,血管在胎膜中呈扇形分布,胎膜破口处位于帆状胎膜内,破口处有一脐血管分支破裂,管径约 3 mm,断端见有 2 cm 血栓(见图 26-1)。

(3) 体检:神清,营养中等,Ht 163 cm,无贫血貌,无皮肤巩膜黄染,水肿(+),T 37.0℃, P 100 次/min, R 20 次/min, BP 100 mmHg/65 mmHg;心律齐,有力,各瓣膜听诊区未闻及杂音;双肺呼吸音清,未闻及干湿啰音;肝脾未触及,腹膨隆,神经系统(-)。

(4) 产科检查

胎位 LOA,胎动好;腹围 90 cm,宫高 32 cm,胎儿体重估计 3 200 g。骨盆测量:23-26-18-8.5 (cm),宫缩 4～5 次/min,中,查宫口开 1 指,先露 S^{-2},胎膜未破。

(5) 辅助检查:血 Rt:WBC $10.00×10^9$/L, N 76.7%, Hb 106 g/L, PLT $200.00×10^9$/L,肝肾功能指标,DIC、EKG 等均正常。

2. 诊断与诊断依据

诊断:G_1P_1,孕 39 周,前置血管破裂,脐带帆状附着,新生儿青紫窒息。

诊断依据:

(1) G_1P_1,孕 39 周:根据末次月经,尿 β-HCG(+)和早孕反应出现时间,最早 B 超检查,孕 39 周可以明确诊断。

(2) 前置血管破裂:孕妇胎膜自破,伴随着一阵血性羊水,CST 示胎心减慢至 90～110 次/min,持续 1 min,产后检查胎盘:脐带为帆状附着,脐血管根部距离胎盘边缘约 6.0 cm,血管在胎膜中呈扇形分布,胎膜破口处位于帆状胎膜内,破口处有一脐血管分支破裂,管径约 3 mm,断端见有 2 cm 血栓(见图 26-1)。

(3) 新生儿青紫窒息:该患儿 Apgar 评分为 5 分,故诊断新生儿青紫窒息。

3. 鉴别诊断

必须与前置胎盘、胎盘早剥和胎盘边缘血窦破裂相鉴别。根据临床表现及 B 超检查等以及产后胎盘和脐带检查可区别。

四、处理方案及基本依据

(1) 治疗方案:立即剖宫产分娩。

（2）依据：因孕妇宫口仅 3 cm，不能立即经阴道分娩，胎儿存活，故宜剖宫产分娩。

五、要点与讨论

1. 有关血管前置破裂的命名

脐带帆状附着是指脐带附着于胎膜上，脐带血管通过羊膜与绒毛膜之间进入胎盘，当胎盘血管越过子宫下段或胎膜跨过宫颈内口时则成为前置血管（vasa praevia），当胎膜破裂时，易造成血管破裂出血，胎儿血液外流，出血量达 200～300 ml，可导致胎儿死亡。

2. 血管前置破裂的临床表现

（1）胎心异常：常常会有胎儿心动过缓、正弦胎心率和胎心不规则改变，胎先露部下降，压迫帆状附着的血管，是导致胎心率改变的原因，上述胎心率改变不是前置血管的特异性变化，但它的出现，应考虑到前置血管的可能性。

（2）胎膜自行破裂时伴有异常出血，如伴随破膜后，有一阵鲜红的血液流出，如出血少也可以和羊水混合流出，呈洗肉水样。

（3）人工破膜前检查时发现胎膜上有血管搏动，或人工破膜前检查时伴有异常出血，伴有胎心率改变，此时应怀疑前置血管破裂。

3. 前置血管破裂的诊断思路

前置血管破裂最主要是对胎儿生命威胁极大，围产儿病死率高达 58%～100%。对于存在有前置血管相伴的高危险因素的如前置胎盘、双叶胎盘、副胎盘、多胎妊娠和胎儿畸形（如尿路畸形、脊柱裂、心室间隔缺损、单脐动脉）等，可应用彩色多普勒超声（经阴道）产前诊断前置血管，可降低胎儿病死率。经腹灰阶超声显像见临近宫颈内口处有平行或环绕的回声线者，经阴道内彩色多普勒超声检查证实为前置血管。若产前疏漏，临产后识别前置血管要点在于：

（1）阴道检查时，通过已扩张的子宫颈，在胎先露部前的胎膜上扪及索状、有搏动的动脉。

（2）当产程中出现胎心不规则时，在破膜前作羊膜镜检查有诊断价值。

（3）胎膜破裂时，阴道流血，伴胎心率变化，不规则甚至消失。

（4）取阴道血，可作以下常用的检查：①显微镜下观测红细胞的来源一般用观察有核红细胞来区别出血的来源，如有较多的有核红细胞，提示血液来自胎儿的可能性很大，但这并非十分具有特征性的方法。②ApT 试验：取试管置阴道血 2～3 ml，加等量水，以 2 000 r/min（转/分）离心，采集上清液加 1% NaOH，观察 2 min，如为母血，色为棕黄，如为胎儿血，则仍为粉红。③Ogita 试验：取试管置阴道血 1 滴加 5 滴碱性液（0.1 g 分子量 KOH）摇晃 2 min，加 10 滴预先制备的溶液（400 ml 的 50% 饱和硫酸铵及 1 ml 的 10 g 分子量盐酸），其混合液以毛细管滴于滤纸上成为直径 20 mm 一个圆圈，在 30 s 内，如为变性成人血红蛋白及细胞碎片，则仍位于中心，而抗碱性的胎儿血红蛋白则会在周围形成一个带色的圈。

4. 前置血管破裂的治疗要点

（1）如在产前已确诊为前置血管，应在孕 37～38 周终止妊娠，以避免临产后胎头下降过程中，造成前置血管受压或破裂而危及胎儿生命。分娩方式选择剖宫产。

（2）临产后，前置血管破裂一旦诊断明确，应迅速终止妊娠。①如宫口开全可选择阴道助产。②宫口未开全者经阴道分娩可能加重先露对前置血管的压迫甚至断裂出血，导致死产或新生儿死亡，因此当胎儿存活时应立即剖宫产为宜，必须强调的是，当胎儿失血到一定量后，胎儿变化急转直下，手术开始前必须再次听胎心，以避免不必要的剖宫产术。③分娩时应做好抢救新生儿窒息的准备，注意补充血容量，最简便的方法是在断脐前将脐血挤向新生儿以纠正贫血。

六、思考题

1. 什么是血管前置破裂?
2. 血管前置破裂的临床表现有哪些?
3. 血管前置破裂的临床处理有哪些?

七、推荐阅读文献

1. 乐杰.妇产科学[M].7版,北京:人民卫生出版社,2010:213-214.
2. 陈秀兰,李胜利,欧阳淑媛.血管前置的产前超声诊断研究[J].中华医学超声杂志(电子版),2011,8(4):730-736.

八、诊疗流程图

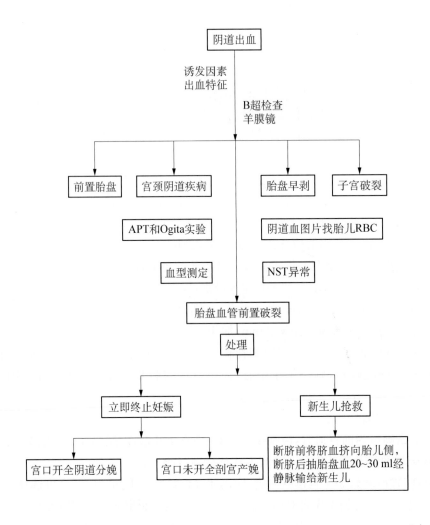

（金敏菲　杨祖菁）

植入性胎盘

一、病历资料

1. 现病史

孕妇,34 岁,因"G_4P_1,孕 34^{+4} 周,凶险性前置胎盘,胎盘植入可能"入院待产。平素月经规则,初潮 18 岁,5/28 天,量中,无痛经,LMP 2014 - 6 - 20,EDC 2015 - 3 - 27,停经 30^+ 天,查尿 β - HCG(+),孕 2 月时出现轻微早孕反应(恶心、呕吐),孕 5 月出现胎动,胎动好,定期在外院做产前检查,无创 DNA 检查示低风险,早孕期 B 超检查提示胎盘边缘完全覆盖宫颈内口,植入不能排除;患者定期复查 B 超检查均提示前置胎盘,胎盘植入可能,孕期无阴道出血,孕 32 周 MRI 检查提示"植入性胎盘可能";OGTT: 4.46 - 10.35 - 8.79 mmol/L,无多饮多尿多食,饮食控制后自测血糖均正常范围,产检尿酮(一);超声示胎儿发育与孕周相符。

2. 既往史

无外伤手术史,无高血压、心脏病、糖尿病等慢性疾病史。生育史 1 - 0 - 3 - 1,2005 年因羊水过少行剖宫产术,2006 年末次人流。

3. 体格检查

神清,营养中等,无贫血貌,水肿(一),T 37.0℃,P 80 次/min,R 20 次/min,BP 110 mmHg/70 mmHg;心律齐,有力,各瓣膜听诊区未闻及杂音;双肺呼吸音清,未闻及干湿啰音;肝脾未触及,腹膨隆,神经系统(一)。

产科检查:胎位 LOA,胎动好;腹围 95 cm,宫高 34 cm 胎儿体重估计 2 600 g。骨盆测量:23 - 26 - 18 - 8.5(cm)。

4. 实验室和影像学检查

血 Rt:WBC $10.60×10^9$/L,N 78.7%,Hb 100 g/L,PLT $277.00×10^9$/L,肝肾功能指标、DIC、EKG 等均正常。

B 超检查:胎盘位于子宫下段、完全覆盖宫颈内口,子宫下段前壁肌层尚可见,厚约 6 mm,与胎盘之间分界欠清,近宫颈内口处下段肌层局部血流丰富,似漩涡状(见图 27 - 1)。

MRI:完全性前置胎盘,伴胎盘植入。胎儿 MRI 未见明显异常(见图 27 - 2)。

二、诊治经过

初步诊断:G_4P_1,孕 34^{+4} 周,植入性胎盘,凶险性前置胎盘,瘢痕子宫,妊娠期糖尿病。

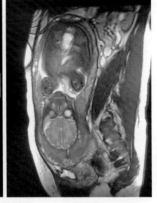

图 27-1　超声示:胎盘植入　　　　　图 27-2　MRI 示:胎盘植入

　　入院后完善各项检查,B 超检查多次提示胎盘前壁局部血流丰富,考虑凶险前置胎盘并植入,进一步 MRI 检查提示胎盘穿透子宫肌层,植入膀胱可能。拟择期手术终止妊娠。术前请麻醉科、影像科、SICU、泌尿外科等会诊,完善围手术期准备,讨论手术顺序及充分考虑手术中可能出现的风险,血库大备血(红悬液 8 IU,血浆 400 ml,冷沉淀 10 IU,纤维蛋白原 4 g, PPSB 1 瓶)做好防止出血准备,备宫缩剂,预备 B-Lynch 缝合、髂内动脉球囊闭塞、子宫动脉栓塞、子宫球囊填塞等,备全子宫切除术等方案;与家属充分沟通,告知疾病情况、手术方案和可能出现的状况和预防预案。在孕 36^{+1} 周时行膀胱镜探查+双侧输尿管支架置入术+DSA 髂内动脉球囊闭塞术+子宫下段横切口剖宫产术+双侧输卵管结扎术+DSA 子宫动脉高选择性造影栓塞术。术前,在持续胎心监护下,先用膀胱镜检查见胎盘未穿透膀胱,置入双 J 管;在 DSA 下髂内动脉放置球囊;随后在全身麻醉下行剖宫产术,胎儿娩出后胎盘部分剥离,出血量大且迅速,纱布压迫,宫体注射缩宫素 20 IU+欣母沛一支,巧特欣一支静脉注射,髂内动脉球囊闭塞,出血速度明显减慢,再徒手剥离胎盘,严密止血;给予 BAKRI 水囊从宫腔内置入,用 I/O 可吸收线连续缝合子宫切口,BAKRI 阴道内注水口注入 210 ml 生理盐水,水囊充盈压迫子宫下段胎盘附着处,检查切口无出血,行近端包埋远端游离双侧输卵管结扎术。术中出血 2 000 ml,尿量 450 ml;按压宫底阴道检查见新鲜血块约 500 ml。再次给予欣母沛一支促宫缩。BAKRI 球囊引流量少,色暗红。手术经过顺利,术中产妇共输少浆血 5 IU,新鲜冰冻血浆 600 ml,冷沉淀 10 IU,晶体 1 000 ml,胶体 500 ml,生命体征平稳,气管插管下转入 ICU。转入 ICU 后给予头孢曲松钠、甲硝唑、拜复乐联合预防感染,给予奥美拉唑保护胃黏膜,谷胱甘肽保肝加强营养,缩宫素维持使用促进子宫收缩;入室后当晚患者一般情况良好,拔除气管插管,胎盘娩出后 24 h 内共出血 3 420 ml,少浆血 11 IU,血浆 600 ml,冷沉淀 10 U,因无凝血功能异常,故未给予 PPSB 等治疗。因仍有间断阴道出血,术后第一天 BAKRI 水囊充水至 300 ml 压迫宫腔止血,下午在 B 超检查引导下拔出 BAKRI 水囊;给予白蛋白纠正低蛋白血症,术后第 4 天出现双下肢水肿,下肢动静脉超声后排除血栓,后双下肢水肿自动好转;术后第 7 天联系泌尿外科拔除双 J 管,术后第 8 天一般情况良好,出院。

三、病例分析

1. 病史特点

　　(1) 孕妇,34 岁,生育史 1-0-3-1,2005 年行剖宫产术,曾先后 3 次行人工流产术。

　　(2) 此次妊娠,患者多次 B 超检查均提示前置胎盘,胎盘植入可能,MRI 检查也证实为植入性胎盘,孕期无阴道出血;伴有妊娠期糖尿病,血糖控制良好。

　　(3) 体检:神清,无贫血貌,水肿(-),心律齐,有力,各瓣膜听诊区未闻及杂音;双肺呼吸音清,未闻及干湿啰音;肝脾未触及,腹膨隆,神经系统(-)。

（4）产科检查：胎位 LOA，胎动好；腹围 95 cm，宫高 34 cm。骨盆测量：23 - 26 - 18 - 8.5（cm）。

（5）辅助检查：

B 超检查：胎盘位于子宫下段、完全覆盖宫颈内口，子宫下段前壁肌层尚可见，厚约 6 mm，与胎盘之间分界欠清，近宫颈内口处下段肌层局部血流丰富。

MRI：完全性前置胎盘，伴胎盘植入。胎儿 MRI 未见明显异常。

2. 诊断与诊断依据

（1）诊断：G_4P_1，孕 34^{+4} 周，植入性胎盘，凶险性前置胎盘，瘢痕子宫，妊娠期糖尿病。

（2）诊断依据：植入性胎盘：①患者 34 岁；②剖宫产 1 次，曾流产 3 次；③孕妇为凶险性前置胎盘：前次剖宫产史，本次妊娠为前置胎盘，胎盘附着在子宫瘢痕，并伴有胎盘植入，孕期无阴道出血；④B 超检查和 MRI 支持植入性胎盘诊断。

3. 鉴别诊断

主要是与子宫破裂、胎盘早剥、脾破裂和残角子宫破裂（中孕）鉴别，根据病史、体征和 B 超检查等检查能作出明确诊断。

四、处理方案及基本依据

（1）治疗方案：

① 因孕妇已孕 34^{+4} 周，凶险性前置胎盘伴胎盘植入可能，拟择期手术终止妊娠。

② 术前麻醉科、DSA、ICU、泌尿外科等会诊，完善围手术期准备，血库大备血（红悬液 8 IU，血浆 400 ml，冷沉淀 10 IU，纤维蛋白原 4 g，PPSB 1 瓶）做好防止出血准备，备宫缩剂。

③ 手术方案：膀胱镜探查＋双侧输尿管支架置入术＋DSA（数字减影血管造影，digital subtraction angiography，DSA）＋髂内动脉球囊闭塞术＋子宫下段横切口剖宫产术＋双侧输卵管结扎术＋DSA 子宫动脉高选择性造影栓塞术。

④ 术后根据胎盘植入情况再决定使用米非司酮治疗。

（2）依据：这个手术方案使用了先进的医疗器械和医疗手段，使原来传统手术方法的风险极大地降低了，能达到尽量减少术中出血、保留子宫及减少膀胱损伤的要求。

五、要点与讨论

1. 有关植入性胎盘的命名与分类

（1）命名胎盘植入（placental implantation abnormality，PIA）指因原发性蜕膜发育不全、创伤性子宫内膜缺陷导致继发性蜕膜发育不良等，使妊娠后子宫底蜕膜部分性或全部性缺乏，胎盘直接侵入子宫肌层。

（2）分类：①粘连性胎盘植入：胎盘绒毛直接与子宫肌层接触，两者之间无底蜕膜；②植入性胎盘植入：胎盘绒毛侵及子宫肌层；③穿透性胎盘植入：胎盘绒毛达子宫浆膜层，甚至穿透该层达膀胱和直肠（见图 27 - 3）。

2. 植入性胎盘的临床表现

植入合并前置胎盘，可表现为妊娠期阴道出血。穿透性胎盘患者早期往往以腹痛为主诉，多误诊为阑尾炎或胎盘早

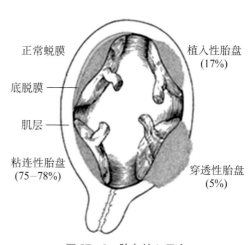

正常蜕膜　　植入性胎盘（17%）

底脱膜

肌层

粘连性胎盘（75—78%）　　穿透性胎盘（5%）

图 27 - 3　胎盘植入示意

剥;重者穿透子宫肌层导致子宫破裂,表现为突发剧烈腹痛、腹腔内出血伴失血性休克及死胎。孕妇出现肉眼血尿常提示膀胱受侵。

3. 植入性胎盘的诊断思路

（1）高危因素。

① 高龄孕妇,特别是年龄≥35岁者,因随着年龄的增长,血管内皮进行性损害以及蜕膜发育不良,发生胎盘植入的概率增高。

② 有剖宫产史、多次流产刮宫史、手剥胎盘史及其他子宫手术史者,子宫内膜基底层破坏而不能将功能层修复,尤其伴有感染如子宫内膜炎、Asherman's综合征者,则再次妊娠后易发生胎盘植入。

③ 胎盘附着部位异常,如前置胎盘,因子宫下段内膜较薄,胎盘绒毛易侵至子宫肌层。

④ 有盆腔放疗史者,放射线可使蜕膜发生缺损而易致胎盘种植异常。其中,尤其是孕妇年龄≥35岁和前置胎盘是胎盘植入的两个独立高危因素,就应考虑有植入性胎盘的可能。

（2）辅助检查。

① B超检查特点:广泛胎盘实质内腔隙血流;局灶胎盘实质内腔隙血流;膀胱子宫浆膜交界面出现过多血管;胎盘基底可见明显静脉丛;胎盘基底血流信号消失。

② 灰阶检查:灰阶作为一种新型的数字编码超声波技术,对血管、血流及其周围软组织的分辨率很高。正常的子宫肌层和胎盘后子宫肌层内的血管系统在行灰阶检查时表现为胎盘和膀胱间低回声区。有胎盘植入时则表现为:胎盘后低回声区进行性变薄、消失;胎盘内出现"瑞士干酪"样回声暗区(胎盘内出现腔隙血流的部位往往缺乏胎盘实质性组织,声像上显示多个暗区,似"瑞士干酪"样)以及无回声区;膀胱壁与子宫浆膜层间距变小;膀胱内面局部突起。

③ MRI表现:胎盘植入部子宫壁明显变薄;局部胎盘与子宫壁分界不清;可穿透子宫壁,侵袭临近脏器如膀胱。

（3）实验室检查。

① 孕妇血清肌酸激酶(CK):CK升高的原因可能是滋养细胞侵入子宫肌层并破坏肌细胞,从而使CK释放入母血。因此前置胎盘孕妇血清中出现无法解释的CK升高,提示可能存在胎盘植入。

② 孕妇血清游离胎儿DNA:胎盘滋养细胞直接侵入子宫肌层,或经破坏的母胎屏障渗漏到母体后,受到母亲免疫系统的攻击,滋养细胞破裂释放胎儿DNA进入母血;也可能由于胎儿细胞凋亡后释放胎儿DNA入血浆,然后通过胎盘进入母体循环。对有前置胎盘、剖宫产史及其他子宫手术史的孕妇,血清游离胎儿DNA的测定有助于胎盘植入的诊断,但有技术的限制,仅限于男胎。

③ 孕妇血清甲胎球蛋白(AFP):孕妇血清AFP明显升高时,在排除胎儿畸形的情况下,应重点考虑胎盘植入。

（4）病理检查是金标准,但往往是术后才能明确诊断。

4. 凶险性前置胎盘伴植入性胎盘的治疗要点

凶险性前置胎盘伴植入性胎盘一旦明确诊断,就要积极做好术前准备,如纠正贫血、大备血等,治疗包括手术和保守治疗。根据失血量、失血速度和患者对生育的要求而定。

（1）手术治疗:主要行全子宫切除或次全子宫切除术。特点:能迅速、彻底止血,但易使产妇丧失生育能力甚至损伤临近脏器。

（2）保守治疗:随着医疗水平的不断提高,特别是在综合性医院,多科室(麻醉科、泌尿外科、ICU)的协作,使保守治疗成功率不断提高。在DSA室,术前麻醉成功后,先行膀胱镜探查,可了解胎盘是否穿透至膀胱,然后双侧输尿管支架置入术,万一需行子宫切除术,可以指导避免损伤输尿管,之后DSA髂内动脉球囊闭塞术,在行子宫下段横切口剖宫产术时如发生大出血,须立即行子宫动脉高选择性造影栓塞术以减少出血。胎儿娩出后,可以徒手剥离胎盘,残余灶用锐刮匙搔刮,剪除、电凝或楔形切除,进一步可给予BAKRI水囊压迫止血。对于仍有少量胎盘植入的,术后可给予口服米非司酮治疗。此种治疗的特点是术时能立即减少出血,能保留生育功能。

六、思考题

1. 什么是植入性胎盘?
2. 植入性胎盘的原因及分类有哪些?
3. 凶险性前置胎盘并发植入性胎盘的临床处理有哪些?

七、推荐阅读文献

1. Rosenberg T,Pariente G,Sergienko R. Critical analysis of risk factors and outcome of placenta previa [J]. Archives of Gynecology and Obstetrics,2011,284(1):47-51.
2. 陈春梅,张军.产前 MRI 诊断胎盘植入[J].中国医学影像技术,2011,27(8):1655-1656.
3. 乐杰.妇产科学[M].7 版.北京:人民卫生出版社,2010:213-214.

八、诊疗流程图

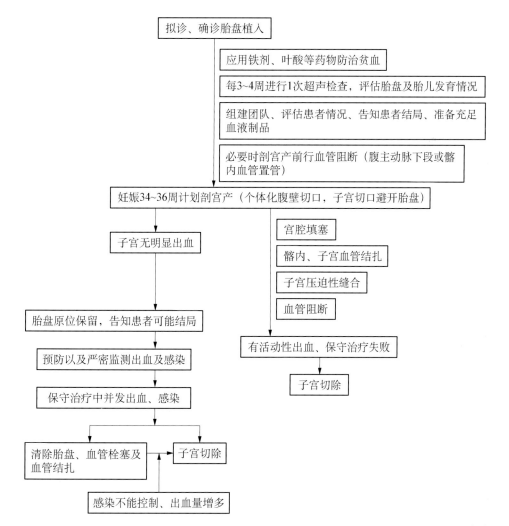

（金敏菲　杨祖菁）

案例 28

胎膜早破

一、病历资料

1. 现病史

孕妇,29 岁,因"孕 39^{+3} 周,阴道流液 1 h 余"入院。平素月经规则 7/30 天,量中,无痛经,LMP 2013 - 6 - 22,EDC 2014 - 3 - 29,停经 40 天,查尿 β - HCG(＋),孕 2 月时出现轻微早孕反应(恶心、呕吐),孕早期 B 超检查核实预产期准确。孕 5 月出现胎动至今,定期产前检查,超声示胎儿发育与孕周相符,唐氏筛查低危,中孕期胎儿畸形筛选 B 超检查未见异常,OGTT(－)。孕中晚期无头痛、头晕及皮肤瘙痒等不适,监测血压正常,自觉胎动佳,无异常腹痛及阴道流血等不适。现孕 39^{+3} 周,入院前 1 h(18: 30)出现阴道流液,量中,色清,无明显不规则腹痛及阴道流血等,遂急诊入院,近期饮食睡眠可,大小便正常,体重增长 12 kg。

2. 既往史、婚育史、家族史

无心、肝、肾等重要脏器疾病史,无肝炎、结核、梅毒等传染病史,无手术外伤史、输血史、药物和食物过敏史。25 岁结婚,生育史 0 - 0 - 1 - 0,2012 年 3 月人工流产 1 次,无家族遗传病史。

3. 体格检查

T 37.0℃, P 80 次/min, R 20 次/min, BP 110 mmHg/70 mmHg;Ht 165 cm, Wt 65 kg。营养中等,无贫血貌,水肿(－),心律齐,有力,各瓣膜听诊区未闻及杂音;双肺呼吸音清,未闻及干湿啰音;肝脾未触及。

4. 产科检查

腹膨隆,腹围 97 cm,宫高 38 cm,胎先露头,半入盆,胎方位 LOA。宫缩 10 min 未触及,子宫压痛(－),胎心 145 次/min,胎动(＋),估计胎儿 Wt 3 400 g。骨盆外测量正常。窥阴器检查:见后穹隆少量羊水池,色清,pH 试纸变色。宫颈 Bishop 评分 8 分。

5. 实验室检查

血常规 WBC $8.80×10^9$/L, N 75.1%, Hb 120 g/L, PLT $160×10^9$/L。

B-链球菌 DNA 扩增:阳性。

CRP＜8 mg/L。

降钙素原 0.06 ng/ml。

尿常规、肝肾功能、心电图检查都是正常范围。

二、诊治经过

入院后诊断为 G_2P_0，孕 39^{+3} 周，胎膜早破。

予产科胎膜早破孕妇护理常规，并予完善检查，加强母胎监护。肝肾功能、凝血血栓全套、CRP、降钙素原等血生化检查未见明显异常。NST 有反应。B 超检查："单胎，头位，AFI 90 mm，S/D 1.9。"根据 B 超检查估计胎儿 Wt 3 350 g 左右。考虑胎儿头盆关系好、宫颈条件成熟、胎心胎动正常、19：30 胎膜早破 1 h 入院，予期待观察、加强母胎监护、头孢唑林钠 2 g 治疗 B 族链球菌感染。胎膜早破 4 h 后自然临产，宫缩良好，产程顺利。第 2 天自然分娩一女婴，出血少。产后观察 2 h 无异常，予转回母婴同室。产后乳汁分泌佳，子宫收缩好，恶露少，第 3 天母女出院。告知产褥期注意事项，预约产后 42 天复查。

三、病历分析

1. 病史特点

(1) 初孕妇，29 岁，0 - 0 - 1 - 0。

(2) 因"孕 39^{+3} 周，阴道流液 1 h 余"急诊入院。

(3) 孕期顺利，无严重的妊娠合并症和并发症。孕晚期无明显诱因下出现阴道流液，量中，色清，无腹胀、腹痛，无阴道见红、流血等。

(4) 体格检查：T 37.0℃，P 80 次/min，R 20 次/min，BP 110 mmHg/70 mmHg。心肺（一）。腹围 97 cm，宫高 38 cm，胎儿估计 3 400 g。胎方位 LOA，胎心正常。骨盆外测量无异常。窥阴器检查见阴道后穹隆少量羊水池，pH 试纸变色。宫颈 Bishop 评分 8 分。

(5) 辅助检查。血、尿常规，肝肾功能、CRP、降钙素原等血生化检查未见异常。B-链球菌 DNA 扩增呈阳性。B 超检查及胎心监测判读结果良好。

2. 诊断与诊断依据

(1) 诊断：G_2P_0，孕 39^{+3} 周，单胎头位（LOA），未临产；胎膜早破；GBS 感染。

(2) 诊断依据。

①初孕妇，29 岁，0 - 0 - 1 - 0，2012 年 3 月人工流产 1 次。②平素月经规则，LMP 2013 - 6 - 22，EDC 2014 - 3 - 29，早孕期 B 超检查核实预产期准确。③因"停经 39^{+3} 周，阴道流液 1 h 余"入院。产科检查：LOA 位，10 min 内未及宫缩，胎心、胎动正常，NST 有反应。阴道后穹隆见少量羊水池，pH 试纸变色。根据病史、体格检查及辅助检查，诊断明确。

3. 鉴别诊断

胎膜早破主要与阴道的黏液相鉴别：阴道黏液有时候量比较多、稀，误认为是羊水，如果给予 pH 试纸测试不会变色，如果是羊水 pH 试纸变色。

给予 IGF 测试，如果为羊水 IGF 显示两条线。

四、处理方案及理由

该孕妇为足月胎膜早破孕妇，孕期顺利，无妊娠并发症和合并症，头盆关系良好，宫颈条件成熟。体格检查和入院后的辅助检查未提示有胎儿宫内窘迫、胎盘早剥、绒毛膜羊膜炎等迹象。予阴道试产、加强母胎监护、适时终止妊娠。B 链球菌感染，故给予头孢唑林钠治疗感染。

五、要点与讨论

1. 病史询问要点

胎膜早破(premature rupture of membrane，PROM)是指胎膜在临产前发生自发性破裂，依据发生的孕周分为足月 PROM 和未足月 PROM(preterm premature rupture of membrane，PPROM)。应根据 PROM 的病因、诱因和高危因素询问以下要点：①母体因素：反复阴道流血、阴道炎、长期应用糖皮质激素、腹部创伤、腹腔内压力突然增加(剧烈咳嗽、排便困难)、吸烟、药物滥用、营养不良、前次妊娠发生 PPROM 史、妊娠晚期性生活频率等。②子宫及胎盘因素：子宫畸形、胎盘早剥、子宫颈功能不全、子宫颈环扎术后、子宫颈锥切术后、子宫颈缩短、先兆早产、子宫过度膨胀(羊水过多、多胎妊娠)、头盆不称、胎位异常(臀位、横位)、绒毛膜羊膜炎、亚临床宫内感染等。

2. 诊断要点

(1) 孕妇主诉突然出现阴道流液或无法控制的漏尿，少数仅感觉外阴较平时湿润。

(2) 体检发现窥阴器检查见阴道后穹隆有羊水积聚、混有胎脂的羊水自子宫颈口流出或查宫口轻顶胎头有羊水流出，可以确证。

(3) 绒毛膜羊膜炎的诊断。阴道流液有臭味，并有发热(T 38℃以上)，母胎心率增快，子宫压痛，白细胞计数增多，C-反应蛋白升高。

隐匿性羊膜腔感染时，无明显发热，但常出现母胎心率增快。阴道流液后，常很快出现宫缩及宫口扩张。

3. 诊断思路

临床表现产妇主诉阴道一阵流液，窥阴器检查发现阴道后穹隆液池。阴道酸碱度测定 pH 试纸变色。

胰岛素样生长因子结合蛋白1(IGFBP-1)检测阳性，IGFBP-1 特异性强，不受血液、精液、尿液和宫颈黏液的影响，主要用于难以确诊且无规律宫缩的可疑 PROM 孕妇。

胎儿纤连蛋白(fetal fibronectin, fFN)测定，当其阳性时，胎膜抗张能力下降，易发生胎膜早破，可用于胎膜早破高危人群的预测。

绒毛膜羊膜炎的诊断：当不明原因母亲发热，胎儿心率增快＞110 次/min，查血象升高，可以诊断为早期绒毛膜羊膜炎。

超声检查：羊水量减少或前羊囊消失。

4. 治疗要点

处理取决于孕周及是否有绒毛膜羊膜炎。

首先对孕妇及胎儿情况进行全面评估，其次根据孕周、母儿情况、当地的医疗水平及孕妇和家属意愿 4 个方面进行临床决策。①妊娠＜24 周，放弃胎儿，终止妊娠；②妊娠 28～35 周孕妇期待治疗，定期监测羊水性状、子宫是否有压痛、体温、母亲及胎儿心率、血常规、CRP、降钙素原等，B 超检查监测羊水量。③妊娠≥35 周，无指征剖宫产者，破膜后 2～12 h 内积极引产。④无论何孕周，一旦明确诊断宫内感染、胎儿窘迫、胎盘早剥等严重并发症时均不宜继续妊娠。

六、思考题

1. 阴道有少量黏性分泌物时如何确诊是胎膜早破？
2. 胎膜早破如何处理？

七、推荐阅读文献

1. 谢幸,苟文丽.妇产科学[M].8 版.北京:人民卫生出版社,2013.

2. 段涛,丰有吉,狄文主译.威廉姆斯产科学[M].21 版.山东:科学技术出版社,2001.

3. 中华医学会妇产科学分会产科学组.胎膜早破的诊断与处理指南(2015)[J].中华妇产科杂志,2015,50(1):3-8.

4. 中华医学会妇产科学分会产科学组.早产的临床诊断与治疗指南(2014)[J].中华妇产科杂志,2014,49(7):481-484.

八、诊疗流程图

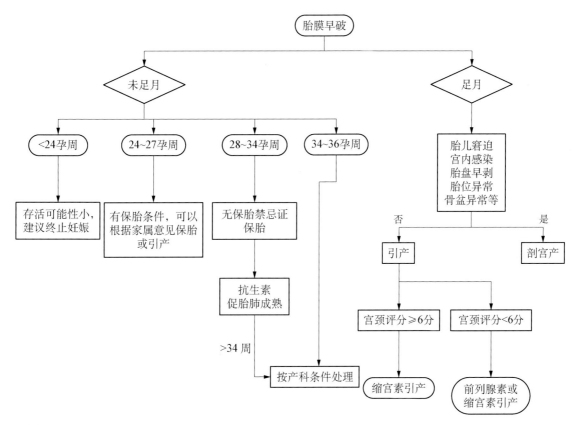

注意点:
1. 无论任何孕周,明确诊断宫内感染、胎儿窘迫或胎盘早剥的,都不宜继续妊娠。
2. GBS 的用药流程,参照具体的规定。
3. PPROM 保胎前需评估胎儿状况,胎儿大小,胎方位,羊水指数,有无胎儿宫内窘迫,有无胎儿畸形。评估母体有无其他合并症。

（申屠敏　杨祖菁）

案例 29

羊水过多

一、病历资料

1. 现病史

孕妇,女性,26 岁。因"G_3P_0,孕 40 周,待产"入院。平素月经周期 29 天,初潮 16 岁,量中。末次月经 2014 - 7 - 22,预产期 2015 - 4 - 29。停经 35 天尿妊娠试验(+),早孕反应轻,停经 18 周起自觉胎动。孕期正规产检:甲状腺功能正常;早期唐氏筛查低危;B 超检查畸形排查胎儿结构未见明显异常;孕妇血型为 B(+),OGTT 三项均正常。孕 27~30 周期间宫高腹围增长过快,孕妇否认胸闷、气喘、不能平卧等不适症状。2015 年 2 月 13 日孕 29^{+3} 周 B 超检查提示羊水指数 25.5 cm。门诊予以行巨细胞病毒、风疹病毒和疱疹病毒三项 IgM 检测均阴性,同时复测 OGTT 三项依次 4.7 - 9.8 - 9.0 mmol/L,妊娠期糖尿病诊断成立,经饮食控制后监测得血糖结果满意。产前诊断咨询后于中医门诊对症治疗。孕期胃纳佳,喜食甜食。孕 40 周 B 超检查示:①单胎头位;②胎儿体重估测:3 958 g±400 g;③胎儿脐血流指数正常;④胎盘下缘距宫颈内口>70 mm;⑤羊水指数 25.4 cm。患者无产兆,拟入院引产。

2. 既往史

2013 年左乳纤维瘤手术史,余系统疾病回顾无殊;否认药物过敏史,否认输血,否认传染病史,否认家族遗传病史。

3. 生育史

26 岁初婚,生育史 0 - 0 - 2 - 0,2 次早孕人流术,此次自然受孕。

4. 体格检查

神清,T 36.5℃,P 90 次/min,R 22 次/min,BP 128 mmHg/77 mmHg,Ht 163 cm,Wt 75 kg,能平卧,无贫血貌。全身浅表淋巴结未扪及。皮肤黏膜无黄染。头颅等外观无殊,颈软,气管居中,甲状腺未扪及肿大。HR 76 次/min,律齐,各瓣区未闻及病理性杂音。两肺呼吸音清,未闻及干湿啰音。腹隆软,无压痛及反跳痛,肝脾肋下触诊不满,肾区无叩痛。脊柱四肢无畸形,双下肢水肿(±),双侧膝反射存在。

5. 产科检查

宫高 40 cm;腹围 115 cm;估计胎儿 Wt 3 900 g±400 g。

胎位头位;胎心 145 次/min;胎动有;宫缩无。

骨盆外测量:26 - 28 - 21 - 9 cm。

阴道检查:宫颈质软、居中、宫口未开,75%容受,先露头 S^{-2}。Bishop 评分 6 分;胎膜未破。

6. 实验室和影像学检查

(1) 实验室检查。

2014 - 11 - 4:血型 B 型,Rh(D)血型阳性,不规则抗体筛选阴性,HbA1c 4.7%。

2014 - 11 - 5:游离 FT_4 1.08 ng/dl,促甲状腺激素 2.09 μIU/ml,乙肝、丙肝、戊肝筛查阴性;抗 HIV 阴性;梅毒快速试验阴性。

2015 - 2 - 14:复测 OGTT 三项依次 4.7 - 9.8 - 9.0 mmol/L。

2015 - 4 - 3:肝肾功能:正常。

（2）影像学检查。

2014 - 12 - 23:B 超检查示畸形排查胎儿结构未见异常,胎儿生长相当于 21^{+4} 周。

2015 - 2 - 13:B 超检查示单胎头位;胎儿生长相当于 29^{+6} 周;胎儿脐血流指数正常;羊水指数 25.5 cm。

2015 - 4 - 3:孕 36^{+3} 周,B 超检查示单胎头位;羊水指数 250 mm;胎儿体重估测 3 276 g$\pm$400 g;胎儿脐血流指数正常。

2015 - 4 - 28:孕 40 周,B 超检查示单胎头位,胎儿体重估测 3 958 g$\pm$400 g,脐血流指数正常,羊水指数 25.4 cm。

二、诊治经过

该孕妇于孕 27～30 周期间产检提示宫高腹围增长过快,孕妇无明显自觉症状,2 月 13 日孕 29^{+3} 周,B 超检查提示:羊水指数 25.5 cm,检查相关病毒抗体阴性,复查 OGTT 三项依次 4.7 - 9.8 - 9.0 mmol/L,妊娠期糖尿病诊断成立,予以饮食指导和血糖监控提示血糖控制满意(监测空腹血糖 4.1～4.9 mmol/L,餐后 2 h 血糖 6.8～7.3 mmol/L)。产前诊断咨询建议:该孕妇 29 岁,中期唐氏筛查低危,B 超检查排畸未提示胎儿结构异常及遗传学软标记物异常,经复查 OGTT 诊断妊娠期糖尿病明确,故目前侵入性产前诊断检查依据不足,遂予以中医中药减少羊水量对症治疗。4 月 28 日孕 40 周,末次 B 超检查示:羊水指数 25.4 cm,胎儿体重估测:3 958 g$\pm$400 g。遂于孕 40 周行引产。根据该孕妇入院宫颈 Bishop 评分 6 分,予以人工破膜引产。

三、病例分析

1. 病史特点

（1）女性,29 岁。因"G_3P_0,孕 40 周,待产"入院。

（2）孕期定期产检,唐氏筛查低危;B 超检查畸形排查胎儿结构未见明显异常;孕妇血型为 B(+);TORCH 相关检查(-);孕 27 周起有宫高腹围增长过快,孕 29^{+3} 周后多次 B 超检查均提示羊水指数大于 25 cm,复查 OGTT 4.7 - 9.8 - 9.0 mmol/L。

（3）体检:一般情况可,能平卧,双下肢水肿(±)。

（4）产科检查:宫高 40 cm;腹围 115 cm;估计胎儿 Wt 3 900 g$\pm$400 g;胎位头位;胎心 145 次/min;胎动有;宫缩无。骨盆外测量:26 - 28 - 20 - 9 cm。

（5）辅助检查:孕 29^{+3} 周起 B 超检查一直提示羊水指数大于 25 cm(详见上述)。

2. 诊断与依据

（1）G_3P_0,孕 40 周,头位。患者平素月经规律,末次月经 2014 - 7 - 22,早孕期超声提示胎儿大小与孕周相符,近期超声及四步触诊法明确为头先露,结合该孕妇生育史诊断明确。

（2）羊水过多。B 超检查诊断羊水过多的标准有:①羊水最大暗区垂直深度≥8 cm;②羊水指数≥25 cm。患者孕 27 周后宫高腹围增加过快,孕 29^{+3} 周超声提示羊水指数为 25.5 cm,故诊断明确。

（3）妊娠期糖尿病:孕 27 周后宫高腹围增加过快,孕 29^{+3} 周超声提示羊水过多,复查 OGTT:4.7 -

9.8-9.0 mmol/L,诊断明确。

3. 鉴别诊断

（1）急性羊水过多：少见，多于孕 20～24 周发病，羊水骤然增多，数日内子宫明显增大。患者感腹部胀痛、腰酸、行动不便等。

（2）妊娠合并糖尿病：妊娠前糖尿病已确诊者孕期诊断容易。若孕前未做过血糖检查，但孕早期即确诊或孕早期有多饮、多食、多尿，孕期体重不增或下降，甚至出现酮症酸中毒者，该孕妇系孕后期 OGTT 异常。

四、处理方案及基本依据

1. 处理方案

孕妇孕中期宫高腹围增长过快，B 超检查提示羊水指数 25.5 cm，经复查 OGTT 后，妊娠期糖尿病诊断明确，予以积极控制血糖，调整孕妇饮食等习惯，同时予以中医中药对症治疗并监测羊水量和胎儿生长情况。适时结合孕妇宫颈 Bishop 评分引产。

2. 依据

羊水过多的处理：根据胎儿有无畸形、发现的孕周、孕妇症状的严重程度而定；根据可明确的病因治疗。该孕妇产前诊断建议和 B 超检查不支持胎儿明显畸形，妊娠期糖尿病经生活方式的调整血糖控制良好，孕产期前终止妊娠。

五、要点与讨论

1. 羊水过多的病因探究

妊娠期间，羊水量超过 2 000 ml 者称为羊水过多，发生率 0.2%～1.6%。任何引起羊水产生和吸收失衡的因素均可造成羊水量的异常。但在轻度羊水过多的病例中仅 17% 能明确病因，而在中度或者重度羊水过多的病例中 91% 可明确病因。常见的病因：①胎儿畸形和遗传异常（8%～45%）；②母亲患糖尿病（5%～26%）；③多胎妊娠（8%～10%）；④胎儿贫血（1%～11%）；⑤其他：病毒感染，Bartter 综合征，神经肌肉失调，母亲高钙血症等。

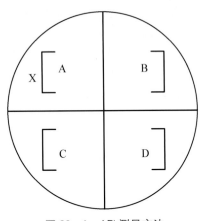

图 29-1　AFI 测量方法

AFI 测量方法：将子宫分为 A、B、C、D 四个象限，超声探头（X）平行放置于测量象限的垂直轴，将四个象限的测量值相加即为 AFI。

2. 羊水量评估的方法

超声检查是评估羊水量的常用方法，通常采用以下两种测量手段：

（1）单个羊水最大池深度（SDP）：是超声估计羊水量中使用最早的指标，认为 8 cm 是正常羊水量的上限。其优点是简单易行，也常用于多胎妊娠羊水量的检测。8～11 cm 诊断为轻度羊水过多，12～15 cm 诊断为中度羊水过多，>16 cm 诊断为重度羊水过多。

（2）羊水指数（AFI）：≥25 cm 诊断为羊水过多，测量方法如图 29-1 所示。其中 AFI 值为 25～35 cm 为轻度羊水过多，36～45 cm 为中度羊水过多，>45 cm 为重度羊水过多。Magann 等就超声估计羊水量的准确性做了大量研究，其较早的一项研究指出，AFI、最大羊水暗区垂直深度、最大羊水暗区平面直径，对于诊断羊水正常或过多是可靠的，而且 3 种方法的准确性一致。但此后他们却在多项研究中指出，超声检测并不能很好地反映羊水量的异常。其中一项研究指出,在明确的羊水过多患者中,用 AFI 超过 20 cm 及最大羊水暗区垂直深度超过 8 cm 诊断羊水过多的敏感性仅分别为 29% 和 29%,特异性分别为 97% 和 94%。由于这些指标都是基于二维的,不能立体地反映羊水池的情况,从而在一定程度上影响了其准确性,所以更准确、直观的指标还值得进一步探索。

3. 羊水过多的预后

(1) 对母体的影响:多因羊水过多导致子宫过度扩张引起,主要症状为:呼吸困难、早产、胎膜早破、异常胎先露、脐带脱垂、因母亲糖尿病引起的巨大儿、妊娠期高血压、泌尿道感染。上述风险和羊水量的多少及其病因相关,围生期死亡风险较羊水量正常者明显升高。

(2) 对胎儿的影响:胎位异常、胎儿窘迫、早产增多,破膜时羊水流出过快可导致脐带脱垂。一项对正常单胎妊娠的前瞻性纵向研究列出以下潜在并发症:更高的胎儿指征剖宫产率,更高的新生儿重症监护室的入院率,更重的出生体重,更低的 5 分钟 Apgar 评分。另一项涵盖 85 000 例妊娠的大型研究中发现有 3 900 例的 AFI 值增加,他们发现羊水过多是围生期死亡的独立危险因素,合并羊水过多的小于胎龄儿预后最差。

4. 治疗手段及展望

治疗应视胎儿有无畸形、孕周及孕妇症状的严重程度来决定。

(1) 合并胎儿畸形:应尽早终止妊娠。

(2) 胎儿无明显畸形:

① 症状较轻者,妊娠不足 37 周可以继续妊娠。

② 症状严重,胎龄不足 37 周者可采用减少羊水量,前列腺素抑制剂及 Sulindac 治疗。

经腹壁羊膜腔穿刺放羊水:放羊水速度不宜过快,以 500 ml/h 为宜,放液总量不超过 1 500～2 000 ml。常见并发症:早产、胎盘早剥、胎膜早破、高蛋白血症及羊膜腔感染,发生率 1%～3%。注意观察血压、脉搏、胎心,以便早期发现胎盘早剥。术后给抗生素预防感染,酌情用镇静保胎药预防早产。如术后羊水继续增长,间隔 1～2 周可重复穿刺减压。妊娠近 37 周,羊水量反复增长,症状严重,可在羊膜腔穿刺的同时确定胎肺成熟度。如胎肺已成熟,可行人工破膜引产终止妊娠,如胎肺未成熟,可在羊膜腔内注入地塞米松 10 mg 促胎肺成熟,24～48 h 后再行引产。

前列腺素合成酶抑制剂:可以刺激胎儿分泌精氨酸抗利尿激素,降低胎儿肾血流量,减少胎儿尿液生成。常用药物:吲哚美辛,口服 2.2～3.0 mg/(kg·d),治疗羊水过多。但此药可使动脉导管提前关闭,应限于 32 孕周以前应用,而对于双胎妊娠则应根据多普勒超声监测而定。

Sulindac:是一种非甾体类抗炎药,同样可以减少羊水量,有报道称此药对胎儿动脉导管的影响小于吲哚美辛,但仍需进一步的研究来明确其应用。

羊膜腔注射 Deamino(D-Arg8)-vasopressin:Deamino(D-Arg8)-vasopressin 是 V_2 受体拮抗剂,可以抑制胎儿尿液生成,但不影响胎儿的心血管系统及胎儿对羊水的吞咽。该方法的疗效在 6 例绵羊实验中得到证实,但在其用于临床前仍需更多的研究。

减少水通道蛋白(aquaporin,AQP)的产生:羊水过多的患者羊水中的 AQP1、AQP8、AQP9 mRNA 的分泌增加,AQP 可以调节细胞膜之间的水交换而 AQP1 的表达可能是羊水过多的一种代偿方式。减少 AQP 的产生在羊水过多患者中治疗的有效性及安全性还需更多前瞻性随机对照试验来验证。

六、思考题

1. 请列举羊水过多的常见病因及其预后。

2. 羊水量检测手段有哪些?其优缺点是什么?

3. 简述羊水过多的治疗方法。

七、推荐阅读文献

1. Hamza A，Herr D，Solomayer EF，et al. Polyhydramnios：causes，diagnosis and therapy［J］. Geburtshilfe Frauenheikd，2013，73(12)：1241 - 1246.

2. Salih T，Emre GP，Ahkam GK，et al. Perinatal outcomes of idiopathic polyhydramnios［J］. Interventional Medicine & Applied Science，2013，5(1)：21 - 25.

3. Kaukab T，Ilham MH. Polyhydramnios as a predictor of adverse pregnancy outcomes［J］. Sultan Qaboos University Medical Journal，2013，13(1)：57 - 62.

4. 康颖.浅谈产妇羊水过多的诊疗［J］.世界最新医学信息文摘，2014，14(20)：81 - 82.

5. 黄锦，漆洪波.羊水过多的研究进展［J］.中华妇幼临床医学杂志(电子版)，2008，4(2)：139 - 142.

6. 谢幸，苟文丽.妇产科学［M］.8 版.北京：人民卫生出版社，2013.

八、诊疗流程图

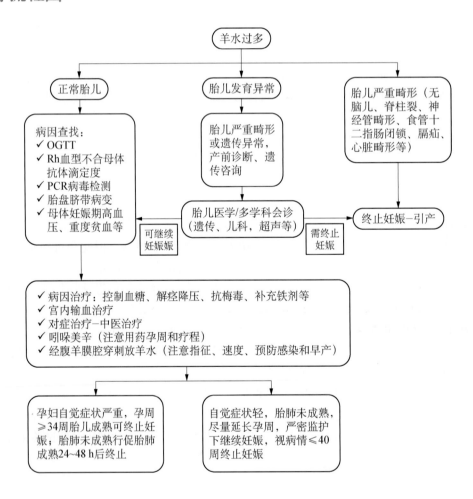

（盛敏毅　李　婷）

案例 30

羊水过少

一、病历资料

1. 现病史

孕妇,27 岁,0-0-0-0,因"停经 38 周,B 超检查提示羊水过少半天"入院。平素月经规律,5/28～30 天,末次月经 2013 年 10 月 18 日,预产期 2014 年 7 月 25 日。停经 35 天外院测尿 HCG(+),并有恶心、呕吐等早孕反应,孕早期 B 超检查提示"宫内早孕,胚芽大小与孕周相符",孕期定期产检,血生化常规检查无异常,早期唐氏筛查低危。停经 4 个月始自觉胎动至今。中孕期胎儿畸形筛选超声未见异常。孕期 OGTT 检查正常。孕期超声检查示胎儿发育与孕周相符。孕期无感冒、发热、腹痛、阴道流血流液,无头痛、头晕及皮肤瘙痒等不适。现停经 38 周,B 超检查提示"单胎头位,孕 38 周大小,未见明显畸形,羊水指数 4 cm",遂拟"羊水过少"收入院。孕妇孕期无药物、放射线及猫狗等动物接触史,近期感冒、发热,无腹痛或阴道流血、流液,胃纳、大小便正常,孕期体重增长 12 kg。

2. 既往史

既往体健,无肝炎、结核等急慢性传染病史,无心脏病、高血压、糖尿病、急慢性肾炎等病史,无化学药品接触史,无输血史,无外伤、手术史,家族史无特殊。25 岁结婚,配偶体健,生育史 0-0-0-0。

3. 体格检查

T 36.2℃,P 80 次/min,R 20 次/min,BP 110 mmHg/70 mmHg,Ht 168 cm,Wt 65 kg。发育正常,营养中等,神清,无贫血貌。全身皮肤无黄染或出血点,浅表淋巴结未触及,甲状腺未及明显肿大。心肺听诊无异常,肝脾肋下未及。

4. 产科检查

腹隆,子宫敏感度高,检查时有不规则宫缩,宫高 32 cm,腹围 103 cm,胎位 LOA,胎心 145 次/min。骨盆外测量正常。胎先露头,S^{-3},胎膜未破,宫颈 Bishop 评分 4 分。

5. 辅助检查

血型:O 型,RH(+);血常规,尿常规,肝、肾功能等生化指标均未见明显异常,OGTT(-);RPR(-),HIV 抗体(-);心电图正常。孕期多次 B 超检查及孕 24 周 B 超检查畸形筛查未见异常。

二、诊治经过

入院后初步诊断:①G_1P_0 孕 38 周,单胎,LOA,未临产;②羊水过少。

入院后予以完善常规血生化检查、体格检查和其他辅助检查;排除胎膜早破可能,NST 检查见频发晚期减速,向患者及家属交代病情,考虑"胎儿宫内窘迫"可能,继续观察,胎儿发生宫内缺氧、胎死宫内等风险高,予急诊剖宫产术,术中见羊水Ⅱ度,较黏稠,量约 200 ml,新生儿 Wt 3 200 g,Apgar 评分 1 min 9 分,5 min 10 分,胎盘无异常发现,脐带长 25 cm,无水肿或扭转。术后患者生命体征平稳,产后 24 h 阴道出血总量 320 ml。产妇术后恢复好,新生儿哭声响亮、四肢活动良好、食欲及大小便正常,体检无异常发现,母儿于术后第 4 天出院。

三、病例分析

1. 病史特点

(1) 初产妇,27 岁,0-0-0-0,因"停经 38 周,B 超检查提示羊水过少半天"入院。

(2) 无阴道流液、流血,无腹痛,自觉胎动如常。

(3) 体检:腹隆,子宫敏感度高,检查时有不规则宫缩,宫高 32 cm,腹围 103 cm,胎位 LOA,胎心 145 次/min。胎先露头,S^{-3},胎膜未破,宫颈 Bishop 评分 4 分。

(4) 辅助检查:B 超检查提示"胎儿大小相当于 38 周,未见畸形,羊水指数 4 cm,胎盘成熟度Ⅱ～Ⅲ度"。

2. 诊断与诊断依据

(1) 诊断:①G_1P_0,孕 38 周,单胎头位(LOA),未临产;②羊水过少。

(2) 诊断依据:①孕妇 27 岁,0-0-0-0,因"停经 38 周,B 超检查提示羊水过少半天"入院;②预产期核实准确,孕期唐氏筛查低危,中孕期胎儿畸形筛查超声未见异常,OGTT(-),超声检查提示胎儿发育符合孕周。③孕期顺利,无妊娠合并症及并发症,近半月来宫高、腹围无明显增长。子宫敏感性增高,触及子宫时有紧裹胎体感,胎体浮动感不明显;④辅助检查:B 超检查羊水指数 4 cm。

3. 鉴别诊断

(1) 胎膜早破:孕妇一般会突感有较多液体自阴道流出,阴道检查见液体自宫颈流出或后穹隆较多积液中见到胎脂样物质是胎膜早破的直接证据。阴道 pH 试纸测定变色。

(2) 胎儿生长受限:胎儿出生体重低于同孕龄同性别胎儿平均体重的两个标准差或第 10 百分位数,常合并羊水过少,需认真核实孕周和预产期。

(3) 胎儿畸形:主要是先天性泌尿系统异常,如先天性肾发育不全,先天性无肾,多囊肾,尿道梗阻等,超声检查有助于鉴别诊断。

四、处理方案及基本依据

孕 38 周 B 超检查提示"胎儿孕 38 周大小,未见明显畸形,羊水过少",胎心监护见频发晚期减速。考虑胎儿宫内窘迫,因羊水过少、宫颈未成熟,继续观察风险高,交代病情后急诊剖宫产终止妊娠。

五、要点与讨论

1. 超声对羊水量的测量

超声检查是最重要的辅助检查方法。羊水指数(amniotic fluid index,AFI)是目前最好的羊水量评估方法。指以母体肚脐为中心将腹部分为四个象限,超声探头垂直于地平线,依次测量每个象限内羊水的最大垂直深度,四个象限测量值的总和称为羊水指数。AFI≤5 cm 诊断为羊水过少。羊水最大暗区垂直深度(amniotic fluid volume,AFV)也可用于诊断羊水过少。妊娠晚期 AFV≤2 cm 为羊水过少,

≤1 cm 为严重羊水过少。

2. 羊水过少的原因及危害

羊水过少的确切原因目前尚不十分明了。国内外文献报道羊水过少的发病因素与过期妊娠、胎儿生长受限、妊娠期高血压疾病、胎儿畸形及脐带胎盘异常有关。胎儿畸形主要是先天性泌尿系统异常，如先天性肾发育不全、先天性无肾、多囊肾、尿道梗阻等，由于妊娠晚期胎尿是羊水的主要来源，因此上述畸形使胎尿减少从而引起羊水过少。过期妊娠也是羊水过少的常见原因，由于胎盘功能下降，使羊膜和绒毛失去正常透析作用，故羊水的生成减少，同时由于胎盘灌注不足导致胎儿肾血流量下降、尿量减少。脐带异常也与羊水过少的发生有密切关系。脐带异常包括脐带过短、缠绕、真结、扭转、水肿等。因为脐带异常可不同程度影响胎儿的血流量，使胎尿形成减少，而胎尿是妊娠中、晚期羊水的主要来源，所以脐带异常也是羊水过少的重要原因之一。但除了脐带绕颈在孕期检出率较高外，其他的脐带异常很难在产前发现。若存在脐带因素，自然分娩的风险增大。

3. 羊水过少的处理

中孕期羊水过少的临床处理　首先需要明确羊水过少的原因：

（1）详细询问孕妇的病史，有无胎膜早破的征象。

（2）针对性超声检查：测量羊水量，检查胎儿的解剖结构是否正常，如肾脏、膀胱、心脏等，胎儿畸形者，酌情引产。

（3）评估胎儿是否有宫内生长受限。

（4）对于确诊羊水过少不伴有胎膜早破以及胎儿畸形者，应定期随诊胎儿生长发育情况，包括羊水量、脐动脉 S/D 值等。

孕晚期主要根据孕周和胎儿宫内安危来选择治疗方案。

（1）终止妊娠：①胎儿畸形：引产。②妊娠足月合并胎盘功能减退：OCT 检查异常，剖宫产终止妊娠。③胎儿窘迫：短时间不能阴道分娩时剖宫产，宫口开全时积极阴道助产。④妊娠已足月，胎儿情况良好，胎盘功能无减退迹象，考虑引产。

（2）妊娠未足月，胎肺未成熟，胎儿无畸形，无宫内窘迫迹象，可复查羊水指数或考虑羊膜腔输液补充羊水治疗。

六、思考题

1. 羊水过少的诊断方法是什么？

2. 羊水过少的鉴别诊断是什么？

3. 羊水过少的病因有哪些？

七、推荐阅读文献

1. 乐杰. 妇产科学[M]. 7 版. 北京：人民卫生出版社，2010：128 - 129.

2. 曹泽毅. 中华妇产科学. 临床版[M]. 北京：人民卫生出版社，2010：184 - 185.

3. Moses J，Doherty DA，Magam EF. A randomized clinical trial of the intrapartum assessment of amniotic fluid volume amniotic fuid index versus the single deepest pocket technique. American Journal of Obstetrics and Gynecology，2004，190(6)：1564 - 1569.

八、诊疗流程图

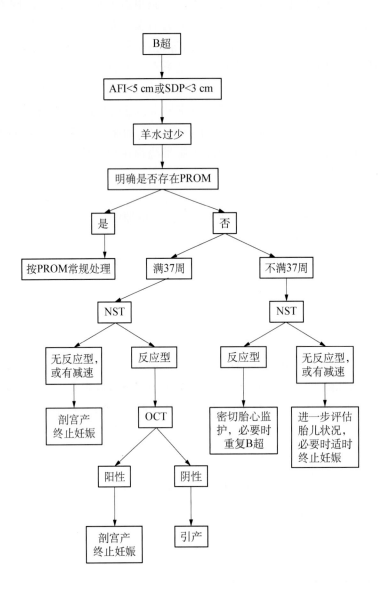

（张新娟　李　婷）

案例 31

正常分娩

一、病历资料

1. 现病史

产妇,女性,30 岁。因"停经 38⁺⁵ 周,见红伴下腹痛 1 天"于 6 月 14 日 18 点入院。平素月经规则, 5/30 天,量中,痛经(-)。LMP 2014 - 9 - 16,EDC 2015 - 6 - 23。停经 40⁺ 天尿 HCG(+)。2014 年 11 月 4 日停经 49 天 B 超检查提示:"宫内早孕,胚芽 9 mm",与孕周相符,核实预产期准确。孕 4⁺ 月自觉胎动至今。孕期本院建卡并定期产检。孕早期无阴道流血及腹痛、发热等不适,未接触过放射线等有害物质。早期唐氏筛查低风险,孕中期 B 超检查畸形筛查未见异常,OGTT(-)。孕中晚期无头痛、头晕及皮肤瘙痒等不适,监测血压正常,自觉胎动佳,无异常腹痛及阴道流血等不适。入院当天凌晨出现少量阴道见红,上午起感阵发性下腹胀痛,遂急诊来院。阴道检查宫口开 1 指,宫颈管长 0.5 cm,先露头, S⁻², 胎膜未破。拟"孕 38⁺⁵ 周,先兆临产"收入院。

2. 既往史

无外伤手术史,无高血压、心脏病、糖尿病等慢性疾病史。

3. 婚育史

26 岁结婚,配偶体健,0 - 0 - 0 - 0。

4. 体格检查

T 36.5℃, P 90 次/min, R 20 次/min, BP 110 mmHg/70 mmHg, Ht 163 cm, Wt 70 kg。一般情况好,神清,对答切题,步入病房。心肺听诊(-),腹膨隆,肝脾肋下未及,双下肢水肿(-)。

5. 产科检查

腹膨隆,宫高 34 cm,腹围 100 cm,胎先露头,入盆。胎方位 LOA,胎心 140 次/min,宫缩不规则, 20 s/(7~8)min,质弱。估计胎儿 Wt 3 000 g 左右。骨盆外测量:髂棘间径 24 cm,髂嵴间径 28 cm,骶耻外径 19 cm,坐骨结节间径 9 cm。

6. 实验室和影像学检查

- 孕 13 周早期唐氏筛查:21 三体低风险;18 三体低风险。
- 孕 15 周血常规、肝肾功能、甲状腺功能:正常。血型:O 型,RH(+)。
- 孕 26 周 OGTT:4.5(空腹)- 8.8(餐后 1 h)- 8.0 mmol/L(餐后 2 h)
- 孕 34 周血常规、肝肾功能、甲状腺功能:正常。
- 孕期尿常规:均(-)。
- 孕 23 周 B 超检查畸形筛查:"单胎,横位,双顶径 56 mm,头围 188 mm,股骨长 36 mm,腹围

183 mm，FHR 136 次/min，心律齐，检查过程中见胎动。颅骨环显示，脑中线居中，小脑显示，心脏四腔显示，口唇显示，胃泡显示，双肾显示，膀胱显示，脊柱显示，胫腓骨显示，尺桡骨显示。胎盘前壁，Ⅰ级，最大羊水池深度 35 mm。"

- 孕 38 周 B 超检查："单胎，头位，双顶径 90 mm，股骨长 63 mm，腹围 304 mm，胎盘前壁，Ⅱ级，羊水 21 mm - 16 mm - 24 mm - 34 mm（AFI 95 mm），脐动脉 S/D 1.77。"估计胎儿 Wt 2 885 g 左右。

二、诊治经过

入院后初步诊断：G_1P_0 孕 38^{+5} 周，单胎头位（LOA），先兆临产。

入院后产妇持续有不规则宫缩，疲劳，于 23 点肌内注射哌替啶 100 mg 后入睡。凌晨 4 点再次出现规律宫缩，25 s/（3～4）min，质弱。5：30 查宫口开 3 cm，胎膜未破，转入产房待产。6 点予以镇痛分娩。7：30 宫口开 6 cm，9：30 宫口仍开 6 cm，宫缩 20 s/5 min，质弱，考虑活跃期停滞、继发宫缩乏力，予人工破膜术，见羊水清，量中。破膜后 1 h 宫缩仍弱，宫口仍开 6 cm，予催产素 2.5 IU 加入生理盐水 500 ml 静脉滴注，根据宫缩、胎心等调整滴速加强宫缩。12 点宫口开全，13：04 顺产一男婴 2 950 g，身长 50 cm，Apgar 评分 10 分，胎盘胎膜完整，产时出血 250 ml，会阴Ⅰ度裂伤给予缝合。产后观察 2 h，宫缩好，转回母婴同室。产后乳汁分泌佳，子宫收缩好，恶露少，第 3 天母子出院。告知产褥期注意事项，预约产后 42 天复查。

三、病例分析

1. 病史特点

（1）初产妇，30 岁，0 - 0 - 0 - 0。

（2）因"停经 38^{+5} 周，见红伴下腹痛 1 天"来院就诊。

（3）孕期顺利，无妊娠合并症及并发症。

（4）产科检查：腹膨隆，宫高 34 cm，腹围 100 cm，胎先露头，入盆，胎方位 LOA，胎心 140 次/min，宫缩不规则，质弱。腹部估计胎儿 Wt 3 000 g 左右。

（5）辅助检查：孕 38 周 B 超检查示单胎，头位，AFI 95 mm，脐动脉 S/D 1.77，估计胎儿 Wt 2 885 g 左右。

2. 诊断与诊断依据

（1）诊断：G_1P_0，孕 38^{+5} 周，单胎头位（LOA），先兆临产。

（2）诊断依据：①初产妇，30 岁，0 - 0 - 0 - 0。②LMP 2014 - 9 - 16，EDC 2015 - 6 - 23，核实预产期准确。③因见红伴不规则宫缩 1 天入院。④产科检查：宫高 34 cm，腹围 100 cm，胎方位 LOA，胎头入盆，胎心 140 次/min，宫缩不规则，质弱，腹部估计胎儿 Wt 3 000 g 左右。阴道检查：宫口开 1 指，宫颈管缩短。⑤孕 38 周 B 超检查提示单胎头位。

3. 鉴别诊断

（1）临产：临产开始的重要标志为有规律且逐渐增强的子宫收缩，持续时间 30 s 及以上，间隔 5～6 min，同时伴随进行性宫颈管消失、宫口扩张及胎先露部下降。用镇静剂后不能抑制临产。

（2）前置胎盘：妊娠晚期或临产后突发无痛性阴道流血，应考虑前置胎盘。产妇常有多次刮宫史或多次分娩史，在妊娠晚期（少数在妊娠中期）反复出现无痛性阴道流血。腹部检查：子宫底高度与停经月份相符，可有胎头高浮，约 1/3 孕妇出现胎位异常，以臀先露为多见。严重出血致重度贫血者，胎心率可变快、减慢，甚至消失。孕晚期超声检查有助于诊断。

（3）胎盘早剥：典型症状为妊娠中晚期突发持续性腹痛，伴或不伴阴道流血，严重时出现休克、弥漫性血管内凝血，威胁母儿生命。既往可能有高血压、慢性肾炎病史，此次曾有外伤史，或伴有妊娠期高血压疾病。轻型胎盘早剥以外出血为主，胎盘剥离面积小，体征不明显，主要症状为较多量的阴道流血，常无腹痛或腹痛轻微。子宫大小与孕周相符，胎位清楚，胎心率正常。重型常为内出血或混合性出血，主要症状为突然发生的持续性腹痛、腰酸或腰背痛，疼痛的程度与胎盘后积血多少成正比，严重者可出现恶心、呕吐、面色苍白、四肢湿冷、脉搏细数、血压下降等休克症状。重型者临床表现的严重程度与阴道流血量不相符。子宫大于妊娠孕周，宫底随胎盘后血肿的增大而增高，子宫多处于高张状态，甚至硬如板状，胎盘附着处压痛明显（胎盘位于后壁则不明显），如剥离面积大，常常胎心消失，胎儿死亡。

四、处理方案及基本依据

（1）处理方案：产妇入院后严密观察宫缩及临产征象，夜间予以哌替啶肌内注射休息后，出现规律宫缩及宫口进行性扩张，临产后转入产房待产，并予以连续硬膜外镇痛，第一产程出现产程停滞时行阴道检查，排除头盆不称后予以人工破膜＋催产素催产后，宫缩好转，宫口开全，顺产分娩。

（2）基本依据：产妇先兆临产入院，给予镇静剂后宫缩规律临产，临产后予以硬膜外镇痛，镇痛后在第一产程出现继发宫缩乏力，产程停滞，予以恰当处理后正常分娩。

五、要点与讨论

1. 有关总产程及产程分期

总产程即分娩全过程，指从开始出现规律宫缩直到胎儿胎盘娩出的全过程。分 3 个产程：

第一产程：又称宫颈扩张期，是指临产开始到子宫颈口开全（10 cm）的过程，初产妇需 11～12 h，经产妇则为 6～8 h。

第二产程：又称胎儿娩出期，是指从宫口开全到胎儿娩出的全过程。初产妇需 1～2 h，经产妇通常数分钟即可完成，也有长达 1 h 者。

第三产程：又称胎盘娩出期，是指从胎儿娩出后到胎盘胎膜娩出，即胎盘剥离和娩出的全过程，需 5～15 min，不超过 30 min。

2. 第一产程的临床处理要点

（1）必须连续定时观察并记录宫缩与胎心。

（2）绘产程图显示宫口扩张曲线与胎头下降曲线，指导产程处理。

（3）经过阴道检查了解胎方位、胎先露高低及产道有无异常。

3. 第二产程的临床处理要点

（1）指导产妇正确使用腹压是缩短第二产程的关键。

（2）应严密观察宫缩、胎心、先露下降，适时接产。

4. 第三产程的临床处理要点

（1）新生儿娩出后应正确处理，并立即进行 Apgar 评分。

（2）胎盘娩出后应仔细检查是否完整。

（3）分娩结束后应检查软产道有无损伤。积极预防产后出血。

六、思考题

1. 临产的标志是什么？如何诊断临产？
2. 产程的分期是什么？
3. 试述枕先露的分娩机制及接产要领。

七、推荐阅读文献

1. 凌罗达,顾美礼. 难产[M]. 重庆. 重庆出版社,1990. 10(2004. 5 重印).
2. Thomas FB, Andrew AC, Sabaratnam A 著. 产科手术学[M]. 段涛,杨慧霞译. 北京:人民卫生出版社,2009. 6.

八、产程图

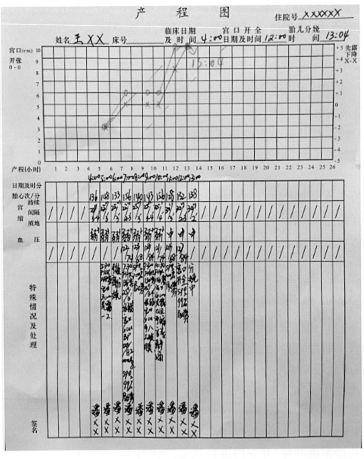

横坐标标示时间,以 h 为单位;
纵坐标标示宫颈扩张及先露下降的程度,以厘米为单位;
红色"○"表示宫颈扩张程度,蓝色"×"表示先露下降水平;
两条蓝色虚线分别为产程处理的警戒线和异常线,两线之间为警戒处理区。

(周　蒨　程蔚蔚)

案例 32

宫缩乏力

一、病例资料

1. 现病史

患者,女性,32 岁。因"G_2P_0,孕 39^{+6} 周,阴道见红 6 h"入院。本次妊娠 LMP 2013 - 5 - 11,EDC 2014 - 2 - 18。孕 11^{+5} 周在社区卫生服务中心建册,孕 15 周起在综合性医院定期产检,产检结果基本正常,超声提示胎儿发育与孕周相符。2 月 17 日 4:25 无诱因下突然阴道少量见红,伴不规则腹痛,来院就诊。近期饮食、睡眠可,大小便正常,孕期体重增加 15 kg。

2. 既往史

无外伤及手术史,无高血压、糖尿病等慢性疾病史。无家族性遗传性疾病史。生育史 0 - 0 - 1 - 0,6 年前人工流产 1 次。

3. 体格检查

Ht 162 cm,Wt 69 kg,BP 125 mmHg/70 mmHg,神志清晰,呼吸平稳,HR 78 次/min,律齐,未闻及杂音。肝脾肋下未及,双下肢无水肿。

4. 产科专科体检

宫高 36 cm,腹围 99 cm,胎儿体重估计 3 600 g;胎心 139 次/min,宫缩不规则,阴道检查:先露头 S^{-3},胎膜未破,宫口未开,后位,质地中等,宫颈管退缩约 30%。

5. 实验室及影像学检查

血常规:WBC $9.5×10^9$/L,Hb 95 g/L,肝肾功能,DIC 无异常。

超声:双顶径(BPD)96.5 mm,腹围 356 mm,羊水指数 116 mm;脐动脉 S/D 1.9;EFW 3 686 g。NST 有反应型。

二、诊治经过

入院后初步诊断:G_2P_0,孕 39^{+6} 周,轻度贫血。

患者入院后完善各项检查(血常规,凝血常规,肝肾功能等),8:25 胎膜自破,检查:羊水流出少量,色清,FHR 145 次/min,宫缩不规则,宫口未开,宫颈评分同入院时。14:25 因仍无规律宫缩,给予缩宫素静脉滴注引产。5% 葡萄糖溶液 500 ml+缩宫素 2.5 IU 静脉滴注,起始滴速 4 滴/min,每 30 min 观察一次宫缩情况,根据宫缩逐步调整缩宫素静脉滴注速度。16:10 起患者出现逐步规律宫缩。至 20:45,查宫口开 1 cm,宫缩(15~20)s/(3~5)min,强度弱-中,继续上调缩宫素滴速至 16 滴/min。23:45,患者诉下腹持续疼痛,拒按,略烦躁,查宫口开 2 cm。扪宫缩(10~20)s/(2~5)min,胎心监护宫缩曲线见宫缩缓解时仍维持较低压力。考虑患者宫缩仍不协调,给予哌替啶 100 mg 肌内注射镇静治疗,同时停用缩宫素静脉滴注。用药后患者渐安静,宫缩逐步恢复规律。1:00 患者查宫口开 4 cm,宫缩(25~35)s/(3~4)min。3:00 患者查宫口仍开 4 cm,宫缩(30~35)s/(3~4)min,孕妇产程进展慢,活跃期停滞,骨盆内诊及胎方位均正常,阴道检查有前羊囊,故拟给予人工破膜,破膜时行阴道检查:宫口开 4 cm,先露 S^{-1},胎方位 LOT,扪及羊膜囊,于宫缩间期行人工破膜,羊水量中,色清。破膜后观察宫缩情况,宫缩渐规律,(40~45)s/3 min。5:15 查宫口开 8 cm,羊水清,先露 S^0,胎方位 LOT。6:15 患者查宫口仍开 8 cm,羊水清,先露 S^0,胎方位 LOT。考虑枕横位引起宫口扩张停滞,给予徒手转胎位,LOT 转至 LOA 位。6:50 宫口开全,宫缩(45~50)s/2 min,先露 S^{+1},羊水色清。7:50 查先露 S^{+1},宫缩 40 s/(2~3)min,考虑宫缩强度不够,给予缩宫素静脉滴注加强宫缩,滴速 8 滴/min。后宫缩渐加强,8:40 胎儿娩出。15 min 后胎盘娩出,完整。产程图如图 32 - 1 所示。

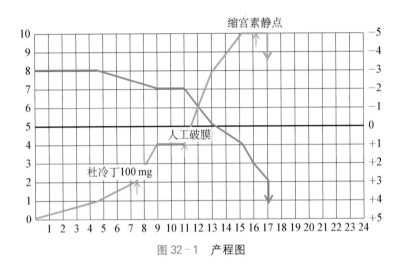

图 32 - 1　产程图

三、病例分析

1. 病史特点

(1) 女性,32 岁,初产妇,因"阴道见红 6 h"来院就诊。

(2) 0 - 0 - 1 - 0,LMP 2013 年 5 月 11 日,ECD 2014 年 2 月 18 日;入院后 4 h 胎膜自破,破膜 6 h 后无规律宫缩,故给予缩宫素静脉滴注引产。

(3) 患者宫口开 2 cm 后因宫缩不协调且比较烦躁,给予哌替啶 100 mg 肌内注射镇静治疗,孕妇在用药后宫缩渐协调。

(4) 孕妇在宫口开 4 cm 后产程进展停滞 2 h,阴道检查正常,发现羊膜囊再形成后行人工破膜加强宫缩。

(5) 孕妇宫口开 8 cm 后产程停滞 1 h,查胎方位为 LOT,徒手转胎位至 LOA,后宫口开全,但宫缩间隔较长,维持时间较短,故再次给予缩宫素静脉滴注加强宫缩。

(6) 宫缩加强后胎儿娩出,15 min 后胎盘娩出。

2. 诊断及诊断依据

(1) 不协调性宫缩乏力:患者宫口开 2 cm 时诉下腹持续疼痛,无明显缓解时间,胎心监护示宫缩(10~20)s/(2~5)min,间隔时间不规律,持续时间较短,且宫缩间隔时扪子宫仍较硬,子宫不能完全放松,故考虑为不协调性宫缩乏力。

（2）协调性继发性宫缩乏力：患者宫口开至 4 cm，产程停顿 2 h 无进展，阴道检查后骨盆及胎方位均正常，因羊膜囊再形成给予人工破膜加强宫缩，破膜后宫缩规律并渐强，宫口开大至 8 cm，故考虑为协调性宫缩乏力。

3. 鉴别诊断

（1）按发生时间可以分为原发性宫缩乏力和继发性宫缩乏力。原发性子宫收缩乏力指产程开始时子宫即收缩乏力，宫口不能如期扩张，胎先露不能下降，产程延长。而继发性子宫收缩乏力指产程开始子宫收缩正常，只是在产程进展到某阶段子宫收缩转弱，产程进展缓慢甚至停滞。

（2）按子宫收缩乏力的临床表现又可以分为协调性子宫收缩乏力和不协调性子宫收缩乏力。

① 协调性子宫收缩乏力：子宫收缩具有正常的节律性、对称性和极性，但收缩力弱，宫腔压力低，持续时间短，间歇期长短不一，宫缩小于 2 次/10 min。

② 不协调性子宫收缩乏力：子宫收缩的极性倒置，宫缩不是起自两侧宫角处，宫缩的兴奋点来自子宫的一处或多处，节律不协调。宫缩间歇期子宫壁不能完全松弛。

四、处理方案及基本依据

（1）治疗方案：给予缩宫素加强宫缩或给予镇静剂使其恢复节律宫缩；若有羊膜囊形成可人工破膜加强宫缩。

（2）依据：①如果是协调性宫缩乏力，排除头盆不称及胎方位异常，则可给予缩宫素加强宫缩治疗。②如果是不协调性宫缩乏力，则需要给予镇静剂协调宫缩，待宫缩恢复节律后进入产程。

五、要点与讨论

1. 子宫收缩乏力的常见病因

（1）头盆不称或胎位异常是最常见原因，胎儿先露部下降受阻，不能紧贴子宫下段或宫颈，因而不能引起反射性子宫收缩，导致继发性子宫收缩乏力。

（2）子宫发育不良、子宫畸形、子宫壁过度膨胀（双胎、巨大儿、羊水过多等）、经产妇子宫纤维变性或子宫肌瘤等，均可能引起子宫收缩乏力。

（3）初产妇（尤其是 35 岁以上高龄初产妇），精神过度紧张使大脑皮层功能紊乱，睡眠减少，临产后能量摄入不够，均可导致子宫收缩乏力。

（4）临产后，孕妇体内雌激素、催产素、前列腺素、乙酰胆碱等分泌不足，孕激素下降缓慢，子宫对乙酰胆碱的敏感性降低等，均可影响子宫肌肉兴奋阈，使子宫收缩乏力。

（5）临产后不适当的大剂量镇静剂和镇痛剂，比如吗啡、哌替啶、巴比妥等也可使子宫收缩受到抑制。

2. 子宫收缩乏力的类型及临床表现

（1）按发生时间可以分为原发性宫缩乏力和继发性宫缩乏力。原发性子宫收缩乏力指产程开始时子宫即收缩乏力，宫口不能如期扩张，胎先露不能下降，产程延长。而继发性子宫收缩乏力指产程开始子宫收缩正常，只是在产程进展到某阶段子宫收缩转弱，产程进展缓慢甚至停滞。

（2）按子宫收缩乏力的临床表现又可以分为协调性子宫收缩乏力和不协调性子宫收缩乏力。

① 协调性子宫收缩乏力：子宫收缩具有正常的节律性、对称性和极性，但收缩力弱，宫腔压力低，持续时间短，间歇期长短不一，宫缩小于 2 次/10 min。

② 不协调性子宫收缩乏力：子宫收缩的极性倒置，宫缩不是起自两侧宫角处，宫缩的兴奋点来自子

宫的一处或多处,节律不协调。宫缩间歇期子宫壁不能完全松弛。

(3) 子宫收缩乏力可以在产程曲线上表现为各种异常,包括:潜伏期延长、活跃期延长、活跃期停滞、第二产程延长、第二产程停滞、胎头下降延缓、胎头下降停滞等。

3. 子宫收缩乏力的诊断思路

不同类型子宫收缩乏力的主要临床症状有共同点,均可表现为宫口不开、胎先露不下降、产程延长或进展缓慢甚至停滞等。但不同类型之间有各自不同的特点。仔细辨别临床症状的不同点,详细观察孕妇的宫缩情况,亲自触摸子宫感觉宫缩的强弱和持续时间,绘制详细准确的产程图均能帮助我们明确子宫收缩乏力的诊断,为下一步的治疗提供最可靠的帮助。

4. 子宫收缩乏力的治疗要点

对于子宫收缩乏力的治疗,原则就是鉴别出不同类型的子宫收缩乏力,根据病因,给予相应治疗。

对于协调性子宫收缩乏力,不论是原发性还是继发性,首先需要排除头盆不称或胎位异常,了解颈管扩张及胎先露下降情况。若发现有头盆不称,估计不能阴道分娩,则应立即改剖宫产终止妊娠。如无上述情况,则可以给予加强宫缩的措施。

在第一产程中,注意解除紧张情绪,鼓励进食,产妇过度疲劳可以给予哌替啶 100 mg 肌内注射或安定 10 mg 静推镇静,使孕妇能充分休息,恢复良好的子宫收缩力。自然排尿有困难者,可先诱导排尿,无效时应予导尿。

经过一般处理,子宫收缩力仍弱,确诊为子宫收缩乏力,产程无明显进展,可以行人工破膜加强宫缩。要求宫口开 3 cm 或以上、无头盆不称、胎头已衔接。破膜时注意检查有无脐带先露,破膜应在宫缩间期进行,破膜后术者手指应留在阴道内,过 1~2 次宫缩待胎头入盆后再取出。破膜后胎头能直接紧贴子宫下段和宫颈,引起反射性子宫收缩,加速产程进展。

如果发现有宫颈水肿,可以使用安定静推,以松弛宫颈平滑肌,软化宫颈,促进宫颈扩张。一般剂量 10 mg 静推,2~6 h 可以重复一次,和缩宫素联合应用效果更好。

如果胎心良好、胎位正常,头盆相称者,可以给予缩宫素静脉滴注加强宫缩。一般用量为缩宫素 2.5 IU 加入 5% 葡萄糖溶液 500 ml,从 8 滴/min 即 2.5 mIU/min 开始,根据宫缩强弱进行调整,通常不超过 30 滴/min(10 mIU/min),直至宫缩强度达到(40~60)s/(2~3)min。在缩宫素静脉滴注过程中,应有专人观察宫缩、听胎心和测量血压。若出现胎心监护异常,应立即停药,若停药后胎心能迅速恢复(缩宫素半衰期为 2~3 min),则可以尝试再次用药,若持续宫缩过强,可以给予镇静剂抑制其作用。若以上措施仍无效,胎心监护持续异常,应及时行剖宫产终止妊娠。

在第二产程中若无头盆不称,可以给予缩宫素静脉滴注加强宫缩。若胎儿双顶径已通过坐骨棘平面,可以自然分娩或助产分娩,若胎头尚未衔接或有胎儿宫内窘迫征象,则应行剖宫产终止妊娠。

在第三产程中,当胎儿前肩露出阴道口时,可以在补液中加入 10~20 IU 缩宫素静脉滴注加强宫缩,促使胎盘剥离及娩出,同时关闭子宫血窦。

对于不协调性子宫收缩乏力,处理原则是调整子宫收缩,使其恢复正常节律和极性。可以给予强镇静剂哌替啶 100 mg 肌内注射或吗啡 10~15 mg 肌内注射,使产妇充分休息,之后多能恢复为协调性子宫收缩。在子宫收缩恢复协调之前禁止使用催产素。若处理之后仍不能恢复协调宫缩或伴有胎窘征象,或伴有头盆不称,均应行剖宫产终止妊娠。

六、思考题

1. 子宫收缩乏力的类型及临床表现是什么?
2. 不同子宫收缩类型的治疗有何不同?
3. 如何避免发生子宫收缩乏力?

七、参考文献

1. Zhang J，Landy HJ，Branch DW，et al. Contemporary patterns of spontaneous labor with normal neonatal outcomes [J]. Obstetrics and Gynecology，2010,116(6):1281 - 1287.

2. 漆洪波,杨慧霞,段涛.关注和采纳正常产程和产程异常的新标准[J].中华妇产科杂志,2014,49(7):487 - 489.

3. American College of Obstetricians and Gynecologists(College)，Society for Maternal-Fetal Medicine，Caughey AB，et al. Safe prevention of the primary cesarean delivery [J]. American Journal of Obstetrics and Gynecology，2014,210(3):179 - 193.

八、诊疗流程图

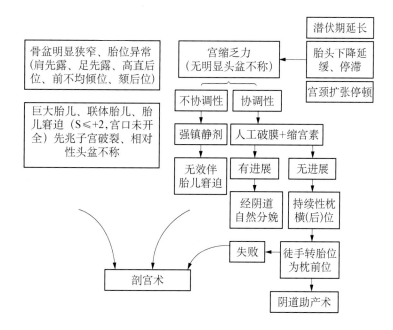

（周　赟　杨祖菁）

案例 33
软产道损伤

一、病例资料

1. 现病史

患者，女，29岁。因"G₂P₀，孕 39⁺⁶周，不规则腹痛伴见红 2 h"入院。LMP 2013 - 2 - 11，EDC 2013 - 11 - 18，停经 35 天查尿 HCG 阳性，根据早孕 B 超检查估计预产期准。孕 16 周起在综合性医院定期产检，产检结果正常，孕 38 周产检超声估计胎儿 Wt 4 020 g。11 月 17 日 5:25 突然阴道少量见红伴不规则腹痛来院就诊。近期饮食、睡眠可，大小便正常，孕期体重增加 14 kg。

2. 既往史

孕妇平素体健，无心、肝、肾等重要脏器疾病史和慢性病史，无肝炎、结核、梅毒等传染病史，无其他科手术史、外伤骨折史、输血史、药物和食物过敏史，按规定预防接种。个人史无特殊。25 岁结婚，配偶体健，生育史 0 - 0 - 1 - 0，1 年前人工流产 1 次，末次妊娠 2011 年。无家族遗传性疾病史。

3. 体格检查

T 37.0℃，P 80 次/min，R 20 次/min，BP 120 mmHg/70 mmHg，Ht 162 cm，Wt 74 kg，一般情况好，神志清晰，无贫血貌，水肿(一)，心律齐，有力，各瓣膜听诊区未闻及杂音；双肺呼吸音清，未闻及干湿啰音；肝脾肋下未触及，腹膨隆，骨盆测量：髂棘间径 25 cm，髂嵴间径 28 cm，骶耻外径 20 cm，出口横径 8.5 cm。

4. 产科检查

宫高 38 cm，腹围 106 cm，胎儿体重估计 4 020 g，胎心 149 次/min，宫缩弱不规则，先露头⁻³，胎膜未破，宫口开 1 cm，中位，质地软，宫颈管退缩约 50%。

5. 实验室及影像学检查

超声：双顶径(BPD)99.5 mm，腹围 376 mm，羊水指数 106 mm；脐动脉 S/D 1.9；EFW 4 126 g。

二、诊治经过

患者入院后完善各项检查(血常规，凝血常规，肝肾功能)，胎心监护正常，9:00 起患者出现规律腹痛，30 s/(3～4)min，查宫口开 1 cm，宫颈管退缩完全。11:00 查宫口开 2 cm，宫缩 25 s/(3～4)min。12:00 查宫口开 3 cm，12:40 自然破膜，羊水清，宫缩良好 45 s/(2～3)min，宫口 3～4 cm。16:35 宫口开全，宫缩 55 s/1～2 min，羊水清，先露 S⁺¹，胎方位 LOA。17:35 宫缩 45 s/(2～3)min，仍先露 S⁺¹，考虑宫缩强度及维持时间不够，无头盆不称等情况，给予缩宫素静脉滴注加强宫缩，18:15 胎头着冠，常规行会阴左侧切开术,18:19胎儿娩出,出生 Wt 4 055 g,Apgar 评分 10 分-10 分,18:22胎盘自然娩出后发现会阴伤口撕裂至肛门,肛门括约肌部分断裂,出血较多。探查阴道壁、宫颈无裂伤,检查肛门括约肌功能尚正常,立即给予清创缝合,手术顺利。术后患者留置导尿,无渣半流质饮食5天,同时给予第二代头孢菌素静脉滴注预防感染。5天后患者排便正常,能自行控制,会阴伤口愈合良好,5日后拆线出院。

三、病例分析

1. 病史特点
(1) 女性,29岁,因"G_2P_0,孕 39^{+6} 周,不规则腹痛伴见红 2 h"来院就诊。

(2) 患者早晨入院,9:00开始规律宫缩,进入临产。18:22胎盘娩出,总产程 9 h 22 min。胎儿出生 Wt 4 055 g。

(3) 胎盘娩出后发现会阴伤口裂开至肛门,肛门括约肌部分断裂,但肛门括约肌功能尚正常,探查阴道壁、宫颈无裂伤,立即给予清创缝合,手术顺利。

(4) 术后患者半流质饮食5日,第二代头孢菌素静脉滴注预防感染,排便控制正常,伤口愈合良好,术后第五日拆线出院。

2. 诊断及诊断依据
(1) 诊断:孕 39^{+6} 周,G_2P_1,巨大儿,会阴Ⅲ度裂伤(不完全)。

(2) 诊断依据:孕妇 0-0-1-0,EDC 2013年11月18日,11月17日晨因"不规则腹痛伴见红"入院,自9:00临产,18:15胎头着冠,常规行会阴左侧切开术。18:22胎盘娩出,总产程 9 h 22 min,胎儿出生 Wt 4 055 g。胎盘娩出后发现会阴裂伤至肛门,肛门括约肌部分断裂,但肛门括约肌功能尚正常,探查阴道壁、宫颈无裂伤,立即给予清创缝合,手术顺利,术后给予半流质饮食5日及抗炎对症治疗,患者大便控制正常,会阴伤口愈合良好,术后第五日拆线出院。

3. 鉴别诊断
会阴裂伤分为4度:Ⅰ度裂伤指仅会阴皮肤及阴道入口黏膜撕裂。Ⅱ度裂伤指裂伤已达会阴体肌层,累及阴道后壁黏膜,甚至阴道后壁两侧沟向上撕裂,裂伤多不规则,原解剖结构不易辨认,出血较多。Ⅲ度裂伤指肛门外括约肌已断裂或称会阴完全裂伤,包括阴道口裂伤、会阴裂伤及肛门括约肌的裂伤。Ⅳ度裂伤指肛门、直肠和阴道完全贯通,直肠肠腔外露,组织损伤严重,出血量可以不多。本患者肛门括约肌部分断裂,但肛门括约肌功能尚正常,直肠黏膜尚完整,大便能控制,裂伤较深,属于会阴Ⅲ度裂伤。

四、处理方案及基本依据

1. 治疗方案
准确判别裂伤分度,立即行会阴裂伤修补缝合手术。

2. 处理依据
不同会阴裂伤程度处理方式不同,一般的Ⅰ、Ⅱ度裂伤立即缝合效果好,术后不需饮食控制。会阴Ⅲ度裂伤需仔细对合肛门括约肌,以保证其功能,术后饮食管理,同时给予抗生素预防感染,一般预后良好。

五、要点与讨论

1. 会阴裂伤的常见原因及预防
会阴裂伤是阴道分娩的常见并发症,产程过快(急产)、胎儿体重过大、胎位异常、产钳助产、会阴侧切或会阴正中切开后保护不利等均可能造成不同程度的裂伤。

产妇因素是一大原因。会阴条件差容易造成分娩时会阴撕裂,包括会阴组织坚韧、肥厚,会阴体过长或过短,会阴水肿或有陈旧性瘢痕等。分娩时产妇不配合也容易人为造成裂伤。

另外还有胎儿因素。胎儿过大,容易使会阴过度膨胀造成裂伤。胎位异常,产程较长等会使产道淤血、水肿,组织脆弱也会造成裂伤。

助产者助产技术不熟练,保护会阴方法不正确,保护力度过小或胎头娩出后胎肩未能继续保护都会造成会阴裂伤。还有手术助产的方法不当也容易裂伤,比如产钳、臀位助产、侧切口过小、盲目加腹压等。另外急产及不恰当使用催产素,使会阴部组织没有时间充分延展,也会造成裂伤。

要预防会阴裂伤,首先要帮助孕妇消除紧张、焦虑、急躁等不良因素,以健康的心态完成分娩的自然过程。适当运动,伸展会阴部肌肉,以增加弹性。

在分娩时要摄入一些高热量食物以保证体力,避免因乏力而产生的第二产程延长,胎头长时间压迫会阴,组织水肿、脆弱会增加会阴裂伤概率。在第二产程要注意使腹压和助产士配合,充分扩张会阴部,在宫缩间歇期娩出胎头,避免胎儿娩出过快、过猛。严格掌握催产素使用指征,严密观察宫缩,避免宫缩过强、过频,防止胎儿娩出过快、过猛。会阴切开也不宜过早,要在其充分扩张和伸展后侧切,这样出血也少。产妇在胎头娩出后仍要和助产士配合,助产人员在胎头娩出后仍要注意胎肩娩出的会阴保护。在临床分娩的过程中细致地观察,及时发现异常,正确指导产妇用力方法,避免胎儿娩出过快,会阴裂伤是可以预防的。

2. 会阴裂伤的治疗

一般的Ⅰ度或Ⅱ度裂伤,可以在分娩后立即缝合,Ⅲ度及Ⅳ度裂伤也可以立即缝合,但需要有经验的医生缝合或请肛肠科医生一起配合缝合。

Ⅲ度裂伤在临床上处理起来稍复杂,也有更多需要注意的事项。有时撕裂的会阴部组织及肌肉比较零乱,必须清理层次后再缝合。直肠壁的游离不需过多,而且因为没有肠道准备,修补直肠前壁时第一层不得穿过直肠黏膜,否则容易感染,形成阴道直肠瘘。缝合肛门括约肌必须用不可吸收的丝线,先用鼠齿钳提起两侧括约肌,试试其有无力量。将肛提肌缝合后再缝合肛门括约肌,由内而外缝合。术后卧床,无渣饮食,留置导尿,抗生素治疗。尽量避免在术后2～3天内排便,必要时可以用石蜡油润滑肛门口,减少排便对肛门的压力。一般在术后5～7天拆线。

3. 其他软产道损伤

传统的软产道损伤仅指阴道和会阴损伤,但软产道还包括子宫下段及宫颈。临床上子宫下段和宫颈损伤也较为常见。

子宫下段的损伤最常发生于剖宫产手术中。其中胎儿体重过大(大于4 000 g)、胎头过大、枕后位、试产时间较长、先露部位过低等均容易造成手术中切口撕裂,单侧或双侧撕裂均可能发生,出血较多,严重者可以撕裂到阴道穹隆。为避免术中损伤,要求术者动作轻柔,用力协调,先露过低时可以台下人员消毒后经阴道上推胎头,再用手撬出胎头。

除手术外前次剖宫产后阴道分娩,也可能发生子宫下段损伤。距离前次剖宫产时间过短,前次剖宫产子宫下段愈合不佳等情况下的子宫下段比较薄弱,再次阴道分娩时若宫缩过强过频,均易造成子宫下段破裂。即使是正常阴道分娩,不恰当地使用缩宫素,使宫缩过强,也可能造成子宫下段破裂等严重并发症。所以严格掌握缩宫素应用指征,使用缩宫素时严密观察宫缩情况,及时处理宫缩过强、过频等症状,均可以避免子宫下段的损伤。

宫颈的损伤也较为常见。胎儿娩出后若胎盘完整,阴道及会阴无明显撕裂,但阴道持续有鲜血流出,则应怀疑宫颈裂伤。分娩时宫颈管阻力较大、胎儿体重过大、宫口扩张过快、产程较短、胎位异常、产钳助产等均可能造成宫颈的裂伤。一般小的裂伤,出血不多无需处理。若裂伤较深,出血较多时则应立即缝合宫颈,一般缝合后均预后良好。

六、思考题

1. 会阴裂伤如何分度及治疗?
2. 如何预防会阴裂伤?
3. 软产道的定义及损伤的分类是什么?

七、参考文献

1. 乐杰. 妇产科学[M]. 7版. 北京:人民卫生出版社,2008:205.

2. 韦瑞敏,陈恒. 3986例足月阴道分娩产妇会阴裂伤状况的探讨[J]. 中国妇幼保健,2012,27(6):817-819.

3. Villot A, Deffieux X, Demoulin G, et al. Management of third and fourth degree perineal tears: A systematic review [J]. J Gynecol Obstet Biol Reprod (Paris), 2015, 44(9): 802-811.

4. Aasheim V, Nilsen AB, Lukasse M, et al. Perineal techniques during the second stage of labour for reducing perineal trauma [J]. Cochrane Database Syst Rev, 2011(12):CD006672.

八、诊疗流程图

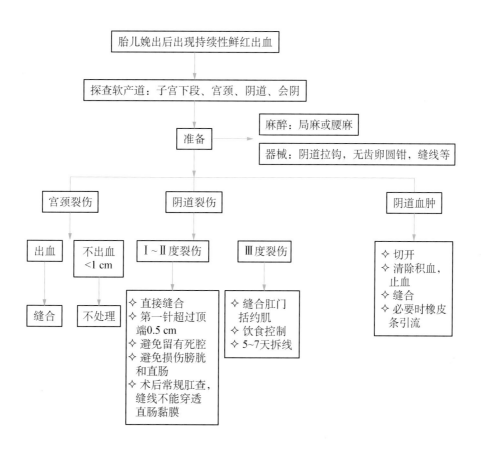

（周　赟　杨祖菁）

案例 34

产道异常

一、病历资料

1. 现病史

患者,女性,31 岁。因"孕 38^{+5} 周,下腹坠痛 1 天"而入院。患者平素月经规则,初潮 13 岁,(5~6)/30 天,LMP 2014 - 3 - 11,EDC 2014 - 12 - 17。停经 30^+ 天尿 IPT(+)确诊早孕,早孕反应不明显,孕早期无感冒、发热、毒物及放射线接触史,无腹痛及阴道流血史,孕 4^+ 月自觉胎动至今。孕期我院建卡正规产检,孕妇血型 AB(+),唐氏筛查低危,大畸形筛查 B 超检查未见明显异常。OGTT 正常范围。孕 38 周末次 B 超检查示:①单胎头位;②胎儿体重估测:3 800 g±400 g;③胎儿脐血流指数正常。现孕 38^{+5} 周,1 天前自觉下腹坠痛、伴阴道少量见红,无阴道流液,急诊来院,门诊查:宫颈容受 50%,宫口未开,先露头,高浮,胎膜未破,胎心监护宫缩 6~8 min 1 次,持续 30 s,强度中,FHR 140 次/min,基线变异正常,NST 有反应。以"G_1P_0,孕 38^{+5} 周,头位,待产"收住入院。孕期无高血压、水肿和蛋白尿,无皮肤瘙痒,无多饮、多食、多尿等症状,食欲、睡眠、大小便均正常。孕期体重增长 30 kg。

2. 婚育史

适龄结婚,0 - 0 - 0 - 0,本次为自然怀孕。

3. 月经史

平素月经规则,初潮 13 岁,(5~6)/30 天,LMP 2014 - 3 - 11,EDC 2014 - 12 - 17。

4. 既往史

否认遗传病、传染病史,否认各系统慢性病史,否认手术外伤史,否认输血史、药敏史等。

5. 个人史

生长于原籍,否认疫水、疫区接触史,否认烟酒等不良嗜好。

6. 家族史

否认糖尿病、高血压等家族遗传性疾病。

7. 体格检查

Ht 158 cm, Wt 73 kg, T 36.5℃, P 78 次/min, R 19 次/min, BR 115 mmHg/65 mmHg。神智清,精神可,一般情况可,全身皮肤黏膜未见黄染,浅表淋巴结未及肿大。颈软,气管居中,双侧甲状腺未及肿大。HR 78 次/min,律齐,未及杂音,两肺呼吸音清,未及干湿啰音,腹膨软,无压痛及反跳痛,肝脾肋下未及。水肿(-),NS(-)。

8. 产科检查

宫高 36 cm,腹围 108 cm,尖腹,估计胎儿 Wt 3 800 g±400 g;

胎位头,胎心 140 次/min,胎动如常;

宫缩 6～8 min 1 次,持续 30 s,强度中;

骨盆外测量:坐骨结节间径 7 cm,坐骨切迹小于 2 横指,耻骨弓角度小于 90°,余正常范围;

骨盆内测量:骶岬前突,对角径 10.5 cm;

其他:子宫张力如常,子宫压痛无;

阴道检查:宫颈容受 50%,宫口未开,先露头,高浮,胎膜未破。

9. 实验室和影像学检查

B 超检查示:①单胎头位;②胎儿体重:3 800 g±400 g;③胎儿脐血流指数正常。

胎心监护:胎心监护宫缩 6～8 min 1 次,持续 30 s,强度中,FHR 140 次/min,基线变异正常,NST 有反应。

二、诊治经过

入院后初步诊断:①G_1P_0,孕 38^{+5} 周,头位;②狭窄骨盆(骨盆出口平面狭窄)。

入院后予完善术前常规检查如血常规、肝肾功能、电解质、出凝血指标,告知病情,完善术前谈话及准备。

入院后在硬膜外麻醉下行子宫下段剖宫产术,手术顺利,术后常规预防感染治疗 24 h,第 2 天拔除导尿管小便自解,伤口换药,第 3 天出院。告知术后保持个人卫生,禁房事、盆浴;促进乳汁排空;产后 42 天复诊;如出现发热、阴道出血多等异常随诊。

三、病例分析

1. 病史特点

(1) 女性,31 岁。因“孕 38^{+5} 周,下腹坠痛 1 天”而入院。

(2) 平素月经规则,初潮 13 岁,(5～6)/30 天,LMP 2014-3-11,EDC 2014-12-17。

(3) 体检:Ht 158 cm,Wt 73 kg,腹膨隆。

(4) 产科检查阳性发现:

宫高 36 cm,腹围 108 cm,估计胎儿 Wt 3 800 g±400 g;

骨盆外测量:坐骨结节间径 7 cm,坐骨切迹小于 2 横指,耻骨弓角度小于 90°;

阴道检查:宫颈容受 50%,宫口未开,先露头,高浮,胎膜未破;

骨盆内测量:骶岬前突,对角径 10.5 cm。

(5) 辅助检查:

B 超检查示:①单胎,头位;②胎儿体重估测:3 800 g±400 g。

胎心监护:胎心监护宫缩 6～8 min 1 次,持续 30 s,强度中,FHR 140 次/min,基线变异正常,NST 有反应。

2. 诊断与诊断依据

(1) 诊断:①G_1P_0,孕 38^{+5} 周,头位;②骨盆狭窄(骨盆出口平面狭窄)。

(2) 诊断依据:①平素月经规则,初潮 13 岁,(5～6)/30 天,LMP 2014-3-11,EDC 2014-12-17;②停经 30^+ 天尿 IPT(+)确诊早孕,现孕 38^{+5} 周,下腹坠痛 1 天;③产科检查腹部可触及规律宫缩,胎心 140 次/min,坐骨结节间径 7 cm,坐骨切迹小于 2 横指,耻骨弓角度小于 90°;④阴道检查宫颈容受 50%,宫口未开,先露头,高浮,胎膜未破,骨盆内测量骶岬前突,对角径 10.5 cm;⑤B 超检查示:a. 单胎头位;b. 胎儿体重估测:3 800 g±400 g;c. 胎儿脐血流指数正常;⑥胎心监护:胎心监护宫缩 6～8 min

1 次,持续 30 s,强度中,FHR 140 次/min,基线变异正常,NST 有反应。

3. 鉴别诊断

中骨盆平面狭窄:主要见于男型骨盆及类人猿型骨盆,以坐骨棘间径及中骨盆后矢状径狭窄为主。中骨盆平面狭窄程度分为 3 级:Ⅰ级为临界性狭窄,坐骨棘间径 10 cm,坐骨棘间径加中骨盆后矢状径 13.5 cm;Ⅱ级为相对性狭窄,坐骨棘间径 8.5~9.5 cm,坐骨棘间径加中骨盆后矢状径 12.0~13.0 cm;Ⅲ级为绝对性狭窄,坐骨棘间径≤8.0 cm,坐骨棘间径加中骨盆后矢状径≤11.5 cm。

四、处理方案及基本依据

1. 治疗方案

完善术前准备后剖宫产手术终止妊娠。

2. 依据

患者初产妇,Ht 158 cm, Wt 73 kg,胎儿体重估计在 3 800 g 左右。腹部检查:胎先露高浮。骨盆外测量:坐骨结节间径 7 cm,坐骨切迹小于 2 横指,耻骨弓角度小于 90°;骨盆内测量:骶岬前突,对角径 10.5 cm。阴道检查先露头,高浮,胎膜未破。考虑骨盆出口平面狭窄,胎儿相对偏大,故建议剖宫产分娩。

五、要点与讨论

1. 骨盆入口狭窄的临床表现

骨盆入口狭窄时,临产前可出现胎头衔接受阻、临产后胎头仍未入盆、胎头跨耻征阳性,并且胎位异常如臀先露、面先露或肩先露的发生率可增加 3 倍,脐带脱垂发生率可增加 6 倍。临产后,根据骨盆狭窄程度、产力强度、胎儿大小及胎位情况不同,临床表现也不尽相同:骨盆临界性狭窄:胎头取枕横位入盆者,多取后不均倾势,再逐渐转为头盆均倾势。临产表现为潜伏期及活跃期早期延长,活跃期后期产程进展顺利。若胎头迟迟不入盆,此时常常出现胎膜早破,其发生率为正常骨盆的 4~6 倍。并常常出现原发性、不协调性、高张性宫缩乏力、宫颈扩张缓慢。骨盆绝对性狭窄:若产力、胎儿大小及胎位均正常,但胎头仍不能入盆,常发生梗阻性难产。此时可出现病理缩复环,甚至子宫破裂。如胎先露部嵌入骨盆入口时间较长,由于血液循环障碍、组织坏死,可形成泌尿生殖道瘘。在强大的宫缩压力下,胎头颅骨重叠,严重时可出现颅骨骨折及颅内出血。

2. 骨盆内测量

由于孕妇骨质宽度及皮下组织的厚薄不同,骨盆外测量可能存在误差,故建议以内测量为主。如对角径<11.5 cm,骶岬凸出为骨盆入口平面狭窄,属扁平骨盆;若坐骨棘间径<10 cm,坐骨切迹宽度<2 横指,为中骨盆平面狭窄;若坐骨结节间径<8 cm,应测量出口后矢状径及检查骶尾关节活动度,估计骨盆出口平面的狭窄程度。若坐骨结节间径与出口后矢状径之和<15 cm,为骨盆出口平面狭窄。

3. 骨盆狭窄的判断标准

表 34-1　骨盆狭窄的判断标准　　　　　　　　　单位:cm

骨盆大小	骶耻外径	对角径	入口前后径	坐骨结节间径	坐骨结节间径＋后矢状径	出口前后径
正常	18.5~19.5	12.0~13.5	10.5~11.5	8.0~9.0	15.5~18.0	11.0~12.0
临界狭窄	18.0	11.5	10.0	7.5	15.0	10.5

（续表）

骨盆大小	骶耻外径	对角径	入口前后径	坐骨结节间径	坐骨结节间径＋后矢状径	出口前后径
轻度狭窄	17.5	11.0	9.5	7.0	14.0	10.0
中度狭窄	17.0	10.5	9.0	6.5	13.0	9.5
重度狭窄	16.5	10.0	8.5	6.0	12.0	9.0
绝对狭窄	≤16.0	≤9.5	≤8.0	≤5.5	≤11.5	≤8.5

4. 骨盆外测量临床意义思考

2011 年，中国医学会制定并发表的孕前和孕期保健指南不再建议孕期常规进行骨盆外测量，源于目前已经有非常充分的证据认为骨盆外测量的临床意义不大，不能预测产时头盆不称。实际上，不仅骨盆外测量不能预测难产，其他一些方法包括骨盆 X 线摄片、CT 以及超声均不能指导临床医生决定分娩方式，也无法给咨询患者提供很大帮助。毕竟，临床上最需要的是骨盆测量能不能预测成功阴道分娩，而决定阴道分娩的因素包括骨盆、胎儿、产力以及母体精神心理因素，不单单取决于骨盆大小。故观点更倾向于头位分娩需要经充分阴道试产后才能决定分娩方式，胎儿是最好的骨盆测量器。但结合中国国情，目前国内妇产科教材依旧没有删除骨盆测量这一章节，部分原因可能是建议大家不要完全摒弃这种方法，对高危人群或基层医院卫生资源相对不足者可能有益。

六、思考题

1. 评估骨产道异常的方法有哪些？
2. 分娩时遇到骨产道异常如何决定分娩方式？
3. 软产道异常包括哪些？

七、推荐阅读文献

1. 中华医学会妇产科学分会产科学组. 孕前和孕期保健指南[J]. 中华妇产科杂志,2011,46:150-153.

2. 凌萝达,顾美礼. 头位难产[M]. 2 版. 重庆:重庆出版社,1990:1-18.

3. Institute for Clinical Systems Improvement. Health care guideline:routine prenatal care. 14th ed [S]. Minnesota:ICSI,2010:1-97.

八、诊疗流程图

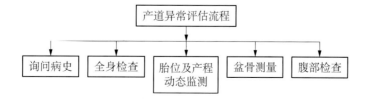

（刘 铭 段 涛）

案例 35

产程异常

一、病历资料

1. 现病史

患者,女性,38岁。因"G₁P₀,孕39⁺⁵周,规律腹痛5 h"而入院。患者平素月经规则,停经35天自测尿妊娠试验阳性。孕期定期产检无殊,OGTT正常,胎儿大小符合孕周。门诊38周B超检查提示单胎,头位,胎儿体重估测3 500 g±400 g,羊水指数100 mm,胎儿脐血流指数正常。近5 h阵发性下腹痛,30 s/(5~6)min,伴少量见红,无阴道流液。阴道检查宫口开5 cm,先露为头,0位(与坐骨棘齐)。近两周睡眠可,大小便正常,否认头晕、眼花等不适。急诊以"G₁P₀,孕39⁺⁵周,头位;临产"收住入院。近期食欲、睡眠、二便均正常。孕期体重增长30 kg。

2. 月经婚育史

平素月经规则,7/30天。已婚,0-0-0-0,本次为自然怀孕。

3. 既往史

否认内外科重大疾病史,否认手术外伤史,否认输血史及药物过敏史等。

4. 体格检查

T 36.5℃,P 100次/min,BP 120 mmHg/75 mmHg。一般情况可,精神好。心律齐,未及杂音,双肺呼吸音清。腹膨软,子宫无压痛。双下肢水肿(+)。

5. 产科检查

宫高34 cm,腹围102 cm,胎心138次/min,胎儿体重估测3 600 g;

宫缩:30 s/(5~6)min,子宫无压痛;

阴道检查:宫口开5 cm,先露为头,0位(与坐骨棘齐)。

6. 实验室和影像学检查

CST结果:胎心基线120次/min,波动正常,CST阴性。

尿蛋白:阴性。

二、诊治经过

入院后初步诊断:G₁P₀,孕39⁺⁵周,头位,临产。

入院后送入产房,完善化验检查,与家属沟通后继续待产。应孕妇要求实施分娩镇痛,进入产房后3 h宫口开全。随后3 h产程无进展,主治医生再次评估:宫口开全,先露S⁺³,胎位LOA,坐骨棘平伏,尾骨活动,颅骨轻度重叠。宫缩 50 s/2 min,宫缩强度可。但产妇疲劳,用力屏气差。知情告知后,做好肩难产急救准备和产后出血防治措施,实施产钳助产术。手术顺利,10 min 后娩 1 男婴,评分 9 分,3 600 g,产后 2 h 出血 380 ml。

三、病例分析

1. 病史特点

(1) 女性,38 岁。因"G_1P_0,孕 39^{+5} 周,规律腹痛 5 h"而入院。

(2) 月经规则,停经 35 天自测尿妊娠试验阳性。孕期定期产检无殊,胎儿大小符合。

(3) 体检:心肺听诊阴性。子宫无压痛。双下肢水肿(+)。宫口开全后孕妇疲劳。

(4) 产科检查:胎儿体重估测 3 600 g,宫口开全后再次评估:先露 S^{+3},胎位 LOA,坐骨棘平伏,尾骨活动,颅骨轻度重叠。宫缩 50 s/2 min,宫缩强度可。

(5) 辅助检查:

CST 结果:胎心基线 120 次/min,波动正常,CST 阴性。

2. 诊断与诊断依据

诊断:①G_1P_0,孕 39^{+5} 周,头位;②第二产程延长。

诊断依据:①平素月经规则,定期产检,孕期胎儿生长大小与孕周相符;②胎儿体重估测约 3 600 g;③CST 阴性;④阴道检查:宫口开全 3 h,先露头,LOA,S^{+3},镇痛分娩后;⑤骨盆内条件评估:坐骨棘平,尾骨活动,胎儿颅骨轻度重叠。

3. 鉴别诊断

(1) 活跃期延长:从宫口开 3 cm 至宫口开全的产程时间超过 8 h 方可诊断,当活跃期宫口扩张速度初产妇小于 1.2 cm/h,经产妇小于 1.5 cm/h 时,常提示活跃期延长。

(2) 活跃期停滞:指活跃期宫口停止扩张 4 小时以上时可诊断。

四、处理方案及基本依据

(1) 治疗方案:实施产钳助产术终止妊娠。

(2) 依据:镇痛分娩后宫口开全 3 h,骨盆内条件可,没有明显的骨盆出口狭窄,且胎儿先露 S^{+3},颅骨轻度重叠,胎儿大小估测 3 600 g。结合孕妇疲劳,屏气差,且第二产程延长,故予实施产钳助产术。

五、要点与讨论

1. 产程异常的思考

2010 年,Zhang 等发表了一篇有关产程的大样本研究,研究对 19 所医院共计 62 415 名单胎、自然临产、头位的孕妇进行回顾性研究,发现产程和临床上应用的 Friedman' 传统产程有明显区别(见表 35-1),引起国内外学者关注。最大的区别在于产程似乎可以更长,尤其在宫口开 6 cm 之前。因此,2014 年,本着母婴安全为前提,减少干预促进安全分娩的宗旨,中华医学会妇产科分会发表了新产程标准及处理的专家共识,而之前妇产科学教材也适当进行了调整,指出宫口开 6 cm 之前可不必过于积极干预产程。但到底什么样的产程适合中国人,毕竟张氏新产程源于美国数据,且为回顾性研究,是不是适合中国产程,可能还需要不断在实践中验证,并需要前瞻性研究寻找到适合中国人的产程。

表 35 - 1　张氏新产程和 Friedman' 传统产程不同之处

	Friedman' 传统产程	张氏新产程
潜伏期	潜伏期延长为潜伏期超过 16 h,潜伏期延长为手术指征	潜伏期延长不再作为手术指征
活跃期	以 3~4 cm 为活跃期起始点	活跃期起始点可以更晚
	活跃期宫口扩张停止>4 h,诊断	活跃期停滞:宫缩正常者宫口停止扩张≥4 h,诊断;宫缩欠佳者宫口扩张≥6 h,诊断
第二产程	初产妇和经产妇,如实施硬脊膜外阻滞,第二产程可分别最长至 3 h 和 2 h。	初产妇和经产妇,如实施硬脊膜外阻滞,第二产程分别可最长至 4 h 和 3 h;未实施者分别最长至 3 h 和 2 h。

2. 产钳阴道助产技术的应用

产钳助产术是阴道助产技术的一种,是产科临床必不可少的技术。产科医生应该熟练掌握阴道助产技术,包括产钳术和胎吸术。为了减少产伤规避风险,目前临床上应用的大多数是出口产钳,还有部分是低位产钳。美国妇产科协会定义的出口产钳是指不分开会阴处可见胎头,胎头颅骨已到达骨盆底;胎头矢状缝在前后径,或右、左枕前或枕后位上(旋转≤45°);胎头达到会阴处。产钳技术的掌握需要术前充分评估,应该充分了解胎头-骨盆关系,包括宫口是否真正开全、胎膜破裂情况、头先露、胎方位和胎姿势的确定、胎头在腹部可扪及的大小、骨盆的情况等,熟练掌握该项技术,否则可能会给母体及胎儿带来潜在的巨大创伤。

六、思考题

1. 第一产程不协调性子宫收缩乏力应如何处理?
2. 哪些胎位异常不建议阴道试产?

七、推荐阅读文献

1. Friedman EA. Primigravid labor: a graphicostatistical analysis [J]. Obstetrics and Gynecology, 1955,6(6):567 - 589.

2. Zhang J, Landy HJ, Branch DW, et al. Contemporary patterns of spontaneous labor with normal neonatal outcomes [J]. Obstetrics and Gynecology, 2010,116(6):1281 - 1287.

3. 中华医学会妇产科学分会产科组. 新产程标准及处理的专家共识(2014)[J]. 中华妇产科杂志, 2014,49:486.

4. Thomas FB, Andrew AC, Sabaratnam A 著. 段涛,杨慧霞译. 产科手术学[M]. 11 版. 北京:人民卫生出版社,2009:80 - 108.

八、产程评估流程图

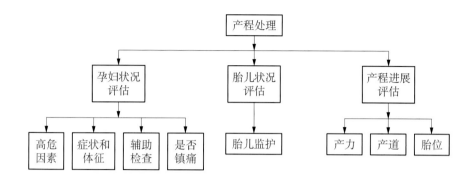

（刘 铭 段 涛）

案例 36

胎位不正

一、病历资料

1. 现病史

孕妇,女性,30 岁。因"G_2P_1,孕 37 周,不规则下腹痛 3 h"入院。平素月经规律,初潮 13 岁,周期 7/30 天,量中,无痛经。末次月经 2014 - 7 - 26,预产期 2015 - 5 - 2。孕期无明显早孕反应,停经 4^+ 月自觉胎动至今。孕 13 周起在我院建卡产检,血型 O(+),丈夫 O(+)。唐氏筛查低危,孕 23 周 B 超检查胎儿大畸形筛查未示异常,OGTT 正常。孕期否认多饮、多食及多尿,无皮肤瘙痒、蛋白尿及血压异常等。末次 B 超检查(孕 36 周)"单胎、横位;胎儿体重估测 3039 g±400 g;胎儿脐血流指数正常"。3 h 前孕妇自觉不规则下腹痛,急诊来院,自觉胎动如常,听胎心 140 次/min,宫口开 1 cm,考虑胎方位为横位,收入院准备手术。孕妇近期神志清,精神可,胃纳佳,睡眠安,二便无异常。孕期体重增加 13 kg。

2. 既往史及婚育史

否认药物过敏史,否认手术外伤史,否认重大疾病史,否认输血史。已婚,1 - 0 - 0 - 1,2012 年足月顺产 1 女婴,重 3 900 g,健在,本次自然怀孕。

3. 体格检查

T 36.8℃,P 88 次/min,R 20 次/min,BP 110 mmHg/70 mmHg,Ht 163 cm,Wt 75 kg。神清,一般情况可,未见贫血貌。全身浅表淋巴结未扪及。皮肤黏膜无黄染。头颅五官外观无畸形,颈软,两侧对称,气管居中,甲状腺未扪及肿大。心脏各瓣区未闻及病理性杂音。两肺呼吸音清,未闻及明显干湿啰音。腹隆软,无压痛,无明显反跳痛或肌卫,肝脾触诊不满意。脊柱四肢无畸形,双下肢无水肿,膝反射存在。

4. 产科检查

宫高 30 cm,腹围 110 cm,估计胎儿 Wt 3 200 g、子宫呈横椭圆形,宫底部可及平坦饱满的胎背,耻骨上缘虚空感,未及胎头或胎臀。左侧宫体部清楚可及圆而硬、有浮球感的胎头,胎位横位,胎心 140 次/min,胎动有,骨盆外测量 26 - 28 - 20 - 10 cm,宫缩不规则,质弱,子宫张力如常,无压痛,胎膜未破。

5. 实验室和影像学检查

孕 36 周查血常规、凝血功能、肝肾功能、血糖:均在正常范围。

孕 36 周 B 超检查:单胎、横位,胎儿体重估测 3 039 g±400 g,胎儿脐血流指数正常。

二、诊治经过

入院后初步诊断:G_2P_1,孕 37 周,横位。

入院后诊治经过：入院后予以完善术前常规检查如血常规、凝血功能、肝肾功能、血糖等，常规术前备血（红悬 2 IU），备皮，排除手术禁忌，拟当日在连续硬膜外麻醉下行子宫下段剖宫产术。准备手术过程中，孕妇出现一阵阴道流液，pH 试纸变色，考虑胎膜自破，孕妇觉宫缩较前明显，予以检查宫口，可扪及胎儿手臂脱垂入阴道内，遂急诊手术，术中见胎儿肩先露，娩 1 女婴，重 3 300 g，1 min 和 5 min Apgar 评分均为 10 分。术后第 4 天恢复可，予以出院。

三、病例分析

1. 病史特点
（1）孕妇，女性，30 岁，经产妇，因"G_2P_1，孕 37 周，不规则下腹痛 3 h"入院。

（2）孕期唐筛、OGTT、超声胎儿大畸形筛查等均正常。孕妇自觉不规则下腹痛，急诊来院，自觉胎动如常，听胎心 140 次/min。

（3）产科检查：宫高 36 cm，腹围 105 cm，估计胎儿 Wt 3 200 g，子宫呈横椭圆形，宫底部可及平坦饱满的胎背，耻骨上缘虚空感，未及胎头或胎臀。左侧宫体部清楚可及圆而硬、有浮球感的胎头，胎位横位，胎心次数 140 次/min，胎动有，骨盆外测量无异常，宫缩不规则，质弱，子宫张力如常，子宫无压痛，胎膜未破。

（4）辅助检查：孕 36 周查血常规、凝血功能、肝肾功能、血糖均在正常范围。

孕 36 周 B 超检查"单胎、横位，胎儿体重估测 3 039 g±400 g，胎儿脐血流指数正常"。

（5）准备手术过程中，孕妇出现一阵阴道流液，pH 试纸变色，考虑胎膜自破，孕妇觉宫缩较前明显，予以检查宫口，可扪及胎儿手臂脱出于阴道内。

2. 诊断与诊断依据
诊断：G_2P_1，孕 37 周，横位。

诊断依据：

（1）平素月经规律，初潮 13 岁，周期 7/30 天，末次月经 2014 - 7 - 26，预产期 2015 - 5 - 2。

（2）已婚，1 - 0 - 0 - 1，2012 年足月顺产 1 女婴，重 3 900 g，健在，本次自然怀孕。

（3）四步触诊：子宫呈横椭圆形，宫底部可及平坦饱满的胎背，耻骨上缘虚空感，未及胎头或胎臀。左侧宫体部清楚可及圆而硬、有浮球感的胎头。

（4）辅助检查：孕 36 周 B 超检查提示单胎、横位。

3. 鉴别诊断
头位：根据四步触诊及 B 超检查结果可鉴别。

四、处理方案及理由

（1）处理方案：予以急诊连续硬膜外麻醉下行子宫下段剖宫产术。

（2）理由：孕妇目前已足月，孕 37 周，横位，胎膜自破，胎儿一手臂脱垂入阴道内，考虑为忽略性肩先露，无法经阴道分娩，遂决定急诊行子宫下段剖宫产术。孕妇一般情况良好，术前检查无明显手术禁忌证。

五、要点与讨论

1. 胎产式、胎先露和胎方位
胎儿在宫腔内为适应子宫体的形状，而取一定的姿势称胎姿势。胎体纵轴与母体纵轴的关系称为胎产式,分为纵产式和横产式。最先进入骨盆入口的胎儿部分称为胎先露,纵产式有头先露和臀先露,横产式为肩先露。当胎肩先露侧上肢脱垂入阴道,则形成忽略性(嵌顿性)肩先露。胎儿先露部的指示点与母体骨盆的关系称为胎方位。胎儿位置的正常与否与能否顺利分娩和母儿安全都有直接关系。正常的胎位为枕前位。除此外,其余的胎位均为异常胎位。在妊娠中期,胎位可异常,以后大多会自动转为枕前位。如在妊娠后期仍为异常胎位,则为"胎位不正"。常见的胎位不正有臀位、横位、斜位等,临床上最多见的胎位不正为臀位及枕后位。引起胎位不正的原因有子宫发育不良、子宫畸形、骨盆狭小、盆腔肿瘤、胎儿畸形、羊水过多等因素。横位更多见于经产妇腹壁过度松弛、胎盘前置、子宫畸形或肿瘤及羊水过多者。

2. 横位的处理

1) 妊娠期

孕 30 周前,胎位不固定,多会改变,不需特殊处理。孕 30 周后,若仍为胎位不正(包括臀位与横位),应尽量予以矫正,由于胎位不正将给分娩带来困难和危险,故早期纠正胎位,对难产的预防有着重要的意义。矫正的方法有:

(1) 胸膝卧位:孕妇保持头低臀高姿势(见图 36-1)。之前应排空膀胱,松解裤带。孕妇可跪在硬板床或瑜伽垫上,胸部垫一个枕头,将两手前臂上屈,头部放在床上转向一侧,臀部与大腿成直角。每日 2～3 次,每次 10～15 min,1 周后复查。这是一种借胎儿重心的改变,增加胎儿转为头位的机会。目前对于胸膝卧位的效果研究结果不一,临床医生的普遍态度是:虽然没有很好的证据支持胸膝卧位的效果,但它对孕妇也没有什么害处,可以一试。

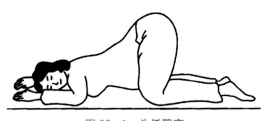

图 36-1　头低臀高

(2) 艾灸:可用艾条,熏两侧至阴穴(足小趾外侧,距离趾甲角 0.5 cm 左右),每日 1 次,每次 15～20 min,5 天后复查。但目前这一方法已较少应用。亦有通过针灸进行胎位纠正,但研究结果显示孕晚期行针灸转胎位效果不佳。

(3) 外倒转术:主要是用于上述方法矫正无效者。一般建议孕 36～37 周进行,因一旦发生意外情况,可紧急剖宫产娩出胎儿,此阶段胎儿已成熟,不必过分担心早产儿的后果。

2) 分娩期

可根据孕周、产次、胎儿大小、胎儿是否存活、宫口扩张程度、胎膜是否破裂、有无并发症、是否有先兆子宫破裂等,综合判断决定分娩方式。

初产妇足月活胎,无论宫口扩张程度及胎膜是否破裂,均应行剖宫产术。经产妇足月活胎,一般情况下首选剖宫产分娩;若胎膜已破,羊水未流尽,宫口开大 5 cm 以上,胎儿不大,亦可在全身麻醉下行内倒转术,以臀先露分娩。出现先兆子宫破裂或子宫破裂征象,不论胎儿死活,为抢救产妇生命,均应行剖宫产术。若胎儿已死,无先兆子宫破裂,可在全麻下行断头术或除脏术。

内倒转术:主要是纠正横位的一种手术。内倒转术适用于宫口开大、胎膜未破或破膜不久、子宫腔内尚有足量的羊水存在的横产活胎(无法实行剖宫产者),或者是个别情况下横位胎儿已死,实行断头术困难。

内倒转术的禁忌证:①估计头盆不称,不能经阴道分娩的活胎;②易发生子宫破裂或已有先兆子宫破裂者;③忽略性横位,此时胎膜多已破,羊水流尽,不具备内倒转条件。

内倒转术的手术步骤:

(1) 麻醉,使子宫壁完全松弛,便于操作。产妇取膀胱截石位,消毒铺巾,导尿。胎膜未破者刺破胎膜。术前做好抢救新生儿的准备工作。

(2) 阴道检查,了解宫口开大情况、胎先露和胎方位。

(3) 伸手入子宫腔内,寻找并握住胎足。胎背在产妇左侧者伸左手,反之伸进右手。如胎背在母体前方,牵引下方胎足,胎背在母体后方,牵引上方胎足,胎背朝上靠母亲腹壁的胎足,胎背朝下则牵引靠后面的胎足,以保证行内倒转时胎背始终保持在母体前方,减少牵引时的阻力,顺利完成手术。

(4)倒转胎儿:用示指和中指握紧胎足,缓慢向下牵引,同时另一手在腹部外协助向上推胎头,内外配合徐徐将胎儿变成臀位足先露。当胎膝露于母体的阴道口时,内倒转术即已完成。此时宫口已开全者,立即作臀位牵引术以结束分娩。如宫口未开全,胎儿无窘迫,则可密切注意胎心,等待宫口开全后,作臀位助产或臀位牵引术。

六、思考题

1. 简述胎产式、胎先露、胎方位的定义。
2. 胎位不正的常见原因有哪些?
3. 忽略性横位的意义是什么?

七、推荐阅读文献

1. 曹泽毅,郎景和,丰有吉.中华妇产科学[M].3版.北京:人民卫生出版社,2014:409-412.
2. 段涛,丰有吉,狄文主译.威廉姆斯产科学[M].21版.山东:科学技术出版社,2001:403-405.
3. 丰有吉,沈铿.妇产科学[M].2版.北京:人民卫生出版社.

八、诊疗流程图

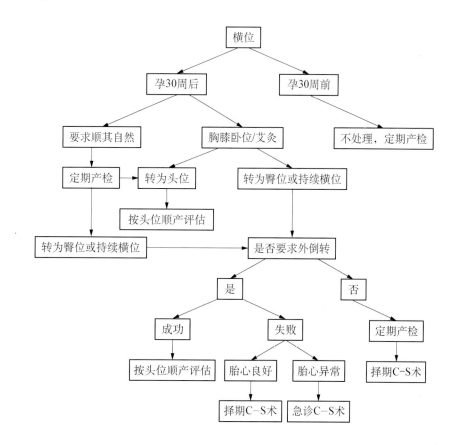

(李　瑜　李　婷)

案例 37

臀 位

一、病历资料

1. 现病史

患者张某,女性,30 岁。因"孕 37^{+1} 周,规律腹痛伴阴道流液 2 h"入院。患者平素月经规则,初潮 15 岁,7/28 天,LMP 2014 - 7 - 12,EDC 2015 - 4 - 19。停经 30$^+$ 天尿妊娠试验(+),确诊早孕。孕早期无感冒、发热、毒物及放射线接触史,无腹痛及阴道流血史。孕期规律产检,唐氏筛查低危,OGTT 正常范围,B 超检查胎儿生长发育及结构未见明显异常。35 周 B 超检查提示单臀位,胎儿体重估计 2 400 g,羊水指数 130 mm,胎儿脐血流指数正常。近 2 h 出现 3~4 min 下腹阵发性疼痛,持续时间约 40 s,伴少量阴道见红,阴道流液量中,色清,急诊查宫口开 8 cm 收入院。

2. 月经婚育史

平素月经规则,7/28 天。已婚,1 - 0 - 0 - 1,4 年前足月阴道分娩 1 男婴,3 000 g,现健康。本次为自然怀孕。

3. 既往史

否认遗传病、传染病史,否认糖尿病、高血压等慢性病史,否认手术外伤史,否认输血史及药物过敏史等。

4. 体格检查

T 36.8℃,P 88 次/min,R 20 次/min,BP 110 mmHg/70 mmHg,Ht 163 cm,Wt 75 kg。神清,一般情况可,未见贫血貌。全身浅表淋巴结未扪及。皮肤黏膜无黄染。头颅五官外观无畸形,颈软,两侧对称,气管居中,甲状腺未扪及肿大。心脏各瓣区未闻及病理性杂音。两肺呼吸音清,未闻及明显干湿啰音。腹隆软,无压痛,无明显反跳痛或肌卫,肝脾触诊不满意。脊柱四肢无畸形,双下肢无水肿,膝反射存在。

5. 产科检查

宫高 33 cm,腹围 94 cm,胎心 140 次/min,宫缩 40 s/(3~4)min。

四步触诊:宫底部触及圆而硬、按压时有浮球感的胎头。

阴道检查:宫口开大 8 cm,可触及胎儿骶骨及肛门,胎先露 S^{+1},羊水清;子宫无压痛。

6. 实验室和影像学检查

pH 试纸:呈现蓝色。

床旁 B 超检查:单胎,单臀位,胎儿体重估测 2 700 g,胎儿脐血流指数正常,胎盘位置正常。

胎儿监护示:胎心基线 125 次/min,CST 阴性。

二、诊治经过

入院后初步诊断：G_2P_1，孕 37^{+1} 周，单臀位；临产。

入院后首先听胎心，阴道检查排除脐带脱垂、确诊胎方位并评估骨盆条件和产程进展，与家属沟通情况后，将患者迅速送入产房手术室。有经验的资深医生再次评估母儿情况和妊娠高危因素，排除阴道分娩禁忌证，与家属再次沟通后试行臀位阴道分娩，并做好一旦试产失败紧急剖宫产的术前准备，完善常规检查包括血常规、肝肾功能电解质、凝血指标等。连续胎心监护，定期评估宫口进展和胎先露下降情况。1 h 后待宫口开全后采用臀位助产术顺利经阴道分娩。

三、病例分析

1. 病史特点

（1）女性，30 岁，因"孕 37^{+1} 周，规律腹痛伴阴道流液 2 h"急诊入院。

（2）平素月经规则，规律产检，孕期无异常发现，胎儿大小与孕周相符。

（3）体检：子宫无压痛。双下肢水肿（＋）。

（4）产科检查阳性发现：宫底部触及圆而硬、按压时有浮球感的胎头。阴道检查：宫口开大 8 cm，可触及胎儿骶骨及肛门。

（5）辅助检查：B 超检查提示单臀位。

2. 诊断与诊断依据

诊断：G_2P_1，孕 37^{+1} 周，单臀位；临产。

诊断依据：①平素月经规则，LMP 2014 - 7 - 12，EDC 2015 - 4 - 19；②停经 30^+ 天尿 IPT（＋）确诊早孕，孕期超声提示胎儿大小生长发育与孕周符合；③产科检查宫底部触及圆而硬、按压时有浮球感的胎头；阴道检查可触及胎儿骶骨及肛门；④辅助检查 B 超检查提示单臀位。

3. 鉴别诊断

（1）头位：四步触诊子宫呈纵椭圆形，宫底部可触及软而宽的胎臀，在耻骨联合上方可触及圆而硬的胎头，胎心在脐左下方或右下方听诊最清楚，超声检查可以明确诊断。

（2）横位：四步触诊子宫呈横椭圆形，子宫横径较正常妊娠宽，子宫底高度低于孕周，宫底部及耻骨联合上方空虚，母体腹部一侧触及胎头，另一侧触及胎臀，胎心在脐周两侧最清楚，超声检查有助于鉴别诊断。

四、处理方案及基本依据

（1）治疗方案：建议阴道分娩。

（2）依据：经产妇，孕期规律产检，无其他妊娠并发症，无阴道分娩禁忌证。无重大疾病史和手术史。胎儿体重估计在 2 700 g 左右，B 超检查提示单臀。宫口开 8 cm，先露 S^{+1}。

五、要点与讨论

1. 关于臀位分娩方式的思考

关于臀位分娩方式的选择，国内教材目前仍建议根据孕产次、胎儿大小、骨盆情况、胎儿是否存活、胎儿是否合并畸形以及臀位类型来决定。近几十年来,国际观点是即使在设备比较完善的医院,多数仍倾向于以剖宫产术来终止妊娠,理由是研究认为臀位剖宫产能够改善围产儿结局,尤其是足月臀位剖宫产分娩所带来的益处有比较好的证据。临床实践上,更多的医护人员会倾向于剖宫产终止妊娠,以保障安全,避免由于阴道分娩产伤造成的医疗纠纷甚至诉讼。但临床医生还是必须掌握这门技术,毕竟对于一些情况下,由有经验的医生进行臀位分娩仍是安全的。要注意和患者及家属充分沟通。臀位分娩方式的选择可以参考表37-1。

表37-1 臀先露分娩方式的选择

阴 道 试 产	剖 宫 产
□骨盆测量正常	□骨盆狭窄、软产道异常
□胎儿估重2 500~3 500 g	□胎儿估重>3 500 g,或双顶径>9.5 cm
□产程进展顺利、胎先露下降顺利	□胎头仰伸位、足先露
□具备臀位助产技术及紧急剖宫产条件	□高龄初产,或合并妊娠高危因素
□具备新生儿抢救条件	□既往有难产史或新生儿产伤史
	□胎膜早破
	□胎儿窘迫

2. 臀位诊断思考要点

根据胎儿双下肢所取的姿势,臀位分为3类:①单臀先露又称直臀先露(见图37-1),是指胎儿双髋关节屈曲,双膝关节直伸,以臀部为先露。足月时,50%~70%归属于此类。②完全臀先露,又称混合臀先露(见图37-2),是指胎儿双髋关节及双膝关节均屈曲,犹如盘膝坐,以臀部和双足为先露。此类型在臀位中占5%~10%。③不完全臀先露(见图37-3),以一足或双足、一膝或双膝、一足一膝为先露。足月时,10%~40%归属此类。通过四步触诊可以初步判断胎先露是胎头还是胎臀,经超声可以明确诊断。一旦诊断,我们要思考的问题是胎儿为何采取这种姿势,可能的原因是什么? 有没有可能存在胎儿畸形、子宫畸形或者胎盘附着位置异常? 如何选择分娩方式对母儿才最有益? 实际上,臀位在大多数情况下是偶然现象,真正由于子宫和/或胎儿原因造成的胎位异常不到15%。影响胎位的主要是那些改变宫腔形态者,包括子宫畸形如双角子宫、纵隔子宫、单角子宫,子宫占位如子宫肌瘤,胎盘位置异常如前置胎盘,羊水量异常如羊水过多和羊水过少;或者疾病改变胎儿形态者,如无脑儿,骶尾部肿瘤;或其他因素限制胎儿活动者,如脐带过短、多胎等。分娩方式的选择要权衡利弊,选择对母儿更安全、更好的方式。

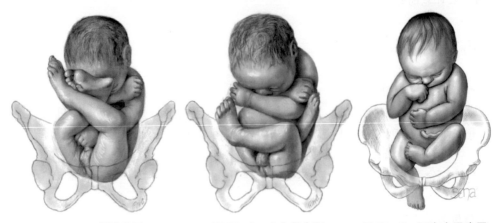

图37-1 单臀先露　　　图37-2 完全臀先露　　　图37-3 不完全臀先露

3. 臀位纠正技术之外倒转术思考

围产期纠正胎位技术包括体位管理和外倒转术。临床上常用的体位管理为胸膝卧位和艾灸转胎位,虽然目前体位管理纠正臀位还没有完全得到循证证据的肯定,但由于方法简单,无创伤性,患者接受程度高,故临床上一直使用至今。外倒转术是一种人工矫正胎位的方法,经孕妇腹壁用手转动胎儿,使其臀位变成头位(见图 37-4)。也是目前循证证据支持的一种方法,它可以有效降低臀位分娩率和剖宫产率。外倒转的成功率不同文献报道不同,在 30%～80%,这主要与纳入研究的人群以及术者经验有关。针对外倒转孕周,英国皇家妇产科学院建议初产妇 36 周之后,经产妇 37 周之后进行。但并没有非常严格的时间上限,有报道 42 周外倒转成功的病例。只是,外倒转还是会出现一些手术并发症,虽然发生率低。术中需要紧急剖宫产者仅 1%～3%,术后胎死宫内发生率更低,约万分之一,但依旧会引发医患双方担心。随着中国计生政策的改变,单独二孩的开放,外倒转术在国内也再次开展起来。实施外倒转前后,一是要和家属充分沟通,一是做好充分准备和应急准备,包括紧急剖宫产准备。

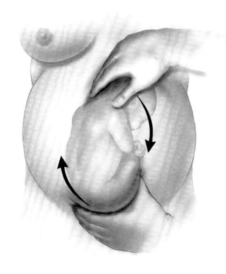

图 37-4　外倒转术

六、思考题

1. 孕期臀位纠正技术有哪几种?
2. 外倒转术可能的母儿风险有哪些?

七、推荐阅读文献

1. Cunningham FG, et al. Williams Obstetrics [M]. 24rd Edition. The McGraw-Hill Companies, 2014.

2. ACOG Committee on Obstetric Practice. ACOG Committee Opinion No. 340. Mode of term singleton breech delivery [J]. Obstetrics and Gynecology, 2006, 108(1): 235-237.

3. Thomas FB, Andrew AC, Sabaratnam A 著. 段涛, 杨慧霞译. 产科手术学[M]. 11 版. 北京: 人民卫生出版社, 2009: 156-167.

八、诊疗流程图

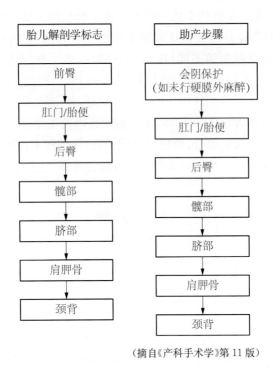

胎儿解剖学标志	助产步骤
前臀	会阴保护 (如未行硬膜外麻醉)
肛门/胎便	肛门/胎便
后臀	后臀
髋部	髋部
脐部	脐部
肩胛骨	肩胛骨
颈背	颈背

(摘自《产科手术学》第 11 版)

（刘　铭　段　涛）

产后出血—胎盘残留

一、病历资料

1. 现病史

孕妇，27 岁，0－0－2－0，因"停经 40^{+2} 周，不规则下腹痛半天"入院。平素月经规则，初潮 16 岁，6/30 天，量中，无痛经，LMP 2014－7－5，EDC 2015－4－12，停经 37 天，查尿 β－HCG（＋），孕 2 月出现轻微早孕反应（恶心、呕吐），孕早期 B 超检查核实预产期准，孕 5 月出现胎动至今，定期做产前检查，孕中晚期无头痛、头晕及皮肤瘙痒等，监测血压正常，4 月 14 日 6：00 孕 40^{+2} 周，不规则腹痛半天，少量阴道分泌物来院急诊。近期饮食、睡眠可，大小便正常，孕期体重增加 14 kg。

2. 既往史

孕妇平素体健，无心、肝、肾等重要脏器疾病史和慢性病史，无肝炎、结核、梅毒等传染病史，无其他科手术史、外伤骨折史、输血史、药物和食物过敏史，按规定预防接种。个人史无特殊。25 岁结婚，配偶体健，生育史 0－0－2－0，2 次早孕人工流产史，末次妊娠 2011 年。无家族遗传性疾病史，父母健在。

3. 体格检查

T 37.0℃，P 80 次/min，R 20 次/min，BP 110 mmHg/70 mmHg，Ht 168 cm，Wt 65 kg；一般情况好，神情，营养中等，无贫血貌，水肿（－），心律齐，有力，各瓣膜听诊区未闻及杂音；双肺呼吸音清，未闻及干湿啰音；肝脾肋下未触及，腹膨隆，骨盆测量：髂棘间径 25 cm，髂嵴间径 28 cm，骶耻外径 20 cm，出口横径 8.5 cm；

4. 产科检查

胎位 LOA，胎动好；宫高 35 cm，腹围 100 cm，估计胎儿 Wt 3 400 g；胎先露头，入盆，胎方位 LOA，胎心 145 次/min。宫缩间隔 8～9 min，持续 20 s，质弱。宫口开指尖。骨盆测量：23－27－18－8.5 cm。

5. 实验室和影像学检查

血常规：WBC 13.30×10^9/L，N 80.9％，RBC 3.47×10^{12}/L，Hb 116 g/L，PLT 227.00×10^9/L。

二、诊治经过

入院后初步诊断：G$_3$P$_0$ 孕 40^{+2} 周，单胎头位（LOA），先兆临产。入院后完善各项检查，胎心监护正常。尿常规、肝肾功能、凝血血栓全套等血生化检查未见异常。心电图：正常。B 超检查：单胎，头位，双顶径未测及，腹围 342 mm，股骨长 70 mm，胎盘右壁，Ⅲ级，胎心测及，脐血流 S/D 2.5，羊水指数 150 mm。

2015-4-14 08:49,孕妇下腹阵痛明显,无阴道流液,查宫口开一指松,11:05 查孕妇宫口开 5 cm,羊膜囊鼓,行人工破膜,羊水清,胎心好,产妇于 12:52 经阴道分娩 1 男婴,LOA 位,BW 3 365 g,Apgar 评分 10 分—10 分,羊水量中,色清,脐带无殊,胎儿娩出 5 min,胎盘自行剥离,22 cm×23 cm×2.5 cm,予以缝合会阴伤口,缝合过程中,在产后 10 min,有一阵阴道出血,量约 100 ml,予以宫底按摩子宫,巧特欣(卡贝缩宫素注射液)1 支宫底静脉注射,继续予以缩宫素静脉滴注加强宫缩,但仍有持续少量阴道出血,立即软产道探查:会阴伤口无活动性出血,宫颈完整,再次检查胎盘,发现胎膜边缘有血管断端,怀疑有副胎盘残留于宫内可能,B 超检查证实有部分胎盘残留,予以宫腔探查,发现部分胎盘粘连子宫后壁,粘连紧密,剥离胎盘后检查胎盘,胎盘不规则椭圆形,6 cm×8 cm×1.5 cm,为副胎盘,分娩过程出血共约 530 ml(称重法),予心电监护、专人观察产后 2 h,定期血生化检查等综合评估病情,直至病情平稳后予转产休,并予补铁纠正贫血、抗生素应用预防感染等后续治疗。产后乳汁分泌佳,子宫收缩好,恶露少,第 5 天母子出院。告知产褥期注意事项,预约产后 42 天复查。

三、病例分析

1. 病史特点

(1) 孕妇,27 岁,0-0-2-0,末次人流 2011 年。

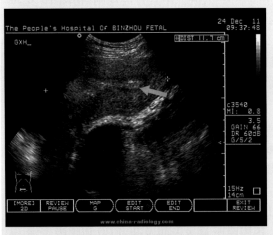

图 38-1　胎盘残留超声图片

(2) 孕 40+2 周,腹痛临产入院,产程顺利,阴道分娩 1 男婴,BW 3 365 g,Apgar 评分 10 分—10 分,羊水量中,色清,脐带无殊,胎儿娩出 5 分钟,胎盘自行剥离,22 cm×23 cm×2.5 cm,予以缝合会阴伤口,缝合过程中,在产后 10 min,有一阵阴道出血,量约 100 ml,予以宫底按摩子宫,药物加强宫缩,但仍有持续少量阴道出血,立即探查软产道无异常,再次检查胎盘发现,胎膜边缘有血管断端,怀疑有副胎盘残留,B 超检查证实有胎盘残留(见图 38-1)。

(3) 按产后出血的急救预案处理,并同时予人工剥离胎盘+清宫术。术中心电监护,生命体征平稳。术后证实副胎盘的诊断。自胎儿娩出和副胎盘取出后,阴道出血总量 530 ml(称重法)。

2. 诊断与诊断依据

诊断:G_3P_1,孕 40+2 周,单胎活产,胎盘残留,产后出血。

诊断依据:

(1) 胎盘残留:胎盘一般是在胎儿从产道娩出以后 5~15 min 娩出,最晚不超过 30 min 娩出体外,此时如果出现胎盘没有完全排出而有一部分留存在子宫内部的现象被称为胎盘残留。该产妇因胎儿娩出后 10 min 有不正常的阴道出血而作进一步检查发现有副胎盘残留于宫腔,故诊断明确。

(2) 产后出血:产后出血即胎儿娩出后 24 h 内出血量超过 500 ml,该产妇自胎儿娩出和副胎盘取出后,阴道出血总量已达 530 ml(称重法),故符合产后出血的诊断。

3. 鉴别诊断

主要与导致产后出血的其他病因如子宫收缩乏力、软产道损伤、凝血功能障碍相鉴别,根据病史、体征和 B 超检查等能作出明确诊断。

四、处理方案及基本依据

1. 治疗方案

在场人员紧急成立临时抢救小组,由当班职称最高医师统一指挥,产后出血是通过边检查、边诊断、边治疗的方法进行,这样能尽快寻找产后出血原因,纠正病因和诱因,减少失血性休克、DIC 等严重并发症。

(1) 心电监护,开放静脉,缩宫素应用,加强宫缩。

(2) 正确估计出血量,予以备血、查血常规、DIC st。

(3) 指挥者在产床一边指挥一边按摩子宫底,一人从外至里边检查边作排除法诊断出血原因。先从会阴阴道伤口查是否有延撕到宫颈出血,宫颈是否完整。

(4) 重新检查胎盘是否完整,胎膜边缘是否有血管破裂,可提供副胎盘残留的信息,并可辅以 B 超检查一起确诊。

(5) 明确诊断后立即予以宫腔探查(可用哌替啶 100 mg 肌内注射后),取出残留的胎盘,再作检查明确胎盘完整。

(6) 产后予以铁剂积极纠正贫血,产后应用抗生素预防感染。

(7) 如有胎盘植入,可用口服米非司酮治疗。

2. 依据

产后出血是通过边检查边诊断边治疗的方法进行的,这样能尽快检查出出血原因以及及时止血。

五、要点与讨论

胎盘因素是引起产后出血的原因之一,包括胎盘剥离不全、胎盘剥离后滞留、胎盘嵌顿、胎盘粘连、胎盘植入、胎盘和(或)胎膜残留。胎盘一般是在胎儿从产道娩出以后 5～15 min,最晚不超过 30 min 娩出体外,此时如果出现胎盘没有完全排出而有一部分留存在子宫腔的现象被称为胎盘残留,可包括胎膜部分残留。胎盘残留可因多次流产,分娩过程中过早牵拉脐带、过早用力揉挤子宫所致。可为部分胎盘小叶或副胎盘残留粘附于宫壁上,可影响宫缩而出血,胎盘残留往往是通过在胎盘娩出后例行检查而诊断的,如胎膜是否完整,胎盘母体面有否缺损或胎膜边缘是否有断裂的血管,如有则表示有胎盘、胎膜组织或副胎盘的遗留。也可用 Kastner 牛乳测试法诊断胎盘小叶缺损,从脐静脉注入牛乳,若见牛乳自胎盘母体溢出,则溢出部位为胎盘小叶缺损部位。治疗的关键是及早诊断和尽快去除残留的胎盘,若有副胎盘、部分胎盘残留或大部分胎膜残留时,应在无菌操作下徒手入宫腔取出残留组织,若手取胎盘困难,应用大号刮匙清宫。若确认仅有少许胎膜残留,可给予子宫收缩剂待其自然排出。产后可及时应用子宫收缩剂及抗生素。

六、思考题

1. 什么是胎盘残留?
2. 胎盘残留临床表现有哪些?
3. 胎盘残留临床处理有哪些?

七、推荐阅读文献

1. 乐杰.妇产科学[M].7 版.北京:人民卫生出版社,2010:213-214.

2. 肖东瑶. 米非司酮治疗产后胎盘残留临床观察[J]. 中外医学研究,2011,9(20):133－134.

八、诊疗流程图

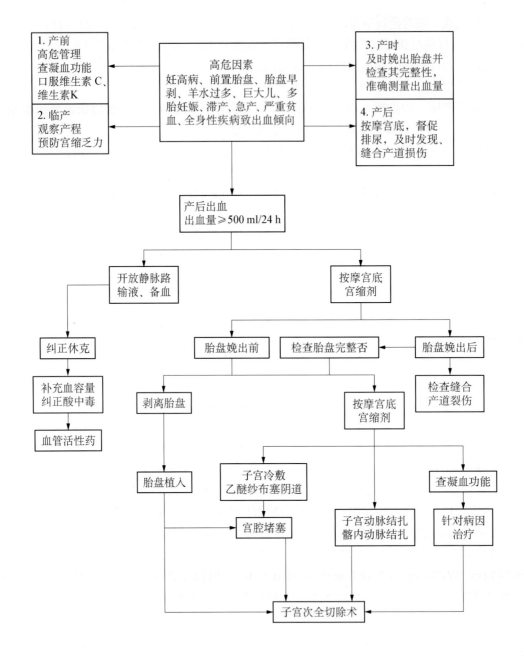

（金敏菲）

一、病例资料

1. 现病史

患者,女,34 岁,因"阵发性下腹痛伴见红 2 h"入院。平素月经规律,5/(28~30)天,量中,无痛经。本次妊娠 LMP 2013 - 9 - 16,EDC 2014 - 6 - 23。停经 33 天外院测尿 HCG(+),早孕反应轻,早孕期 B 超检查提示:宫内妊娠,胚芽大小同孕周相符。停经 4 月始自觉胎动至今。孕 14⁺⁵ 周在社区卫生服务中心建册,孕 16 周起在综合性医院定期产检,产检结果基本正常。孕 29⁺² 周产检,超声检查提示羊水指数 265 mm。2014 年 5 月 4 日 3:25 因阵发性下腹痛伴见红 2 h 来院就诊,急诊拟"G₃P₁ 孕 32⁺⁶ 周,先兆早产"收治入院。

孕中晚期无头痛、头晕及皮肤瘙痒等不适,近期无感冒、发热等不适,大小便正常,自觉胎动如常,孕期体重增加 12 kg。

2. 既往史、个人史、婚育史、家族史

平素体健,无心脏病、高血压、糖尿病、哮喘等病史,无肝炎、结核等急慢性传染病史,6 年前异位妊娠手术史(开腹,具体不详),否认外伤史和输血史,否认药物和食物过敏史,按规定预防接种。职业为公司职员,工作环境无有毒有害物品接触史。26 岁结婚,配偶体健,生育史 1 - 0 - 1 - 1,2009 年顺产 1 女婴,出生 Wt 3 200 g,健在。无家族遗传性疾病史,父母健在。

3. 体格检查

Ht 165 cm,Wt 78 kg,BP 120 mmHg/70 mmHg,一般情况好,神志清晰,对答切题。全身皮肤无黄染,未见异常瘀点、瘀斑及皮疹,甲状腺未及明显肿大。呼吸平稳,HR 88 次/min,律齐,未闻及杂音。肝脾肋下未及,双下肢无水肿。

4. 产科专科体检

宫高 30 cm,腹围 99 cm,胎心 140 次/min,宫缩不规则,阴道检查:先露头,S⁻²,胎膜未破,宫口开指尖,宫颈质软,居中,宫颈管容受约 30%,未见羊水流出。骨盆外测量正常范围。

5. 实验室及影像学检查

孕 14 周:血常规、肝肾功能、甲状腺功能:正常。血型:B 型,RH(+)。TORCH 筛查未见异常。

孕 16 周:产前三联筛查 21 -三体、18 -三体、开放性神经管缺陷均为低危。

孕 22 周:B 超检查畸形筛查:"单胎,横位,双顶径 55 mm,头围 188 mm,股骨长 35 mm,腹围 181 mm,胎心 146 次/min,心律齐,检查过程中见胎动。颅骨环显示,脑中线居中,小脑显示,心脏四腔显示,口唇显示,胃泡显示,双肾显示,膀胱显示,脊柱显示,胫腓骨显示,尺桡骨显示。胎盘前壁,Ⅰ级,

最大羊水池深度 35 mm。"

孕 26 周：OGTT：4.5(空腹)-8.8(餐后 1 h)-8.0 mmol/L(餐后 2 h)。

孕期尿常规：均(一)。

入院血常规：WBC 11.5×10^9/L，Hb 101 g/L，肝肾功能、DIC 无异常，随机血糖 5.1 mmol/L。

入院超声：双顶径(BPD)82 mm，腹围 276 mm，羊水指数 68-76-59-78 mm(AFI：281 mm)；脐动脉 S/D 2.9；EFW 1 886 g。

NST 有反应型。

二、诊治经过

患者入院后完善各项检查，血常规，肝肾功能，凝血指标等检查。

因宫缩较频给予硫酸镁静脉滴注抑制宫缩及地塞米松肌内注射促胎肺成熟。

5 月 6 日晨 5:30，患者再次出现逐步加强的规则宫缩，30 s/(4~5)min，查宫口开 1 cm，先露，S^{-2}，胎膜未破，胎心 148 次/min，胎心持续监测反应型，BP 105 mmHg/75 mmHg。向患者及家属告知病情，有保胎失败、早产可能。

8:30 宫口开 3 cm，先露，S^{-1}，胎心 135 次/min，胎心持续监测反应型。

9:30 宫口开 8 cm，先露，S^{+1}，胎心 130 次/min，胎心持续监测反应型。

9:32 宫口开全，先露，S^{+2}。胎膜自破，羊水清，量中，胎心 120 次/min。

9:35 患者突发四肢抽搐、面色青紫、神志不清，牙关紧闭伴呻吟，立即开放两路静脉通道，高浓度面罩吸氧，心电监护示：BP 85 mmHg/36 mmHg，HR 116 次/min，律齐，血氧饱和度 62%，胎心监护示胎心减速，最低 60~70 次/min，呈持续性。阴道检查：见羊水血性，量中，予保留导尿，尿色清。急查血常规、凝血功能，立即行剖宫产准备，同时给予地塞米松 10 mg 静推 2 次、氢化可的松 500 mg 静脉滴注。

9:38 患者神志仍不清、口唇发绀，BP 90 mmHg/45 mmHg，HR 126 次/min，血氧饱和度 66%。

9:40 气管插管后立即行剖宫产术，术中腹腔见暗红色血 100 ml，子宫表面呈紫色，切开子宫，流出暗红色血性羊水，量约 600 ml。

9:42 助娩一活女婴，Apgar 评分 1~4 分，Wt 2 200 g，儿科医生到场抢救处理。

9:45 BP 88 mmHg/55 mmHg，HR 112 次/min，血氧饱和度 86%。胎儿娩出后见胎盘已完全剥离，见胎盘后 12 cm×15 cm 血块压迹，子宫质软，随即予缩宫素 20 IU 宫体注射、20 IU 静脉滴注，卡贝 1 支入液静脉滴注，欣母沛宫体注射 1 支，按摩子宫同时宫腔内填塞纱条，但子宫切口及宫腔内持续渗血，呈不凝状态，此时估计术中出血约 1 300 ml，输红细胞悬液 6 IU 及血浆 600 ml，纤维蛋白原 2 g 及凝血酶原复合物 300 IU 静脉滴注。

9:55 血常规：WBC 21.22×10^9/L，Hb 80 g/L，PLT 130×10^9/L；凝血全套：PT 29.7 s，APTT 161.7 s，TT 38.6 s，FIB 0.34 g/L。

10:00：BP 90 mmHg/65 mmHg，HR 120 次/min，血氧饱和度 90%。子宫质地仍软，持续按摩子宫，再次予欣母沛宫体注射 1 支，子宫切口仍持续渗血，呈不凝状态，此时估计术中出血约 1 800 ml，再申请输红细胞悬液 4 IU 及血浆 400 ml，低温沉淀物 4 IU，纤维蛋白原 4 g 及凝血酶原复合物 300 IU 静脉滴注。

10:10 复查血常规：WBC 20.5×10^9/L，Hb 57 g/L，PLT 99×10^9/L；凝血全套：PT 21.40 s，APTT 98.8 s，TT 39.8 s，FIB 1.19 g/L。17:15 D-二聚体>5 mg。

10:10~10:25 BP (75~90)mmHg/(43~65)mmHg，HR 120 次/min，血氧饱和度 90%。血压不稳定，子宫切口仍持续渗血，明显不凝，宫体如棉花状，再输纤维蛋白原 2 g。阴道检查见阴道内暗红色血 80 ml，估计总出血量约 3 000 ml，因持续 DIC 状态，故决定行全子宫切除术。

10:25 手术开始，手术经过尚顺利，术前术中共计总出血量 4 600 ml，共输红细胞悬液 18 IU、新鲜冰冻血浆 1 900 ml,低温冷沉淀 18 IU,纤维蛋白原 6 g,凝血酶原复合物 600 IU,术中尿量 150 ml,患者生命体征渐稳定。

12:20 手术结束。

15:20 患者神志恢复,回病房,BP 115 mmHg/72 mmHg,HR 119 次/min,R 20 次/min,SaO$_2$ 98%,继续监测生命体征,抗感染、对症处理。

20:00 生命体征平稳,BP 105 mmHg/67 mmHg,HR 108 次/min,R 20 次/min,SaO$_2$ 99%,术后尿量 700 ml。

术后第 1 日(5 月 7 日)查血常规:WBC 10.2×10^9/L,Hb 76 g/L,PLT 59×10^9/L。凝血全套:PT 11.6 s,APTT 34.1 s,TT 18 s,FIB 1.93 g/L。

术后第 3 日(5 月 9 日)头颅 CT 平扫:无明显异常。颈静脉血病理:见鳞状上皮细胞及毳毛。子宫病理:大血管内见鳞状上皮细胞。

术后第 4 日(5 月 10 日)X 线全胸片:两肺野纹理增多,右肺野见散在片状密度不均增高模糊影,提示右肺感染,予抗炎治疗。

术后第 19 日(5 月 25 日):一般情况好,予出院。

三、病例分析

1. 病史特点

(1) 女,34 岁,因"阵发性下腹痛伴见红 2 h"来院就诊。

(2) 入院后因先兆早产给予硫酸镁静脉滴注抑制宫缩,后宫缩无法抑制,早产不可避免。

(3) 宫口开全,胎膜自破后患者突发四肢抽搐、面色青紫、神志不清,牙关紧闭伴呻吟。血压降低,心率增快,血氧饱和度极低,羊水血性,胎心监护示胎心减速。

(4) 血常规及凝血常规提示有 DIC(PT 显著延长、血小板下降、纤维蛋白原下降等),立即剖宫产终止妊娠,手术中血液不凝同时给予输血及凝血因子等积极抗 DIC 及支持治疗,后行全子宫切除手术,DIC 纠正,术后患者生命体征平稳,恢复良好。

2. 诊断及诊断依据

诊断:孕 33^{+1}周,G$_3$P$_2$,早产,羊水栓塞,胎盘早剥,弥散性血管内凝血(DIC),产后出血,新生儿重度窒息,全子宫切除术后。

诊断依据:

(1) 宫口开全,胎膜自破后患者突发四肢抽搐、面色青紫、神志不清,牙关紧闭伴呻吟。心电监护示:BP 85 mmHg/36 mmHg,HR 116 次/min,律齐,血氧饱和度 62%,羊水血性,胎心监护示胎心减速。

(2) 血常规:WBC 21.22×10^9/L,Hb 80 g/L,PLT 130×10^9/L;凝血全套:PT 29.7 s,APTT 161.7 s,TT 38.6 s,FIB 0.34 g/L。

(3) 子宫表面呈紫色,切开子宫,流出暗红色血性羊水。胎儿娩出后 Apgar 评 1~4 分。

(4) 颈静脉血病理:见鳞状上皮细胞及毳毛。子宫病理:大血管内见鳞状上皮细胞。

3. 鉴别诊断

(1) 产后出血:产后出血一般由宫缩乏力引起,使用促宫缩药物效果好,早期呼吸平稳,心率快但两肺听诊正常。血氧饱和度早期不下降。休克程度和失血量成正比。早期无 DIC,且病理检查阴性。

(2) 子痫抽搐:通常有高血压、水肿及蛋白尿史,在产前、产时及产后均会发生,少有休克肺,双肺听诊无啰音。DIC 的检查一般正常。

(3) 充血性心力衰竭:有心脏病史及诱因,突发心慌气短,咳泡沫状痰,一般无抽搐、出血和肾衰表现。在心衰控制后症状能好转。

（4）脑血管意外：患者有高血压病史，有头痛、头晕，突然昏迷，可发生偏瘫。

（5）癫痫：有既往抽搐病史，可有精神因素等诱因，但无 DIC 和肾衰。

（6）血栓栓塞性疾病：有高凝状态、下肢深静脉血栓的表现，一般无出血。

四、处理方案及基本依据

（1）治疗原则：改善低氧血症（给氧，气管插管）；抗过敏；抗休克；纠正 DIC；预防肾衰竭；预防感染。

（2）处理依据：羊水栓塞会同时或先后出现各种危急症状，会对患者造成严重威胁甚至危及生命，针对不同症状给予及时有效的治疗是抢救成功的关键。

五、要点与讨论

1. 羊水栓塞的临床表现

羊水栓塞发病迅猛，病死率高，许多实验室检查尚未出结果，患者已死亡。多数病例在发病时常首先出现一些前驱症状，如寒战、烦躁、咳嗽、气急、发绀、呕吐等。如羊水成分侵入较少，则症状较轻，有时可自行恢复，如羊水成分侵入量多则相继出现典型临床表现。

（1）呼吸循环衰竭：分为爆发型和缓慢型两种。爆发型为前驱症状后很快出现呼吸困难、发绀。急性肺水肿时有咳嗽、吐粉红色泡沫痰、心率快、血压急降或消失。少数病例心跳呼吸骤停而死亡、缓慢型的呼吸循环系统症状较轻，甚至无明显症状，待至产后出现流血不止、血液不凝时才诊断。

（2）全身出血倾向：部分羊水栓塞患者经抢救渡过了呼吸循环衰竭期，继而出现 DIC，表现为大量阴道出血为主的全身出血倾向，如黏膜、皮肤、针眼出血及血尿等，且血液不凝。

（3）多系统脏器损伤：本疾病全身脏器均受损害，除心脏外肾脏是最常受损伤的脏器。由于肾脏缺氧，出现少尿、无尿、血尿氮质血症等。可因肾功能衰竭而死亡。脑缺氧时患者可发生烦躁、抽搐、昏迷等。

2. 羊水栓塞的诊断思路

羊水栓塞可能发生于胎膜破裂后、分娩时或分娩后以及在缩宫素静脉滴注引产或在中孕钳刮操作时，产妇突然出现烦躁不安、寒战、呕吐、咳嗽、呼吸困难、发绀、迅速休克。部分患者血压回升后往往出现产后出血，血液不凝，有时有全身出血倾向，最后可以出现肾、肺、心功能的衰竭。

羊水栓塞发病急，故早期诊断相当重要，要迅速识别羊水栓塞早期的前驱症状，及时处理。对于一些轻型的或不典型的症状不能忽视，加强观察，一旦发现有流血不止等情况，应立即查凝血功能，排除 DIC，不能仅考虑产后出血问题，简单处理。特别是血液抽出后除送实验室检查外，应另放一管置于旁边，自行观察血凝时间，尽早判断出凝血功能障碍。

3. 羊水栓塞的诊治要点

一旦诊断思路对，治疗方向就对：改善低氧血症（给氧，气管插管）；抗过敏和抗休克；纠正 DIC；预防肾衰竭；预防感染。

具体治疗可以如下：

1）改善低氧血症

（1）给氧：保持呼吸道通畅，应争取正压持续给氧，无创呼吸机或气管插管。保证氧气的有效供给，是改善肺泡毛细血管缺氧、预防肺水肿的关键。

（2）解除肺动脉高压：罂粟碱 30～90 mg 加入 20％葡萄糖 20 ml 缓慢静推；或氨茶碱 250～500 mg 加入 10％或 25％葡萄糖液 20 ml 静推；或酚妥拉明 20 mg 加入 10％葡萄糖液 250 ml 静脉滴注。

2）抗过敏和抗休克

（1）抗过敏：一旦出现过敏性休克应及早使用大剂量皮质激素（氢化可的松 500 mg 静脉滴注，1 000～2 000 mg/d；地塞米松 10～20 mg 静推，20～40 mg 静脉滴注；甲泼尼龙 80 mg 静推，120～240 mg 静脉滴注。

（2）抗休克：羊水栓塞引起的休克比较复杂，与过敏、肺源性、心源性及 DIC 等多种因素有关。

① 扩充血容量：休克时都存在血容量不足，应尽早、尽快、足量扩容，有条件最好能测定肺毛细管楔压，亦可用中心静脉压指导输液。扩容多用平衡液、代血浆或新鲜血液。

② 升压：多巴胺 20～40 mg 加入 5％葡萄糖液静脉滴注，实际升压需要 5～10 μg/(min·kg)。

③ 纠正酸中毒：pH＜7.0，病死率极高；首次可以给 5％碳酸氢钠 100～200 ml，并根据动脉血气及酸碱测定给药。

④ 预防心衰：可以快速洋地黄制剂静推（毛花苷丙 0.2～0.4 mg＋25％葡萄糖 20 ml），必要时 4～6 h 重复一次，辅助以呋塞米利尿，防治心衰。若出现突然心跳停止，应早期电击除颤。

3）防治 DIC

羊水栓塞一旦确诊，就应该开始抗凝治疗，尽早使用肝素，但实际情况很难掌握高凝期和低凝纤溶期。故应尽早尽快输血及各种凝血因子（新鲜血，纤维蛋白原，凝血酶原复合物，血小板，冷沉淀等），补充上述成分后可以应用低分子肝素。

4）防治肾功能衰竭

在抗休克时应注意肾脏的血灌注量，血容量未补充前不用或慎用缩血管药物，当血容量补足后，血压回升但每小时尿量小于 17 ml 时，应给予利尿药物。治疗无效常提示急性肾衰，应尽早开展血液透析等治疗。

5）预防感染

在抢救羊水栓塞过程中，应选用对肾脏毒性小的广谱抗生素预防感染。

6）产科处理

（1）羊水栓塞发生于胎儿娩出前，积极改善呼吸循环功能、防止 DIC、抢救休克。

（2）如宫口未开或未开全，应行剖宫产终止妊娠。

（3）宫口开全，在条件允许的情况下可行产钳助产结束分娩。

（4）为防治产后出血，可以使用缩宫素，但发病时如未分娩而正在使用缩宫素则应立即停药。

7）子宫切除的目的和时机

（1）目的：控制胎盘剥离面血窦出血，并阻断羊水成分继续进入血循环。

（2）时机：难以控制的产后大出血且血液不凝者，立即行子宫切除；非大出血，生命体征稍稳定后可以手术。

4. 羊水栓塞的预防

羊水栓塞发病急，病死率高，故它的预防也相当重要：

（1）避免宫缩时人工破膜，以免宫缩时有羊水成分通过宫颈管处血管进入母体循环。

（2）掌握剖宫产指征，术中刺破羊膜囊时保护好子宫切口上开放的血管。

（3）掌握缩宫素的应用指征，正确使用缩宫素，避免使宫缩过强，适当时给予镇静剂或宫缩抑制剂。

（4）对于有高危因素如使用缩宫素或其他药物引产、剖宫产、前置胎盘、胎盘早剥、急产等的患者注意严密观察，警惕本病发生。

六、思考题

1. 羊水栓塞的临床症状和早期诊断是什么？

2. 羊水栓塞需要和哪些疾病鉴别？

3. 羊水栓塞的治疗原则及方案是什么？

七、推荐阅读文献

1. 谢幸,苟文丽. 妇产科学[M]. 8 版. 北京:人民卫生出版社,2013:215 - 218.

2. Fitzpatrick K, Tuffnell D, Kurinczuk J, et al. Incidence, risk factors, management and outcomes of amniotic-fluid embolism: a population-based cohort and nested case-control study [J]. BJOG, 2016,123(1):100 - 109.

3. Cerný A, Pařízek A, Simják P. Amniotic fluid embolism-review [J]. Ceska Gynekol, 2014,79 (4):255 - 259.

八、诊疗流程图

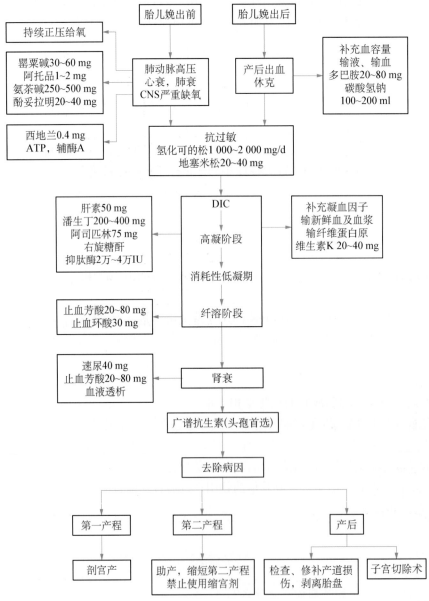

（周　赟　杨祖菁）

案例 40

瘢痕子宫破裂

一、病历资料

1. 现病史

患者,33岁。因"G_2P_1,孕40周,入院待产"于2014-10-25入院。患者平素月经规律,初潮12岁,周期5/37天,量中,无痛经。末次月经2014-1-18,预产期2014-10-25。停经40^+天查尿早孕试验(+),无明显早孕反应,停经4^+月始自觉胎动至今。孕期我院建卡产检,唐氏筛查低危,大排畸未见明显异常;孕妇血型为O(+),孕期OGTT正常。孕期否认明显多饮、多食及多尿,无皮肤瘙痒、蛋白尿及血压异常等。末次B超检查(2014-10-24)提示:①单胎头位;②胎儿体重估测:3 311 g±400 g。③胎儿脐血流指数正常。④AFI:23.6 cm。患者孕40周,无腹痛腹胀及阴道流血流液,自觉胎动如常,要求阴道试产。孕期食欲、睡眠、大小便均正常。

2. 既往史

2002年右乳纤维瘤切除术史,2012年外院剖宫产史,否认其他手术史。否认慢性病。"青霉素"过敏,否认其他药物过敏史。否认心脏病等重大疾病史。

3. 婚育史

29岁结婚,1-0-0-1,2012年因"臀位"于外院足月行剖宫产术,娩一女婴,重3 480 g,现体健,本次自然受孕。

4. 体格检查

T 37.0℃,P 80次/min,R 20次/min,BP 120 mmHg/70 mmHg,Ht 162 cm,Wt 74 kg,,一般情况好,神志清晰,无贫血貌,水肿(-),心律齐,有力,各瓣膜听诊区未闻及杂音;双肺呼吸音清,未闻及干湿啰音;肝脾肋下未触及,生理反射存在,病理反射未引出。

5. 妇产科检查

腹圆隆,下腹部见一横行手术瘢痕,约12 cm长,无压痛,宫高35 cm,腹围99 cm,估计胎儿Wt 3 400 g,胎位:头,胎心次数145次/min,胎动如常。骨盆外测量:经产妇骨盆。阴道检查:宫颈中位、质地软、宫颈管消退50%、宫口容1指、胎膜未破,宫缩:无,子宫张力如常,子宫压痛无。

6. 辅助检查

B超检查(2014-9-24)提示"子宫前壁下段处肌层厚度2.1 mm,肌层连续";B超检查(2014-10-24)提示:①单胎头位;②胎儿体重估测:3 311 g±400 g;③胎儿脐血流指数正常;④AFI:23.6 cm。

二、诊治经过

入院后初步诊断:①G_2P_1,孕 40 周,头位;②瘢痕子宫(C - S 术史)。

诊治经过:①孕妇护理常规;②完成相关检查;③加强母儿监护,注意胎心胎动;④根据宫颈条件引产;⑤反复告知孕妇及家属瘢痕子宫再次阴道分娩过程中子宫破裂的风险。

(2014 - 10 - 25,20:30):孕妇胎膜自破,查宫口未开,无宫缩,予以绝对卧床,抗生素预防感染。

(2014 - 10 - 26,8:00):宫缩偶有,宫口未开,羊水清,胎心 140 次/min,予以平衡液 500 ml+催产素 5 IU 静脉滴注 5 滴/min 引产。(8:45):开始出现规律宫缩,20 s/(5~6)min。(9:30):催产素调至 20 滴/min。(10:00):OCT(-)。(12:53):孕妇主诉下腹一阵撕裂样疼痛,见子宫下段处病理性隆起,疼痛拒按,测胎心 70~80 次/min,宫缩 20s/3 min 即考虑"子宫破裂"可能,孕妇一般情况可,无贫血貌,阴道出血少。立即启动急救预案,呼叫麻醉师、新生儿医生。(12:55):即推入产房手术室;开放静脉;心电监护;留置导尿。生命体征 BP 110 mmHg/70 mmHg,P 70 次/min,R 19 次/min,SpO_2 100%。尿色清。(13:00):局麻下取下腹部竖切口 12 cm 进腹。(13:01):娩出一女婴,重 3 500 g,评 7~10 分。探查子宫破裂口位于原子宫切口瘢痕处,全层裂开,长 12 cm,较规整,破裂口出血不多,第一层 1/0 可吸收线间断缝合子宫肌层,第二层 1/0 可吸收线连续缝合子宫浆膜层。子宫下段收缩差,给予巧特欣(卡贝缩宫素注射液)1 支静推,欣母沛 1 支宫体注射后收缩好转。术中肠胀气明显。(14:00):手术结束,留置腹腔引流管一根。术中出血 500 ml,补液 1 000 ml,未输血,术后禁食至排气,予以抗生素预防感染 2 天。

(2014 - 10 - 28):患者已排气,拔除引流管。

(2014 - 10 - 30):切口 Ⅱ/甲愈合出院。

三、病例分析

1. 病史特点

(1) 孕妇,33 岁。

(2) 主诉:G_2P_1,孕 40 周,入院待产。

(3) 现病史:既往有一次剖宫产史,(2014 - 9 - 26)孕 36 周 B 超检查提示:子宫前壁下段处肌层厚度约 2.1 mm,肌层连续。末次 B 超检查(2014 - 10 - 24)孕 39^{+6} 周提示胎儿体重估测:3 311 g±400 g。AFI:23.6 cm。

(4) 诊疗:入院后胎膜自破,次日静脉滴注催产素引产。催产素静脉滴注过程中出现撕裂样腹痛,病理性缩复环,疼痛拒按,伴胎心率下降至 70~80 次/min,为子宫破裂的典型征象,故启动子宫破裂急救预案,即行剖腹探查终止妊娠。

2. 诊断与诊断依据

术后诊断:①G_2P_2,孕 40^{+1} 周,头位;足月活婴;②完全性子宫破裂;③瘢痕子宫(C - S 术史)。

诊断依据:①孕妇既往有剖宫产手术史;②催产素静脉滴注过程中出现腹部撕裂样剧痛,下腹部病理性缩复环,疼痛拒按,测胎心 70~80 次/min;③术中见子宫切口全层破裂。

3. 鉴别诊断

腹部卒中:子宫破裂与腹部卒中在临床表现相似,较难鉴别,手术可以确诊。腹部卒中是指腹腔内或腹膜后血管自发性破裂,导致腹腔内出血,以骤然发作的腹痛和低血容量性休克为主要表现,其发病急骤、凶险,缺乏特异性的临床表现。

四、处理方案及基本原则

应尽早发现先兆子宫破裂的征象,一旦确诊或高度怀疑应尽快启动预案,即刻呼叫麻醉师、新生儿科医生。紧急行剖腹探查术＋子宫破裂修补术终止妊娠。

五、要点与讨论

1. 引起瘢痕子宫的原因

包括:剖宫产术、子宫肌瘤剥除术、宫腔镜下子宫纵隔切除术、子宫角部切除术、子宫穿孔修复术、子宫成形术等。

2. VBAC 的适应证

最多有两次剖宫产史,胎儿纵产式,子宫没有其他瘢痕,无子宫破裂病史,上次剖宫产的因素不再存在,骨盆正常和医疗单位具有紧急剖宫产的条件。

3. VBAC 的风险

包括:子宫破裂(0.5%);$24\%\sim28\%$紧急剖宫产可能;紧急剖宫产带来的手术损伤;输血(1.7%)和子宫内膜炎(2.9%)风险增加;前瞻性研究提示超过 39 周后 $10/10\,000$ 病例在等待自然分娩中发生产前死胎;$8/10\,000$ 病例(0.08%)发生缺血缺氧性脑病(HIE);$4/10\,000$ 病例(0.04%)发生分娩相关的围产儿死亡。

4. 瘢痕子宫后再次妊娠发生子宫破裂的危险因素

(1) 剖宫产引起的瘢痕子宫破裂的发生与前次剖宫产术式有关。子宫下段横切口剖宫产后发生瘢痕子宫破裂的发生率要低于前次古典式剖宫产者,以原剖宫产下段瘢痕处不全破裂多见。

(2) 腹腔镜下子宫肌瘤剔除术者容易发生切口愈合不良,发生子宫破裂风险增加。

(3) 孕晚期发生子宫破裂风险增加,主要在 39 周及以上。

(4) 距离前次剖宫产间隔过短,发生子宫破裂风险增加。剖宫产术后 $2\sim3$ 年是子宫切口愈合的最佳时间。随着时间延长,子宫瘢痕肌肉化的程度越来越差,并失去弹性。

(5) 子宫下段瘢痕愈合不良者,发生子宫破裂风险增加。

5. 子宫破裂的临床分类

按其破裂部位,分为子宫体部破裂和子宫下段破裂;按破裂程度,分为完全破裂和不完全破裂;按引起原因,分为自然破裂及损伤性破裂。

6. 子宫破裂的早期识别

临床表现可为腹痛、腹胀,也可首先出现胎心率改变,或可表现为孕妇心率增快等生命体征改变;查体可表现瘢痕部位压痛,或出现全腹压痛、反跳痛及肌紧张等;辅助检查可出现血红蛋白的下降或腹部 B 超检查见腹腔游离液。如果孕妇出现腹痛、腹胀、腹部压痛、反跳痛及肌紧张等腹膜刺激表现,或出现心率增快、血压下降等低血容量表现,应警惕子宫破裂可能。

7. 子宫破裂的征象

包括:胎心率改变(最早征象之一);尽管实施分娩镇痛仍在宫缩间歇出现耻骨上疼痛;急性子宫下段压痛;母亲心动过速;阴道流血或血尿;胸痛、肩痛或突发气急或突然宫缩停止。

8. 子宫破裂的几个要点

(1) $70\%\sim75\%$尝试 VBAC 的病例能够成功阴道分娩。

(2) VBAC 最重要的风险是子宫破裂、相关的母儿发病和胎儿死亡。

（3）VBAC 发生子宫破裂的风险是 0.3%～0.7%，相比之下，再次妊娠选择剖宫产终止妊娠发生子宫破裂的风险几乎为 0。

（4）VBAC 只有在全面评估风险、具备紧急转运条件、输血和持续胎儿监护的条件下进行。

（5）之前有过阴道分娩，尤其是之前有过 VBAC，是此次顺利 VBAC 的独立的最佳预测因素，成功率在 87%～90%。

（6）需考虑孕妇的个人情况，个人对选择阴道分娩或剖宫产的倾向性，患者对于发生率低但一旦发生则非常严重的不良结局的态度，其对未来妊娠的计划和她成功 VBAC 的机会大小。

（7）尝试 VBAC 的女性需要密切监护产程进展，注意任何子宫破裂征象。胎心率的变化经常是最早的子宫破裂征象。

（8）机械性引产方法例如 Foley's 导管和人工破膜要优于其他引产方法，因为其引起宫缩过强的机会较低。

六、思考题

1. 子宫破裂的临床特征有哪些？
2. 子宫破裂的鉴别诊断是什么？
3. 子宫破裂的常见病因有哪些？

七、推荐阅读文献

1. 贾利英，孟文颖，马海会，等.妊娠子宫破裂的临床分析[J].中华医学杂志，2013，93(33):2674 - 2676.

2. 高福梅，刘国莉，王山米，等.妊娠期子宫破裂 12 例临床分析[J].中国妇产科临床杂志，2013，14(2):128 - 131.

3. Talaulikar VS, Arulkumaran S. Vaginal birth after caesarean section [J]. Obstetrics, Gynaecology and Reproductive Medicine，2015(Published Online:May 07,2015).

八、诊疗流程图

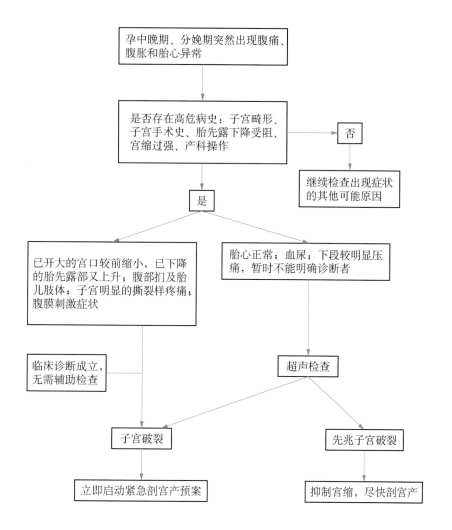

孕中晚期、分娩期突然出现腹痛、腹胀和胎心异常

是否存在高危病史：子宫畸形、子宫手术史、胎先露下降受阻、宫缩过强、产科操作 → 否

继续检查出现症状的其他可能原因

是

已开大的宫口较前缩小，已下降的胎先露部又上升；腹部扪及胎儿肢体；子宫明显的撕裂样疼痛；腹膜刺激症状

胎心正常；血尿；下段较明显压痛，暂时不能明确诊断者

临床诊断成立，无需辅助检查

超声检查

子宫破裂

先兆子宫破裂

立即启动紧急剖宫产预案

抑制宫缩，尽快剖宫产

（阮晟鸣　李　婷）

案例 41
晚期产后出血

一、病史资料

1. 现病史

患者,女,31岁。因"剖宫产分娩后16天,阴道出血1h"入院。1-0-3-1,EDC 2014-10-20。孕13+5周在社区卫生服务中心建册,孕16周起在综合性医院定期产检,产检结果基本正常,超声提示胎儿发育与孕周相符。2014年10月17日孕39+4周入院待产,当时已有规律宫缩及见红,宫口开一指。2014年10月18日胎儿监护发现胎心有反复性晚期减速,以"胎儿宫内窘迫"行剖宫产分娩一婴,胎儿Wt 3 460 g,术中出血量约300 ml。术后体温正常,恶露不多,术后4天出院。今日术后第16天,入院前1 h,无明显诱因下突然阴道出血,浸湿2片夜用卫生巾,估计出血量约120 ml,急诊来院,拟"晚期产后出血"收治入院。

2. 既往史

无外伤及手术史,无高血压、糖尿病等慢性疾病史。

3. 体格检查

T 37℃, P 80次/min, R 22次/min, BP 120 mmHg/70 mmHg,神志清晰,呼吸平稳,心律齐,未闻及杂音,双肺呼吸音清,未闻及啰音。肝脾肋下未及,双下肢无水肿。无明显贫血貌。神经系统检查(一)。

4. 产科专科体检

宫底腹部未触及,无压痛。腹部伤口愈合良好,阴道和会阴垫有鲜红血迹。

5. 实验室及影像学检查

血常规:WBC 11.8×10^9/L, N 80%, Hb 105 g/L,肝肾功能,DIC无异常。

超声:子宫大小92 mm×68 mm×59 mm,宫腔内见43 mm×36 mm低回声暗区。子宫手术切口处无异常。

二、诊治经过

1. 诊断

晚期产后出血:胎盘附着部位复旧不全;剖宫产术后。

2. 治疗经过

患者入院后完善各项检查(血常规,肝肾功能,超声等),首先给予缩宫素20 IU肌内注射及20 IU

静脉滴注加强子宫收缩,同时给予头孢呋辛钠 2 g bid 静脉滴注抗感染治疗,辅助以益母草冲剂口服促子宫复旧。治疗 5 天后,患者一般情况良好,住院期间未再发生出血情况,超声复查宫腔内低回声暗区消失,子宫切口未见异常,准予出院。

三、病例分析

1. 病史特点

(1)患者,女,31 岁,因"剖宫产术后 16 天,阴道出血 1 h"入院。

(2)1-0-3-1,EDC:2014 年 10 月 20 日。2014 年 10 月 17 日孕 39^{+4} 周入院待产,2014 年 10 月 18 日因"胎儿宫内窘迫"行剖宫产分娩一婴,术后 4 天出院。今日术后第 16 天,入院前 1 h,无明显诱因下突然阴道出血,浸湿 2 片夜用卫生巾,估计出血量约 120 ml。

(3)患者入院后给予缩宫素肌内注射及静脉滴注加强子宫收缩,给予头孢呋辛钠静脉滴注抗感染治疗,同时辅以益母草冲剂促子宫复旧,5 日后病情稳定,无再次出血,超声提示宫腔内低回声暗区消失,准予出院。

2. 诊断及诊断依据

(1)诊断:晚期产后出血;胎盘附着部位复旧不全;剖宫产术后。

(2)诊断依据:患者剖宫产术后 16 天,突发阴道出血来院,因出血量较多(约 120 ml)收治入院。超声提示:宫腔内低回声暗区,子宫切口未见明显异常。

3. 鉴别诊断

根据患者阴道出血的时间,晚期产后出血的诊断是明确的,需要鉴别的是引起晚期产后出血的原因。

无论是剖宫产还是顺产分娩,都可能发生晚期产后出血,剖宫产发生的概率较顺产为高,两种分娩方式引起晚期产后出血的原因也不尽相同,包括:胎盘胎膜残留,蜕膜残留,胎盘附着面复旧不全,胎盘植入,剖宫产后子宫切口裂开及愈合不佳,子宫切口憩室,严重贫血,重度营养不良以及绒癌等。

四、处理方案及依据

(1)治疗方案:给予缩宫素加强宫缩,给予抗生素治疗感染,复查超声,观察子宫复旧情况。

(2)处理依据:考虑剖宫产术后胎盘附着面复旧不全引起的晚期产后出血,故除了加强宫缩外抗感染治疗也很重要,辅助以中成药加强胎盘附着面复旧。

五、要点与讨论

1. 晚期产后出血的高危因素

晚期产后出血的常见高危因素包括胎盘、胎膜残留或胎盘附着部位复旧不全,剖宫产切口感染、裂开或憩室形成,绒癌,出血性疾病及凝血功能障碍等。

胎盘、胎膜残留是阴道分娩后晚期产后出血的最常见原因,多发生于产后 10 天左右,粘附在宫腔内的残留胎盘组织发生变性、坏死、机化,当坏死组织脱落时,暴露基底血管,引起大量出血。

胎盘娩出后其附着面即刻缩小,附着部位血管有血栓形成,继而血栓机化,血管上皮增厚,宫腔变窄、堵塞。胎盘附着部边缘的内膜向内生长,底蜕膜深层残留腺体和内膜重新增生,子宫内膜修复。如果因为宫腔感染,胎盘附着面复旧不全,导致胎盘面血栓脱落,血窦重新开放出血,多发生于产后2~3周。

剖宫产术时由于子宫切口的缝合过松或过紧,均容易造成切口愈合不良,增加感染机会。也容易在切口部位形成憩室,增加产后出血机会。

2. 晚期产后出血的预防

晚期产后出血的发生率在0.5%~1%,剖宫产术后的发生率要高于顺产(约5倍)。随着围产期保健工作的不断加强,我们的注意力要转移到预防晚期产后出血的发生上。

首先鉴于剖宫产率在中国居高不下,而剖宫产后的晚期产后出血要多于顺产分娩,所以降低剖宫产率能减少晚期产后出血的发生。针对剖宫产后的晚期产后出血,要严格掌握剖宫产指征,手术中选择适当的切口位置,缝合伤口时针距及松紧适中,避免过度钳夹子宫切口,两侧子宫切口对合良好等,这些措施均能有效减少晚期产后出血的发生。

对于顺产分娩,首要的是分娩后仔细检查胎盘胎膜的完整性,如有残留,应立即清理宫腔。指导分娩后的产妇及时排尿,避免尿潴留。对于有胎膜早破、阴道助产、产后出血等高危因素的产妇,应尽早使用抗生素。重视产后子宫按摩,加强子宫收缩,加速子宫复旧。积极做好产褥期健康宣教,鼓励产后早期活动,避免长期卧床,提倡母乳喂养,促进子宫收缩。

对于因胎盘植入或子宫动静脉瘘等少见而高危因素造成的晚期产后出血,若出血较多已经影响产妇生命体征,可以行子宫动脉栓塞手术甚至子宫切除术。

六、思考题

1. 晚期产后出血的高危因素有哪些?
2. 晚期产后出血如何有效治疗?
3. 晚期产后出血预防措施有哪些?

七、参考文献

1. Lua A, Mao P. Late postpartum hemorrhage due to placental and fetal membrane residuals: experience of two cases [J]. Clinical and Experimental Obstetrics & Gynecology, 2015, 42(1): 104 – 105.

2. Likis FE, Sathe NA, Morgans AK, et al. Management of Postpartum Hemorrhage. Rockville (MD): Agency for Healthcare Research and Quality (US); 2015 Apr.

3. Ducloy-Bouthors AS, Susen S, Wong CA, et al. Medical advances in the treatment of postpartum hemorrhage [J]. Anesthesia and Analgesia, 2014, 119(5): 1140 – 1147.

八、诊疗流程图

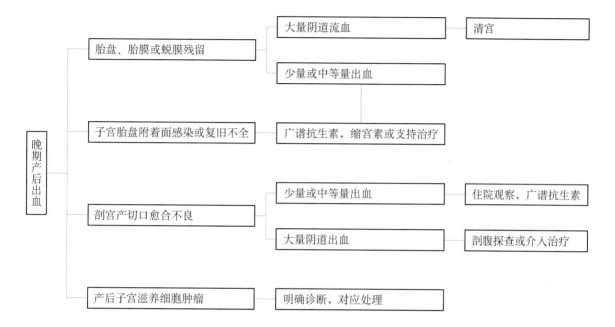

（周　赟　杨祖菁）

案例 42

Sheehan 综合征

一、病历资料

1. 现病史

患者,女,25 岁,因"顺产后 8 个月月经未来潮"来院就诊。患者既往月经规则,周期 28 天,经期 7 天,量中等,无痛经。8 个月前顺产 1 男婴,顺产时因宫缩乏力发生大出血,出血约 2 300 ml,输少浆血 1 200 ml,血浆 800 ml,低温沉淀物 8 IU,产后无母乳,产后 1 个月恶露干净。现产后 8 个月,月经仍未来潮。

患者无特殊不适。

2. 既往史、个人史、婚育史、家族史

平素体健,否认心脏病、高血压、糖尿病及哮喘病史,否认肝炎、结核、梅毒、艾滋病等传染病史。否认外伤、手术史。2014 年 9 月顺产 1 男婴,顺产时因宫缩乏力发生大出血,出血约 2 300 ml,输少浆血 1 200 ml,血浆 800 ml,低温沉淀物 8 IU,无明显输血反应。否认吸烟酗酒史。否认药物、食物过敏史,按规定预防接种。23 岁结婚,配偶体健,生育史 1 - 0 - 0 - 1。否认家族遗传病史,父母健在无特殊。

3. 体格检查

T 36.5℃, P 85 次/min, R 20 次/min, BP 90 mmHg/65 mmHg。

一般情况可,神志清,全身皮肤黏膜无黄染及出血点。HR 85 次/min,律齐,两肺呼吸音清。腹部平坦,肝脾肋下未及,腹部无压痛,移动性浊音(一)。

4. 妇科检查

外阴:已产式。

阴道:无特殊。

子宫:正常大小。

附件:双侧软、无压痛与反跳痛,未及明显肿块。

5. 实验室和影像学检查

B 超检查:子宫较小,双卵巢正常。

尿妊娠试验:阴性。

内分泌测定:FSH 0.98 IU/L, LH 0.78 IU/L, PRL 3 ng/ml,睾酮 0.1 ng/ml。

TSH 0.2 mIU/L,游离 T_4 7.5 pmol/L。

皮质醇:126 nmol/L。

二、诊治经过

诊断:Sheehan 综合征。

首先补充氢化可的松,每日给予 12.5 mg/d,1 个月后开始补充优甲乐(50 μg/d)及雌孕激素序贯治疗:口服戊酸雌二醇 2 mg/d×21 d,最后 7 天加服醋酸甲羟孕酮 10 mg/d×7 d。

定期随访激素水平并调整氢化可的松和优甲乐的剂量。

三、病例分析

1. 病史特点

(1) 患者女,25 岁,因"顺产后 8 个月月经未来潮"来院就诊。

(2) 患者顺产时发生大出血,产后无母乳。

(3) 体格检查和妇科检查:无特殊。

(4) 辅助检查:内分泌测定促性腺激素、TSH、泌乳素和皮质醇水平均低于正常。

2. 诊断与诊断依据

诊断:Sheehan 综合征。

诊断依据:①顺产后 8 个月月经未来潮;②顺产时发生大出血,产后无母乳;③内分泌测定:促性腺激素、TSH、泌乳素和皮质醇水平均低于正常。

3. 鉴别诊断

(1) 高泌乳素血症:高泌乳素血症是常见的垂体性闭经,患者的血泌乳素水平明显升高,常伴有溢乳现象,很少有肾上腺皮质功能低下。

(2) 多囊卵巢综合征:是年轻女性常见的继发闭经原因,但是患者的血 FSH 水平往往在正常范围,而 LH 水平则偏高。患者最突出的特点是有高雄激素血症的临床或生化证据。

(3) 卵巢早衰:卵巢早衰的患者也表现为继发闭经,但是患者的血促性腺激素水平显著升高。

(4) 子宫性闭经:子宫性闭经往往因宫腔操作损伤子宫内膜所致,患者的激素水平在正常范围。很多情况下即使给予雌孕激素序贯治疗,也不会有撤退性子宫出血。

四、处理方案及基本依据

治疗的原则是补充所缺乏的重要激素,包括肾上腺皮质激素、甲状腺激素和性激素,其中肾上腺皮质激素和甲状腺激素需终生补充。

1. 肾上腺皮质激素治疗

垂体前叶功能减退症患者在补充激素治疗时,首先补充肾上腺皮质激素。患者一般只缺少糖皮质激素,不缺少盐皮质激素。临床上首选氢化可的松和泼尼松治疗。

2. 甲状腺激素治疗

最初每天口服 25～50 μg,以后逐渐增加剂量。如果初始剂量较大或剂量增加较快,会使基础代谢率突然升高,从而增加心脏和肾上腺皮质的负荷。

3. 性激素治疗

一般采用雌、孕激素序贯治疗。治疗的目的是:①维持女性生殖健康及全身健康,包括神经系统、心血管、骨骼(维持骨矿含量)和皮肤等;②维持性征和月经来潮。

在治疗时应注意补充激素的顺序,垂体前叶功能减退者应先补充肾上腺皮质激素,然后再补充甲状腺激素或两种药物同时使用。如果单用甲状腺激素,会使肾上腺皮质功能不足加重,严重时可能诱发垂体危象。

五、要点与讨论

1. Sheehan 综合征的发生机制

腺垂体在妊娠后期增生变大。如果分娩中或分娩后发生大出血,就会造成低血压,腺垂体腺动脉痉挛,最后导致垂体前叶发生缺血坏死。当腺体坏死的体积$>70\%$时,就会出现临床症状。

最早出现的是催乳素(PRL)和生长激素的分泌不足,以后又出现促性腺激素的分泌不足。促甲状腺激素(TSH)和促肾上腺皮质激素(ACTH)缺乏出现的时间较晚,它们通常在数年后才出现。腺垂体功能减退危象发生在病情严重的患者身上,多发生在产后很多年以后。

2. Sheehan 综合征的临床表现

临床表现与腺垂体坏死的程度有关,坏死的体积越小,临床表现越轻。

(1) 促性腺激素和泌乳素分泌不足症状产后无乳、乳房缩小、产后闭经、性欲减退或消失、外生殖器萎缩、子宫和乳房萎缩等。

(2) 促甲状腺激素不足症状表情淡漠、反应迟钝、畏寒少汗和心率缓慢等,患者较少出现黏液性水肿。

(3) 促肾上腺皮质激素不足症状虚弱无力、不耐饥饿、血压下降、易发生低血糖、皮肤色素减退和机体抵抗力下降等。

(4) 其他机体应激能力下降,各种应激如感染、手术、外伤、精神刺激、某些药物(镇静、麻醉剂和降糖药等)等可使病情加重,从而诱发垂体前叶功能减退危象的发生。

六、思考题

1. Sheehan 综合征补充激素的原则是什么?

2. Sheehan 综合征患者的腺垂体激素分泌会发生怎样的改变?

七、推荐阅读文献

1. 于传鑫,李儒芝.妇科内分泌疾病治疗学[M].上海:复旦大学出版社,2009.

2. Strauss JF, Barbieri RL. Yen & Jaffe's Reproductive Endocrinology [M]. 7th Edition. US: Elsevier Inc, 2013.

八、诊疗流程图

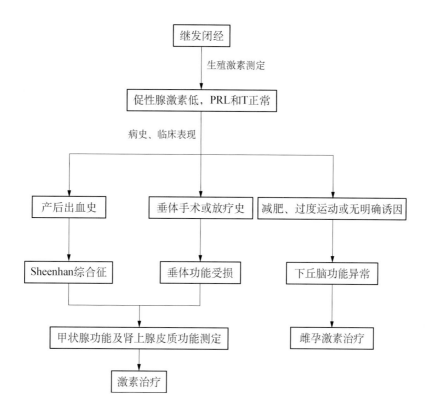

（李儒芝　华克勤）

案例 43

外阴营养不良

一、病历资料

1. 现病史

患者,女性,43 岁。因"外阴瘙痒渐加重 3 年"来院就诊。患者自诉 3 年前无明显诱因出现外阴瘙痒,搔抓后暂时好转,过后瘙痒更加严重。外院反复阴道分泌物检查均正常,间断性外阴应用除湿止痒软膏等未见好转,门诊行外阴局部活检诊断为外阴硬化性苔藓,现患者坐卧不安,瘙痒影响睡眠。发病以来,患者食欲、大小便均正常,体重无明显变化。

2. 既往史

无外伤手术史,无高血压、心脏病、糖尿病等慢性疾病史。

3. 体格检查

Ht 163 cm, Wt 65 kg, BP 110 mmHg/70 mmHg。应答自如,全身皮肤未见色素减退,心肺(一),双下肢无水肿。

4. 妇科检查

外阴:已婚式,阴毛分布呈女性型,外阴稍萎缩,双侧大阴唇变薄,弹性差,皮肤颜色变白,左侧大阴唇表面见少许脱皮。

阴道:通畅,黏膜完整,分泌物量少,透明,无异味。

宫颈:光滑,无肥大,质中,无举痛。

宫体:前位,正常大小,活动度可,无压痛。

附件:双侧软,无压痛与反跳痛,未及明显肿块。

5. 实验室和组织学检查

白带常规正常。

阴道分泌物一般细菌培养、支原体、衣原体检查正常。

外阴组织阴道镜下活检:外阴硬化性苔藓。

二、诊治经过

初步诊断:外阴硬化性苔藓。

嘱患者穿棉质宽松内裤,每日外阴清洗 1 次;忌过敏、辛辣及刺激性食物。2%丙酸睾酮 200 mg 加入 2.5%氢化可的松软膏 1 支混合,擦后稍按摩,每日 3 次,患者用药后 1 月瘙痒较前好转。告知待瘙痒症状缓解后用药次数可逐渐减少,直至每周 1 次维持量。

三、病例分析

1. 病史特点

(1) 女性,43 岁。因"外阴瘙痒渐加重 3 年"来院就诊。

(2) 无遗传性疾病史,无外伤手术史。

(3) 体检:全身皮肤未见色素减退。

(4) 妇科检查阳性发现:

外阴:已婚式,阴毛分布呈女性型,外阴稍萎缩,双侧大阴唇变薄,弹性差,皮肤颜色变白,左侧大阴唇表面见少许脱皮。

(5) 辅助检查:外阴组织阴道镜下活检:外阴硬化性苔藓。

2. 诊断与诊断依据

(1) 诊断:外阴硬化性苔藓。

(2) 诊断依据:①外阴持续瘙痒,逐渐加重;②外阴稍萎缩,双侧大阴唇变薄,弹性差,皮肤颜色变白;③外阴组织阴道镜下活检示外阴硬化性苔藓。

3. 鉴别诊断

(1) 老年性生理性萎缩:仅见于老年妇女,无瘙痒症状,其外阴部皮肤的萎缩情况与身体其他部位皮肤相同。

(2) 外阴白癜风:外阴皮肤出现界线分明的发白区,表面光滑,质地完全正常,无任何自觉症状。

(3) 阴道炎及外阴炎:外阴皮肤增厚,充血或发白,外阴或阴道瘙痒伴阴道分泌物增多,阴道分泌物检查可查见病原体,炎症治愈后瘙痒及皮肤改变逐渐消失。

(4) 外阴癌:主要见于绝经后妇女,表现为长时间持续久治不愈的外阴瘙痒及不同形态的外阴赘生物、溃疡,可行外阴组织学检查确诊。

四、处理方案及基本依据

(1) 治疗方案:一般治疗及药物治疗。一般治疗如保持外阴清洁、干燥,忌食辛辣刺激性食物等。

(2) 依据:患者持续外阴瘙痒,影响日常生活。无药物禁忌证。

五、要点与讨论

1. 外阴营养不良分类及病因

外阴营养不良是一种女性外阴皮肤和黏膜组织发生变性及色素改变的慢性疾病。分为增生性营养不良、硬化性苔藓及混合性营养不良。发病机制至今未明。增生性营养不良即鳞状细胞上皮增生,可能与外阴皮肤长期处于潮湿状态和阴道排出物的刺激等有关。同时,任何原因不明的外阴瘙痒,在长期搔抓过后亦可导致鳞状上皮增生,故临床上又称之为慢性单纯性苔藓。有文献报道硬化性苔藓患者可能与自身免疫疾病、基因遗传等有关;另外,从临床上来看此病好发于成年女性,男女比例为 1∶10。混合性营养不良可能是因为硬化性苔藓患者长期瘙痒及搔抓,导致在原有病变基础上出现鳞状上皮增生。

2. 外阴营养不良的临床表现

外阴营养不良的临床表现主要为不同程度的外阴瘙痒。增生性营养不良多见于 50 岁左右妇女,表现为较严重瘙痒及反复搔抓,病变呈局灶性、多发性或对称性,病变早期呈暗红、粉红色或白色,晚期可出现苔藓样变,似皮革样增厚。外阴硬化性苔藓发生于任何年龄,绝经后妇女和幼女多见。病变部位瘙痒程度轻重不一,严重者因阴道口萎缩性狭窄而性交困难。病灶多位于阴蒂、大阴唇、小阴唇、阴唇后联合及肛门周围等部位,多呈对称性分布。早期病灶多呈粉红色、白色小丘疹,随病变进展,局部皮肤、黏膜变白变薄,弹性下降,干燥易皲裂。严重者外阴萎缩、融合、粘连、瘢痕形成。混合性营养不良临床表现与增生性营养不良及硬化性苔藓相似,因其常合并不典型增生,应特别重视病理检查。

3. 外阴营养不良的诊断思路

外阴营养不良是引起外阴瘙痒的病因之一。接诊长期外阴瘙痒患者时,首先应进行白带检查,排除炎症所致瘙痒。同时,需观察外阴是否有病灶,必要时行局部组织活检可确诊。

4. 外阴营养不良的治疗要点

外阴营养不良的治疗包括一般治疗及局部药物治疗,增生性营养不良采用糖皮质激素如 0.025% 氟轻松软膏外涂局部 3～4 次/d,待瘙痒基本控制后改氢化可的松软膏 1～2 次/d 涂搽局部,连用 6 周。外阴硬化性苔藓采用 2% 丙酸睾酮油膏与 1% 氢化可的松软膏混合,涂擦患部,3～4 次/d,用药 1 个月左右出现疗效,症状缓解后改为 1～2 次/d,根据症状持续情况和治疗反应逐渐减量至维持量每周 1～2 次。如瘙痒顽固、表面用药无效,可用曲安奈德混悬液皮下注射。幼女硬化性苔藓也可用 1% 氢化可的松软膏或 100 mg 黄体酮油剂加入 30 g 凡士林油膏或软膏中涂擦局部,需定期随访。混合性营养不良采用氟轻松软膏涂搽局部,3～4 次/d,共用 6 周,继用 2% 丙酸睾酮软膏 6～8 周,逐渐减量至 2～3 次/周。

物理治疗,如 CO_2 激光、冷冻等治疗,消灭异常上皮组织和破坏皮层内神经末梢,阻断瘙痒和搔抓引起的恶性循环。

手术治疗,采用外阴局部病灶切除或外阴切除术,较易复发。因该病恶性机会极少,很少采用手术治疗。

六、思考题

1. 外阴营养不良的临床特征有哪些?

2. 外阴营养不良的鉴别诊断是什么?

七、推荐阅读文献

1. 李文红. 外阴白色病变患者的诊疗[J]. 中外健康文摘,2011,8(17):127-128.

2. Schlosser BJ, Mirowski GW. Lichen sclerosus and lichen planus in women and girls [J]. Clinical Obstetrics and Gynecology, 2015,58(1):125-142.

3. Liu JS, Walker K, Stein D, et al. Lichen sclerosus and isolated bulbar urethral stricture disease [J]. Journal of Urology, 2014,192(3):775-779.

八、诊疗流程图

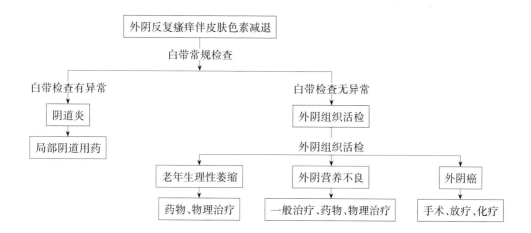

（梁　艳　程蔚蔚）

案例 44

尖锐湿疣

一、病历资料

1. 现病史

患者,女性,25 岁。因"外阴新生物伴外阴瘙痒 1 月"就诊。患者自诉平时月经正常,无痛经,大小便正常,近 1 月有外阴瘙痒,自觉外阴可触及赘生物。曾有多个性伴侣,因工作经常出差,故未及时来院诊治。昨天性交后有少量出血,现来院诊治。发病以来,患者食欲、睡眠、大小便均正常,体重无明显变化。

2. 既往史

无外伤手术史,无高血压、心脏病、糖尿病等慢性疾病史。

3. 体格检查

Ht 165 cm, Wt 50 kg, BP 110 mmHg/70 mmHg。患者应答自如,神清,精神可,面色正常,结膜无苍白无黄染,心肺听诊无殊,双下肢无水肿。

4. 妇科检查

外阴:已婚式,双侧小阴唇及肛门周围见数枚粉红色鸡冠状赘生物。

阴道:畅,阴道壁散在数枚鸡冠状赘生物。

宫颈:轻糜。

宫体:前位,常大,无压痛。

附件:双侧未及明显异常。

5. 实验室和影像学检查

HPV6、HPV11 (十)。

白带:白细胞少量;红细胞(一),上皮细胞(一),滴虫酵母样菌未检出。

宫颈刮片:巴氏 I 级。

血常规:WBC 5.60×10^9/L, N 63.2%, RBC 4.64×10^{12}/L, Hb 123 g/L, PLT 209×10^9/L。

DIC:APTT 27.6 s, PT 10.7 s, INR 0.91, TT 18.60 s, Fg 2.4 g/L,纤维蛋白降解产物 2.7 mg/L, D-二聚体定量 0.49 mg/L。

阴道 B 超检查:宫腔线可见。内膜双侧厚 7 mm。子宫体范围:长 54 mm,厚 44 mm,宽 57 mm。右卵巢:大小 28 mm×26 mm×18 mm。左卵巢:大小 30 mm×26 mm×15 mm。盆腔积液:无。超声诊断:子宫双附件未及明显异常。

二、诊治经过

- 门诊初步诊断:尖锐湿疣。
- 给予门诊行外阴赘生物活检术,标本送病理。
- 10天后病理结果:有挖空细胞出现,符合HPV感染,尖锐湿疣。
- 患者转至皮肤科激光室,行激光物理治疗。建议其性伴侣行相关检查。

三、病例分析

1. 病史特点

(1) 女性,25岁,因"外阴新生物伴外阴瘙痒1月"来院就诊。

(2) 月经周期正常,无外伤手术史。

(3) 体检:全身检查无殊。

(4) 妇科检查:已婚式,双侧小阴唇及肛门周围见数枚粉红色鸡冠状赘生物。

阴道:畅,阴道壁散在数枚鸡冠状赘生物。

宫颈:轻糜。

宫体:前位,常大,无压痛。

附件:双侧未及明显异常。

(5) 辅助检查:HPV6/11(+),赘生物活检病理结果:有挖空细胞出现,符合HPV感染,尖锐湿疣。

2. 诊断与诊断依据

(1) 诊断:尖锐湿疣。

(2) 诊断依据:①多个性伴侣;②双侧小阴唇、肛门周围及阴道壁散在数枚鸡冠状赘生物;③HPV6/11(+);④赘生物活检病理结果:有挖空细胞出现,符合HPV感染,尖锐湿疣。

3. 鉴别诊断

(1) 外阴癌(vulvar cancer):常有外阴瘙痒等症状,表现为外阴溃疡、菜花样肿物伴或不伴出血,局部皮肤病理活检有助于鉴别诊断。

(2) 阴道壁囊肿(vaginal cyst):可表现为阴道壁内囊性肿物,一般无触痛,屏气咳嗽后不会脱出阴道口,经手术切除,病理可鉴别。

(3) 痔疮:多为有便秘的女性,在肛门周围可见肿物脱出,常表现为无痛性便后鲜血,便秘或饮食刺激后加重,如有血栓性外痔可有疼痛。该患者解便正常,故可排除。

四、处理方案及基本依据

(1) 治疗方案:①局部药物治疗:0.5%足叶草毒素酊,50%三氯乙酸,鬼臼毒素(0.15%乳膏或0.5%溶液),5%咪喹莫特乳膏。②物理手术治疗:激光微波等。③干扰素。

(2) 依据:患者诊断明确,因病灶数目多,可选择激光物理治疗。

五、要点与讨论

1. 有关尖锐湿疣的病因

尖锐湿疣是由于人乳头瘤病毒(HPV)感染引起的鳞状上皮增生性疣状病变。目前 HPV 有 100 多个类型,HPV 除可引起生殖道尖锐湿疣外,还与生殖道恶性肿瘤有关,低危型有 6、11、40、42～44、61;高危型有 16、18、31、33。生殖道尖锐湿疣主要与低危 6、11 有关,少数由高危型引起。促使 HPV 感染的危险因素有过早性生活、多个性伴侣、免疫力低下、吸烟、高性激素有关。尖锐湿疣往往与多种性传播疾病如淋病、滴虫、梅毒、外阴阴道假丝酵母菌病、衣原体感染等并存。

2. 尖锐湿疣的临床表现

潜伏期为 3 周～8 个月,平均 3 个月。以 20～29 岁年轻女性为多见,临床多以外阴赘生物就诊,部分患者有外阴瘙痒、烧灼痛和性交后出血,病变容易累及阴道和宫颈,50%～70%外阴尖锐湿疣伴有阴道、宫颈尖锐湿疣。起初为单个或多个淡红色小丘疹,顶端尖锐,呈乳头状凸起,病变逐渐增大或增多,湿润,柔软,可呈鸡冠状和菜花状,表面凹凸不平,尖峰状,疣体呈白色、粉红色,质脆,表面可有破溃感染;若病变发生在完全角化的皮肤,疣体常呈丘疹状,表面覆有角化层,质较硬。如图 44-1 所示。少数免疫力下降或妊娠期疣体可过度增生形成巨大型尖锐湿疣。

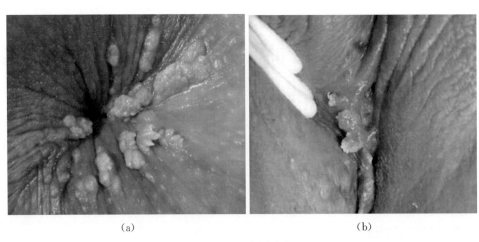

(a)　　　　　　　　　　　　　　(b)

图 44-1　尖锐湿疣

(a) 肛门;(b) 外阴

妊娠期免疫功能降低,甾体激素水平增高,局部血循环丰富,容易患尖锐湿疣,且病灶生长迅速,数目多,体积大,多区域,多形态。巨大的尖锐湿疣可阻塞产道,此外妊娠期尖锐湿疣组织脆弱,阴道分娩时容易大出血。孕妇患尖锐湿疣有垂直传播的风险,所产婴儿在青少年时期发生喉乳头状瘤病的风险为 1/400。

3. 尖锐湿疣的诊断思路

典型病例根据病史、妇科检查可立即做出诊断。外阴尖锐湿疣者,应该同时仔细检查阴道及宫颈以免漏诊,常规性宫颈细胞学检查,以发现宫颈上皮内瘤病变。病理活检和 HPV 检查是可靠的辅助检查方法。

4. 尖锐湿疣的治疗要点

(1) 外生殖器尖锐湿疣:局部药物治疗(0.5%足叶草毒素酊,50%三氯乙酸,10%～20%足叶草酯,鬼臼毒素(0.15%乳膏或 0.5%溶液),5%咪喹莫特乳膏等)。

物理或手术治疗:微波,激光,冷冻。

干扰素:抗病毒调节免疫,但费用高。不作常规推荐。

(2)阴道尖锐湿疣:冷冻,50%三氯醋酸或10%～20%足叶草酯。

(3)宫颈尖锐湿疣:治疗前行宫颈细胞学检查,必要时阴道镜活检。

(4)HPV处理:有自限性,不合并鳞状上皮内瘤变可不予治疗,合并则行组织学检查再行相关治疗。

(5)性伴侣治疗:建议行相关检查。

(6)妊娠期治疗:妊娠36周前,位于外阴的较小病灶可选用局部药物治疗,三氯乙酸涂擦病灶局部,每周1次。若病灶大且有蒂,可物理及手术治疗。巨大尖锐湿疣可直接手术切除疣体,待愈合后再局部药物治疗。妊娠期禁用足叶草酯、咪喹莫特乳膏和干扰素。近足月或足月时,若病灶局限于外阴者,仍可手术或冷冻切除,经阴道分娩,若病灶广泛,存在于外阴、阴道、宫颈时,易发生软产道裂伤大出血,或巨大病灶堵塞软产道,均应行剖宫产术。尖锐湿疣在产褥期常可自行消退。

六、思考题

1. 尖锐湿疣的临床特征有哪些?
2. 尖锐湿疣的鉴别诊断是什么?
3. 尖锐湿疣的治疗有哪些?

七、推荐阅读文献

1. 黄熙,陈德华,杨凤元,等.尖锐湿疣患者中HPV亚临床感染的病理形态和病毒型分析[J].中华皮肤科杂志,2011,44(10):700-703.

2. 李蕾,邹先彪.解读2012欧洲尖锐湿疣治疗指南[J].实用皮肤病学杂志,2012,5(6):344-346.

3. 谢幸,苟文丽.妇产科学[M].8版.北京:人民卫生出版社,2013:103-105.

八、诊疗流程图

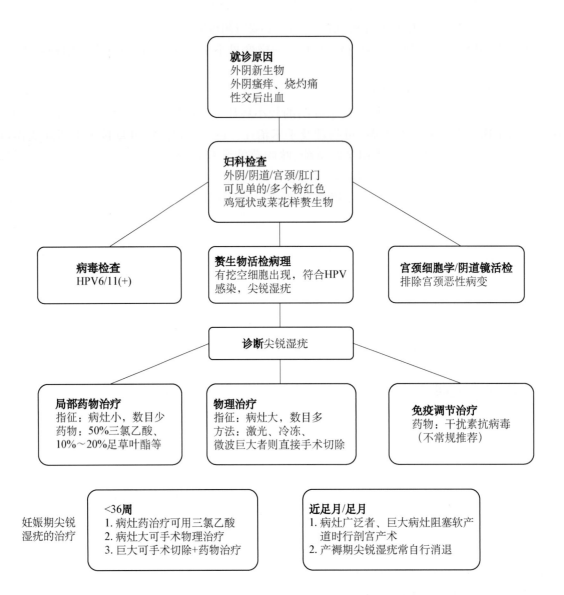

就诊原因
外阴新生物
外阴瘙痒、烧灼痛
性交后出血

妇科检查
外阴/阴道/宫颈/肛门
可见单的/多个粉红色
鸡冠状或菜花样赘生物

病毒检查
HPV6/11(+)

赘生物活检病理
有挖空细胞出现，符合HPV
感染，尖锐湿疣

宫颈细胞学/阴道镜活检
排除宫颈恶性病变

诊断尖锐湿疣

局部药物治疗
指征：病灶小，数目少
药物：50%三氯乙酸、
10%～20%足草叶酯等

物理治疗
指征：病灶大，数目多
方法：激光、冷冻、
微波巨大者则直接手术切除

免疫调节治疗
药物：干扰素抗病毒
（不常规推荐）

妊娠期尖锐
湿疣的治疗

<36周
1. 病灶药治疗可用三氯乙酸
2. 病灶大可手术物理治疗
3. 巨大可手术切除+药物治疗

近足月/足月
1. 病灶广泛者、巨大病灶阻塞软产
道时行剖宫产术
2. 产褥期尖锐湿疣常自行消退

（王岳萍　沈育红）

案例 45
外阴阴道假丝酵母菌病

一、病历资料

1. 现病史

患者,女性,35岁。因"反复外阴瘙痒伴豆渣样分泌物1年"而就诊。近1年来反复月经前后感外阴瘙痒明显,且伴豆腐渣样白带,严重时可伴有性生活灼痛感及解尿疼痛等不适,患者自今年年初几乎每月都需至妇科门诊就诊,给予药物治疗后好转,连续复查白带3次正常,医生每次都告诉她已治愈,可隔月症状又会卷土重来,这样反复已达4次,感到十分痛苦,严重影响其生活质量。追问病史:患者自诉有2型糖尿病,既往使用胰岛素药物治疗。自今年年初开始备孕,因担心胰岛素药物使用影响胎儿,未在医生指导下,自行更改胰岛素剂量,不规则使用胰岛素,半年来无复查相关结果。

患者自发病以来,患者食欲可、大便无殊,小便色清,偶有疼痛感,睡眠欠佳,体重减轻3 kg。

2. 既往史

有2型糖尿病史5年,胰岛素药物治疗。无外伤手术史,无高血压心脏病等疾病史。

3. 体格检查

患者神清,精神可,Ht 160 cm, Wt 52 kg, BP 110 mmHg/70 mmHg。

4. 妇科检查

外阴:已婚式,见抓痕,阴阜部阴毛见豆渣样分泌物少许。

阴道:畅,阴道黏膜充血水肿,后穹隆见密布豆渣样白带,伴异味。

宫颈:棉签擦拭宫颈后,见完整宫颈形态,尚光。

宫体:前位,常大,无压痛。

附件:双侧软、无压痛与反跳痛,未及明显肿块。

5. 实验室和影像学检查

白带常规:白细胞(++),红细胞(-),上皮细胞(+++),酵母菌(+++),滴虫(-),pH 4.3。

空腹血糖:7.8 mol/L。

二、诊治经过

门诊初步诊断:复杂性外阴阴道假丝酵母菌病、2型糖尿病。

予以完善相关检查:阴道分泌物培养及药敏、OGTT,糖化血红蛋白。

三、病例分析

1. 病史特点

（1）女性，35岁，因"反复外阴瘙痒伴豆渣样分泌物1年"来门诊就诊。

（2）患者自诉有2型糖尿病，既往使用胰岛素药物治疗。自今年年初开始备孕，因担心胰岛素药物使用影响胎儿，未在医生指导下，自行更改胰岛素剂量，不规则使用胰岛素，半年来无复查相关结果。

（3）体检：患者神清，精神可，对答切题，无贫血。

（4）妇科检查：

外阴：已婚式，见抓痕，阴阜部阴毛见豆渣样分泌物少许。

阴道：畅，阴道黏膜充血水肿，后穹隆见密布豆渣样白带，伴异味。

宫颈：棉签擦拭宫颈后，见完整宫颈形态，尚光。

宫体：前位，常大，无压痛。

附件：双侧软，无压痛与反跳痛，未及明显肿块。

（5）辅助检查：

白带常规：白细胞（＋＋），红细胞（－），上皮细胞（＋＋＋），酵母菌（＋＋＋），滴虫（－），pH 4.3。

2. 诊断与诊断依据

（1）诊断：复杂性外阴阴道假丝酵母菌病、2型糖尿病。

（2）诊断依据：①外阴瘙痒伴豆渣样分泌物、严重有尿痛及性生活疼痛；②1年内已反复复发4次；③查体见豆渣样白带明显，伴异味；④白带常规见酵母菌感染，pH＜4.5；⑤糖尿病未控制。

3. 鉴别诊断

（1）细菌性阴道病（bacterial vaginosis）：常发生于频繁性交、多个性伴侣或阴道灌洗上药女性，可有阴道分泌物增多，有鱼腥臭味，严重有轻度外阴瘙痒或烧灼感，也有部分患者无特殊表现。查体分泌物特点为灰白色，均匀一致，稀薄，常粘附于阴道壁。实验室检查分泌物 pH＞4.5，线索细胞阳性，氨臭味试验阳性。该患者阴道瘙痒表现明显，分泌物呈豆腐渣样，试验室检查结果也不相符，故暂不考虑。

（2）滴虫性阴道炎（trichomonal vaginitis）：该疾病是由阴道毛滴虫引起的阴道炎，多为性生活传播，主要症状为阴道分泌物增多以及外阴瘙痒，间或有灼热、疼痛、性交痛等。分泌物性质为稀薄脓性、黄绿色、泡沫状、有臭味。查体可见阴道黏膜充血，散在出血点，"草莓样"宫颈，等等。阴道分泌物显微镜检查下可见波状运动的滴虫及增多的白细胞。该患者阴道瘙痒表现明显，分泌物呈豆腐渣样，试验室检查结果也不相符，故暂不考虑

（3）外阴鳞状上皮增生（squamous hyperplasia of vulva）：该病是以外阴瘙痒为主要症状的鳞状上皮细胞良性增生为主的外阴疾病，多见于50岁左右妇女。主要临床表现为难以忍受的瘙痒，搔抓不止，检查可见病变累及大阴唇、阴唇间沟、阴蒂包皮、阴唇后联合等处，病变呈局灶性、多发性或对称性，病变晚期皮肤增厚、色素增加、苔藓样变，似皮革样增厚。病理特点为表皮层角化过度和角化不全，棘细胞层增厚，确诊需依靠组织病理学。该患者妇科查体无典型表现，分泌物呈豆腐渣样，且试验室检查结果也不支持，故暂不考虑。

（4）非特异性外阴炎（non-specific vilvitis）：该病是由物理、化学因素导致的非病原体所致的外阴皮肤或黏膜的炎症。可为糖尿病患者糖尿刺激、不注意外阴皮肤清洁所导致的外阴炎。临床表现为外阴皮肤黏膜瘙痒、疼痛、烧灼感，于活动、性交、排尿及排便时加重。检查见外阴充血、肿胀、糜烂，可见抓痕，严重者形成溃疡或湿疹。该患者外阴瘙痒，查体分泌物呈豆腐渣样，且试验室检查结果支持真菌性病原体感染，故暂不考虑。

四、处理方案及基本依据

（1）治疗方案：

初始治疗：氟康唑 150 mg，口服，每 3 天 1 次，共 3 次。

克霉唑栓剂 150 mg，塞入阴道深部，每天 1 次，连用 7～14 天。

达克宁软膏（唑类软膏）外涂。

巩固治疗：氟康唑每周口服，连续 6 个月；克霉唑 150 mg 每周 2 次，或克霉唑 500 mg 每周 1 次，阴道栓剂。

也可根据复发规律，每月复发前给予局部用药巩固治疗。

积极治疗原发疾病，监测血糖并调整胰岛素用量，内分泌科协助诊疗。

（2）依据：患者为糖尿病未控制，复杂性真菌性阴道炎，给日常生活带来严重的影响，故积极调整原发诱因，监测并控制血糖，同时规范疗程抗真菌治疗。

（3）性伴侣治疗：氟康唑 150 mg，口服，每 3 天 1 次，共 3 次；

达克宁软膏（唑类软膏），外涂。

（4）健康宣教。

五、要点与讨论

1. 外阴阴道假丝酵母菌病的病原体及诱发因素

外阴阴道假丝酵母菌（vulvovaginal candidiasis，VVC）曾称为外阴阴道念珠菌病，是由假丝酵母菌引起的常见外阴阴道炎症。国外资料显示，约 75％ 妇女一生中至少患过 1 次外阴阴道假丝酵母菌病，45％ 妇女经历过 2 次或 2 次以上的发病。80％～90％ 病原体为白假丝酵母菌，10％～20％ 为光滑假丝酵母菌、近平滑假丝酵母菌、热带假丝酵母菌等。酸性环境适宜假丝酵母菌生长，有假丝酵母菌感染的阴道 pH 多在 4.0～4.7，通常＜4.5。白假丝酵母菌为双相菌，有酵母相和菌丝相，酵母相为芽生孢子，在无症状寄居及传播中起作用；菌丝相芽生孢子伸长成假菌丝，侵袭组织能力加强。假丝酵母菌对热第抵抗力不强，但对干燥、紫外线及化学制剂等抵抗力较强。白假丝酵母菌为条件致病菌，10％～20％ 非孕妇女及 30％ 孕妇阴道中有此菌寄生，但菌量极少，呈酵母相。只有在全身及阴道局部细胞免疫能力下降、假丝酵母菌大量繁殖并转变为菌丝相，才出现症状。

常见的诱发因素：应用广谱抗生素、妊娠、糖尿病、大量免疫抑制剂以及接受大量雌激素治疗。长期抗生素的使用，抑制乳杆菌生长，有利于假丝酵母菌繁殖。妊娠及糖尿病时，机体免疫力下降，阴道组织内糖原增加，酸度增加，有利于假丝酵母菌生长。大量应用免疫抑制剂如皮质类固醇激素或免疫缺陷综合征，机体抵抗力降低。其他诱因有胃肠道假丝酵母菌、穿紧身化纤内裤及肥胖，后者可使会阴局部温度增高，假丝酵母菌易于繁殖引起感染。

2. 假丝酵母菌病的分类

外阴阴道假丝酵母菌包括单纯性 VVC 和复杂性 VVC。单纯性 VVC 是指发生在正常非孕宿主的、散发的、由白色念珠菌引起的轻度 VVC。复杂性 VVC 包括：复发性 VVC（RVVC），重度 VVC 和妊娠期 VVC，非白色念珠菌所致的 VVC 或宿主为未控制的糖尿病、免疫功能低下者。重度 VVC 是指临床症状严重，外阴或阴道皮肤黏膜有破损，按 VVC 评分标准，评分≥7 分。RVVC 是指妇女患 VVC 后，经过治疗，临床症状和体征消失，真菌学检查阴性后，又出现症状，且真菌血检查阳性或 1 年内发作 4 次或以上者。

3. 外阴阴道假丝酵母菌病的诊断

外阴阴道假丝酵母菌病,如在有阴道炎症状或体质的妇女的阴道分泌物中找到假丝酵母菌的芽生孢子或者假菌丝即可确诊。若有症状而多次湿片法检查为阴性;或者顽固病例,为确诊是否为非白假丝酵母菌感染,可采用培养法。pH 测定具有重要鉴别意义,若 pH<4.5,可能为单纯假丝酵母菌感染,若 pH>4.5 可能存在混合感染,尤其是细菌性阴道病的混合感染。

4. 外阴阴道假丝酵母菌病的治疗

消除诱因,根据患者情况选择局部或全身应用抗真菌药物。糖尿病患者给予积极治疗;长期药物使用者,及时停用广谱抗生素、雌激素、皮质类固醇激素;勤换内裤,用过的内裤、盆、毛巾均应用水烫洗。性伴侣因包皮过长等原因,均可导致真菌反复携带感染。

单纯性 VVC 的治疗:可局部用药,也可全身用药,主要以局部短疗程抗真菌药物为主。①局部用药:克霉唑栓剂 500 mg,单次用药。②全身用药:对不能耐受局部用药者,未婚妇女及不愿局部用药者,可选用口服药物氟康唑 150 mg 顿服。

复杂性 VVC 的治疗:①严重 VVC:延长药物使用时间。局部用药,延长为 7~14 天;口服用药,72 小时后加服 1 次。症状严重者,可局部使用糖皮质激素软膏。②复发性外阴阴道假丝酵母菌病按照初始治疗及巩固治疗,根据培养和药物敏感试验选择药物。在初始治疗达到真菌学治愈后,给予巩固治疗至半年。初始治疗:局部治疗延长治疗时间为 7~14 天;口服氟康唑 150 mg,则在第 4 日、第 7 日各加服 1 次。巩固治疗:口服氟康唑 150 mg 每周 1 次,连续 6 个月;或者再每月复发前给予局部药物巩固。性伴侣需同时检测,如异常,同时治疗。

六、思考题

1. 外阴阴道假丝酵母菌病的临床表现有哪些?
2. 单纯性外阴阴道假丝酵母菌病和复杂性外阴阴道假丝酵母菌病的定义及治疗有何不同?
3. 外阴阴道假丝酵母菌病的鉴别诊断有哪些?

七、推荐阅读文献

1. 段涛.美国疾病预防与控制中心《外阴阴道假丝酵母菌病治疗指南》解读[J].中华妇产科杂志,2008,43(3):239-240.

2. Workowski KA, Berman SM. Centers for Disease Control and Prevention, Sexually transmitted diseases treatment guidelines, 2006 [J]. MMWR Recomm Rep, 2006,55(RR-11):1-94.

八、诊疗流程图

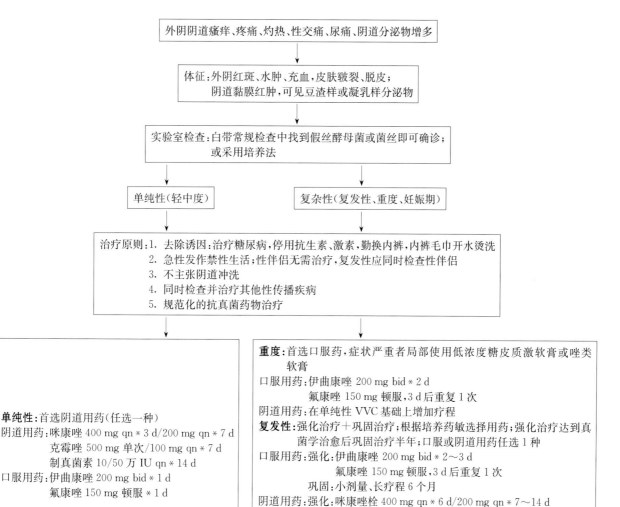

外阴阴道瘙痒、疼痛、灼热、性交痛、尿痛、阴道分泌物增多

↓

体征:外阴红斑、水肿、充血,皮肤皲裂、脱皮;
阴道黏膜红肿,可见豆渣样或凝乳样分泌物

↓

实验室检查:白带常规检查中找到假丝酵母菌或菌丝即可确诊;
或采用培养法

单纯性(轻中度)　　　复杂性(复发性、重度、妊娠期)

治疗原则:1. 去除诱因:治疗糖尿病,停用抗生素、激素,勤换内裤,内裤毛巾开水烫洗
2. 急性发作禁性生活;性伴侣无需治疗,复发性应同时检查性伴侣
3. 不主张阴道冲洗
4. 同时检查并治疗其他性传播疾病
5. 规范化的抗真菌药物治疗

单纯性:首选阴道用药(任选一种)
阴道用药:咪康唑 400 mg qn＊3 d/200 mg qn＊7 d
克霉唑 500 mg 单次/100 mg qn＊7 d
制真菌素 10/50 万 IU qn＊14 d
口服用药:伊曲康唑 200 mg bid＊1 d
氟康唑 150 mg 顿服＊1 d

重度:首选口服药,症状严重者局部使用低浓度糖皮质激软膏或唑类软膏
口服用药:伊曲康唑 200 mg bid＊2 d
氟康唑 150 mg 顿服,3 d 后重复 1 次
阴道用药:在单纯性 VVC 基础上增加疗程
复发性:强化治疗＋巩固治疗;根据培养药敏选择用药;强化治疗达到真菌学治愈后巩固治疗半年;口服或阴道用药任选 1 种
口服用药:强化:伊曲康唑 200 mg bid＊2～3 d
氟康唑 150 mg 顿服,3 d 后重复 1 次
巩固:小剂量、长疗程 6 个月
阴道用药:强化:咪康唑栓 400 mg qn＊6 d/200 mg qn＊7～14 d
克霉唑栓 500 mg qn＊1 d,3 d 后重复 1 次
巩固:咪康唑栓 400 mg qn,每月 3～6 d,共 6 月
克霉唑栓 500 mg 1 月 1 次,共 6 月
妊娠期:阴道用药、唑类用药为主,剂量同单纯性 VVC

随访:治疗结束后 7～14 d 及下次月经后随访,分泌物真菌学阴性 2 次为治愈
复发性:在治疗结束 7～14 d,1、3、6 月各随访 1 次

（徐　婧　蔡　蕾）

案例 46

细菌性阴道病病例

一、病历资料

1. 现病史

患者,女性,32岁,因"白带增多有异味,伴外阴轻度瘙痒5天"就诊。患者5天前开始自觉白带增多,色灰白,较稀薄,有异味,为鱼腥臭味,伴有外阴轻度瘙痒。患者无阴道异常出血,无接触性出血,无下腹痛及下腹坠胀,无月经周期及月经量的异常,无尿频尿急,无发热。2天前患者曾自行用清水冲洗阴道,但症状无任何缓解。自发病来,患者胃纳可,二便正常,夜眠可,体重无明显改变。

2. 既往史

否认不洁性生活史,否认糖尿病、高血压、心脏病、肾病等慢性病史。否认慢性盆腔疼痛病史,否认肝炎、结核等传染病史和近期接触史。否认手术和输血史,否认药物、食物过敏史。

3. 体格检查

T 36.8℃, P 80次/min, R 20次/min, BP 125 mmHg/75 mmHg。

无贫血貌,查体合作;全身皮肤、黏膜无黄染、皮疹及出血点;浅表淋巴结未及明显肿大;咽部无充血,扁桃体未及肿大;双肺呼吸音清,未闻及干湿啰音;HR 80次/min,律齐,心音有力,未闻及杂音;腹平软,无压痛,肝脾肋下未及,双下肢无水肿。

妇科检查:经产妇外阴,阴道畅,阴道分泌物多,色灰白,稀薄样,无明显泡沫,阴道黏膜无充血,宫颈轻度糜烂,举痛(一),子宫常大,前位,未及明显压痛,双侧附件未及明显压痛和包块。

4. 实验室检查

阴道分泌物显微镜检查:白细胞(一),线索细胞(+),滴虫(一),未见假丝酵母菌的芽孢及菌丝(一)。

二、诊治经过

诊断:细菌性阴道病。

诊断依据:详见实验室检查。

三、病例分析

1. 病例特点

患者女性,32岁,已婚已育。白带增多有异味,伴外阴轻度瘙痒5天。

2. 症状特点

白带增多,色灰白,较稀薄,有鱼腥臭味,伴外阴轻度瘙痒。

3. 查体特点

阴道分泌物多,色灰白,稀薄无泡沫,阴道黏膜无充血。

4. 辅助检查特点

阴道分泌物显微镜检可见线索细胞。

5. 鉴别诊断

(1)下生殖道淋球菌感染:白带为脓性,有时尿道旁或前庭大腺脓肿开口可挤出脓性分泌物,阴道充血多不明显,宫颈管外口可有脓液流出,可在分泌物涂片中找到淋球菌。

(2)滴虫性阴道炎:由阴道毛滴虫引起的性传播疾病,可有白带增多,分泌物呈稀薄脓性黄绿色,常有泡沫状,伴臭味,外阴可有瘙痒或灼热感,有性交痛伴尿道感染时,可有尿频尿痛甚至血尿。妇科检查可见阴道及宫颈黏膜红肿,常有散在红色斑点或草莓状凸起,阴道分泌物可找到阴道毛滴虫。

(3)外阴阴道假丝酵母菌病:20～40 岁为高发阶段,以外阴瘙痒伴阴道分泌物增多为特点,白带常为凝乳状或豆腐渣状,无异味,阴道黏膜常充血,白带镜检可见假丝酵母菌。

四、处理方案及基本依据

(1)治疗:主要采用针对厌氧菌的治疗。口服甲硝唑 400 mg,每天 3 次,连用 7 天,可同时局部应用甲硝唑 200 mg,每日 1 次,连用 7 天。停药后症状好转,1 个月后随诊无复发。嘱患者用药期间禁欲,禁饮酒,改变卫生习惯,停止阴道冲洗,每天勤换全棉透气内裤,保持外阴干燥和清洁。

(2)依据:细菌性阴道病为阴道内正常菌群失调所致的一种混合感染,其中以厌氧菌居多,厌氧菌数量可增加 100～1 000 倍。

五、要点与讨论

1. 病因

细菌性阴道病的发生是由于阴道菌群失调,乳酸菌减少而导致其他条件致病菌大量繁殖,如阴道加德纳菌、各种厌氧菌、弯曲弧菌等的大量繁殖。细菌性阴道病实际上是多种条件致病菌的混合性感染。正常阴道中可培养出 5～15 种主要细菌,而细菌性阴道病的特点是有高浓度的阴道加德纳菌、消化链球菌、动弯杆菌等,这些微生物的浓度比正常阴道中浓度高 100～1 000 倍,而乳酸杆菌减少或消失。细菌性阴道病经常发生于生育年龄性活跃期的女性,其中部分女性经常有灌洗阴道的习惯,甚至有肥皂水清洗外阴的习惯,这些习惯会导致阴道 pH 值上升,阴道内优势菌乳酸杆菌明显减少,最终有利于上述致病菌群的繁殖。

1)临床及辅助检查特点

10％～50％的患者无任何症状,有症状者多诉白带增多,有腥味,有时可自觉外阴轻度瘙痒或轻度烧灼感。阴道检查可见白带性状为稀薄样均匀白带,黏膜无充血、红肿、破溃等炎性表现,白带常规检查不能查及滴虫、念珠菌或淋球菌,清洁度常正常。进一步辅助检查可在高倍显微镜下寻找到白带中线索细胞＞20％,阴道 pH 值常＞4.5,阴道分泌物加入 10％氢氧化钾溶液可产生烂鱼肉样腥臭气味。

2）诊断

主要采用 Amsel 临床诊断标准，以下 4 项中有 3 项阳性，临床即可诊断为细菌性阴道病。

（1）阴道分泌物为均匀一致的稀薄白色分泌物。

（2）线索细胞阳性：取少许阴道分泌物放在玻片上，加 1 滴生理盐水混合，高倍镜下寻找线索细胞大于 20％即为阳性。

（3）胺臭味试验阳性：取少许阴道分泌物放在玻片上，加入 10％氢氧化钾溶液 1～2 滴，产生烂鱼肉样腥臭气味即为阳性。

3）治疗

原则为选用抗厌氧菌药物。甲硝唑抑制厌氧菌生长，不影响乳杆菌生长，是较理想的治疗药物。

（1）口服药物：首选甲硝唑 400 mg 每日 2 次口服，连用 7 日。替代方案可选择替硝唑 2 g 口服每日 1 次，连服 3 日；或替硝唑 1 g 每日 1 次口服，连用 5 日；或克林霉素 300 mg 每日 2 次口服，连用 7 日。

（2）局部药物：甲硝唑栓剂 200 mg 每晚 1 次阴道内置入，连用 7 日。口服药物与局部药物效果相似，治愈率 80％左右。

（3）性伴侣不需常规治疗。

4）妊娠期细菌性阴道病

细菌性阴道病与不良妊娠结局有关，但目前对高危早产孕妇的无症状 BV 进行筛查和治疗是否能改善早产并发症尚无定论。而任何有症状的细菌性阴道病孕妇均需筛查及治疗，用药方案为甲硝唑 400 mg 每日 2 次口服，连用 7 日；或克林霉素 300 mg 每日 2 次口服，连用 7 日。用甲硝唑前需孕妇签署知情同意书。

六、思考题

1. 细菌性阴道病的定义、诊断标准有哪些？
2. 试叙细菌性阴道病发病的相关因素。
3. 细菌性阴道病的治疗药物有哪些？

七、推荐阅读文献

1. 李莪,翁梨驹.细菌性阴道病[J].中华妇产科杂志,1995,30(1):59-61.

2. 于秀梅,翁梨驹,宋学红.细菌性阴道病 76 例临床分析[J].中华妇产科杂志,1996,31(4):229-231.

3. 马玉楠.细菌性阴道病及其诊断[J].中华检验医学杂志,2000,23:303-304.

八、诊疗流程图

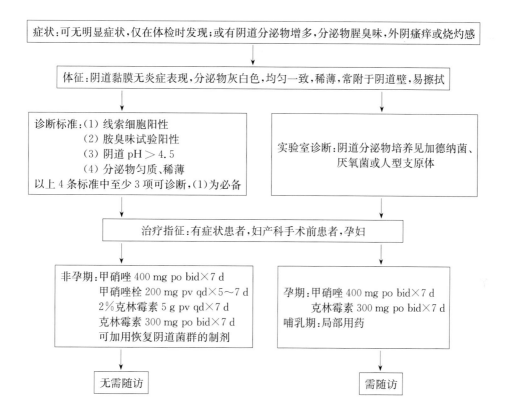

症状:可无明显症状,仅在体检时发现;或有阴道分泌物增多,分泌物腥臭味,外阴瘙痒或烧灼感

体征:阴道黏膜无炎症表现,分泌物灰白色,均匀一致,稀薄,常附于阴道壁,易擦拭

诊断标准:(1)线索细胞阳性
　　　　　(2)胺臭味试验阳性
　　　　　(3)阴道 pH > 4.5
　　　　　(4)分泌物匀质、稀薄
以上4条标准中至少3项可诊断,(1)为必备

实验室诊断:阴道分泌物培养见加德纳菌、厌氧菌或人型支原体

治疗指征:有症状患者,妇产科手术前患者,孕妇

非孕期:甲硝唑 400 mg po bid×7 d
甲硝唑栓 200 mg pv qd×5~7 d
2%克林霉素 5 g pv qd×7 d
克林霉素 300 mg po bid×7 d
可加用恢复阴道菌群的制剂

孕期:甲硝唑 400 mg po bid×7 d
克林霉素 300 mg po bid×7 d
哺乳期:局部用药

无需随访

需随访

（唐晓健　蔡　蕾）

案例 47

萎缩性阴道炎

一、病历资料

1. 现病史

患者,女性,53 岁。因"阴道干涩、刺痒伴性生活不和谐、性交痛 1 年余"就诊。患者自诉 51 岁绝经,当时有潮热、多汗、睡眠障碍等更年期症状,1 年后逐渐自行缓解,绝经后无异常阴道出血。近 1 年起出现阴道灼热、干涩感,当时未重视,无特殊处理。之后逐渐出现阴道分泌物增多及外阴刺痛、瘙痒等症状。分泌物常呈稀薄的淡黄色,偶可为血性,并伴有性交疼痛,性欲下降,性唤起障碍,影响夫妻关系,现至我院诊治。发病以来,患者食欲、睡眠、大小便均正常,体重无明显变化。

2. 既往史

- 否认外伤手术史,否认高血压、心脏病、糖尿病等慢性疾病史。
- 否认血栓性疾病、激素依赖性肿瘤等病史。
- 否认免疫系统疾病及免疫抑制类药物使用史。
- 已婚已育,1 - 0 - 1 - 1,育有 1 子,体健。
- 既往月经规则,初潮 13 岁,(5~7)/(28~32)天,量中,无痛经,51 岁绝经。

3. 体格检查

Ht 163 cm, Wt 58 kg, BP 110 mmHg/70 mmHg。应答自如,心肺体健无异常,腹部略膨隆,软,无压痛,未触及肿块,移动性浊音(一)。

4. 妇科检查

- 外阴:阴道前庭缩短,黏膜充血,外阴皮肤未见色素减退及苔藓样改变。
- 阴道:阴道黏膜呈老年性改变,上皮萎缩菲薄、皱襞消失;黏膜充血、红肿,可见点状、小片状出血灶;阴道上段或前后穹隆处可见表浅小溃疡。
- 宫颈:阴道部萎缩,光。
- 子宫体:前位,子宫常大,质中,活动度好,无压痛。
- 附件:双侧软、无压痛与反跳痛,未及明显肿块。

5. 实验室和影像学检查

- 性激素水平:LH 74.68 mIU/ml, FSH 93.31 mIU/ml, E_2 15.6 pg/ml, PRL 10.35 ng/ml, 睾酮 0.23 ng/ml, 孕酮 1.67 ng/ml, HCG <0.01 mIU/ml。
- 甲状腺功能正常。
- 空腹血糖:4.3 mmol/L。

- 盆腔 B 型超声描述。

宫体：大小 28 mm×36 mm×38 mm；内部回声均匀，内膜厚度 3 mm。

右卵巢：大小 18 mm×16 mm×18 mm。

左卵巢：大小 16 mm×16 mm×15 mm。

盆腔积液：无。

超声诊断：子宫及双侧卵巢未见异常。

阴道分泌物镜检：可见大量基底层细胞及白细胞，表层细胞数减少，未见滴虫及假丝酵母菌。

泌尿系 B 型超声描述：双肾、双侧输尿管、膀胱未见异常。

双乳钼靶：未见异常。

TCT：NILM。

二、诊治经过

初步诊断：萎缩性阴道炎。

治疗：

（1）绝经期生活指导。

（2）绝经期激素补充治疗（MHT）。①局部应用雌三醇软膏（欧维婷）或氯喹那多普罗雌烯（可宝净）。②排除禁忌，后予利维爱 2.5 mg/d 口服。③严密随访，定期行乳腺及妇科超声监测。

（3）绝经期激素补充治疗（MHT）宣教。

三、病例分析

1. 病史特点

（1）女性，53 岁，因"阴道干涩、刺痒伴性生活不和谐、性交痛 1 年余"就诊。

（2）已婚已育，1-0-1-1，51 岁绝经。

（3）否认血栓性疾病、激素依赖性肿瘤等病史。

（4）体检：BP 110 mmHg/70 mmHg。心肺体健无异常，腹软，无压痛。

（5）妇科检查阳性发现：

- 外阴：阴道前庭缩短，黏膜充血。
- 阴道：阴道黏膜萎缩菲薄、皱襞消失；黏膜充血、红肿，可见点状、小片状出血灶；阴道上段或前后穹隆处可见表浅小溃疡。
- 宫颈：阴道部萎缩，光。
- 子宫体：前位，子宫常大，质中，活动度好，无压痛。
- 附件：双侧软、无压痛与反跳痛，未及明显肿块。

（6）辅助检查：

- 血清：LH 74.68 mIU/ml，FSH 93.31 mIU/ml，E_2 15.6 pg/ml。
- 阴道分泌物镜检：可见大量基底层细胞及白细胞，表层细胞数减少。
- 盆腔 B 型超声描述：

宫体：大小正常，内膜厚度 3 mm；

双侧卵巢：未见异常。

- 双乳钼靶：未见异常。

2. 诊断与诊断依据

(1) 诊断：萎缩性阴道炎。

(2) 诊断依据：①持续停经超过 12 个月。②阴道干涩、刺痒伴性生活不和谐、性交痛。③外阴：阴道前庭缩短，黏膜充血；阴道：阴道黏膜呈老年性改变，上皮萎缩菲薄、皱襞消失；黏膜充血、红肿，可见点状、小片状出血灶；阴道上段或前后穹隆处可见表浅小溃疡；宫颈：阴道部萎缩，光。④血清：LH 74.68 mIU/ml，FSH 93.31 mIU/ml，E_2 15.6 pg/ml。⑤阴道分泌物镜检：可见大量基底层细胞及白细胞，表层细胞数减少。

3. 鉴别诊断

应与细菌性阴道病及各类特异性阴道炎症相鉴别，通过阴道分泌物镜检，如未发现滴虫、假丝酵母菌或者线索细胞，同时可见大量基底层细胞且表层细胞数减少，即可排除。

四、处理方案及基本依据

(1) 治疗方案：补充雌激素、增强阴道抵抗力、抑制致病菌生长。

(2) 依据：患者由于卵巢耗竭，外周雌激素水平急剧下降，导致阴道萎缩、溃疡、点状出血，出现阴道干涩、刺痒伴性生活不和谐、性交痛等症状，严重影响日常生活，需要解决泌尿生殖道萎缩症状，同时系统 MHT 可使全身靶器官获益，改善远期退行性改变。患者一般情况良好，治疗检查中无明显 MHT 禁忌证。

五、要点与讨论

1. 有关萎缩性阴道炎的命名

1888 年，Kellogg 最早提出老年性阴道炎的称呼，后为了强调外阴、阴道萎缩的病理改变，该病最终被命名为"萎缩性阴道炎"(atrophic vaginitis)。

2. 萎缩性阴道炎的病因和风险因素

在体内低雌激素环境下，阴道上皮的表层细胞缺乏，而中间层和基底层细胞比例显著增加。富含糖原的阴道上皮细胞缺乏会导致乳酸合成减少、乳酸杆菌减少/消失和阴道 pH 增加。上述保护性机制的丧失使得阴道更容易受到来自皮肤和肠道细菌的污染，引起阴道分泌物增加，出现相关生殖道感染症状。除了雌激素缺乏，还存在一些其他的危险因素。抽烟对阴道复层鳞状上皮具有直接的作用：减少血流灌注，促进萎缩性改变。另一个影响因素是体内雄激素水平，雄激素水平较高的绝经后妇女更少出现阴道萎缩症状。此外，分娩方式与萎缩性阴道炎生殖道症状的严重程度相关，未经历阴道分娩的女性症状相比经历过阴道分娩的女性更为严重。

3. 萎缩性阴道炎的诊断

临床表现：阴道分泌物增多，分泌物常呈稀薄的淡黄色，偶可为血性。由于分泌物刺激，可出现外阴瘙痒、灼热。

妇科检查：可见阴道呈老年性改变，上皮萎缩菲薄、皱襞消失；黏膜充血、红肿，也可见点状或小片状出血灶；严重者可形成表浅的小溃疡，多发生在阴道上段或前后穹隆处，溃疡面有时可与对侧粘连。

辅助检查：阴道分泌物镜检可见大量基底层细胞及白细胞，表层细胞数减少，但未见滴虫及假丝酵母菌。

4. 萎缩性阴道炎的治疗

萎缩性阴道炎的治疗原则主要有两点：①恢复泌尿生殖道正常的生理结构和功能；②缓解症状。绝经后妇女由于雌激素缺乏，造成阴道上皮健康状态出现渐进性的下降，产生各种泌尿生殖道症状。因此,通过治疗恢复或重建阴道上皮的正常状态,从而缓解阴道干涩刺痛、外阴阴道破损、白带异常及炎症反应等症状。现有的治疗首选雌激素治疗。

萎缩性阴道炎以及相关泌尿生殖道症状是实施绝经后激素补充治疗(menopausal hormone therapy,MHT)的临床指征之一。在进行全身雌激素用药前,必须针对个体差异进行全面仔细的评价,并选择最低有效剂量:既要达到理想治疗效果,又要尽量保证用药的安全性。

尽管雌激素全身给药的方案能够有效治疗萎缩性阴道炎,但是局部雌激素治疗仍是首选的给药方案。因为阴道给药的方式既能够达到更有效的治疗结果,又可避免绝大多数全身给药方式所产生的不良反应和并发症。局部的雌激素制剂包括片剂、栓剂、霜剂和阴道环;雌激素类药物包括雌二醇、雌三醇和雌酮。雌激素能够通过阴道黏膜,直接吸收入血并在全身发挥其生物学效应。在局部治疗的开始阶段,阴道黏膜萎缩菲薄,可有一定程度的额外药物吸收。随着治疗的深入,阴道上皮逐渐增厚、成熟度增加,药物的吸收率逐渐下降;少量雌激素的吸收对于预防阴道萎缩复发是必需的。与全身雌激素用药的剂量相比,局部雌激素方案的用药剂量相对更小。全身靶器官的效应则十分有限。对于治疗方案的决定需要遵循个体化原则,慎重选择。

六、思考题

1. 萎缩性阴道炎的临床特征有哪些?
2. 萎缩性阴道炎的病因及主要风险因素有哪些?
3. 萎缩性阴道炎的首选治疗方法是什么?

七、推荐阅读文献

中华医学会妇产科学分会绝经学组.绝经期管理与激素补充治疗临床应用指南(2012版).

八、诊疗流程图

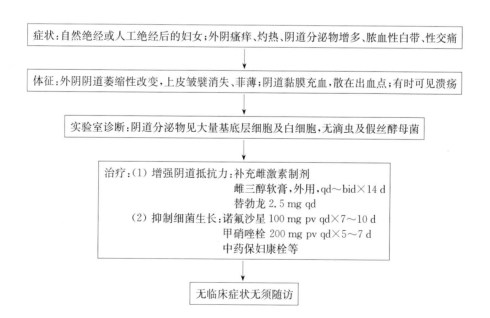

症状:自然绝经或人工绝经后的妇女;外阴瘙痒、灼热、阴道分泌物增多、脓血性白带、性交痛

体征:外阴阴道萎缩性改变,上皮皱襞消失、菲薄;阴道黏膜充血,散在出血点;有时可见溃疡

实验室诊断:阴道分泌物见大量基底层细胞及白细胞,无滴虫及假丝酵母菌

治疗:(1) 增强阴道抵抗力:补充雌激素制剂
　　　　　　　雌三醇软膏,外用,qd~bid×14 d
　　　　　　　替勃龙 2.5 mg qd
　　　(2) 抑制细菌生长:诺氟沙星 100 mg pv qd×7~10 d
　　　　　　　甲硝唑栓 200 mg pv qd×5~7 d
　　　　　　　中药保妇康栓等

无临床症状无须随访

（沈　健　沈立翡）

案例 48

滴虫性阴道炎

一、病历资料

1. 现病史

患者,女性,37 岁。因"外阴瘙痒、白带增多 10 天"至门诊就诊。患者自诉来本地打工,与人群租,在公共澡堂沐浴。10 天前月经干净后出现外阴略瘙痒,白带增多,未予重视,近日上述症状加重,伴有外阴烧灼感、疼痛,白带泡沫状,有尿频、尿急。无腹痛,无异常阴道出血。

2. 既往史

无外伤手术史,无高血压、心脏病、糖尿病等慢性疾病史。

3. 体格检查

Ht 163 cm,Wt 58 kg,BP 110 mmHg/70 mmHg。

4. 妇科检查

外阴:略红。

阴道:畅,阴道黏膜充血明显,并有出血点,阴道内有大量白带,呈稀薄泡沫样液体。

宫颈:轻糜,宫颈阴道部充血。

宫体:前位,常大,无压痛

附件:双侧软、无压痛与反跳痛,未及明显肿块。

5. 实验室和影像学检查

阴道分泌物检查:白细胞(＋＋),滴虫(＋);即显微镜下见到呈波状运动的滴虫及增多的白细胞被推移。

尿常规:白细胞(＋＋),红细胞(＋)。

二、诊治经过

初步诊断:滴虫性阴道炎。

口服给药:甲硝唑 2 g 单次口服,或者甲硝唑 400 mg 每日 2 次,连续 7 天,并要求夫妻同治,内衣分开洗涤,煮沸消毒,避免使用公共场所的器具及毛巾。

阴道给药:甲硝唑栓 200 mg,每晚 1 次,连用 7 日。

治疗后 7 日复诊,阴道分泌物检查未见滴虫,建议重复阴道用药 7 日,月经净后复查,结果阴道分泌物检查正常。

三、病例分析

1. **病史特点**

(1) 女性,37 岁,"外阴瘙痒、白带增多 10 天"而至门诊就诊。

(2) 否认阴道出血,腹痛等症状。

(3) 妇科检查:阴道黏膜充血明显,并有出血点,阴道内有大量白带,呈稀薄泡沫样液体。宫颈:轻糜,宫颈阴道部充血。

(4) 阴道分泌物检查:白细胞(++),滴虫(+)。尿常规:白细胞(++),红细胞(+)。

2. **诊断与诊断依据**

(1) 诊断:滴虫性阴道炎。

(2) 诊断依据:①外阴瘙痒、白带增多 10 天。②阴道黏膜充血明显,并有出血点,阴道内有大量白带,呈稀薄泡沫样液体。宫颈:轻糜,宫颈阴道部充血。③阴道分泌物检查:白细胞(++),滴虫(+)。尿常规:白细胞(++),红细胞(+)。

3. **鉴别诊断**

(1) 念珠菌性阴道炎:主要症状也是白带增多,外阴瘙痒,但是,念珠菌性阴道炎白带增多为水样或脓样,夹杂着乳酪样或豆腐渣样物。直接镜检可作出明确的诊断。

(2) 细菌性阴道炎:主要是由阴道加特纳菌引起的一种阴道炎,可通过性关系传播。此病的典型临床症状为阴道异常分泌物明显增多,呈稀薄均质状或稀糊状,为灰白色、灰黄色或乳黄色,带有特殊的鱼腥臭味。阴道黏膜上皮在发病时无明显充血表现。一般通过分泌物检测和妇科阴道检查可以明确诊断。

四、处理方案及基本依据

(1) 治疗方案:全身和局部用药,夫妻同治。

(2) 依据:患者有典型滴虫性阴道炎症状,阴道分泌物显微镜下见到呈波状运动的滴虫。

五、要点与讨论

(1) "滴虫性阴道炎"的发病机制:阴道毛滴虫是一种鞭毛虫,比多形核白细胞大许多,呈梨形,顶端有鞭毛四条,尾部有轴柱凸出,可以寄生在人体内而不引起临床症候。在 25～40℃中生长繁殖,3～5℃存活 2 h,在 46℃时生存 20～60 min,在半干燥的环境中能存活 10 h。滴虫有嗜血和耐碱的特性,故当月经来潮后,阴道 pH 值升高,有利于阴道毛滴虫的繁殖,它能溶解阴道上皮细胞内的乳酸铁,便于炎症的发作。

(2) "滴虫性阴道炎"的临床表现:该病的临床表现主要是稀薄的泡沫状白带增多及外阴瘙痒,可伴有烧灼感、疼痛和性交痛,如伴尿道感染时,有尿频、尿急、尿痛或血尿。9%～56%的患者可无任何症状。体征:体检发现阴道黏膜和宫颈阴道部明显充血,并有出血点,阴道内有大量白带,呈黄白色、灰黄色稀薄泡沫样液体或为黄绿色脓性分泌物。

(3) "滴虫性阴道炎"的传播途径:主要通过浴池、浴具、游泳池或未彻底消毒的医疗器械等途径间接传播。直接传播可以通过性交,从男性泌尿系统传来,患者的尿液及粪便也可能是传播来源。

(4) "滴虫性阴道炎"的治疗要点:有复发症状的病例多数为重复感染,为避免重复感染,内裤及洗涤毛巾应煮沸 5～10 min,并应对性伴侣进行同时治疗。

六、思考题

1. 如何预防女性滴虫性阴道炎的发生？
2. 如何避免重复感染滴虫性阴道炎？

七、推荐阅读文献

1. Jahic M，Mulavdic M，Nurkic J，et al. Clinical characteristics of aerobic vaginitis and its association to vaginal candidiasis，trichomonas vaginitis and bacterial vaginosis［J］. Med Arch，2013，67(6):428－430.

2. Fan SR，Liu XP，Li T. Oral tinidazole for refractory Trichomonas vaginitis［J］. Journal of Obstetrics and Gynaecology，2014,34(8):745.

3. 胡卫国.妇产科常见病用药第4讲滴虫性阴道炎［J］.中国临床医生,2003,31(9):49－50.

八、诊疗流程图

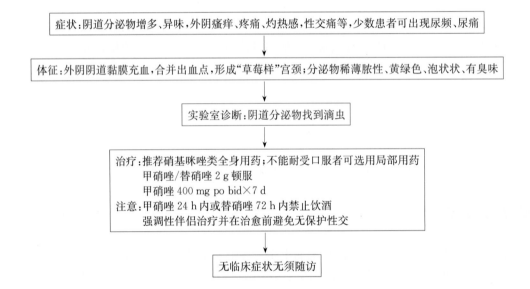

（唐中园　蔡　蕾）

案例 49

前庭大腺囊肿

一、病历资料

1. 现病史

患者,女性,42 岁。因"外阴肿块,伴行走疼痛 1 周"而入院。患者自诉 1 周前发现有外阴肿块,无发热,行走疼痛,妇科检查发现左外阴部靠近处女膜处有一肿块约 3 cm,患者要求入院手术治疗。发病以来,患者食欲、睡眠、大小便均正常,体重无明显变化。

2. 既往史

无外伤手术史,无高血压、心脏病、糖尿病等慢性疾病史。生育史:1-0-2-1。

3. 体格检查

Ht 163 cm, Wt 58 kg, BP 120 mmHg/70 mmHg, HR 80 次/min,应答自如,心肺检查未见异常,全身体格检查均未见异常。

4. 妇科检查(肛查)

外阴:已婚式,阴毛分布呈女性型。在左外侧外阴部靠近处女膜处有一约 3 cm 肿块,呈囊性感,无肿痛。

阴道:畅,无异常。

宫颈:轻糜。

子宫:前位,正常大小。

附件:双侧软、未及明显肿块。

5. 实验室和影像学检查

盆腔 B 型超声描述:

子宫:大小 30 mm×50 mm×70 mm。

右卵巢:大小 27 mm×26 mm×18 mm。

卵泡直径 6 mm;其内侧低回声区 18 mm×14 mm×11 mm。

左卵巢:大小 28 mm×26 mm×15 mm;卵泡直径 5 mm;其内侧低回声区 20 mm×17 mm×14 mm。

盆腔积液:无。

超声诊断:子宫卵巢未见异常。

二、诊治经过

初步诊断:前庭大腺囊肿。

入院后予以完善术前常规检查,血常规、肝肾功能电解质、止凝血指标。

手术时间宜选择在月经净后5~7天。

术前3~5天开始,温热水坐浴1次/d,0.1%苯扎溴铵(新洁尔灭)液冲洗外阴及阴道,1次/d,手术日晨1次。

术前2天给软食,手术当日晨禁食。

根据病情,术前1天灌肠或术前2天给缓泻剂,如番泻叶15 g代茶饮,并于术前1天清洁灌肠。手术当日晨不予灌肠,以免排出大便污染手术区。

去手术室前自解小便,排空膀胱。

手术治疗:

囊肿造口术(袋状缝合):由于囊肿可继发感染,故应争取手术治疗,以往多行囊肿切除手术,常有出血可能,如囊壁延伸至尿道附近,则手术操作困难,或不能取净囊壁,又有复发可能。严重瘢痕者可致性交困难,故现在切除术仅应用于疑恶性病变者。囊肿造术(袋状缝合)经多年实践,确实方法简便、安全并发症少,复发率低,且可保持腺体功能。亦可应用于前庭大腺脓肿。

前庭大腺囊肿脓肿造口术术后做如下处理:

(1) 可回家休息,随意活动。

(2) 术后24 h抽去引流片。

(3) 保持外阴清洁,每日温水坐浴2次,每次20 min。便后用1/5 000呋喃西林液或1/5 000高锰酸钾液坐浴,更换新敷料。

(4)(丝线缝合者,术后1周拆除缝线)以后每周随访1次,用棉签在腔内进行探查,保持通畅,预防造口重新闭锁,共4~6次。

三、病例分析

1. 病史特点

(1) 女性,42岁。因"外阴肿块,伴行走疼痛1周"。

(2) 无外伤手术史。

(3) 体检:体温心律均正常,体格检查均正常。

(4) 妇科检查:

外阴:已婚式,阴毛分布呈女性型。在左外外阴部靠近处女膜处有一约3 cm肿块,呈囊性感,无肿痛。

阴道:畅无异常。

宫颈:轻糜。

子宫:前位,正常大小。

附件:双侧软、未及明显肿块。

(5) 辅助检查:超声提示子宫卵巢未见异常。

2. 诊断与诊断依据

诊断:左前庭大腺囊肿。

诊断依据:①外阴肿块,伴行走疼痛1周。②妇科检查:左外外阴部靠近处女膜处有一约3 cm肿块,呈囊性感,无肿痛。③ 体温、心律均正常,超声提示子宫卵巢未见异常。

3. 鉴别诊断

(1) 腹股沟疝:应注意与大阴唇腹股沟疝相鉴别,后者与腹股沟块有冲动感,向下屏气肿块稍胀大,叩诊呈鼓音,一般都在过度用力后突出。

(2) 前庭大腺炎(bartholinitis):有红肿热痛,严重时形成脓肿有波动感,在巴氏腺开口处会有浓液流出。

(3) 外阴子宫内膜异位囊肿(endometriotic cyst of vulva):常发生在会阴切口及会阴撕裂处,囊肿有经期疼痛及增大现象,经后症状缓解,穿刺有巧克力样血。术后冰冻可以明确诊断,如为子宫内膜异位囊肿手术需切除干净。

(4) 尿道旁腺脓肿(paraurethral gland abscess):囊肿位置位于尿道口周围,有红肿热痛情况。

(5) 淋巴水肿(lymphedema):一般在恶性肿瘤行盆腔或者腹股沟淋巴清扫术以后,在一侧或者双侧大阴唇全部肿大,表面水肿,菲薄透亮。

四、处理方案及基本依据

(1) 治疗方案:囊肿造口术方法简便、安全,并发症少,复发率低,且可保持腺体功能。

(2) 依据:患者一般情况良好,术前检查中无明显手术禁忌证。前庭大腺囊肿较大,影响生活质量。

五、要点与讨论

1. 有关巴氏腺的命名与组织发生

Caspar Bartholin 第一个描述"巴氏腺"解剖结构,从此以 Bartholin 命名前庭大腺。

前庭大腺囊肿(Bartholin cyst)因前庭大腺管阻塞,分泌物积聚而成。在急性炎症消退后腺管堵塞,分泌物不能排出,脓液逐渐转为清液而形成囊肿,有时腺腔内的黏液浓稠或先天性腺管狭窄排液不畅,也可形成囊肿。若有继发感染则形成脓肿反复发作。

病因:前庭大腺炎在炎症消失后脓液吸收,可为黏液所代替,而成为前庭大腺囊肿。病因是:①前庭大腺导管因非特异性炎症时阻塞。②少数病例因分娩作会阴侧切术时将腺管切断。③分娩时阴道、会阴外侧部裂伤,发生严重的瘢痕组织所致。④也有的前庭大腺囊肿在长时期内毫无症状,生长较慢,以后突然发现,很难了解起因。

前庭大腺的外部解剖如图 49 - 1 所示,位置如图 49 - 2 所示。图 49 - 3 为左前庭大腺囊肿示例。

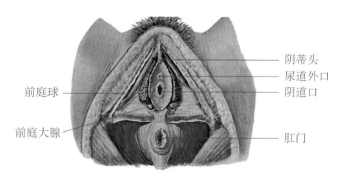

图 49 - 1　外阴局部解剖(阴蒂、前庭球及前庭大腺)

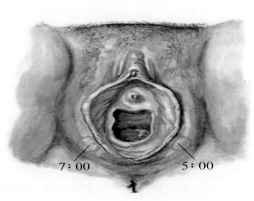

7：00   5：00

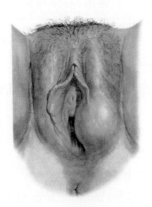

图 49-2 前庭大腺的位置   图 49-3 左前庭大腺囊肿

2. 前庭大腺囊肿临床表现

囊肿初发阶段,大阴唇后 1/3 处发现红肿硬块、疼痛、有灼热感,触痛明显,排尿疼痛,步行困难,有时会导致大小便困难。多为单侧性,偶可双侧发病。此后肿块表面皮肤变薄,周围组织水肿,有波动感,发展至脓肿。肿块大小不一,多呈鸡蛋大小。常伴腹股沟淋巴结肿大。严重者可有发热、头痛等全身症状。如不处理,脓肿可自行破溃。脓液流出后局部疼痛缓解,充血水肿减轻,全身症状即可消失。

当脓肿内压力增大时,表面皮肤变薄,脓肿自行破溃,若破孔大,可自行引流,炎症较快消退而痊愈。若破口较小,脓液不能完全排净,病变可反复发作。检查见局部皮肤红肿、发热、压痛明显。有时可出现体温升高、白细胞增高等全身症状。若为淋病奈瑟菌感染,挤压局部可流出稀薄、淡黄色脓汁。当脓肿形成时,疼痛加剧,可触及波动感,严重者脓肿直径可达 5～6 cm,患者出现发热等全身症状,腹股沟淋巴结可呈不同程度增大。

3. 前庭大腺囊肿的诊断思路

前庭大腺囊肿位于阴唇后部的前庭大腺所在处,多为单侧性,大小不定,一般不超过鸡蛋大,在大阴唇外侧明显隆起。有时囊肿仅限于腺体的一部分。浅部腺管囊肿较深部腺体囊肿多见。腺管如不闭锁,则囊肿大小常可变动。囊壁的上皮是多种多样的,可以是移行的上皮,也可以是单层立方上皮或扁平上皮,有时完全没有上皮,仅见慢性发炎的结缔组织。囊肿内容物为透明的黏液,很少为浆液性,有时混有血液而呈红色或棕红色,易误认为子宫内膜异位囊肿,特别是囊壁被覆上皮含有假黄色瘤细胞时更易混淆。

巴氏腺囊肿又称前庭大腺囊肿,前庭大腺位于两侧大阴唇后部,腺体开口于小阴唇内侧近处女膜处。前庭大腺分泌液排出受阻而积聚于管腔,引起腺体囊性扩张,就会引起巴氏腺囊肿。其主要症状为一侧阴唇较另一侧肿大,由于巴氏腺囊肿可以长期存在,多年不变,如果不妨碍日常生活,则可以定期观察,无须治疗。如果囊肿逐渐长大,或反复感染,经常形成脓肿,可行巴氏腺囊肿造口术。通过囊肿的所在位置及外观与局部触诊无炎症现象不难诊断,必要时可行局部穿刺,由其内容与脓肿鉴别,整个切除的囊肿则可从病理检查,等到诊断。

但必须与腹股沟疝、前庭大腺炎、外阴子宫内膜异位囊肿、尿道旁腺脓肿淋巴水肿相鉴别。

4. 前庭大腺囊肿的治疗要点

由于囊肿可继发感染,故应争取手术治疗,以往多行囊肿切除手术(见图 49-4),常有出血可能,如囊壁延伸至尿道附近,则手术操作困难,或不能取净囊壁,又有复发可能。严重瘢痕者可致性交困难,故现在切除术仅应用于疑恶性病变者。囊肿造口术(袋状缝合)(见图 49-5)经多年实践,确实方法简便、安全并发症少,复发率低,且可保持腺体功能,亦可应用于前庭大腺脓肿。

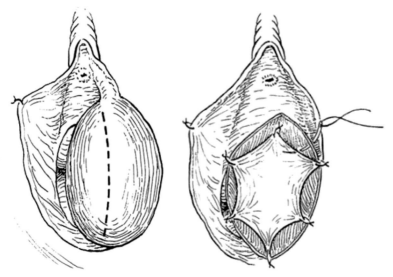

图 49-4 前庭大腺囊肿的手术切口　　　图 49-5 切开后的袋状缝合

另外中医熏洗治疗有一定疗效。

中药冲洗剂坐浴方剂:苦参 30 g、蛇床子 30 g、黄柏 15 g、公英 20 g、土茯苓 5 g、明矾 10 g;肿胀明显尚未成脓者加龙胆草 30 g;红肿期加用黄连 15 g、皂刺 10 g;硬结期加用赤芍 20 g、五倍子 15 g、三棱 15 g、莪术 15 g。以上药加水 1 000 ml 浸泡 30 min,煮沸后煎 20～30 min,去渣,纱布滤净,待温不烫手坐浴,每晚 30 min,7 天为 1 个疗程。

六、思考题

1. 前庭大腺囊肿的临床特征有哪些?
2. 前庭大腺囊肿鉴别诊断是什么?
3. 前庭大腺囊肿常见病因有哪些?

七、推荐阅读文献

1. 李乃美,曹呈国.巴氏腺囊肿改良造口术式临床效果观察[J].中国计划生育学杂志,2008,10(156):628-629.

2. Hill RV. A Glimpse of Our Past-The contributions of the Bartholin family to the study and practice of clinical anatomy [J]. Clinical Anatomy,2007,20(2):113-115.

3. Yuk JS, Kim YJ, et al. Incidence of Bartholin duct cysts and abscesses in the Republic of Korea [J]. International Journal of Gynecology and Obstetrics,2013,122(1):62-64.

4. Wechter ME, Wu JM, Marzano D. Management of Bartholin duct cysts and abscesses: a systematic review [J]. Obstetrical & Gynecological Survey,2009,64(6):395-404.

八、诊治流程图

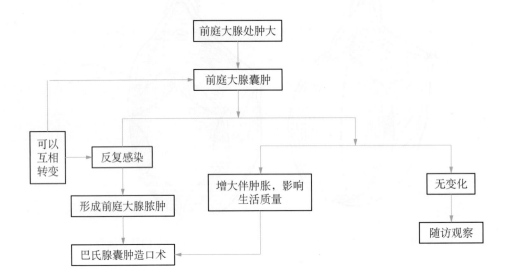

（叶　磊　万小平）

案例 *50*
慢性盆腔炎

一、病历资料

1. 现病史

患者,女性,32岁。因"反复下腹痛7年余,未避孕不孕2年"入院。患者7$^+$年前人流术后开始出现反复下腹痛、腰酸等不适,口服头孢类抗生素及丹黄祛瘀胶囊等中成药后可缓解,但在劳累后或经期病情仍有反复。2年前患者因右侧输卵管异位妊娠于外院行右侧输卵管切开取胚术。近2年未避孕一直未孕,于门诊检查发现右侧输卵管积水。2天前劳累后出现腰酸、下腹隐痛等不适,曾口服头孢呋辛治疗腹痛无好转。逐渐出现恶心呕吐等不适,最高体温39℃。否认转移性右下腹痛。急诊检查血常规提示:WBC 20.0×10^9/L, N 90%,尿妊娠试验阴性。CRP超线性。B超检查提示右侧附件区混合性回声6 cm×7 cm。急诊予头孢呋辛及甲硝唑静脉滴注治疗后腹痛较前稍缓解,门诊就诊,妇科检查发现右附件区可及约6 cm左右肿块,张力较高,压痛、反跳痛明显,考虑患者慢性输卵管炎并发右侧输卵管卵巢脓肿收入院。

发病以来,患者纳差明显常伴乏力、睡眠差、常伴肛门坠胀感,体重无明显变化。

2. 既往史

平素月经规则,初潮15岁,5/(28～30)天。

未婚,有同房史,0-0-2-0,末次妊娠2012年。右侧输卵管异位妊娠,行腹腔镜下右侧输卵管切开取胚术。否认高血压、心脏病、糖尿病等慢性疾病史。

3. 体格检查

Ht 163 cm, Wt 58 kg。T 37.5℃, P 75次/min, R 18次/min, BP 120 mmHg/80 mmHg。患者应答自如,面部未见痤疮。下腹见腹腔镜手术后穿刺孔瘢痕组织。右下腹压痛阳性,麦氏点压痛可疑阳性。

4. 妇科检查(肛查)

外阴:已婚式,阴毛分布呈倒三角形分布。

阴道:畅,见淡黄色分泌物,无异味,后穹隆触痛阳性。

宫颈:宫颈柱状上皮外移Ⅱ度。无触血。宫颈举痛阳性。

子宫:后位,常大,压痛阳性,活动度差。

附件:右侧附件区可及约6 cm×5 cm肿块,质韧,压痛阳性,反跳痛阳性,活动度欠佳。左侧附件区可及压痛、反跳痛,未及明显肿块。

5. 实验室和影像学检查

入院后血常规:RBC 4.2×10^{12}/L,Hb 125 g/L,WBC 16.9×10^{9}/L,N 80%,PLT 292×10^{9}/L,CRP>160。

CA125:37.7U/L,尿妊娠试验阴性。

肝肾功能正常。阴道分泌物常规提示:脓细胞 50~60 个/HP。

肝胆胰脾、输尿管 B 超检查未见明显异常。经阴道 B 型超声描述:子宫右前方见一无回声区大小 50 mm×54 mm×60 mm,边界清,透声可,内见分隔,无血流信号。盆腔积液渗 43 mm,透声差。如图 50-1 所示。

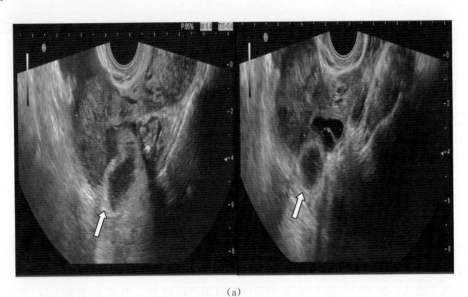

(a)

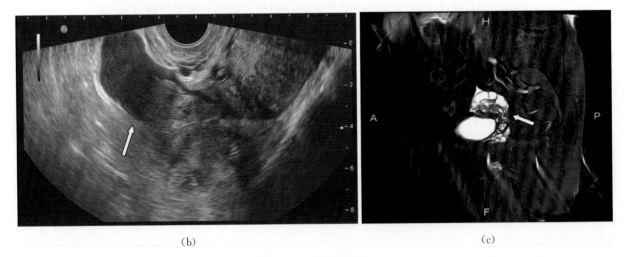

(b)   (c)

图 50-1 经阴道超声

(a)箭头所示为右侧附件区囊性占位约 50 mm×54 mm×60 mm;(b)箭头所示为盆腔积液;(c)箭头所示为右侧输卵管积水

二、诊治经过

入院后初步诊断:慢性右侧输卵管炎并发右侧输卵管卵巢脓肿。

入院后予以完善术前常规检查,包括血常规、肝肾功能电解质和凝血指标检查。

即刻行腹腔镜下探查术：术中见大网膜与腹壁及右侧附件粘连，上腹部见肝表明大量琴弦样膜状粘连带。锐性分离大网膜与腹壁粘连带，逐步暴露右侧附件，右侧附件区输卵管卵巢解剖不清，呈囊性增大约 10 cm×9 cm，输卵管伞端闭锁。左侧卵巢及输卵管呈膜状粘连。直肠及乙状结肠致密粘连于子宫后壁，封闭道格拉斯腔。腹腔内见约 100 ml 淡黄色黏稠脓液。分离左侧附件粘连，于右侧卵巢囊肿处剪开 1 cm 见壁内淡黄色囊液流出，内侧覆盖稠厚脓苔。清洗脓肿后行腹腔镜下右侧输卵管伞端造口。术后放置腹腔引流 5 天，同时抗生素治疗 7 天，患者自术后第 2 天体温平稳。术后第 7 天出院。出院后继续口服头孢呋辛 4 天。持续抗感染治疗 14 天。脓胎标本送培养提示大肠埃希菌阳性，头孢呋辛敏感。

三、病例分析

1. 病史特点

(1) 女性，32 岁，因"反复下腹痛 7 年余，未避孕不孕 2 年"来院就诊。

(2) 既往史：2008 年行无痛人流术，2012 年右侧输卵管异位妊娠，行腹腔镜下右侧输卵管切开取胚术。否认痛经史，否认卵巢囊肿病史。

(3) 体检：T 37.5℃，下腹见腹腔镜手术后穿刺孔瘢痕组织。右下腹压痛阳性，麦氏点压痛可疑阳性。

(4) 妇科检查：

外阴：已婚式，阴毛分布呈倒三角形分布。

阴道：畅，见淡黄色分泌物，无异味，后穹隆触痛阳性。

宫颈：宫颈柱状上皮外移Ⅱ度。无触血。宫颈举痛阳性。

子宫：后位，常大，压痛阳性，活动度差。

附件：右侧附件区可及约 6 cm×5 cm 肿块，质韧，压痛阳性，反跳痛阳性，活动度欠佳。左侧附件区可及压痛，反跳痛，未及明显肿块。

(5) 辅助检查：

血常规：RBC $4.2×10^{12}$/L, Hb 125 g/L, WBC $16.9×10^9$/L, N 80%, PLT $292×10^9$/L, CRP>160 mg/L。

分泌物常规提示：脓细胞 50～60 个/HP。

经阴道 B 型超声描述：子宫右前方见一无回声区大小 50 mm×54 mm×60 mm 包块，边界清，透声可，内见分隔，无血流信号。盆腔积液深 43 mm，透声差。

2. 诊断与诊断依据

(1) 诊断：慢性右侧输卵管炎并发右侧输卵管卵巢脓肿。

(2) 诊断依据：①基本标准：宫颈举痛，右侧附件区压痛。②附加标准：体温超过 38.3℃，阴道分泌物提示脓细胞 50～60 个/HP，血常规白细胞升高，CRP 升高。③特异标准：阴道 B 超检查提示附件肿块。腹腔镜检查发现右侧输卵管卵巢脓肿。

3. 鉴别诊断

慢性盆腔炎性疾病需与以下疾病鉴别：

(1) 子宫内膜异位囊肿(ndometriosis cyst)：子宫内膜异位症(内异症)是指子宫内膜组织(腺体和间质)出现在子宫体以外的部位。其特点如下：生育年龄妇女的多发病，主要引起疼痛及不孕；发病率有明显上升趋势；症状与体征及疾病的严重性不成比例；病变广泛、形态多样；极具浸润性，可形成广泛、严重的粘连；激素依赖性，易复发。

（2）盆腔结核（pelvic tuberculosis）：盆腔结核多合并输卵管结核，可分为两型。其一，湿性腹膜炎，以渗出为主，在腹膜上散布无数大小不等的灰黄色结节，渗出物为浆液性草黄色澄清的液体，积聚于盆腔，有时因粘连可形成多个包裹性囊肿，需与卵巢肿瘤相鉴别。其二，干性腹膜炎，以粘连为主，又称粘连性腹膜炎，特点为腹膜增厚，与邻近脏器之间发生紧密粘连，粘连的块状物常发生干酪样坏死，易形成瘘管。

（3）盆腔淤血综合征（pelvic congestion syndrome）：盆腔淤血综合征是由于慢性盆腔静脉血液流出不畅、盆腔静脉充盈、淤血所引起的一种独特疾病。其临床特点为"三痛两多一少"，即盆腔坠痛、低位腰痛、性交痛，月经多、白带多，妇科检查阳性体征少。临床发现，本症严重程度与疼痛性质呈正相关。开腹或腹腔镜手术可见盆腔静脉增粗、迂回、曲张或成团。

四、处理方案及基本依据

（1）治疗方案：抗生素治疗及手术治疗（主要适用于抗生素治疗不满意的输卵管卵巢脓肿等有盆腔脓肿形成者）。

（2）依据：患者前3天口服头孢类抗生素无缓解，入院前当天B超检查提示盆腔包块，考虑盆腔脓肿，行手术治疗。

五、要点与讨论

1. 盆腔炎性疾病

盆腔炎性疾病（pelvic inflammatory disease，PID）指女性上生殖道的一组感染性疾病，主要包括子宫内膜炎、输卵管炎、输卵管卵巢脓肿、盆腔腹膜炎。炎症可局限于一个部位，也可以同时累及几个部位，以输卵管炎、输卵管卵巢炎最常见。盆腔炎性疾病多发生性活跃期、有月经的妇女，初潮前、绝经后或未婚妇女很少发生盆腔炎性疾病，若发生盆腔炎性疾病也往往是邻近器官炎症的扩散。盆腔炎性疾病若未能及时、彻底治疗，可导致不孕、输卵管妊娠、慢性盆腔痛因炎症反复发作，从而严重影响妇女的生殖健康，且增加家庭与社会经济负担。

2. 盆腔炎性疾病的分类和感染途径

分类：输卵管卵巢炎、盆腔腹膜炎、盆腔结缔组织炎；子宫内膜炎；输卵管卵巢脓肿、盆腔脓肿；盆腔炎性疾病后遗症。病原体：①内源性病原体，来自原寄居于阴道内的菌群，包括需氧菌及厌氧菌，可以仅为需氧菌或厌氧菌感染，但以需氧菌及厌氧菌混合感染为多见。主要的需氧菌及兼性厌氧菌有金黄色葡萄球菌、溶血性链球菌、大肠埃希菌；厌氧菌有脆弱类的杆菌、消化球菌、消化链球菌。厌氧菌感染的特点是容易形成盆腔脓肿、感染性血栓静脉炎，脓液有粪臭并有气泡。据文献报告70%～80%的盆腔脓肿可以培养出厌氧菌。②外源性病原体，主要为性传播疾病的病原体，如有衣原体、淋病奈菌及支原体，其他有绿脓杆菌、结核杆菌等。

感染途径：①上行性蔓延。病原菌由外阴、肛门进入阴道，沿黏膜间上行，通过子宫颈、子宫内膜、输卵管蔓延至卵巢、腹腔，是淋球菌、葡萄球菌感染的主要途径。血行播散。多先有其他脏器如肺、肾盂感染，而后经血循环扩散至生殖器官，是结核菌感染的主要方式。②经淋巴系统蔓延。细菌经阴道、子宫颈侵入后，经淋巴系统扩散至盆腔蜂窝组织及子宫附件以至腹腔，常为链球菌、葡萄球菌的蔓延方式。③直接蔓延。由邻近脏器的感染蔓延而来，如腹膜炎、阑尾炎、结肠炎、膀胱炎等均可蔓延至子宫、输卵管而引起盆腔炎。盆腔炎有急性、慢性两大类，后者多由于对急性炎症未能彻底治疗而致，有时可有急性或亚急性发作。④经血循环传播。病原体先侵入人体的其他系统，再经血循环感染生殖器，为结核菌感染的主要途径。

3. 盆腔炎性疾病的诊断思路

根据病史、临床症状、体征、实验室检查可作出初步判断。具体标准如表 50 - 1 所示。

表 50 - 1　盆腔炎性疾病的诊断标准

最低标准	附加标准
宫颈举痛或子宫压痛或附件压痛	体温超过 38.3℃(口表) 宫颈或阴道异常黏液脓性分泌物 阴道分泌物 0.9% 氯化钠溶液涂片见到大量白细胞 红细胞沉降率升高 血 C-反应蛋白升高 实验室证实的宫颈淋病奈瑟菌或衣原体阳性
特异标准	
子宫内膜活检组织学证实子宫内膜炎 阴道超声或磁共振检查显示输卵管增粗,输卵管积液,可伴脓肿形成 或不伴有盆腔积液、输卵管卵巢肿块。 腹腔镜检查发现 PID 征象。	

最低诊断标准提示在性活跃的年轻女性或者具有性传播疾病的高危人群,若出现下腹痛,并可排除其他引起下腹痛的原因,妇科检查符合最低诊断标准,即可给予经验性抗生素治疗。

附加标准可增加诊断的特异性,多数 PID 患者有宫颈黏液性脓性分泌物,或阴道分泌物 0.9% 氯化钠溶液涂片中见到白细胞,若宫颈分泌物正常并且镜下见不到白细胞,PID 的诊断需慎重。

特异标准基本可诊断 PID,但由于除 B 超检查外,均为有创检查或费用较高,特异标准仅适用于一些有选择的病例。腹腔镜诊断 PID 标准包括:

(1) 输卵管表面明显充血。

(2) 输卵管壁水肿。

(3) 输卵管伞端或浆膜面有脓性渗出物。

4. 盆腔炎性疾病的治疗要点

(1) 治疗目的:首先是减轻急性期症状,减少远期并发症,而保留生育能力是盆腔炎性疾病的另一重要目标。

(2) 治疗原则:选择广谱抗生素,联合抗厌氧菌药物治疗。根据药敏实验选择最有效抗生素,疗程应持续 14 天。

(3) 门诊治疗:患者症状轻微,一般情况良好,能耐受口服抗生素,具备随访条件,可在门诊治疗。

(4) 住院治疗:患者一般情况差,病情严重伴发热,恶心呕吐或有盆腔腹膜炎或输卵管卵巢脓肿,门诊治疗无效或不能耐受口服抗生素,或诊断不明确,均应住院治疗。包括支持治疗,抗生素治疗,手术治疗,中药治疗。手术治疗诊断抗生素治疗不满意的输卵管卵巢脓肿等盆腔脓肿形成者。

六、思考题

1. Fitz-Hugh-Curtis 综合征是什么?

2. 手术治疗的方式选择及时机有哪些?

3. 输卵管积水与上皮性卵巢癌相关性有哪些?

4. 预防措施有哪些?

七、推荐阅读文献

1. 华克勤,丰有吉主编. 实用妇产科学[M]. 3 版. 北京:人民卫生出版社,2013:464 - 469.

2. 丰有吉,沈铿主编. 妇产科学. 八年制[M]. 2 版. 北京:人民卫生出版社,2012:279 - 285.

3. 中华医学会妇产科学分会感染性疾病协作组. 盆腔炎症性疾病诊治规范(修订版)[J]. 中华妇产科杂志,2014,49(6):401 - 403.

4. 陈春玲主编. 威廉姆斯妇科学[M]中文翻译版. 北京:科学出版社,2011:74 - 77.

八、诊疗流程图

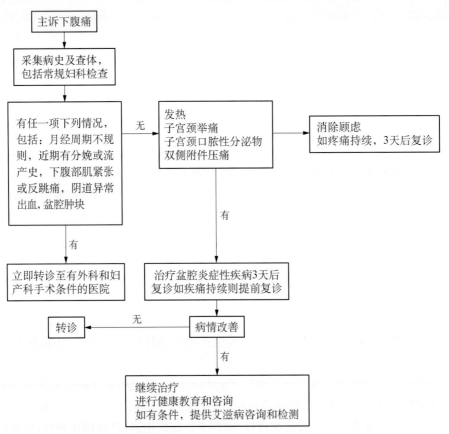

（摘自:中华医学会妇产科学分会感染性疾病协作组. 盆腔炎性疾病诊治规范(修订版)[J]. 中华妇产科杂志,2014,49(16):401 - 403.）

（张 弋 李怀芳）

急性盆腔炎

一、病例资料

1. 现病史

患者,女性,34岁。因"下腹隐痛1月,加重伴发热2天"入院。患者于1月前自觉下腹隐痛不适,疼痛呈持续性,伴腰酸、白带增多,休息后略好转,当时未引起重视。近2日自觉腹痛加重,呈持续性钝痛,伴恶心、纳差、里急后重,同时出现发热,体温最高达38.6℃,无尿频尿急、排尿困难,无腹泻,无咽痛、咳嗽、咳痰等。患者自发病以来,纳差,夜眠可,大小便正常,体重无明显变化。

2. 既往史

平素体健,否认高血压、心脏病、糖尿病等慢性疾病史,否认外伤手术史。

3. 月经史及婚育史

平时月经周期规律,初潮14岁,6/28天,经量中,无痛经史,LMP 2015-4-6(8天前)。已婚,未生育,0-0-2-0,2次人工流产,末次流产为2年前,目前未避孕近1年。

4. 体格检查

T 37.9℃, P 104次/min, R 23次/min, BP 115 mmHg/65 mmHg。神志清,急病面容,步入诊室,强迫屈曲体位,查体合作,对答切题。全身皮肤黏膜无苍白,无黄染,无瘀点瘀斑,浅表淋巴结未及肿大。头颅无畸形,五官端正,双眼睑结膜无苍白,巩膜无黄染,瞳孔对光反射存在。颈软,气管居中,双甲状腺未及肿大。双肺呼吸音清,未闻及干湿啰音。HR 104次/min,心律齐,未及病理性杂音。上腹部尚软,肝脾肋下未及,下腹部轻度肌卫,有明显压痛及反跳痛,麦氏点无固定压痛,移动性浊音(一),肠鸣音正常。四肢活动自如,双下肢无水肿。

5. 妇科检查

外阴:已婚式,毛发分布均匀,未见异常。

阴道:通畅,内见脓性分泌物,后穹隆触诊灼热感。

宫颈:光滑,举痛(+)。

宫体:中位,正常大小,活动欠佳,压痛(+)。

附件:双侧压痛(+),子宫右后方可扪及一5 cm×6 cm肿块,质地中,边界不清,固定,似与宫体紧贴,肿块处压痛最明显,左侧附件增厚感。

6. 实验室和影像学检查

尿HCG(一)。

血常规:WBC $14.51×10^9$/L, N 89.6%, RBC $3.75×10^{12}$/L, HGB 107 g/L, PLT $252×10^9$/L。

CRP：83 mg/L。

肝肾功能：ALT 15 IU/L，AST 16 IU/L，BUN 4.9 mmol/L，Scr 56 umol/L。

血淀粉酶：55 IU/L。

血 β-HCG：0.5 mIU/ml。

高热时血培养：无细菌、厌氧菌生长。CA125 75.66 U/ml，CA199 10.67 U/ml，CEA 1.22 ng/ml，AFP 3.04 ng/ml。

白带常规：WBC（＋＋＋＋），真菌无，滴虫无。未检出解脲支原体、人型支原体、衣原体及淋球菌。

宫颈液基薄层细胞检测（TCT）：未见上皮内病变或恶性细胞。

高危型 HPV（－）。

经阴道超声：宫颈长 31 mm；子宫体 47 mm×43 mm×46 mm，肌层内部回声均匀；宫内膜双层厚 7 mm，回声均匀；子宫右后方不均质回声区 59 mm×44 mm×48 mm，与子宫紧贴；左卵巢 30 mm×26 mm×15 mm，其旁无回声 32 mm×23 mm×14 mm，内见分隔；子宫后方无回声区，深 27 mm。超声诊断意见：右侧附件不均质占位，炎性可能；左侧附件液性占位，输卵管积液可能；盆腔积液。

二、病例分析

1. 病史特点

（1）女性，34 岁，因"下腹隐痛 1 月，加重伴发热 2 天"来医院就诊。

（2）曾有 2 次人工流产史，目前未避孕近 1 年未孕。

（3）体检：T 37.9℃，急病面容，强迫屈曲体位，下腹部轻度肌卫，有明显压痛及反跳痛，麦氏点无固定压痛。

（4）妇科检查：

外阴：已婚式，毛发分布均匀，未见异常。

阴道：通畅，内见脓性分泌物，后穹隆触诊灼热感。

宫颈：光滑，举痛（＋）。

宫体：中位，正常大小，活动欠佳，压痛（＋）。

附件：双侧压痛（＋），子宫右后方可扪及一 5 cm×6 cm 肿块，质地中，边界不清，固定，似与宫体紧贴，肿块处压痛最明显，左侧附件增厚感。

（5）辅助检查：尿 HCG（－）。

血常规：WBC 14.51×10⁹/L，N 89.6%；CRP 83 mg/L。

高热血培养：无细菌、厌氧菌生长。

CA125 75.66 IU/ml。

白带常规：WBC（＋＋＋＋），真菌无，滴虫无；未检出解脲支原体、人型支原体、衣原体及淋球菌。

经阴道超声诊断意见：右侧附件不均质占位，炎性可能；左侧附件液性占位，输卵管积液可能；盆腔积液。

2. 诊断与诊断依据

（1）诊断：急性盆腔炎，盆腔脓肿形成可能。

（2）诊断依据：①腹痛伴发热，体温最高达 38.6℃；②下腹部轻度肌卫，有明显压痛及反跳痛；③后穹隆触诊灼热感，宫颈举痛，伴宫体压痛，双侧附件区压痛；④阴道内见脓性分泌物，白带常规提示 WBC（＋＋＋＋）；⑤血液检查发现白细胞计数、中性粒细胞升高，C-反应蛋白升高；⑥子宫右后方可扪及一 5 cm×6 cm 肿块，质地中，边界不清，固定，与宫体紧贴，左侧附件增厚感，经阴道超声证实右侧附件不均质占位，炎性可能；左侧附件液性占位，输卵管积液可能；盆腔积液。

3. 鉴别诊断

（1）急性阑尾炎：多表现为转移性右下腹痛，查体可表现为右下腹麦氏点压痛、反跳痛，发生阑尾炎穿孔则可出现下腹部甚至全腹弥漫性压痛、反跳痛等急性腹膜炎体征，实验室检查多可发现白细胞计数、中性粒细胞升高，C-反应蛋白升高，部分患者右下腹超声或 CT 可发现阑尾肿胀增粗。该患者疼痛部位，压痛反跳痛较弥漫，以盆腔脏器受累为主，仍考虑盆腔炎性疾病可能性大。

（2）输卵管妊娠流产或破裂：表现为停经后不规则阴道流血，一旦发生输卵管妊娠流产或破裂可出现突发一侧下腹剧烈疼痛，严重者可因腹腔内出血导致失血性休克表现，妇科检查可发现阴道后穹隆饱满，有触痛，宫颈举痛，宫体及附件区有明显压痛，出血多时子宫有漂浮感。实验室检查尿 HCG 阳性，经阴道超声可见宫腔内未探及妊娠囊，宫旁探及异常低回声，应高度怀疑异位妊娠，紧急情况下可行后穹隆穿刺，抽出暗红色不凝血说明有血腹症存在。该患者 HCG 阴性，基本可予以排除。

（3）卵巢囊肿蒂扭转：典型症状表现为改变体位后突发一侧下腹剧痛，常伴有恶心呕吐症状，妇科检查可发现宫颈举痛，子宫旁可扪及一中等大小肿块，边界清晰，活动度良好，有明显压痛，其中以肿块与子宫之间蒂部压痛最明显。该患者宫旁肿块与子宫紧贴，活动度差，压痛较弥漫，与蒂扭转不相符合。

（4）卵巢黄体破裂：多发生于月经黄体期，部分患者有性生活、剧烈运动等诱因，表现为突发一侧下腹剧痛，可有里急后重感，妇科检查可发现宫颈举痛，宫体及附件区可有轻压痛，以破裂一侧压痛最明显。该患者为月经卵泡期，且超声特征与之不符合。

（5）胃肠道穿孔：多数有消化道溃疡病史，表现为突发腹部剧痛，并迅速弥漫至全腹，伴出冷汗、恶心呕吐、腹胀等，严重者可出现休克现象，查体可呈现明显板状腹，有弥漫性腹部压痛、反跳痛，行腹部 X 线或 CT 检查可发现腹腔内出现游离气体。该患者根据病史，体检以及实验室检查，与之不符。

三、诊治经过

患者入院后取半坡卧位，给予头孢呋辛钠 3 g，静脉滴注，每 12 h 一次，加甲硝唑 500 mg，静脉滴注，每 8 h 一次，同时加强补液支持，纠正贫血。住院期间患者持续性发热，体温最高达 38.9℃，先后给予物理降温，以及吲哚美辛栓纳肛，用药后体温可降至正常，但 12 h 后又上升至 38℃以上。

3 天后患者自觉腹痛略好转，查体：下腹部压痛、反跳痛较入院前有所好转，妇科检查：宫颈：举痛（＋）；宫体：中位，正常大小，活动欠佳，压痛（±）；附件：子宫右后方仍可扪及一 5 cm×6 cm 肿块，边界不清，固定，压痛（＋），左侧附件增厚感，压痛（±）。复查经阴道超声发现右侧附件不均质占位略增大达 61 mm×50 mm×47 mm，血常规：WBC $10.94×10^9$/L，N 88.5%，CRP 103 mg/L。

入院第 5 天经充分知情同意，在全麻下行腹腔镜探查术，术中见部分大网膜粘连覆盖于盆腔脏器表面，分解粘连后见子宫正常大小，表面充血水肿，见散在纤维炎性渗出灶，子宫后壁与双侧附件、肠段粘连，道格拉斯窝封闭；右侧输卵管明显充血水肿，管径增粗达 3 cm，管体扭曲将右侧卵巢包裹其中，形成一 6 cm×6 cm×5 cm 肿块，致密粘连固定于子宫右后壁与阔韧带后叶之间，输卵管伞端及右侧卵巢无法探及；左侧输卵管外观呈腊肠样，与右侧相似，程度略轻，管径增粗达 2.5 cm，伞端封闭呈盲端，左侧卵巢外观正常，与左侧输卵管相互粘连于左侧阔韧带后叶。整个盆腔各脏器均呈现炎症性充血渗出改变。术中行粘连分解，发现右侧输卵管卵巢包裹间隙流出脓性液体约 20 ml，遂行脓肿切开引流＋双侧输卵管伞端切开引流＋盆腔粘连分解术，并脓液送细菌＋厌氧菌培养，术后放置盆腔双腔冲洗引流管。

术后持续盆腔冲洗 3 天，脓液培养提示大肠埃希菌生长，根据药物敏感试验调整抗生素为头孢他啶 2 g，每 12 h 一次，加甲硝唑 500 mg，静脉滴注，每 8 h 一次。术后第 2 日患者体温恢复正常，于术后第 3 日改冲洗引流为引流管解袋，观察无渗出，于术后第 5 日拔除引流管。术后共抗炎治疗 7 天，患者于术后第 8 日出院。

四、处理方法与依据

（1）治疗：抗感染后积极手术治疗。

（2）依据：抗生素抗感染治疗 5 天后，体温未见明显下降，妇科检查盆腔压痛明显触及明显盆腔包块。一般情况可，给予手术治疗。

五、要点与讨论

1. 盆腔炎性疾病的常见病原体

盆腔炎性疾病（pelvic inflammatory disease，PID）病原体有外源性和内源性两大类，但多为混合感染。性传播感染（sexually transmitted infection，STI）的病原体，如淋病奈瑟菌、沙眼衣原体是 PID 的主要外源性致病微生物。内源性病原体来自原寄居于阴道内的微生物群，多为需氧菌及厌氧菌混合感染，70%～80%盆腔脓肿可培养出厌氧菌。

2. 盆腔炎性疾病的诊断标准

PID 的临床表现各异，因此其诊断通常依据临床症状、体征和实验室检查综合决定。

（1）PID 诊断的最低标准：在性活跃女性及其他存在 STI 风险者，如排除其他病因且满足以下条件之一者，应诊断 PID 并给予 PID 经验性治疗：①子宫压痛；②附件压痛；③子宫颈举痛。下腹疼痛同时伴有下生殖道感染征象，如阴道分泌物中白细胞增多、宫颈黏液呈脓性等，诊断 PID 的可能性增加。

（2）PID 诊断的附加标准：①口腔温度≥38.3℃；②子宫颈或阴道脓性分泌物；③阴道分泌物显微镜检查有白细胞增多；④红细胞沉降率升高；⑤C-反应蛋白水平升高；⑥实验室检查证实有子宫颈淋病奈瑟菌或沙眼衣原体感染。

大多数 PID 患者有子宫颈脓性分泌物或阴道分泌物镜检有白细胞增多。如果子宫颈分泌物外观正常，并且阴道分泌物镜检无白细胞，则诊断 PID 需要慎重，需要考虑其他可能引起下腹痛的病因。如果有条件，应积极寻找致病微生物，尤其是与 STI 相关的病原微生物。

（3）PID 诊断的特异性标准：①子宫内膜活检显示有子宫内膜炎的组织病理学证据；②经阴道超声检查或 MRI 检查显示输卵管管壁增厚、管腔积液，可伴有盆腔游离液体，或输卵管卵巢包块；③腹腔镜检查见输卵管表面明显充血、输卵管水肿、输卵管伞端或浆膜层有脓性渗出物等。

3. 常见急腹症的研判思路

下腹痛是妇科门急诊最常见症状之一，腹痛诊断的过程就是一个鉴别诊断的过程，尤其是急腹症更是妇科医生最常遇到的问题。

（1）病史询问：通过对患者详细的病史询问，可以获得绝大多数疾病的初步的轮廓。①年龄：育龄期女性需要警惕妊娠相关急腹症；年轻患者因缺乏体检，往往患卵巢囊肿而不自知，需要注意排除卵巢囊肿蒂扭转，一旦延误诊治可能导致一侧卵巢切除。②末次月经以及末次正常月经时间，判断当前处于月经周期哪个阶段，经期腹痛需要排除子宫内膜异位症的可能；月经中期一侧下腹隐痛，可考虑排卵性疼痛；黄体期一侧下腹痛需要考虑卵巢黄体破裂可能性；停经伴腹痛需要警惕妊娠相关疾病，如难免流产、异位妊娠破裂等。③腹痛性质、频度：持续性钝痛往往提示炎症或腹腔内积液（积血）刺激所致；撕裂样疼痛伴迅速蔓延至整个下腹部甚至盆腔需要考虑脏器或肿瘤破裂可能性，如输卵管妊娠破裂出血、卵巢肿瘤破裂出血，或消化道穿孔等；阵发性绞痛，间歇期可完全缓解，需要考虑肾绞痛，或肠痉挛。④伴随症状：伴恶心呕吐需要考虑急性胃肠炎，但务必警惕卵巢囊肿蒂扭转；伴腹胀、停止排气排便，需要考虑肠梗阻；伴尿频、尿急、尿痛、肉眼血尿，需要考虑泌尿系统感染或结石；伴发热、阴道脓性分泌物，考虑炎症可能性大；伴里急后重，多与盆腔积液有关，如腹腔内出血，或肿瘤破裂囊液集聚于道格拉斯窝。

（2）体格检查：细致的腹部体检有利于对患者疾病进行定位，并判断疾病的严重程度。①局限性压痛反跳痛：局限性右下腹麦氏点压痛、反跳痛多提示急性阑尾炎；宫旁肿块伴肿块压痛，以宫体与肿块连接处压痛明显者，需要考虑卵巢肿瘤蒂扭转；宫体压痛伴子宫增大，而双附件无异常者可以考虑子宫疾病，如炎症、子宫腺肌病、宫腔积液或积血等。②弥漫性压痛反跳痛，局部加重：往往提示病变弥漫，或有盆腹腔积液导致体征不局限，如出血性疾病异位妊娠破裂、卵巢黄体囊肿破裂出血等；肿瘤破裂导致囊液流出也可导致弥漫性下腹压痛；胃肠道穿孔胃肠液流出可导致板样腹，拒按。

（3）辅助检查：根据病史询问及体格检查，选择有针对性的实验室或影像学检查，是迅速、有效地判断疾病的关键。①育龄期女性下腹疼痛都应该首先行尿妊娠试验排除妊娠相关疾病。②血常规、C-反应蛋白有助于判断炎症性疾病、出血性疾病等，必要时可以动态观察；特殊血尿检查可用于判断部分疾病，如血尿淀粉酶。③影像学检查，如经阴道或经腹超声、盆腔 CT 可帮助发现盆腔异常肿块、脏器异常占位等，但需要注意的是在紧急情况下影像学检查并不是必须的，如异位妊娠破裂导致出血性休克时。④后穹隆穿刺或腹腔穿刺，可有助于了解盆腹腔内积液性质，如穿刺出不凝血，则考虑存在腹腔内出血；如穿刺出巧克力样黏稠液体，则考虑卵巢子宫内膜异位囊肿破裂；如穿刺出脓性液体考虑盆腔炎或盆腔脓肿形成；如穿刺出肠液或粪质样物，则考虑胃肠道穿孔。⑤腹腔镜探查：在腹痛原因、部位不明，经内科治疗无效，或患者存在腹腔内出血导致失血性休克，或疾病导致感染性休克等情况下，可以考虑行腹腔镜探查明确诊断，并进行相应处理。

4. 盆腔炎性疾病的治疗策略

（1）治疗原则：以抗菌药物治疗为主，必要时行手术治疗。根据经验选择广谱抗菌药物覆盖可能的病原体，包括淋病奈瑟菌、沙眼衣原体、支原体、厌氧菌和需氧菌等。①所有的治疗方案都必须对淋病奈瑟菌和沙眼衣原体有效，子宫内膜和子宫颈的微生物检查无阳性发现并不能除外淋病奈瑟菌和沙眼衣原体所致的上生殖道感染。②推荐的治疗方案抗菌谱应覆盖厌氧菌。③诊断后应立即开始治疗，及时合理地应用抗菌药物与远期预后直接相关。④选择治疗方案时，应综合考虑安全性、有效性、经济性以及患者依从性等因素。⑤给药方法：根据疾病的严重程度决定静脉给药或非静脉给药以及是否需要住院治疗。

（2）抗菌药物治疗注意事项：静脉给药者应在临床症状改善后继续静脉治疗至少 24 h，然后转为口服药物治疗，共持续 14 天。药物治疗持续 72 h 症状无明显改善者应重新确认诊断并调整治疗方案。

（3）手术治疗指征：①药物治疗无效：输卵管、卵巢脓肿或盆腔脓肿经药物治疗 48～72 h，体温持续不降、感染中毒症状未改善或包块增大者，应及时手术。②肿块持续存在：经药物治疗 2 周以上，肿块持续存在或增大，应手术治疗。③脓肿破裂：腹痛突然加剧，寒战、高热、恶心、呕吐、腹胀，检查腹部拒按或有感染中毒性休克表现，应疑诊脓肿破裂，若脓肿破裂未及时诊治，患者病死率高。因此，一旦疑诊脓肿破裂，需立即在抗菌药物治疗的同时行手术探查。

六、思考题

1. 结合上述病例简述盆腔炎性疾病临床特征。
2. 盆腔炎性疾病的诊断标准是什么？
3. 上述病例的治疗是依据哪项盆腔炎性疾病的治疗原则？

七、推荐阅读文献

1. 中华医学会妇产科学分会感染性疾病协作组. 盆腔炎症性疾病诊治规范（修订版）[J]. 中华妇产科杂志，2014，49（6）：401-403.

2. Workowski K A，Berman S. Sexually transmitted diseases treatment guidelines，2010 [J]. MMWR Recomm Rep，2010，59(RR-12)：1-110.

八、诊疗流程图

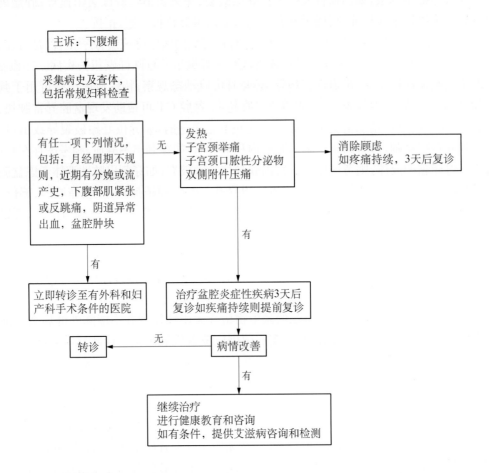

（陈昕华　沈立翡）

盆腔结核

一、病历资料

1. 现病史

患者，女性，38岁。因"月经量减少1年，下腹痛8 h"入院。患者入院前8 h无明显诱因下出现下腹痛，呈持续性坠痛，伴轻微肛门坠胀感，无发热，无恶心、呕吐，无心悸、胸闷，无阴道不规则流血，无明显尿频、尿急、尿痛，无排尿困难，无肉眼血尿，急诊我院就诊，查B超检查提示右附件区见一混合性回声，大小约43 mm×51 mm，边界不清，未见明显血流信号；子宫直肠陷窝积液，深36 mm。发病以来患者精神可，睡眠可，食欲良好，无明显体重减轻。

2. 既往史

否认高血压、糖尿病慢性疾病史；否认药物食物过敏史；否认外伤手术史。平素月经规律，(2～3)/(26～28)天，量中，无痛经，近1年月经量减少约1/3，经期及月经周期无明显改变，LMP 2013-1-9，行经量少，无经期下腹痛。已婚未育，0-0-0-0，工具避孕。

3. 体格检查

体温36.5℃，血压117 mmHg/68 mmHg。发育正常，营养良好，双肺呼吸音清，未闻及干湿啰音。全身皮肤无黄染，无皮疹、皮下出血。腹部平坦，无腹壁静脉曲张，下腹部可及压痛，无反跳痛。肝脾肋下未及，Murphy征阴性，肾区无叩痛。

4. 妇科检查

外阴：已婚式，阴毛分布倒三角形。

阴道：通畅，黏膜光滑，未见异常分泌物。

宫颈：光滑，口闭，无触血，无宫颈举痛。

子宫：前位，大小如常，质地中等，活动度差，未及压痛。

双附件：右附件区可及一约3 cm×4 cm大小包块，活动差，可及压痛。左附件区未及明显包块压痛。后穹隆穿刺抽出5 ml淡黄色液体。

5. 实验室和影像学检查：

尿妊娠试验：阴性。

血淀粉酶：76 IU/L。

尿常规：未见明显异常

盆腔B超检查：子宫前位，大小44 mm×41 mm×49 mm，宫颈长28 mm，内膜厚7 mm，右附件区见一混合性回声，大小约43 mm×51 mm，边界不清，未见明显血流信号；子宫直肠陷窝积液，深36 mm。

盆腔 MRI(见图 52-1):①两侧附件炎性可能性大;②两侧输卵管积液;③右侧附件区脓肿形成(伴出血)可能;④盆腔感染;⑤盆腔积液,大网膜增厚。

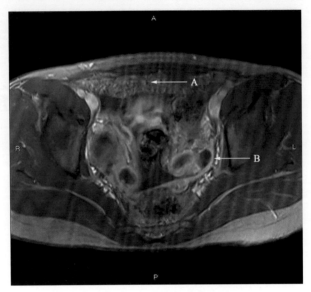

图 52-1　盆腔结核 MRI 表现

A. 大网膜增厚;　B. 左侧附件增厚

泌尿系 B 超检查:双肾输尿管及肠区右下腹未见明显异常。

胸部平片:肺纹理增粗,未见明显斑片影。

CA125 入院时 500.5 IU/ml,抗炎治疗 12 天后复查为 415 IU/ml。

术后加做胸部薄层 CT(见图 52-2):提示双肺多发炎症性病变,考虑结核可能。

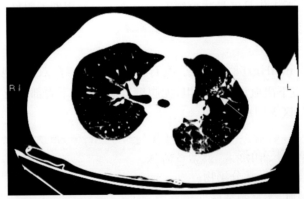

图 52-2　肺结核胸部 CT 表现(箭头所示为结核病灶)

二、诊治经过

入院后初步诊断:盆腔包块待查:炎性包块?

入院后完善相关检查:血常规、肝肾功能、血凝常规、肿瘤标记物、心电图、胸片等。入院后考虑患者炎症性包块,给予头孢呋辛＋奥硝唑联合抗感染治疗;抗炎治疗后 2 周复查 B 超检查盆腔包块无缩小,CA125 下降不明显。于 2013-2-16 行腹腔镜下探查术,术中见盆腹腔腹膜散在粟粒样结节,子宫前壁与膀胱粘连紧密,双侧附件与肠管致密粘连于子宫后壁,表面均见粟粒样结节。盆腔积液约 200 ml,呈淡黄色,抽取后送病理。腹水沉淀物:见较多中性粒细胞、淋巴细胞及组织细胞,另见少量上皮内细胞;特殊染色:抗酸[个别可疑(＋)],PAS(－)。术中取腹壁组织活检,病理回报:肉芽肿性病变,坏死不明显,倾向结核。特殊染色:抗酸(－),网染(＋),PAS(－),六胺银(－)。术后 2013-2-17 查胸部 CT 提示两肺多发炎症性病变,考虑结核可能。术后患者伤口愈合好,情况稳定,嘱出院后于肺科医院进一步就诊。

三、病例分析

1. 病史特点

(1) 女性,27 岁。因"经量减少 1 年,下腹痛 8 h"入院。患者平素月经规律,(2～3)/(26～28)天,量中,无痛经,近 1 年月经量减少约 1/3,经期及月经周期无明显改变,LMP:2013-1-9,行经量少,无经期下腹痛。已婚未育,0-0-0-0,工具避孕。

(2) 否认慢性疾病史,否认外伤手术史。

(3) 体检:下腹部有压痛,无反跳痛。肝脾肋下未及,Murphy 征阴性,肾区无叩痛。

(4) 妇科检查阳性发现:双附件:右附件区可及一约 3 cm×4 cm 大小包块,压痛(＋),左附件区未及明显包块压痛。后穹隆穿刺抽出 5 ml 淡黄色液体。

(5) 辅助检查:

盆腔 B 超检查:子宫前位,大小 44 mm×41 mm×49 mm,宫颈长 28 mm,内膜厚 7 mm,右附件区见一混合性回声,大小约 43 mm×51 mm,边界不清,未见明显血流信号;子宫直肠陷窝积液,深 36 mm。

尿妊娠试验:阴性。

CA125 入院时 500.5 IU/ml,抗炎治疗 12 天后复查为 415 IU/ml。

术后加做胸部薄层 CT:提示双肺多发炎症性病变,考虑结核可能。

2. 诊断及诊断依据

诊断:盆腔结核

诊断依据:

(1) 女性,27 岁。因"月经量减少 1 年,下腹痛 8 h"入院。患者平素月经规律,(2～3)/(26～28)天,量中,无痛经,近 1 年月经量减少约 1/3,经期及月经周期无明显改变,LMP:2013-1-9,行经量少,无经期下腹痛。

(2) 体检:下腹部有压痛,无反跳痛。肝脾肋下未及,Murphy 征阴性,肾区无叩痛。

(3) 妇科检查阳性发现:双附件:右附件区可及一约 3 cm×4 cm 大小包块,压痛(＋),左附件区未及明显包块压痛。后穹隆穿刺抽出 5 ml 淡黄色液体。

(4) 术后加做胸部薄层 CT:提示双肺多发炎症性病变,考虑结核可能。

(5) 术中病理:腹水沉淀物:见较多中性粒细胞、淋巴细胞及组织细胞,另见少量上皮内细胞;特殊染色:抗酸(个别可疑＋),PAS(－)。术中取腹壁组织活检,病理回报:肉芽肿性病变,坏死不明显,倾向结核。特殊染色:抗酸(－),网染(＋),PAS(－),六胺银(－)。

3. 鉴别诊断

(1) 子宫内膜异位症:子宫内膜异位主要表现为继发性、进行性加重的经期下腹痛,经量增多,可有月经周期缩短或月经期延长。月经间期一般无腹痛。体格检查可触及子宫增大或附件区包块,但若卵巢子宫内膜异位病灶未破裂往往无附件区压痛。B 超检查可提示附件区包块,内充满细密光点;或子宫增大,肌层蜂窝状。CA125 可升高。结合该患者病情,患者表现为月经间期下腹痛,平素无继发性进行性的经期下腹痛。B 超检查提示附件区混合性回声,CA125 升高明显。可通过腹腔镜探查明确诊断。

（2）卵巢肿瘤：结核包裹性积液应与卵巢肿瘤相鉴别，但盆腔结核的病史与卵巢恶性肿瘤病史非常相似，患者可以有全身消耗性症状，盆腔包块及盆腔积液，CA125均可升高。结合病史、B型超声检查协助鉴别。但包块性质需通过腹腔镜探查病理明确。

（3）盆腔脓肿：该症多有急性盆腔炎病史，表现为下腹痛，往往伴有高热等感染症状，月经多为经期延长或经量增多，检查附件区可触及压痛性包块，B超检查多提示附件区混合性包块，CA125可升高。而生殖器结核多为不孕、经量减少甚至闭经，往往有咳嗽、低热等肺结核症状，体格检查及辅助检查往往相似。可通过抗炎治疗后随访B超检查监测包块变化，监测CA125变化，若B超检查提示盆腔积液可通过后穹隆穿刺抽出液体的性状加以鉴别，最终需通过腹腔镜探查明确诊断。

（4）异位妊娠：患者有停经，不规则阴道出血及下腹痛。体检表现为宫颈举痛，附件区压痛，若阴道出血多表现为移动性浊音阳性及休克症状。尿妊娠试验阳性，B超检查提示附件区混合性回声，盆腔积液。但该患者平素月经规则，此次月经正常来潮，且尿妊娠试验阴性，故可排除该诊断。

（5）宫腔粘连：宫腔粘连可以由于人流术后或既往盆腔炎症导致，患者主要表现为人流后或急慢性盆腔炎后月经量减少，若子宫下段宫腔粘连还可表现为周期性下腹痛，B超检查下见粘连处子宫内膜呈锯齿样强回声。但该患者既往无相关病史，此次腹痛为突发性，无平素周期性疼痛，B超检查未提示典型宫腔粘连图像。但是否有结核引起的宫腔粘连可进一步子宫输卵管碘油造影或宫腔镜明确诊断。

四、处理方案及基本依据

（1）治疗方案：对于术前患者无法明确是否为盆腔结核且没有肺结核病史的情况下，排除禁忌证后可行腹腔镜下探查术明确诊断。

（2）依据：该患者腹痛症状明显，查体及辅助检查示附件区肿物，盆腔积液。后穹隆穿刺出淡黄色液体。经抗炎治疗后B超检查提示盆腔包块无明显缩小，CA125下降不明显，有探查指征，术前检查无明显手禁忌。手术中病理提示结核病灶，术后因考虑患者结核菌素实验可能出现假阳性，故加做胸部薄层CT提示结核可能。代患者术后康复尽快行肺结核及盆腔结核的抗结核治疗。

五、要点与讨论

1. 临床症状

生殖器结核的临床症状表现的很不一致，不少患者可无症状，有的患者则症状较重。

（1）月经失调：早期因子宫内膜充血及溃疡，可有月经过多。多数患者就诊时患病已久，子宫内膜已遭受不同程度破坏，而表现为月经稀少或闭经。

（2）下腹坠痛：由于盆腔炎症和粘连，可有不同程度的下腹坠痛，经期加重。

（3）全身症状：若为活动期，可有结核病的一般症状，如发热、盗汗、乏力、食欲不振、体重减轻等，有时仅有经期发热。

（4）不孕：由于输卵管黏膜破坏与粘连，常使管腔阻塞；或由于输卵管周围粘连，有时管腔尚保持部分通畅。但黏膜纤毛被破坏，输卵管僵硬、蠕动受限，丧失其运输功能，也不能受孕，故绝大多数患者为不孕。在原发性不孕患者中生殖器结核常为主要原因之一。

（5）全身及妇科检查：由于病变程度与范围的不同而有较大差异，较多患者因不孕行诊断性刮宫才发现患有子宫内膜结核，而无明显体征和其他自觉症状。较严重患者若有腹膜结核，检查时腹部有柔韧感或腹水征，形成包裹性积液时，可触及囊性肿块，边界不清，不活动，表面因有肠管粘连，叩诊空响。子宫一般发育较差，往往因周围有粘连使活动受限。若附件受累，在子宫两侧可触及大小不等及形状不规则的肿块、质硬、表面不平、呈结节传染方式生殖器结核是全身结核的一个表现,常继发于身体其他部位结核如肺结核、肠结核、腹膜结核、肠系膜淋巴结的结核病灶,亦可继发于骨结核或泌尿系统结核。以血行传播最多见,上行感染者极为罕见。青春期时正值生殖器发育,血供丰富,结核菌易借血行传播,使生殖器受累,多数患者在日后发现生殖器结核时,其原发病灶已愈。

2. 检查方法

(1) 腹腔镜检查:能直接观察子宫、输卵管表面有无粟粒样结节,并可取材活检或培养。

(2) 结核菌检查:取月经血或宫腔刮出物或腹腔液进行涂片抗酸染色查找细菌或细菌培养,此法准确,但常1~2个月才能得到结果。分子生物学方法,如 PCR 技术,方法快速、简便,但有可能出现假阳性。

(3) 子宫内膜病理检查:子宫内膜病理检查是诊断子宫内膜结核最可靠的依据。

(4) X 线检查:胸部 X 线拍片,必要时作消化道或泌尿系统 X 线检查,以便发现原发病灶。盆腔调线平片检查,发现孤立的钙化点,提示曾有盆腔淋巴结核病灶。

3. 治疗、随访及预防

1) 治疗

结核性盆腔炎的治疗主要是支持疗法和抗结核治疗,一般经治疗后可以治愈,但疗程较长,且需定期复查,如果病情有变化,建议及时手术处理。

(1) 支持疗法:急性患者至少应休息 3 个月,慢性患者可以从事部分工作和学习,但要注意劳逸结合,加强营养,适当参加体育锻炼,增强体质。

(2) 抗结核治疗:对女性生殖器结核 90% 有效。既往将链霉素、异烟肼、对氨基水杨酸钠作为一线基本药物,疗程长需要 1.5~2 年。目前推行两阶段短疗程药物治疗方案:强化期链霉素每日肌内注射 0.75 g(50 岁以上或肾功能减退者可用 0.5~0.75 g),异烟肼每日一次顿服 300 mg,利福平每日 450~600 mg(体重小于 50 kg,用 450 mg)早餐前顿服,吡嗪酰胺每日 1.5~2.0 g 分三次口服;后四个月巩固期每日连续用异烟肼和利福平。

(3) 盆腔结核往往发生输卵管积水,炎症粘连严重者形成盆腔包块。若经上述药物治疗半年不能减轻,可行开腹探查手术,分离粘连,清除粘连的所有结核病灶,勿伤及其他脏器,保留卵巢功能维持女性的性征,输卵管盲端者可切开行造口术;术后需按具体病情给予对症治疗,以促进管腔的通畅,争取怀孕。

2) 疗效考核与随访

(1) 临床症状:午后低热、夜间盗汗、食欲不振、全身乏力、体重下降此类症状减轻或消失提示病情好转,此外咳嗽、咳痰、咳血等呼吸道症状也可以作为参考。

(2) X 线检查是判断病情不可缺少的指标。

(3) 若同时合并肺结核监测痰菌。

3) 预防

生殖器结核关键在于对整个结核病的预防,对于生殖器结核,最关键的问题是早期发现和及时进行正规的抗结核治疗,主要在于增强体质,做好卡介苗接种,积极防治肺结核、淋巴结核和肠结核等。

此外,需提醒的是,生殖器结核患者在治疗中切不可时断时续。对于病情较轻者如能早期予以治疗,少数患者可保留一定的生育能力,如果病变广泛、破坏严重,虽经积极治疗,病情虽可稳定下来,但病理性破坏已经形成,生育能力难以恢复。

六、思考题

1. 盆腔结核的临床特征有哪些?
2. 盆腔结核的鉴别诊断是什么?

3. 盆腔结核的治疗关键是什么？

七、推荐阅读文献

1. 陆丽华,邢长英.腹腔镜诊治原因不明急性下腹痛 37 例的应用价值探讨[J].实用妇产科杂志,2010,26(12).

2. 王登凤,曲海波.盆腹腔结核 9 例临床分析[J].实用妇产科杂志,2010,26(8).

3. 黄瑜,周莹,陈蓉等.女性盆腔结核的 10 年临床诊治经验分析[J].生殖医学杂志,2013,22(11).

4. 马素华.血清糖类抗原 125、19-9 及腹水检查在女性盆腔结核与卵巢肿瘤鉴别诊断中的应用价值[J].中国基层医药,2014,21(3).

5. 张婕.女性盆腔结核合并腹腔积液误诊为卵巢癌 12 例[J].肿瘤研究与临床,2014,26(11).

八、疹疗流程图

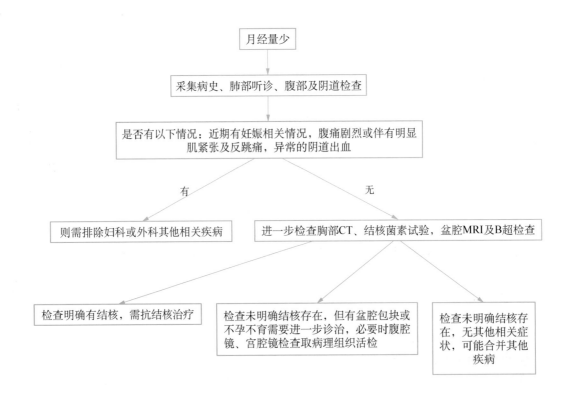

（夏　红　李怀芳）

案例 53
慢性宫颈炎

一、病历资料

1. 现病史

患者,女性,25岁,因"性生活后阴道分泌物中带血丝"门诊就诊。患者自诉近期阴道分泌物较既往增多,黏液状,颜色较前无明显改变,无腹痛,偶感腰酸,无月经周期改变,但性生活后阴道分泌物中出现少量血丝,色鲜红,无尿急、尿频、尿痛,无排便异常。

2. 既往史

无手术外伤史,无高血压、心脏病、糖尿病等慢性疾病史。

3. 妇科检查

外阴:已婚式。

阴道:畅,未见明显血液。

宫颈:中度糜烂,接触性出血(＋)。

宫体:前位,常大,压痛(－)

附件:双侧软,无压痛及反跳痛,未扪及明显肿块。

4. 实验室检查及影像学检查

白带常规:白细胞(＋),上皮细胞(＋＋),红细胞(＋),真菌(－),滴虫(－)。

宫颈 TCT 检查:中度炎症。

高危 HPV 检测:(＋)。

妇科 B 超检查:右侧卵巢 33 mm×22 mm×11 mm,左侧卵巢 30 mm×25 mm×12 mm,子宫前位,65 mm×45 mm×25 mm,盆腔积液:无。超声诊断:子宫附件未见异常。

二、诊疗经过

门诊诊断:宫颈中度炎症。

门诊予以甲硝唑栓每日 1 支阴塞,共用 7 天,嘱门诊随访,定期(6 个月)复查宫颈 TCT 检查及高危 HPV 检测。

三、病例分析

1. 病史特点

（1）女性，25岁，因"性生活后阴道分泌物带血丝"就诊。

（2）否认腹痛及月经周期、月经性状改变。

（3）妇科检查及辅助检查见"病历资料"。

2. 诊断及诊断依据

（1）诊断：宫颈炎（中度）。

（2）诊断依据：①性生活后阴道分泌物带血丝；②妇检：宫颈：中度糜烂。③宫颈 TCT：中度炎症高危 HPV（＋）。

3. 鉴别诊断

（1）宫颈恶性肿瘤：可表现为宫颈管外生型或内生型肿块，外生型肿块可呈菜花状，自宫颈管口突出，需行病理检查明确诊断。内生型肿块可宫颈外口无明显凸出，仅表现为宫颈肥大或无明显肉眼可见表现，需行宫颈细胞学检查，必要时诊断性刮宫术鉴别。

（2）宫颈上皮内瘤变：可表现为宫颈外观糜烂样改变伴阴道分泌物增多、性生活后出血，因此需行宫颈细胞学检查和（或）HPV 检查，必要时行阴道镜及组织学检查与宫颈炎鉴别。

四、处理方案及基本依据

（1）治疗方案：局部阴道内用药，定期复查宫颈 TCT 及高危 HPV。

（2）依据：患者未育，暂不适用于宫颈物理治疗，宫颈 TCT 及高危 HPV（－），暂不考虑手术治疗。

五、要点和讨论

1. 宫颈炎的急慢性临床表现

（1）急性宫颈炎：可无症状，如有症状可表现为阴道分泌物增多，呈黏液脓性，经间期出血，性交后出血，可合并尿急、尿频、尿痛等尿感症状，妇科检查见宫颈充血、水肿、黏膜外翻、有黏液脓性分泌物附着甚至从颈管流出，宫颈易发生接触性出血。

（2）慢性宫颈炎：多无症状，如有症状可表现为阴道分泌物增多，淡黄色或脓性，性交后出血，经间期出血。妇科检查可发现宫颈管呈糜烂样改变，或有黄色分泌物覆盖宫颈内口，或从子宫颈口流出，也可表现为宫颈息肉或宫颈肥大。

2. 育龄妇女高危 HPV（＋）随访筛查要求

25～64 岁女性高危型 HPV 如检查阳性，需进行宫颈细胞学检查，检查结果为异常，需行阴道镜检查。如宫颈细胞学检查结果正常或可疑，6～12 个月行 HPV 或细胞学检查，6～12 个月后 HPV 或细胞学检查阴性，需 3～5 年后复查，6～12 个月后如 HPV 阳性或宫颈细胞学检查正常或可疑，或 HPV 阴性或细胞学检查可疑，需再过 6～12 个月行 HPV 或细胞学检查，6～12 个月后如宫颈细胞学检查异常需行阴道镜检查。

六、思考题

1. 宫颈炎的临床表现有哪些？

2. 宫颈炎的鉴别诊断是什么?

3. 可引起性生活后阴道出血的常见病因有哪些?

七、推荐阅读文献

1. 狄文,戴岚.慢性宫颈炎的最新诊治策略[J].中国实用妇科与产科杂志,2008,24(1):6-8.

2. 张明.HPV在宫颈炎、宫颈癌前病变、宫颈癌中的检测及意义分析[J].医学综述,2013,19(24):4550-4551,4554.

八、诊疗流程图

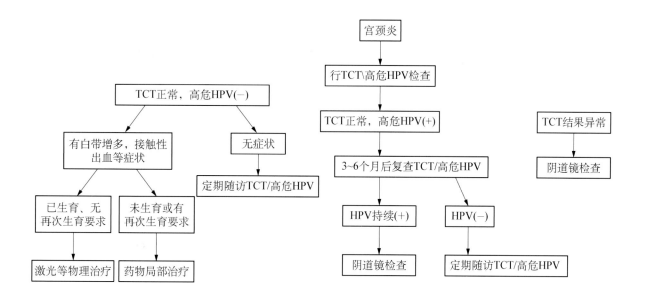

（郑　敏　沈立翡）

案例 54
深部浸润型子宫内膜异位症

一、病历资料

1. 现病史

患者,女性,35岁。因"性交痛2年,加重伴经期排便痛3个月"而入院。患者平素月经规则,16岁初潮,5/27天,经量中等,原发痛经,程度较轻,能忍受。结婚2年,觉性交痛,经期明显,并进行性加重,影响性生活质量,近3个月经期觉肛门坠胀感,排便费力,伴下腹绞痛,VAS疼痛评分为10分,需用"吲哚美辛栓"纳肛,经净,症状缓解。今来我院门诊就诊,妇科检查发现后穹隆外凸一直径3 cm紫蓝色结节,触痛明显;子宫后位,正常大小,欠规则,子宫峡部左后壁与直肠隔之间有一直径约4 cm的触痛结节。超声检查未见,盆腔核磁共振提示"子宫前倾后屈位,形态不规则,宫体大小约53 mm×58 mm×57 mm,子宫后壁肌层不均匀增厚,峡部浆膜面不平整,其后方见一不规则实性结节,约43 mm×38 mm×34 mm,与直肠前壁分界不清,考虑为占位性病变,性质待查。"抽血查得CA125:144.8 U/ml(参考值35 U/ml)。门诊遂拟诊"后穹隆与子宫直肠隔占位:深部浸润型子宫内膜异位症?"要求入院手术治疗。发病以来,患者稍感焦虑,情绪低落,食欲尚可,睡眠与小便正常,大便不适,体重无明显变化。

2. 既往史

3年前曾因"左卵巢内膜样囊肿"于外院行"腹腔镜下左卵巢囊肿剥除术",术后予GnRHa治疗,3.75 mg,肌内注射,每28天注射一次,共3针。每年随访一次,无复发迹象。否认肝炎、结核等传染病史,有氧氟沙星过敏史。

3. 婚育史

已婚,0-0-3-0,7年前人工流产两次,5年前"孕2月"自然流产一次,平时采用避孕套避孕,配偶健康。

4. 体格检查

T 36.8℃, P 82次/min, R 20次/min, BP 105 mmHg/70 mmHg。神志清楚,发育正常,无贫血貌,对答切题,查体合作。皮肤黏膜无黄染,无瘀点瘀斑。浅表淋巴结未扪及肿大。头颈部未及异常。心肺听诊无异常。腹软,无压痛与反跳痛,肝脾肋下未触及,肝肾区无叩痛,移动性浊音阴性,肠鸣音4次/min。脊柱四肢无畸形,关节活动自如。生理反射存在,病理反射未引出。

5. 妇科检查(三合诊)

外阴:已婚未产式。

阴道:通畅,壁光滑,后穹隆外凸一直径3 cm紫蓝色结节,触痛明显;分泌物少许,色白,无异味。

宫颈：光滑。

宫体：后位，正常大小，形态欠规则，质地中等，无压痛，活动度略受限；子宫峡部左后壁与直肠隔之间有一直径约 4 cm 的触痛结节，质硬，不规则，与左侧盆壁紧贴，较固定。

双侧：左附件区软，未及异常；右附件区软，未及异常。

肛诊：距肛门 7 cm 扪及直肠前壁质硬，肠外压迫可能，肠腔黏膜光滑。

6. 实验室和影像学检查

宫颈液基细胞薄层涂片：未见上皮病变或恶性病变。

血清肿瘤标志物检查报告：CA125 144.8 IU/ml，CA199 21.7 IU/ml，CEA <5 ng/ml，AFP 1.98 ng/ml。

经阴道彩色超声多普勒描述：子宫：后位，长径 55 mm，左右径 59 mm，前后径 57 mm；形态尚规则，回声欠均匀；肌层彩色血流星点状，内膜厚度 8 mm；内膜回声均匀，宫颈长度 30 mm。右卵巢：大小 33 mm×26 mm×25 mm；左卵巢：大小 28 mm×25 mm×24 mm。盆腔积液：后陷凹 10 mm。超声诊断：子宫、双附件未及明显病变。

盆腔核磁共振描述：子宫前倾后屈位，形态不规则，宫体大小约 53 mm×58 mm×57 mm，子宫后壁肌层不均匀增厚，峡部浆膜面不平整，其左后方见一不规则实性结节，约 43 mm×38 mm×34 mm，与直肠前壁分界不清，考虑为占位性病变，性质待查。

结直肠镜：肠腔黏膜光滑，距肛门 7 cm 处有狭窄，考虑肠外压迫所致。

静脉肾盂造影：双肾、右输尿管未见异常，左侧输尿管下段近膀胱入口处轻度狭窄，上段无明显扩张。

二、诊治经过

入院后初步诊断：后穹隆与子宫直肠隔占位：深部浸润型子宫内膜异位症（deep infiltrating endometriosis，DIE）？

入院后予以完善术前常规检查，血常规、肝肾功能电解质、出凝血指标，并辅助结直肠镜与静脉肾盂造影检查。

肠道准备 3 天：包括连续 3 天口服甲硝唑 0.2 g/次，每日 3 次；口服庆大霉素 8 万 IU/次，每日 2 次；无渣半流质饮食 2 天、全流质 1 天，并予以复方聚乙二醇电解质散灌肠。

入院第 4 天在全麻下行腹腔镜下广泛肠粘连分解＋后穹隆与子宫直肠隔病灶切除术，术中见子宫后位，大小 6 cm×5 cm×5 cm，乙状结肠与左侧盆壁片状致密粘连，子宫后壁下段与直肠前壁致密粘连，后陷凹完全封闭，分离肠粘连后暴露子宫峡部左后壁与直肠前壁之间的质硬结节，约直径 4 cm，向下与后穹隆结节部分相连。术中请泌尿外科医生予以预防性放置左侧输尿管支架，请普外科医生协助分解粘连，充分游离双侧输尿管与直肠及部分乙状结肠，完整削除病灶，行结肠充气实验，证实未伤及肠道；检查输尿管无缺血、无损伤，术毕即取出输尿管支架。应用氧化型再生纤维膜覆盖盆腔创面，预防术后粘连形成。手术顺利，术中出血 300 ml，留置盆腔硅胶引流管一根。术后常规补液支持治疗 2 天，围术期常规给予抗生素 48 h。术后第 2 天患者肛门排气，第 4 天排便，检查盆腔引流管未见异常分泌物，予以拔管出院。术后第 7 天月经来潮，予以皮下注射 GnRHa 3.75 mg，嘱其间隔 28 天重复皮下注射 GnRHa 3.75 mg，连用 6 针，配伍激素反向添加治疗（戊酸雌二醇 0.5 mg＋地屈孕酮 5 mg，每日口服 1 次），随后定期监测卵泡与血雌激素水平，备孕。

三、病例分析

1. 病史特点

(1) 女性,35岁,因"性交痛2年,加重伴经期排便痛3个月"来院就诊。

(2) 症状严重,VAS疼痛评分为10分。

(3) 已婚未育,有一次腹腔镜下左卵巢内膜样囊肿剥除手术史,术后予GnRHa治疗3针,随访3年无复发。

(4) 妇科检查(三合诊)阳性发现:妇科检查发现后穹隆外凸一直径3 cm紫蓝色结节,触痛明显;子宫后位,正常大小,欠规则,子宫峡部左后壁与直肠隔之间有一直径约4 cm的触痛结节。

(5) 实验室和影像学检查:宫颈液基细胞薄层涂片:未见上皮病变或恶性病变。血清CA125升高,值为144.8 IU/ml。超声检查无异常发现。盆腔核磁共振提示"子宫前倾后屈位,形态不规则,宫体大小约53 mm×58 mm×57 mm,子宫后壁肌层不均匀增厚,峡部浆膜面不平整,其左后方见一不规则实性结节,约43 mm×38 mm×34 mm,与直肠前壁分界不清,考虑为占位性病变,性质待查";结直肠镜检查见到肠腔受压;静脉肾盂造影见左侧输尿管下段近膀胱入口处轻度狭窄,上段无明显扩张。

2. 诊断与诊断依据

(1) 诊断:后穹隆与子宫直肠隔占位:DIE可能。

(2) 诊断依据:①育龄女性,性交痛,经期排便痛,程度严重,痛觉评分10分;②妇科检查发现后穹隆外凸一直径3 cm紫蓝色结节,触痛明显;另可扪及子宫直肠隔一直径4 cm实性结节,伴触痛;③CA125升高;④盆腔核磁共振提示子宫后方一直径约4 cm的不规则实性结节;⑤结直肠镜检查见到肠腔受压;⑥静脉肾盂造影见左侧输尿管下段近膀胱入口处轻度狭窄,上段无明显扩张。

3. 鉴别诊断

(1) 阴道恶性肿瘤:也可表现为后穹隆实性结节,伴CA125升高,需加以鉴别。但阴道癌往往好发于50岁以上妇女,以阴道流血、异常排液为主诉,晚期可引起盆腔疼痛或排便痛,但与月经周期无关,且宫颈细胞涂片往往可以见到异型细胞。这些与该患者病情不符,最终鉴别依赖术后病理诊断。

(2) 卵巢恶性肿瘤:当检查发现子宫直肠隔肿块,伴随肿瘤标志物升高时还需考虑卵巢恶性肿瘤可能,特别是需与上皮性卵巢癌加以鉴别。但卵巢癌好发于50岁以上女性,往往无症状,或觉腹胀,超声或盆腔核磁共振往往可以发现盆腔内实性肿块,或囊实性肿块,伴丰富血流。这些与该患者病情不符。最终鉴别依赖术后病理诊断。

(3) 肠道恶性肿瘤:当检查发现子宫直肠隔肿块,伴随肿瘤标志物升高时还需考虑肠道来源恶性肿瘤可能。但肠癌往往引起排便习惯与性状改变,表现为腹泻与便秘交替、便血、黑便等,肠镜可以发现肠腔占位。这些与该患者病情不符。最终鉴别依赖术后病理诊断。

(4) 盆腔炎性包块:当检查发现盆腔包块伴随腹痛症状时需考虑炎性包块可能,包括盆腔结核的可能性,后者同样可引起CA125升高。但盆腔炎性包块引发的腹痛往往为间歇性肛门坠胀感,与月经周期无关,常伴白带增多或异味,有时还有发热;抗生素治疗有效;超声或盆腔核磁共振检查往往可以看见不规则的囊性结构,内部回声不均质,或者有絮状回声。这些与该患者病情不符。腹腔镜检查可鉴别。

四、处理方案及基本依据

1. 腹腔镜下行广泛肠粘连分解+后穹隆与子宫直肠隔病灶切除术

依据:根据欧洲人类生殖及胚胎学会(ESHRE)指南,腹腔镜诊断子宫内膜异位症同时应治疗,可以有效缓解子宫内膜异位症引起的疼痛(A级证据);手术切除深部子宫内膜异位症结节,可以缓解疼痛、改善生活质量(B级证据)。

手术方案有3种选择:

(1) 保守性手术:分离粘连,切除病灶,保留子宫和卵巢。

(2) 半根治性手术:切除子宫和病灶,至少保留部分卵巢组织。

(3) 根治性手术:切除病灶、子宫、双侧附件。考虑患者年轻(35岁)、未生育,故应采取上述保守性方案。

2. 术后辅助 GnRHa 治疗

依据:根据 ESHRE 指南,GnRHa、孕激素制剂、孕激素拮抗剂等可缓解子宫内膜异位症相关疼痛(A级证据),但选择何种药物,应考虑患者的偏好、不良反应、疗效、费用及可行性(GPP级推荐)。而相关 GnRHa 使用的剂量与疗程尚无明确定论,对 DIE 的辅助用药也无特定指南。临床实践中,对于以预防复发为目的,则术后辅助 GnRHa 6个月;对于年轻切盼生育者,则建议术后辅助 GnRHa 3～6个月,再监测排卵,提供生育指导,必要时辅助生殖助孕。

3. 激素反向添加治疗(Add-back therapy)

具体为:口服戊酸雌二醇片 0.5 mg＋地屈孕酮片 5 mg,每日 1次;或口服 7-甲基异炔诺酮片 1.25 mg,每日 1次。定期监测血雌激素浓度,维持其在治疗窗内,即 30～45 pg/ml(110～165 pmol/L),既不会刺激异位内膜生长,又能维持骨量不丢失。根据 ESHRE 指南,临床医师可以在 GnRHa 治疗开始时即应用激素反向添加疗法(A级证据),可预防治疗过程中的骨丢失和低雌激素不良反应。

五、要点与讨论

1. 有关 DIE 的定义及其临床特征

深部浸润型子宫内膜异位症(deep infiltrating endometriosis, DIE)的概念最早是 1992 年由 Koninckx 首先提出,是指病灶在腹膜下浸润深度≥5 mm 的子宫内膜异位症。它好发于宫骶韧带、子宫直肠隔、阴道穹隆、阴道直肠隔、输尿管、膀胱、直肠、乙状结肠、小肠、膈肌、肝脏等处,常引起严重的疼痛和不孕。疼痛的性质与病变部位及范围有关,可表现为痛经、慢性盆腔痛、性交痛、排便痛、排尿痛等。如病变侵及肠黏膜,可伴周期性腹泻或便秘,甚至便血;如侵及泌尿道,可引起经期血尿、腰骶部疼痛等。妇科检查时因病灶部位不同而有特征性的体征,如:可见阴道穹隆紫蓝色结节,伴触痛;或扪及增粗、触痛的宫骶韧带;或扪及子宫直肠隔触痛结节等。强调应采用三合诊,有助于发现后盆腔病灶。

2. 有关 DIE 的分型

目前尚无统一标准的临床分型,Koninckx、Martin、Chapron、Donnez 等均结合自己的临床实践经验对 DIE 按发生的解剖部位提出了临床分型。

如 Koninckx 等将位于直肠子宫陷凹的 DIE 按病灶形态分为三型:Ⅰ型,圆锥型病灶,可能由表浅病灶向下浸润而形成;Ⅱ型,内陷型病灶,可造成肠道牵拉,但很少浸润肠壁;Ⅲ型,球型病灶,可以认为是外部的子宫肌腺瘤。

Martin 等将 DIE 分为宫颈后方、阴道直肠陷凹以及直肠阴道隔 3 种。

Chapron 等将 DIE 分为四型:Ⅰ型,病灶累及膀胱,浸润固有肌层;Ⅱ型,病灶仅累及宫骶韧带;Ⅲ型,病灶累及阴道,浸润直肠子宫陷凹、阴道后穹隆及腹膜后区域;Ⅳ型,病灶累及阴道,浸润肠壁固有肌层。

Donnez 等则将 DIE 分为三型:Ⅰ型,单纯型,未累及阴道穹隆或者直肠,包括骶韧带、直肠子宫陷凹、直肠阴道隔的病灶;Ⅱ型,穹隆型,累及穹隆的后盆腔深部病灶为穹隆型;Ⅲ型,直肠型,累及直肠伴或不伴穹隆受累的为直肠型。这种分型在手术中容易界定,临床操作性较好,但是否有助于指导疾病的治疗与预后判断,尚须进一步验证。

3. VAS 痛觉评分的意义

VAS(visual analogue scale),即视觉模拟评分法。该方法用于评价疼痛程度,灵敏性高,可比性强,在 DIE 患者的疼痛评价中应用广泛,可以评估症状严重程度,随访疗效。例如,VAS 评分≥8 分的重度性交痛对提示宫骶韧带处 DIE 的诊断有意义。具体做法:在纸上面画一条 10 cm 的横线,横线的一端为 0,表示无痛;另一端为 10,表示剧痛;中间部分表示不同程度的疼痛。让患者根据自我感觉在横线上画一记号,表示疼痛的程度。

4. DIE 的术前影像学评估

DIE 病灶可以多发性、隐匿性存在,术前辅助影像学检查可以全面评估病情与手术风险:①经阴道/直肠超声:经济实用,为 DIE 的首选影像学检查,可以发现浸润肠壁的 DIE 病灶,但敏感性欠缺;②盆腔核磁共振:在诊断 DIE 时敏感性优于超声,适于发现位于宫骶韧带和子宫直肠隔的深部结节型病灶;③肠镜:有助于评估病灶是否穿透肠黏膜;④静脉肾盂造影:有助于鉴别病灶压迫输尿管或侵及输尿管,尤其当位于子宫直肠隔或宫骶韧带的病灶直径≥3 cm 时更有意义;⑤膀胱镜:当合并血尿时需排除膀胱内病变,有助于评估病灶是否穿透膀胱黏膜;⑥腹腔镜检查是诊断子宫内膜异位症的金标准,但对于腹膜下 DIE 病灶的诊断价值有限。

六、思考题

1. DIE 的临床特征有哪些?
2. DIE 的鉴别诊断是什么?
3. DIE 术前评估手段有哪些?

七、推荐阅读文献

1. 中华医学会妇产科学分会子宫内膜异位症协作组.子宫内膜异位症的诊治指南[J].中华妇产科杂志,2015,(3):161－169.

2. Abrão MS, Petraglia F, Falcone T et al. Deep endometriosis infiltrating the recto-sigmoid: critical factors to consider before management [J]. Hum Reprod Update, 2015,21(3):329－339.

3. Dunselman GA, Vermeulen N, Becker C et al. ESHRE guideline: management of women with endometriosis [J]. Hum Reprod, 2014,29(3):400－412.

4. Koninckx PR, Ussia A, Adamyan L et al. Deep endometriosis: definition, diagnosis, and treatment [J]. Fertil Steril, 2012,98(3):564－571.

八、诊治流程图

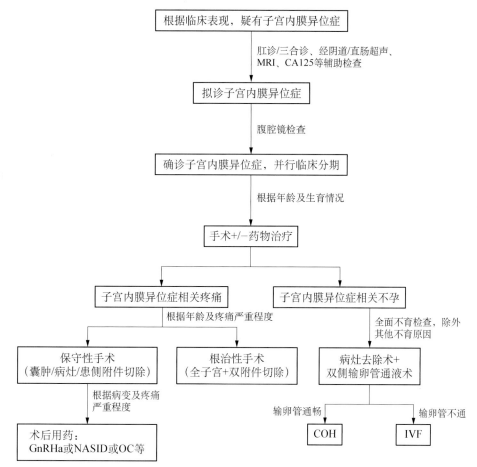

缩写释义:GnRHa:促性腺激素释放激素类似物;
　　　　　NASID:非甾体类抗炎药;
　　　　　OC:口服避孕药;
　　　　　COH:控制性促排卵;
　　　　　IVF:体外受精联合胚胎移植技术

（易晓芳　华克勤）

案例 55

子宫腺肌症

一、病历资料

1. 现病史

患者,女性,47岁。因"继发性痛经2年,进行性加重6个月,尿频2个月"而入院。患者平素月经规则,13岁初潮,5/26天,经量中等,无明显痛经。两年前取环,经过顺利,但随后发作痛经,自经期第1天起腹痛,持续2~3天自行缓解,近半年痛经难以忍受,每次需持续5~6天,自经前2天即发作,表现为下腹坠胀痛或绞痛,有时伴恶心,无呕吐,有时疼痛出汗,影响工作与生活,开始数月服止痛片有效,近期服止痛片仍不能缓解,伴尿频,无尿急或尿痛,否认咳嗽漏尿等不适,经量无明显增多,遂来就诊。门诊超声检查发现"子宫大小:113 mm×101 mm×97 mm,肌层回声不均匀,彩色血流星点状;右卵巢大小25 mm×23 mm×21 mm,左卵巢大小19 mm×18 mm×13 mm"。同时查得血 CA125 升高(77.6U/ml),而要求入院进一步治疗。发病以来,患者稍感紧张,食欲尚可,睡眠正常,体重无明显变化。

2. 既往史

有1次剖宫产手术史(21年前生育第二胎时因"胎位异常"手术),无外伤史,无肝炎、结核等传染病史,无药物过敏史。

3. 婚育史

已婚育,2-0-5-2,10年前有5次人工流产史,后放置 T 形节育环避孕(2年前已取出),近2年外用避孕套避孕,配偶健康。

4. 体格检查

T 36.6℃, P 80 次/min, R 20 次/min, BP 110 mmHg/65 mmHg。神志清楚,发育正常,无贫血貌,对答切题,查体合作。皮肤黏膜无黄染,无瘀点瘀斑。浅表淋巴结未扪及肿大。头颈部未及异常。心肺听诊无异常。下腹部见一长约12 cm 的纵行陈旧手术瘢痕,腹肌软,脐下3指隐约可扪及一质硬实质块物,略粘连,无压痛与反跳痛,肝脾肋下未触及,肝肾区无叩痛,移动性浊音阴性,肠鸣音3次/min。脊柱四肢无畸形,关节活动自如。生理反射存在,病理反射未引出。

5. 妇科检查

外阴:已婚已产式。

阴道:通畅,壁光滑,分泌物少许,色白,无异味。

宫颈:轻度糜烂,无明显接触性出血。

宫体:前位,增大如孕4个月大小,如球形,质地硬,表面尚光滑,前壁与前腹壁粘连感,无压痛,活动略受限。

双侧:左附件区软,未及异常;右附件区软,未及异常。

6. 实验室和影像学检查

宫颈液基薄层细胞涂片:正常范围,未见上皮内病变或恶性病变。

血清肿瘤标志物检查报告:CA125 77.6 IU/ml。

经阴道彩色超声多普勒描述:子宫前位。子宫大小:长径 113 mm,左右径 101 mm,前后径 97 mm,子宫形态不规则,肌层回声不均匀,彩色血流星点状。内膜厚度 6 mm。宫颈长度 33 mm。右卵巢大小 25 mm×23 mm×21 mm,左卵巢大小 19 mm×18 mm×13 mm。超声诊断:子宫增大,腺肌症可能。

二、诊治经过

入院后初步诊断:子宫腺肌症。

入院后予以完善术前常规检查,血常规、肝肾功能电解质、出凝血指标。

肠道准备 3 天:包括连续 3 天口服甲硝唑 0.2 g/次,每日 3 次;口服庆大霉素 8 万 IU/次,每日 2 次;无渣半流质饮食 2 天、全流质 1 天,并予以复方聚乙二醇电解质散灌肠。

入院第 4 天在全麻下行腹腔镜全子宫切除+盆腔粘连分解术,术中见大网膜与前腹壁切口片状致密粘连,子宫前壁下段与前腹膜片状致密粘连,子宫增大如孕 4 月大小,质地硬,可推动,双侧输卵管卵巢未及异常。手术顺利,术中出血 50 ml。围术期予以静脉滴注第二代头孢菌素预防感染治疗,术后常规补液支持治疗 2 天。术后第 3 天出院。

三、病例分析

1. 病史特点

(1) 女性,47 岁,因"继发性痛经 2 年,进行性加重 6 个月,尿频 2 个月"来院就诊。

(2) 曾服止痛片不能缓解痛经症状。

(3) 已婚已育,多次人工流产史,1 次剖宫产史。体检发现脐下 3 指隐约可扪及一质硬实质块物,略粘连,无压痛与反跳痛。

(4) 妇科检查阳性发现:前位,增大如孕 4 个月大小,如球形,质地硬,表面尚光滑,前壁与前腹壁粘连感,无压痛,活动略受限。

(5) 实验室和影像学检查:CA125 77.6 IU/ml(参考值 35 IU/ml),CA199 42.7 IU/ml(参考值 27 IU/ml)。超声提示子宫增大(大小 113 mm×101 mm×97 mm),子宫腺肌症可能。

2. 诊断与诊断依据

(1) 诊断:子宫腺肌症。

(2) 诊断依据:①中年女性,有多次宫腔手术操作史,以继发性进行性痛经为主诉;②妇科检查可扪及子宫球形,增大如孕 4 月大小,质地硬;③血清 CA125 升高;④超声提示子宫增大不规则,符合子宫腺肌症表现。

3. 鉴别诊断

(1) 子宫肌瘤:好发于育龄女性,可引起子宫增大,引发尿频症状,可合并子宫腺肌症,需加以鉴别。但子宫肌瘤很少引起痛经症状,超声检查往往可以看见子宫增大,内含结节,呈中低回声,界线清楚,这些与该患者病情不符。最终鉴别依赖手术探查以及术后病理诊断。

(2) 子宫肥大症:好发于育龄女性,可引起子宫均匀性增大,需加以鉴别。但子宫肥大症往往引起月经过多,并不引起痛经;妇科检查子宫增大而规则,质地中等;超声检查提示子宫增大而规则,肌层厚度超过 2.5 cm,这些与该患者病情不符。最终鉴别依赖术后病理诊断。

（3）子宫肉瘤：好发于 50 岁左右女性，可引起子宫增大，如有子宫外病灶时，可引起血清 CA125 升高，需加以鉴别。但子宫肉瘤病程短，子宫增大迅速，往往引起月经量增多，很少引起痛经。超声检查可提示子宫肌层的实质性结节，伴丰富血流，这些与该患者病情不符。最终鉴别依赖术后病理诊断。

四、处理方案及基本依据

（1）处理方案：腹腔镜全子宫切除＋盆腔粘连分解术。

（2）依据：患者为中年女性，已完成生育，痛经症状严重，且药物治疗无效，子宫明显增大，应行全子宫切除术。此外，患者有前次剖宫产史，此次子宫增大如孕 4 个月大小，根据术者技术及经验，估计可以进行腹腔镜微创操作，故选择腹腔镜备剖腹手术更合适。

五、要点与讨论

1. 子宫腺肌症发病的高危因素

流行病学调查显示，子宫腺肌症发病与下列因素有关：①生育次数：经产妇发生子宫腺肌症的概率随生育次数的增多而增加，生育 1 次、2 次的相对危险度分别为 1.8（95％CI：0.9～3.4）、3.1（95％CI：1.7～5.5）。②月经量多：与正常月经量女性相比，相对危险度为 1.7（95％CI：1.1～2.6）。③子宫手术史：包括人工流产、剖宫产等子宫操作，发生子宫腺肌症的相对危险度为 2.2（95％CI：1.4～4.0）。

2. 有关子宫腺肌症的治疗方案

子宫腺肌症的治疗方案包括：①药物治疗：适于年轻患者，有生育要求，或者近绝经期患者，症状不严重，有意愿保留子宫者，可以采用 GnRHa 等治疗，可缩小瘤体，在一定程度上缓解症状，但需注意相应的药物不良反应，包括低雌激素症状、骨质疏松等，并需注意停药后可能症状复发。②左炔诺孕酮宫内节育器：即曼月乐环，适用于较年轻、无生育要求，但有意愿保留子宫者，通过缓慢持续释放左旋-18-甲基炔诺孕酮（20 μg/24 h），总量约 52 mg，缓解痛经的有效率约 70％，有效作用时间 4～5 年，但需注意对于子宫大小超过 80 mm 者有环脱落的风险，往往需要先采取 GnRH-a 治疗，使瘤体缩小后再放置曼月乐治疗，而放环后，半数以上患者出现阴道出血淋漓不尽，可长达半年以上，另有约半数患者出现月经量明显减少，甚至闭经，此外，取环后仍有症状复发的风险。③子宫病灶切除术或子宫病灶射频消融术：适于病灶局限的子宫腺肌瘤患者，有意愿保留子宫患者，可予剖腹或腹腔镜下子宫病灶挖除，或超声引导下子宫病灶消融术，但需注意术后复发的风险。④全子宫切除术：适于症状严重、药物治疗无效、无生育要求的患者，手术彻底，术后复发率极低。上述方案的选择应根据患者症状、年龄和生育要求等定。

3. 血清 CA125 在子宫腺肌症诊断中的意义

子宫腺肌症没有特异性的血清标志物，但血清 CA125 可以在子宫腺肌症的患者中升高，其值异常升高与病情严重程度有一定相关性，且可就此与子宫肌瘤相鉴别，有个例报道在子宫腺肌症患者中血清CA125 值可能超过 2 000 IU/ml。可用于评估疗效并预测复发。

六、思考题

1. 子宫腺肌症的临床特征有哪些？
2. 子宫腺肌症的鉴别诊断是什么？
3. 子宫腺肌症的治疗方案如何选择？

七、推荐阅读文献

1. 中华医学会妇产科学分会子宫内膜异位症协作组.子宫内膜异位症的诊治指南[J].中华妇产科杂志,2015,(3):161-169.

2. Kil K，Chung JE，Pak HJ et al．Usefulness of CA125 in the differential diagnosis of uterine adenomyosis and myoma [J]．Eur J Obstet Gynecol Reprod Biol，2015,185:131-135.

3. Ozdegirmenci O，Kayikcioglu F，Akgul M A，et al．Comparison of levonorgestrel intrauterine system versus hysterectomy on efficacy and quality of life in patients with adenomyosis [J]．Fertil Steril，2011,95(2):497-502.

八、诊疗流程图

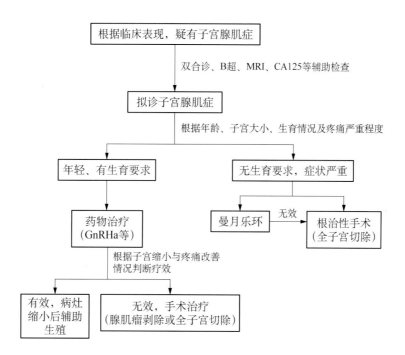

（易晓芳　华克勤）

案例 56

子宫脱垂

一、病历资料

1. 现病史

患者,女性,60岁。因"发现外阴肿物脱出5年,加重3月"入院。自诉5年前下蹲时外阴脱出一肿物,1 cm大小,粉红色,无触痛,平卧及休息后可回缩至阴道内,未予诊治。外阴肿物逐渐增大,2年前约3 cm×3 cm,外院就诊,给予子宫托保守治疗,每日白天使用,夜晚取出清洗消毒。3月前外阴脱出肿物增大至6 cm×4 cm大小,需用手帮助回纳,伴下腹坠胀及腰骶部酸痛,偶有排尿困难,无尿频、尿急、尿痛、咳嗽等腹压增加时无不自主漏尿现象,无大便困难等不适。要求入院手术治疗。发病以来,患者食欲、睡眠、大便均正常,体重无明显变化。

2. 既往史

35年前产钳助产1足月活男婴,重4 200 g,无其他外伤手术史。有慢性支气管炎病史10年左右,每到秋冬季节咳嗽咳痰。无高血压心脏病糖尿病等其他慢性疾病史。

3. 体格检查

Ht 158 cm, Wt 65 kg, Bp 130 mmHg/80 mmHg。一般情况好,神清、气平,心肺检查无殊,腹软,无压痛。

4. 妇科检查

外阴:已婚经产式,发育正常,见一肿物脱出阴道口,大小约6 cm×4 cm,粉红色,质软,表面光滑,无触血、触痛,可回纳。

阴道:畅,未见异常分泌物,见阴道前壁膨出至阴道口外,阴道后壁未见明显异常。

宫颈:光滑、萎缩,脱出阴道口外。

宫体:前位、萎缩,质地中等,无压痛,脱出阴道口外。

附件:双侧软、无压痛反跳痛,未及明显肿块。

5. POP - Q评分

Aa点+1 cm, Ba点+4 cm, Ap点-3 cm, Bp点-3 cm, C点+6 cm, D点+3 cm,生殖道裂孔长度4.5 cm,会阴体长度3 cm,阴道总长度7 cm,残余尿5 ml,膀胱容量300 ml,尿失禁诱发实验(一)。

6. 实验室和影像学检查

尿常规:白细胞20个/HP,隐血(一),尿蛋白(一)。

经阴道超声描述:子宫萎缩,内膜单层厚1 mm,双附件未见明显异常。腹部及泌尿系B超检查:肝胆胰脾及双肾输尿管未见明显异常。

胸片:双肺纹理增粗、紊乱,成条索状。

二、诊治经过

入院后初步诊断:①中盆腔器官脱垂:子宫脱垂Ⅳ期。②前盆腔器官脱垂:阴道前壁膨出Ⅲ期。③慢性支气管炎。

入院后予以完善术前常规检查:血常规、肝肾功能、电解质、血凝常规、血糖、输血前检查、EKG、宫颈 TCT。

住院第 2 天,术前准备,复方聚乙二醇电解质散灌肠。

入院第 3 天静脉麻醉下行盆腔网片悬吊术。术后留置导尿 48 h,拔除导尿管后,患者排尿畅,B 超检查测残余尿阴性。入院第 6 天出院。出院后嘱患者术后 1 月避免用力屏气等增加腹压动作。

三、病例分析

1. 病史特点

(1) 女性,60 岁,因"发现外阴肿物脱出 5 年,加重 3 月"来院就诊。

(2) 35 年前产钳助产一足月活男婴,重 4 200 g。有慢性支气管炎病史 10 年左右,每到秋冬季节咳嗽咳痰。

(3) 体检:体型矮胖,体重 65 kg。

(4) 妇科检查(阴道检查)阳性发现:

外阴:见一肿物脱出阴道口,大小约 6 cm×4 cm,粉红色,质软,表面光滑,无触血、触痛,可回纳。

阴道:见阴道前壁膨出至阴道口外。

宫颈:脱出阴道口外。

宫体:前位,萎缩,脱出阴道口外。

POP - Q 评分:Aa 点+1 cm, Ba 点+4 cm, Ap 点−3 cm, Bp 点−3 cm, C 点+6 cm, D 点+3 cm,生殖道裂孔长度 4.5 cm,会阴体长度 3 cm,阴道总长度 7 cm,残余尿 5 ml,膀胱容量 300 ml,尿失禁诱发实验(−)。

(5) 辅助检查:胸片:双肺纹理增粗、紊乱,成条索状。

2. 诊断与诊断依据

诊断:①中盆腔器官脱垂:子宫脱垂Ⅳ期。②前盆腔器官脱垂:阴道前壁膨出Ⅲ期。③慢性支气管炎。

诊断依据:①有外阴肿物脱出的主诉;②体型肥胖,Wt 65 kg;③有产钳助产史;④有慢支史;⑤妇科检查及 POP - Q 评分;⑥胸片。

3. 鉴别诊断

(1) 阴道壁肿物或膀胱膨出:有阴道肿物者,双合诊检查阴道壁肿物(囊性或实性)在阴道壁内,边界清楚,活动或固定。膀胱膨出视诊未见子宫颈,单叶拉钩将阴道前壁向上抬起,可见到子宫颈,指诊可触及宫颈和子宫体。

(2) 子宫颈延长:指无子宫脱垂的单纯宫颈延长,有时可伴有轻度阴道前后壁膨出。单纯宫颈延长可通过触诊与子宫脱垂鉴别。双合诊检查宫颈的阴道部分延长,子宫体在盆腔内,屏气不下移。从 POP - Q 评分可以从 C、D 点相减的绝对值判断,大于 4 cm,可判断宫颈延长。

(3) 子宫黏膜下肌瘤:有月经过多史,较小的肌瘤用窥阴器暴露可见宫颈外口有红色、质地硬韧脱出的肿块。较大的脱出至宫颈外口的黏膜下肌瘤,视诊肿块上无宫口,双合诊检查肿块上方四周有宫颈存在。

（4）子宫内翻:为慢性子宫内翻,极少见。阴道内见翻出的宫体,被覆暗红色绒样子宫内膜,易出血,其上无宫颈,两侧可见输卵管开口,双合诊或三合诊检查盆腔内无宫体。必要时辅以腹部 B 超检查。

四、处理方案及基本依据

（1）治疗方案:手术——盆底重建术(盆腔网片悬吊术)。

（2）依据:患者子宫脱垂,阴道前壁膨出,阴道后壁无膨出,术前检查子宫双附件未见明显异常,宫颈无明显延长,无合并压力性尿失禁,患者要求保留子宫。

患者一般情况良好,术前检查中无明显手术禁忌证。

五、要点与讨论

1. 子宫脱垂的发病机制

1）妊娠、分娩对盆底结构与功能的损伤

（1）由于妊娠盆腹综合力量改变,作用力的合力方向从正常指向骶骨而转向直接作用于盆底肌肉。

（2）分娩过程软产道及其周围的盆底支持结构极度扩张,肌纤维拉长或撕裂,支配盆底肌肉的神经支配减少,尤其是助产手术分娩所导致的盆底肌肉及神经损伤。

（3）产后过早参加重体力劳动,影响盆底组织张力的恢复,导致未复旧的子宫不同程度下降,常伴有阴道前、后壁脱垂。正常子宫与脱垂子宫的对比如 56-1 所示。

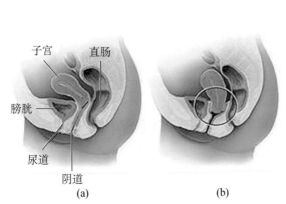

图 56-1 正常子宫与脱垂子宫对比图,可见子宫从正常解剖位置下移
（a）正常女性骨盆解剖图;（b）子宫脱垂

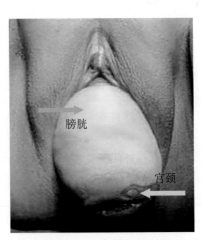

图 56-2 子宫脱垂Ⅳ期

2）支持组织疏松和薄弱

（1）绝经后雌激素降低、盆底组织萎缩退化薄弱。

（2）营养不良引起支持子宫的组织薄弱。

（3）盆底组织先天发育不良。

2. 子宫脱垂的分度

传统以患者平卧用力向下屏气时,子宫下降最低点为分度标准。将子宫脱垂分为 3 度。

目前推荐采用 POP－Q 分类法将盆腔脱垂分为 0～Ⅳ期。

POP－Q 以处女膜为参照(0 点),以阴道前壁、后壁和顶部的 6 个点为指示点,对脱垂作出量化。同时记录阴道全长(tvl)、生殖道裂孔(gh)长度、会阴体(pb)长度的情况。盆腔脏器胶垂和分级标准如表56－1、表 56－2 所示。

表 56－1 盆腔脏器脱垂解剖参数

参照点	解 剖 描 述	正常定位范围(cm)
Aa	阴道前壁中线距处女膜缘 3 cm 处,对应"膀胱尿道皱折"处	－3～＋3
Ba	阴道前穹隆的反褶或阴道残端(子宫切除者)距离 Aa 点最远处	－3～＋TVL
Ap	阴道后壁中线距处女膜缘 3 cm 处	－3～＋3
Bp	阴道后穹隆的反褶或阴道残端(子宫切除者)距离 Ap 点最远处	－3～＋TVL
C	子宫颈外口最远处;子宫切除者则相当于阴道残端最远处	＋/－TVL
D	未切除子宫者的阴道后穹隆(子宫切除术无宫颈者,D 点无法测量,D 点用于鉴别宫颈延长的程度)	＋/－TVL
gh	尿道外口到阴唇后联合中点的距离	无限定值
pb	阴唇后联合到肛门开口中点的距离	无限定值
tvl	当 C、D 在正常位置时阴道顶部至处女膜缘的总长度	无限定值

表 56－2 盆腔器官脱垂 POP－Q 评估量表

姓名＿＿＿＿　　　年龄＿＿＿＿　　　　　床位＿＿＿＿　　　门诊号＿＿＿＿　　　　住院号＿＿＿＿

阴道前壁 Aa 点　　cm	阴道前壁 Ba 点　　cm	宫颈 C 点　　cm
生殖道裂孔长度　　cm	会阴长度　　　cm	阴道总长　　cm
阴道后壁 Ap 点　　cm	阴道后壁 Bp 点　　cm	后穹隆 D 点　　cm

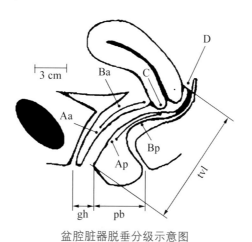

盆腔脏器脱垂分级示意图

gh、生殖孔;pb、会阴体;tvl、阴道总长度

分级	分期标准
0级	没有脱垂。Aa、Ba、Ap、Bp 均为－3，C点在－TVL 和－(TVL－2)之间
Ⅰ级	脱垂最远端为 TVL－2～－1 之间
Ⅱ级	脱垂最远端为－1～＋1 之间
Ⅲ级	脱垂最远端为＋2～＋(TVL－2)之间
Ⅳ级	完全或几乎完全的阴道外翻，阴道脱垂最远端≥＋(TVL－2)

3. 子宫脱垂的治疗要点

治疗以安全、简单和有效为原则。

(1) 支持治疗：加强营养，避免重体力劳动，保持大便通畅，积极治疗长期腹压增加的疾病。

(2) 非手术治疗：可用子宫托、盆底肌锻炼、补充雌激素、针灸及物理疗法等。

(3) 手术治疗：目的是消除症状，修复盆底支持组织。应根据患者年龄、脱垂分期、生育要求、全身健康情况选择术式。

① 阴道前后壁修补术：适用于Ⅰ度、Ⅱ度阴道前、后壁脱垂患者。

② 阴道前后壁修补、主韧带缩短及宫颈部分切除术：又称曼氏(Manchester)手术，适用于年龄较轻、宫颈延长、希望保留子宫的Ⅱ度、Ⅲ度子宫脱垂伴阴道前、后壁脱垂者。

③ 经阴道子宫全切及阴道前后壁修补术：适用于Ⅱ度、Ⅲ度子宫脱垂伴阴道前、后壁脱垂、年龄较大、不需保留子宫者。此类患者也可用生物网片加强盆底组织支持，保留子宫。

④ 阴道纵隔形成术：又称 LeFon 手术或阴道封闭术。适用于年老体弱不能耐受较大手术、不需保留性交功能者。

⑤ 阴道、子宫悬吊术：可采用手术缩短圆韧带，或利用生物材料制成各种吊带，达到悬吊子宫和阴道的目的。

六、思考题

1. 子宫脱垂有哪些临床表现？

2. 子宫脱垂的 POP－Q 分度有哪些？

3. 如何区别是子宫脱垂还是宫颈延长？

七、推荐阅读文献

1. 郎景和. 妇科泌尿学与盆底重建外科：过去、现在与将来[J]. 中华妇产科杂志，2005，40(3)：145－147.

2. 朱兰，郎景和. 女性盆底学[M]. 北京：人民卫生出版社. 2008.

3. 王建六，张晓红. 女性盆底功能障碍性疾病的诊疗进展[J]. 中国实用妇科与产科杂志. 2008(01).

4. Swift SE, Barber MD. Pelvic organ proplase：defining the disease [J] Female Pelvic Med Reconstr Surg，2010，16：201－203.

5. Haylen BT, de Ridder D, Freeman RM, et al. An intenational Urogynecological Association (IUGA)/International Continence Society (ICS) joint report on the terminology for female pelvic floor dysfunction [J]. Int Urogynecol J ，2010，21：5－26.

八、诊疗流程图

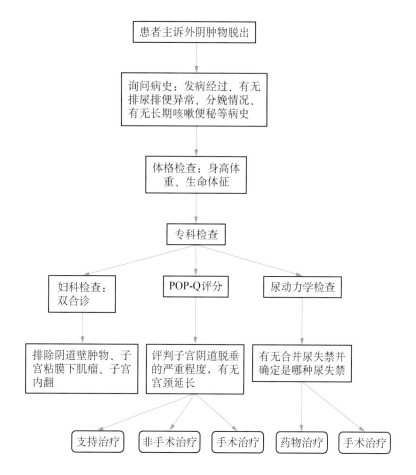

（高　阆　李怀芳）

案例 57

压力性尿失禁

一、病历资料

1. 现病史

患者,女性,51 岁。因"咳嗽后尿液不自主漏出 2 年,加重 3 月"而入院。患者自诉 2 年前开始咳嗽、大笑、跑步等运动时漏尿,发病前无手术、外伤等诱因,未就诊。患者无尿频尿急尿痛,无排尿困难,无夜尿增多。近 3 月,尿液外漏明显加重,快步行走时尿液明显漏出,需要使用卫生巾,影响日常生活。故来院就诊,要求治疗。发病以来,患者食欲、睡眠、大便均正常,体重无明显变化。患者已绝经 1 年,无阴道出血,无阴道分泌物异常。

2. 既往史

无外伤手术史,无高血压、心脏病、糖尿病等慢性疾病史。

3. 体格检查

患者 Ht 160 cm, Wt 65 kg, BP 130 mmHg/80 mmHg, HR 86 次/min。应答自如,步入病房。双肺呼吸音清,未及干湿啰音,心律齐,各瓣膜区未及病理性杂音。腹部软,无压痛、反跳痛。双肾区无扣击痛。

4. 妇科检查

外阴:已婚式,阴毛分布呈女性型。大阴唇外侧见片状湿疹。

阴道:通畅,未见异常分泌物,无阴道壁膨出。

宫颈:光滑,无举痛。

子宫:前位,正常大小,质中。

附件:双侧软、无压痛与反跳痛,未及明显肿块。

5. 实验室和影像学检查

空腹血糖:4.3 mmol/L。血常规、肝肾功能、血脂、血凝常规均正常。

盆腔 B 型超声描述:子宫前位,大小 45 mm×36 mm×38 mm,外形正常,宫腔线居中,内膜厚 3 mm,双侧卵巢未见,盆腔未见积液。超声诊断:子宫、双附件未见明显异常。

泌尿系 B 型超声描述:左、右肾,左、右侧输尿管,膀胱,未见异常。

压力试验:阳性;膀胱容量 400 ml,残余尿 10 ml。诱发试验:阳性。指压试验:阳性。

尿动力学诊断:压力性尿失禁,其他未见异常。

二、诊治经过

（1）入院后初步诊断：压力性尿失禁。

（2）入院后予以完善术前常规检查，血常规、肝肾功能电解质、出凝血指标。

（3）入院第 2 天在静脉麻醉下行经阴道尿道中段无张力悬吊术（TVT-O），术后留置导尿 24 h，拔除尿管后复测残余尿<50 ml，患者小便自解顺畅，无漏尿情况，术后第 3 天出院。告知术后保持外阴清洁，禁盆浴及性生活 1 月，避免重体力劳动 3 月。出院后盆底功能锻炼。门诊于术后第 1、3、6、12 个月定期随访。

三、病例分析

1. 病史特点

（1）女性，51 岁，因"咳嗽后尿液不自主漏出 2 年，加重 3 月"入院。

（2）无尿频尿急尿痛，无排尿困难，无夜尿增多。

（3）体检：无异常。

（4）妇科检查：

外阴：已婚式，阴毛分布呈女性型。大阴唇见片状湿疹。

阴道：通畅，未见异常分泌物，无阴道壁膨出。

宫颈：光滑，无举痛。

子宫：前位，正常大小，质中。

附件：双侧软、无压痛与反跳痛，未及明显肿块。

（5）辅助检查：

盆腔 B 型超声：子宫、双附件未见明显异常。

泌尿系 B 型超声描述：左、右肾，左、右侧输尿管，膀胱，未见异常。

压力试验：阳性；膀胱容量 400 ml，残余尿 10 ml，诱发试验：阳性，指压试验：阳性。

尿动力学诊断：压力性尿失禁，其他未见异常。尿动力学报告如图 57-1～图 57-4 所示。

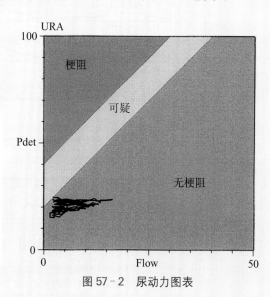

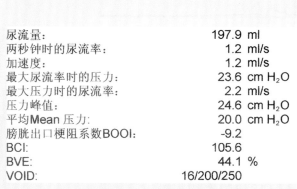

尿流量：	197.9 ml
两秒钟时的尿流率：	1.2 ml/s
加速度：	1.2 ml/s
最大尿流率时的压力：	23.6 cm H$_2$O
最大压力时的尿流率：	2.2 ml/s
压力峰值：	24.6 cm H$_2$O
平均Mean 压力：	20.0 cm H$_2$O
膀胱出口梗阻系数BOOI：	-9.2
BCI：	105.6
BVE：	44.1 %
VOID：	16/200/250

图 57-1　尿动力参数

图 57-2　尿动力图表

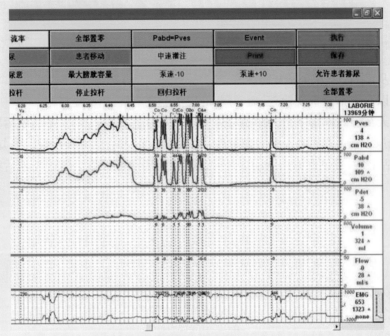

图 57 - 3　尿动力学图 1

（此图为患者膀胱内灌注 200 ml 时，嘱患者行 Vasava 动作时见漏尿，漏尿点压力 VLPP 为 103 cm H_2O，连续咳嗽见漏尿，漏尿点压力 CLPP 为 117 cm H_2O。储尿期无逼尿肌异常活动，患者咳嗽、Valsava 运动时均为引起逼尿肌过度活动，患者诊断为 I 型压力性尿失禁。）

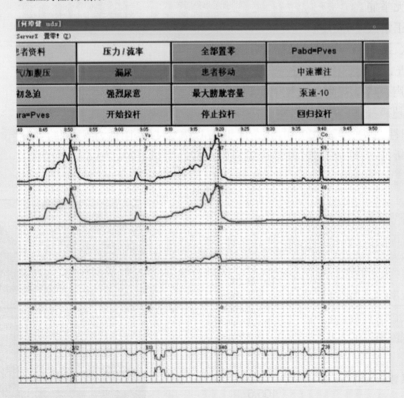

图 57 - 4　尿动力学图 2

（此图为患者膀胱内灌注 250 ml 时，嘱患者行 Vasava 动作时见漏尿，连续咳嗽见漏尿，储尿期无逼尿肌异常活动，患者咳嗽、Valsava 运动时均为引起逼尿肌过度活动，同样结果：患者诊断为 I 型压力性尿失禁。）

2. 诊断与诊断依据

（1）诊断：压力性尿失禁。

（2）诊断依据：①咳嗽、大笑、跑步等运动后尿液不自主漏出。②体格检查无异常。③盆腔 B 型超声：子宫、双附件未见明显异常。泌尿系 B 型超声描述：左、右肾、左、右侧输尿管、膀胱未见异常。④压力试验：阳性。⑤诱发试验：阳性；指压试验：阳性；尿动力学诊断：压力性尿失禁，其他未见异常。

3. 鉴别诊断

（1）急迫性尿失禁：指患者失去控制逼尿肌收缩能力，而引起的尿失禁。患者多尿意感强烈，有尿频、尿急等膀胱刺激症状，尿动力学检查尿道压力正常，膀胱逼尿肌异常收缩，反射亢进。压力试验及指压试验均阴性。膀胱镜下可见膀胱内炎性表现。

（2）充盈性尿失禁：症状与压力性尿失禁相似，但此疾病由尿道梗阻、膀胱收缩无力等原因导致尿潴留，膀胱极度充盈，使膀胱内压力超过正常尿道括约肌的阻力，而发生尿失禁。多合并上尿路梗阻表现。常继发于良性前列腺增生、糖尿病性神经病变和脊髓损伤。

（3）真性尿失禁：是指膀胱颈括约肌和尿道括约肌功能失调，尿液持续不断从尿道口滴出，患者无排尿感，膀胱内始终无尿。

（4）尿道憩室：多表现为排尿后漏尿，排尿后阴道前壁可见囊性肿物，挤压该囊性肿物后可见尿液或脓液流出，尿道镜或者尿道造影可以明确诊断。

（5）膀胱膨出：患者有尿失禁病史，同时伴有下腹部及会阴部坠胀感，检查残余尿较多，用力时阴道前壁膨出。尿道膀胱造影示：尿道后角及尿道倾斜角均正常，行阴道前壁修补或者网片悬吊术后，尿失禁症状好转。

四、处理方案及基本依据

（1）治疗方案：手术——经阴道尿道中段无张力悬吊术（TVT-O）。

（2）依据：患者咳嗽后尿液不自主漏出 2 年，加重 3 月。患者自诉 2 年前无诱因下尿液不自主外漏，发生于咳嗽、大笑、跑步等运动时。患者无尿频、尿急、尿痛，无排尿困难，无夜尿增多。近 3 月，尿液外漏明显加重，快步行走时也会漏出，需要使用卫生巾，影响日常生活，要求手术。患者一般情况良好，术前检查中无明显手术、麻醉禁忌证。

五、要点与讨论

1. 有关压力性尿失禁的发病机制

研究显示，17～79 岁女性尿失禁发病率为 9%～72%，其中压力性尿失禁最常见，占 50% 左右，大多数女性因为难以启齿而不愿就医，SUI 严重影响女性患者生活质量，由此产生自卑、焦虑甚至抑郁等精神疾病表现，夫妻性生活不和谐，影响人际交往。因此压力性尿失禁也被称为"社交癌"。

压力性尿失禁从病因学方面可分为两类，一类为解剖型压力性尿失禁，占 90% 以上，其发病机制为盆底组织松弛引起。盆底松弛主要原因有妊娠、阴道分娩损伤及绝经后雌激素减低等。压力传导学说认为：在良好的泌尿生殖环境下，腹内压增加的同时压力会传递到膀胱、膀胱基底部及尿道，健康女性在咳嗽、大笑时增加的腹压传导时会被提肛肌和阴道结缔组织中具有支持功能的组织驳回。但盆底组织松弛的女性，则容易导致尿道膀胱连接部的漏斗形成，发生尿失禁。另一类为尿道括约肌障碍型压力性尿失禁，多因发育异常所致。

压力性尿失禁好发于中年女性，且于绝经后呈上升趋势，肥胖也是其高危因素。但是没有证据表明子宫切除术会诱发压力性尿失禁。

2. 压力性尿失禁的临床表现与分型

压力性尿失禁最典型临床表现为腹压增加时不自主溢尿。另外尿频、尿急、排尿后膀胱涨满感，80%患者伴有膀胱膨出。

压力性尿失禁根据主观分为三级：

Ⅰ度：尿失禁只发生在剧烈压力下，诸如咳嗽、打喷嚏或者慢跑。

Ⅱ度：尿失禁只发生在中度压力下，诸如快速运动或者上下楼梯时。

Ⅲ度：尿失禁只发生在轻度压力下，诸如站立时。

3. 压力性尿失禁的诊断思路

压力性尿失禁诊断比较简单明确，它是尿失禁中最常见一种，多发于绝经后女性。患者主诉尿液不自主外漏，着重了解尿失禁发生的诱因，有无咳嗽、大笑、剧烈运动等腹压增加的原因，压力试验、诱发试验、指压试验均为阳性。B超检查排除泌尿系梗阻等原因。需与急迫性尿失禁、充盈性尿失禁、尿道憩室等相鉴别。较多患者存在混合型尿失禁，必要时需要尿动力学测试、膀胱镜检查明确诊断。

4. 压力性尿失禁的治疗要点

对于所有压力性尿失禁患者而言，可以自主控制排尿是治疗的首要要求。其治疗方式分为非手术治疗及手术治疗。

对于轻、中度压力性尿失禁患者，可采取非手术治疗，包括盆底肌肉锻炼（pelvic floor musle exercise，PFME）、生物反馈治疗、盆底肌肉及神经电刺激、尿道旁注药及药物治疗等。PFME 由 Amold Kegel 在 1948 年提出，指患者有意识地对以提肛肌为主的盆底肌肉进行自主性收缩以加强控尿的能力。相关研究显示，PFME 对压力性尿失禁的改善率为 $50\% \sim 80\%$，依从性高的患者改善率更高。电刺激是通过间歇式电流刺激盆底肌肉群，以增强其肌肉的强度和功能。患者须在院内治疗，依从性较差。生物反馈治疗包括肌肉生物反馈、膀胱反馈、A3 反射及场景生物反馈。Pauliina 等研究对 15 例 SUI 患者进行生物反馈治疗联合 PFME 治疗，与 15 例单纯 PFME 治疗的 SUI 患者进行比较，前者漏尿指数明显下降，而后者无变化。提示生物反馈联合 PFME 治疗可有效提高 SUI 疗效。

对于重度 SUI 患者，推荐采取手术治疗。手术治疗有以下几类：腹腔镜下膀胱颈悬吊术（Burch 悬吊术）、经阴道无张力尿道中段悬吊术（TVT）、经闭孔无张力尿道中段悬吊术（TVT－O）。Abdel-Fattah M 等研究显示 Burch 悬吊术与 TVT－O 术相比较，手术中出血量、术后留置导尿时间等无明显差异，但住院费用低，且体内无异物存留。同时有研究显示 TVT 术后患者发生腹股沟或者大腿内侧疼痛率高于 TVT－O 术。但 TVT 及 TVT－O 术操作简单、手术创伤小、住院时间短，在临床中应用广泛。这 3 种手术治疗效果无明显差异。

根据国际尿失禁咨询委员会（ICI）推荐，对于 SUI 患者的经典治疗方案推荐顺序是：生活方式建议→盆底肌肉锻炼→外科手术治疗。

六、思考题

1. 压力性尿失禁的临床表现及诊断是什么？
2. 压力性尿失禁的鉴别诊断是什么？

七、推荐阅读文献

1. Wang YJ，Zhu L，Lang JH，et al. A prospective randomized trail of comparing the clinical outcome of tension-free vaginal tape and transobturator tape for stress urinary incontinence［J］.

Nation Med J China，2009，91(13)：898 - 901.

2. Dubeau CE，Kuchel GA，Johnson T，et al. Incontinence in the frail elderly：report from the 4th International Consultation on Incontinence [J]. Neurourol Urodyn，2010，29，(1)：165 - 178.

3. Abdel-Fattah M，Ford JA，Lim CP，et al. Single-incision mini-slings versus standard midurethral slings in surgical management of female stress urinary incontinence：A Meta-analysis of effectiveness and complications [J]. Eur Urol，2011，60(3)：468 - 480.

4. 张晓薇，谢莹. 女性尿失禁的非手术治疗[J]，实用妇产科杂志，2009，25(11)：646 - 648.

八、诊疗流程图

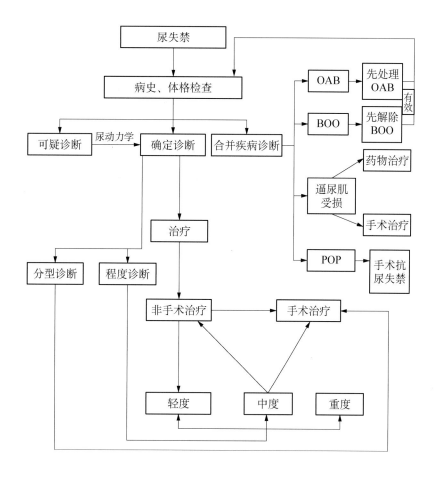

（刘胜兰　李怀芳）

案例 58

宫颈上皮内瘤变
(Cervical Intraepithelial Neoplasm)

一、病历资料

1. 现病史

患者张某,女性,35 岁。因"同房后阴道出血 1 次"入院。患者自诉平时月经规则,经量中等,无痛经等不适。2 周前同房后出现阴道分泌物伴少量鲜红色血丝,来本院妇科门诊就诊。妇科检查见阴道壁光滑,宫颈肥大,轻度糜烂。TCT 结果提示高度宫颈鳞状上皮内病变(HSIL)。HPV - DNA:16 型(+),阴道镜检查:暴露满意,局部醋酸试验上皮增厚发白伴少许细点状血管,碘染色不着色。活检病理报告提示,(宫颈管)黏膜组织;(宫颈 1°7°11°)高级别鳞状上皮内病变(HSIL)累及腺体。为进一步治疗入院。发病以来,患者食欲、睡眠、大小便均正常,体重无明显变化。

2. 既往史

无外伤手术史及慢性疾病史。吸烟每日 5 支。否认酗酒及冶游史。

3. 月经婚育史

13 岁初潮,5/28 天,量中色红,LMP 2015 - 5 - 7。

18 岁起有性生活。22 岁结婚。2 - 0 - 1 - 2。宫内节育器避孕。

4. 妇科检查

外阴:已婚经产式。

阴道:畅,黏膜光滑。

宫颈:肥大,中度糜烂样改变,质地中等,无抬举痛。

子宫:后位,正常大小,质地中等,无压痛。

附件:双侧软、无压痛与反跳痛,未及明显增厚与肿块。

5. 实验室和影像学检查

HPV - DNA:16 型　阳性

TCT:高度鳞状上皮内病变(HSIL)

阴道镜活检病理:(宫颈管)黏膜组织;(宫颈 1°7°11°)高级别鳞状上皮内病变(HSIL)累及腺体。

妇科超声描述:子宫后位;大小:49 mm×53 mm×45 mm 形态规则,内膜厚度 6 mm;宫颈长度:32 mm。宫内节育器。右卵巢:大小 25 mm×22 mm×15 mm;左卵巢:大小 33 mm×29 mm×22 mm;盆腔无积液。

二、诊治经过

入院后初步诊断：宫颈高级别鳞状上皮内病变（HSIL）。

入院后再次阴道镜评估：宫颈肥大，阴道镜暴露满意，宫颈局部醋酸试验上皮增厚发白，碘不着色，阴道壁光滑，未见醋白上皮，碘染着色。予完善术前常规检查，血常规、肝肾功能电解质、凝血指标、乙肝两对半、梅毒试验、HIV 抗体检测，心电图等。

入院第 3 天在静脉麻醉下行宫颈 LEEP(Loop Electrosurgical Excision Procedure)锥切术。第 4 天出院，告知术后 10 天门诊病史室取病理报告，宫颈门诊复诊，再定后续治疗方案。术后 3 月禁止同房。术后病理：(宫颈 LEEP 组织)宫颈 1°—7°，10°—11°高级别鳞状上皮内病变（HSIL）累及腺体，切缘未见病变累及。

三、病例分析

1. 病史特点

（1）女性，35 岁。因"同房后阴道出血 1 次"来院就诊。

（2）否认阴道分泌物增多，无外伤手术史。吸烟史。18 岁开始性生活。

（3）妇科检查：

外阴：已婚已产式

阴道：畅，阴道壁光滑。

宫颈：肥大，中度糜烂样改变，质地中等，无抬举痛。

子宫：后位，正常大小，质地中等，无压痛，

附件：双侧软、无压痛与反跳痛，未及明显增厚与肿块。

（4）辅助检查：HPV-DNA：16 型(+)；TCT：高度鳞状上皮内病变；阴道镜活检病理：(宫颈管)黏膜组织；(宫颈 1°7°11°)高级别鳞状上皮内病变累及腺体。

2. 诊断与诊断依据

诊断：宫颈高级别鳞状上皮内病变（HSIL）。

诊断依据：①同房后阴道出血 1 次；②妇科检查：阴道壁光滑，宫颈：肥大，中度糜烂样改变，质地中等，无抬举痛；③阴道镜活检病理：宫颈鳞状上皮内高级别病变累及腺体。

3. 鉴别诊断

（1）宫颈良性疾病：可出现阴道分泌物增加、接触性出血等症状。细胞学检查为宫颈病变筛查的主要手段之一，宫颈活组织检查为最可靠确诊方法。

（2）宫颈癌：早期多无症状和体征，宫颈无异常改变，随着疾病的进展可出现相应症状。活组织检查有助于鉴别。

（3）阴道上皮内瘤变：多无症状和体征，偶接触性出血。妇科检查无异常。可和 CIN 并存。阴道镜活检有助于鉴别。

（4）阴道癌：早期多无症状和明显体征，可伴阴道分泌物增加和/或接触性出血。查体无阳性体征，随着疾病的进展，可见阴道赘生物或溃疡形成，局部阴道壁增厚质硬触血。活组织检查有助于明确诊断。

四、处理方案及基本依据

1. 治疗方案

宫颈 LEEP 锥切术。

2. 依据

同房后阴道出血 1 次;阴道镜活检病理:(宫颈管)黏膜组织;(宫颈 1°7°11°)高级别鳞状上皮内病变(HSIL)累及腺体。患者术前检查无明显禁忌证。

五、要点与讨论

1. 组织发生和发展

宫颈上皮是由宫颈阴道部鳞状上皮和宫颈管柱状上皮组成。原始鳞-柱交接和生理鳞-柱交接之间的区域被成为移行带(区)。在移行带(区)形成过程中,发生鳞状上皮化和鳞状上皮化生,未成熟的化生鳞状上皮代谢活跃,在致癌物的作用下(如 HPV 等),可发生细胞分化不良,形成宫颈上皮内瘤样病变。

2. 宫颈癌前病变

宫颈癌癌前病变的概念源于 1967 年 Richart 提出的宫颈上皮内瘤变(cervical intraepithelial neoplasia, CIN)及其分级。2014 年 WHO 对女性生殖系统分类中,推荐采用鳞状上皮内病变(squamous intraepitheilial lesion, SIL)来命名,并且将其分为两级,即低级别鳞状上皮内病变(LSIL)和高级别鳞状上皮内病变(HSIL)。目前通常认为宫颈癌前病变仅包括 HSIL。值得注意的是,是细胞学诊断的 HSIL 不能代替阴道镜活检及锥切组织学检查作为宫颈癌前病变的诊断依据。

3. 高危型人乳头瘤病毒(High Rish Human Papillomavirus, HR-HPV)

流行病学调查发现 90% 以上宫颈病变与 HR-HPV 感染有关。目前已经确认 HR-HPV 产生的蛋白 E6 和 E7 在细胞中的分子机制。E6 可以通过招募 E6-AP,结合并降解 p53;E7 则可以结合并降解 pRb;导致细胞发生编程错误,周期调节失控,发生瘤变,随着时间的延长,发生癌变。

4. 宫颈病变的诊断

通常按照"三阶梯"原则对病变进行准确的诊断:即先进行 HPV DNA 分型检测和宫颈细胞学检查;若有异常则行阴道镜检查和多点活检;根据病变级别决定是否进行宫颈锥切术。

研究表明,HR-HPV 是宫颈癌和下生殖道肿瘤发生的必备因素。病毒检测有利于尽早发现癌前病变和早期宫颈癌患者,也有利于识别高风险人群。有鉴于此,2015 年 1 月 8 号,美国 ASCCP 发布宫颈癌筛查(过渡期)指南,FDA 批准将 HR-HPV 检测作为宫颈筛查的第一道防线(必须使用标准的经过临床验证的 HR-HPV 检测方法)。宫颈细胞学检查包括传统宫颈刮片(Pap smear)和液基薄层细胞涂片(Liquid-based thin preparation Pap smear)两种。阴道镜检查和宫颈活组织检查是确诊宫颈病变的金标准。

5. 宫颈 LEEP 锥切术的临床应用

宫颈 LEEP 锥切术是采用高频电刀进行的宫颈锥形切除。用不同规格及形状的电切环,可切除不同大小的组织,达到治疗宫颈病变的目的。与传统的冷刀锥切相比,LEEP 优点突出,操作简单,无需麻醉,手术能在门诊进行,因边切边止血,出血少,术后创面愈合快,造成的盆腔炎症和水肿轻,为日后的再次根治性手术创造良好条件。此外 LEEP 的最大优点是尽量保留宫颈间质,有效减少宫颈机能不全。但由于宫颈 LEEP 切除深度的限制,对于病变广泛的 CINⅢ级并不能完全除外宫颈浸润癌的患者,以及不能充分暴露移行带的患者,其能否代替冷刀锥切有待商榷。原因包括两方面:①对病理的影响;②切除深度的限制。尽管 LEEP 的高频电刀能迅速固化组织,仍有不少病理医生认为热及电能在一定程度上破坏了标本的边缘组织,对判断边缘是否切除干净增加了难度。

文献报道锥切对于 CIN 的治愈率达 87%～98%,此外,LEEP 既是诊断早期宫颈癌分期的主要手段,也是防护宫颈癌的最后一道防线,因此其指征是建立在阴道镜活检病理的基础上的。包括:①阴道镜明确诊断的高级别病变,并要求保留子宫的患者。②不满意的阴道镜检查,移行带不能完全暴露。③病变位于颈管内,阴道镜难以诊断。④TCT 与阴道镜活检结果不符,如多次细胞学 HSIL 而阴道镜活检未予以支持。⑤宫颈管搔刮阳性,提示病变位于宫颈管内。⑥阴道镜病理可疑为浸润癌,为明确病理深度及广度。⑦病理提示微灶浸润癌(IA1)或宫颈原位癌,需要保留生育功能的患者。

六、思考题(题目)

1. 宫颈病变筛查模式的改变及其意义是什么?
2. 宫颈高级别上皮内病变的鉴别诊断是什么?
3. 如何理解 HR-HPV 感染和宫颈病变的关系?

七、推荐阅读文献

1. http://apps. who. int/iris/bitstream/10665/94830/1/9789241548694_eng. pdf.

2. Huh WK,Ault KA,Chelmow D,et al. Use of primary high-risk human papillomavirus testing for cervical cancer screening:interim clinical guidance[J]. Obstet Gynecol,2015,125(2):330-337.

3. WHO Guidelines for Treatment of Cervical Intraepithelial Neoplasia 2-3 and Adenocarcinoma in situ:Cryotherapy,Large Loop Excision of the Transformation Zone,and Cold Knife Conization[M],2014.

4. WHO Guidelines for Screening and Treatment of Precancerous Lesions for Cervical Cancer Prevention[M],2013.

八、诊疗流程图

1. 宫颈细胞学提示 ASCUS(意义未明确的不典型鳞状上皮细胞)的处理流程

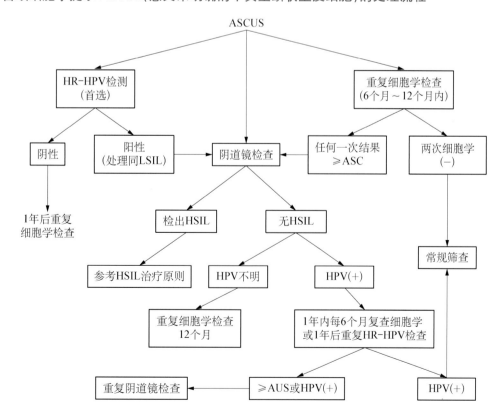

对青春期妇女:选择 12 个月后重复宫颈细胞学检查,如结果<HSIL,12 个月后重复宫颈细胞学检查;如结果≥HSIL,立即做阴道镜检查。

2. ASCUS 伴有 HPV 感染的患者处理流程图

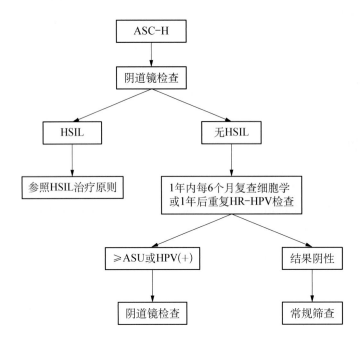

3. 细胞学检查提示 LSILL(宫颈低级别鳞状上皮内病变)处理流程图

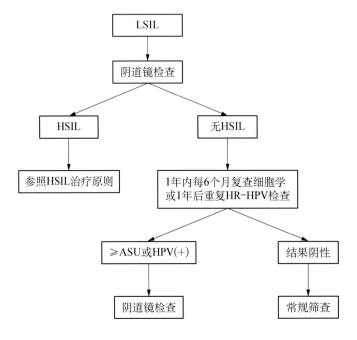

青春期妇女:处理流程同 ASCUS,免疫功能低下妇女:临床处理流程首选阴道镜检查。

4. 细胞学检查提示 HSIL(宫颈高级别鳞状上皮内病变)处理流程图

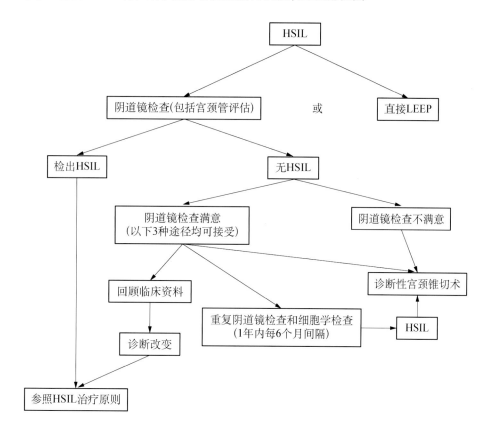

（高蜀君　丰有吉）

案例 59

宫 颈 癌

一、病历资料

1. 现病史

患者王某,女,41岁,因"发现宫颈病变20天"入院。患者平素月经规则,17岁初潮,7/30天,量中,无痛经等不适。1月前当地医院常规体检,发现宫颈病变:LCT,非典型鳞状上皮(高度病变不能除外)(ASC-H),HPV-18(+)。遂于2015-3-26至温州医科大学附属第一医院就诊,阴道镜活检病理提示宫颈浸润性鳞状细胞癌。阴道B超检查提示:宫颈前唇局部回声偏低,范围约16 mm×10 mm×19 mm。盆腔MRI提示:宫颈外口前唇宫颈癌,主要向前穹隆腔内生长,建议手术治疗。患者要求上级医院进一步病理会诊,未手术治疗。2015-4-4至我院就诊,病理切片会诊提示:宫颈浸润性鳞状细胞癌。门诊考虑"宫颈浸润性鳞癌"收治入院。患者否认白带增多、色黄、异味等不适,否认同房后出血、异常阴道流血、阴道排液等症状。自发病以来,胃纳佳,睡眠可,二便无殊,体重无明显变化。

2. 既往史

否认传染病史、外伤手术史及慢性疾病史。头孢呋辛过敏。

3. 月经婚育史

17岁初潮,7/30天,量中色红,LMP 2015-4-5。

22岁结婚。1-0-1-1。口服避孕药避孕。

4. 妇科检查

外阴:已婚经产式。

阴道:畅,黏膜光滑。少许水样分泌物,腥臭味。阴道穹隆光滑未见病变累及。

宫颈:中糜,触血阳性,上唇见约2 cm×2 cm×2 cm大小菜花状赘生物。

宫体:中位,正常大小,形态规则,无压痛。

附件:双侧软,未及明显增厚及肿块。

5. 实验室和影像学检查

HPV-DNA:18型(+)。

LCT:非典型鳞状上皮(高度病变不能除外)(ASC-H)。

阴道镜活检病理切片会诊:宫颈浸润性鳞状细胞癌。

妇科阴道B超检查:宫颈前唇局部回声偏低,范围约16 mm×10 mm×19 mm;子宫双卵巢未见明显异常。

盆腔MRI:宫颈外口前唇宫颈癌,主要向前穹隆腔内生长。

二、诊治经过

入院后初步诊断:宫颈鳞癌ⅠB1期

予完善术前常规检查,排除手术禁忌。于2015-4-14行腹腔镜下广泛全子宫切除+盆腔淋巴结清扫+双侧卵巢悬吊术,手术顺利,术后予对症治疗。

术后病理报告:1.广泛全子宫:①宫颈浸润性鳞癌,肿瘤大小3 cm×2.5 cm×1 cm,浸润宫颈管深纤维肌层,病灶向上未达宫颈内口,向下未累及阴道穹隆,双侧宫旁及阴道壁切缘未见癌累及;②子宫肌层未见病变;③分泌期子宫内膜。2.(盆腔6组淋巴结)淋巴结共15枚,均未见癌转移。术后第16天出院。出院医嘱:1.注意休息,加强营养;2.出院后3周门诊复查;3.不适即诊;4.禁性生活及盆浴3个月。

三、病例分析

1. 病史特点:

(1)患者,女,41岁,因"发现宫颈病变20天"入院。

(2)患者无不适主诉,否认异常阴道排液、出血等症状。

(3)妇科检查

外阴:已婚经产式。

阴道:畅,黏膜光滑。少许水样分泌物,腥臭味。阴道穹隆光滑未见病变累及。

宫颈:中糜,触血阳性,上唇见约2 cm×2 cm×2 cm菜花状赘生物。

宫体:中位,正常大小,形态规则,无压痛。

附件:双侧软、未及明显增厚及肿块。

(4)辅助检查:HPV-DNA:18型(+);LCT:非典型鳞状上皮(高度病变不能除外)(ASC-H);阴道镜活检病理切片会诊:宫颈浸润性鳞状细胞癌;妇科阴道B超检查:宫颈前唇局部回声偏低,范围约16 mm×10 mm×19 mm;子宫双卵巢未见明显异常;盆腔MRI:宫颈外口前唇宫颈癌,主要向前穹隆腔内生长。

2. 诊断与诊断依据

诊断:宫颈鳞癌ⅠB1期。

诊断依据:①体检发现宫颈病变。②妇科检查见宫颈上唇菜花状赘生物。③宫颈病灶活检宫颈浸润性鳞状细胞癌。

3. 鉴别诊断

(1)宫颈良性病变:宫颈炎性疾病、黏膜下肌瘤等可有类似症状或宫颈赘生物,活检可以鉴别。

(2)宫颈恶性肿瘤:子宫肉瘤、子宫内膜癌、转移性癌等,可出现不规则出血等症状,鉴别有赖病理。

四、处理方案及基本依据

1. 治疗方案

广泛全子宫切除+盆腔淋巴结清扫+双侧卵巢悬吊术。

2. 依据

患者41岁,妇科检查见宫颈上唇约2 cm×2 cm×2 cm大小菜花状赘生物,阴道镜活检病理切片会诊：宫颈浸润性鳞状细胞癌。拟诊宫颈鳞癌 IB1 期。患者一般情况良好，术前检查无明显禁忌证。

五、要点与讨论

1. 宫颈癌的病因

宫颈癌的病理类型包括鳞状细胞癌（80％～85％）、宫颈腺癌（15％～20％）和其他罕见类型（如小细胞癌）。高危型 HPV 感染是子宫颈鳞癌和腺癌发生的重要条件，但同时还可能存在其他内源性和外源性因子的共同参与。

2. 宫颈癌的临床表现

宫颈癌早期常无症状和体征。随着病变的进展，患者可出现接触性出血、阴道排液，病变累及邻近器官，可出现相应症状，晚期患者可出现消瘦、纳差、脸色苍白等表现。

3. 宫颈癌的诊治要点

近半个世纪以来，得益于宫颈细胞学筛查的大面积推广，大量宫颈癌前病变和早期宫颈癌被发现并治疗，大大降低了宫颈癌的发病率和病死率。需要注意的是，外阴、阴道病变可和宫颈病变同时存在，这些部位的检查也应该仔细而慎重。

在女性生殖道肿瘤中，绝大部分为手术病理分期。从流行病学因素考虑，唯有宫颈癌的诊疗依然取决于临床分期（见表 59-1），治疗后分期不再更改。治疗应根据患者临床分期、年龄、全身情况结合医院的软硬件条件综合制定治疗方案，首次治疗尤其重要，目前的治疗方法为手术、放疗和新辅助化疗（见表 59-2）。

表 59-1 2009 年 FIGO 宫颈癌分期

FIGO 分期
Ⅰ 宫颈肿瘤仅限于子宫（无论有无扩散至宫体）
ⅠA 镜下诊断的浸润性宫颈癌。肿瘤浸润深度＜5.0 mm，水平浸润不超过 7.0 mm。脉管浸润、淋巴结状态不影响分期
ⅠA1 浸润深度＜3 mm，宽度小于 7 mm
ⅠA2 浸润深度 3—5 mm，宽度小于 7 mm
ⅠB 肿瘤肉眼可见，或镜下诊断时肿瘤范围超过ⅠA2
ⅠB1 肿瘤直径≤4.0 cm
ⅠB2 肿瘤直径＞4.0 cm
Ⅱ 肿瘤超过宫颈，但未侵犯骨盆壁或阴道下 1/3
ⅡA 肿瘤未侵犯宫旁组织
ⅡA1 肿瘤直径≤4.0 cm
ⅡA2 肿瘤直径＞4.0 cm
ⅡB 肿瘤侵犯宫旁组织
Ⅲ 肿瘤达到骨盆壁或/和阴道下 1/3，或引起肾积水或肾脏无功能
ⅢA 肿瘤侵犯阴道下 1/3，但未侵犯骨盆壁
ⅢB 肿瘤侵犯骨盆壁，或引起肾积水或肾脏无功能
ⅥA 肿瘤侵犯膀胱或直肠黏膜，和/或超出真骨盆范围（出现泡状水肿不是Ⅳ期的依据）
ⅦB 肿瘤发生远处转移

注：FIGO2009 分期中取消了原位癌（Stage 0，Tis）；将ⅡA 期细分为ⅡA1 和ⅡA2。

表 59-2 宫颈癌的治疗指南

在确定治疗前应该阴道镜评估明确是否合并阴道上皮内瘤变（VAIN）
ⅠA1
经腹或经阴道全子宫切除术。如果同时合并 VAIN，应切除相应的阴道段。
如果患者有生育要求，可行宫颈锥切术。切缘阴性者术后随访。有淋巴脉管浸润者，行广泛宫颈切除术＋盆腔淋巴结切除术。

（续表）

ⅠA2

改良广泛子宫切除术＋盆腔淋巴结切除术＋腹主动脉旁淋巴结活检。

如果患者有生育要求,可选择

ⅰ）大范围的宫颈锥切活检,加腹膜外或腹腔镜下淋巴结切除术±腹主动脉旁淋巴结活检。

ⅱ）广泛宫颈切除术,加腹膜外或腹腔镜下淋巴结切除术±腹主动脉旁淋巴结活检。

ⅠB1和ⅡA1

手术或放疗

i）手术:广泛全子宫切除术＋盆腔淋巴结切除术＋/－腹主动脉旁淋巴结活检。年轻患者可保留卵巢,如果术后需要放疗,应将卵巢悬吊于盆腔之外。

ii）放射治疗:盆腔外照射＋腔内近距离放疗。

iii）有生育要求,并肿瘤直径≤2 cm者,可行宫颈广泛切除术＋盆腔淋巴结切除术±腹主动脉旁淋巴结活检(仅限于IB1期)。

ⅠB2和ⅡA2

同期放化疗或手术＋辅助放疗或新辅助化疗＋手术

i）同期放化疗:盆腔外照射＋(铂类)同期化疗＋腔内近距离放疗。

ii）手术:广泛子宫切除术＋盆腔淋巴结切除术＋腹主动脉旁淋巴结活检。

ⅡB,Ⅲ和ⅣA

同期放化疗:盆腔外照射＋(铂类)同期化疗＋腔内近距离放疗。

ⅥB或复发疾病(复发大多发生在诊断后两年内,预后差)

减轻疼痛及其他症状,全身治疗,个体化治疗。

六、思考题

1. 宫颈癌的诊断是什么?
2. 宫颈癌的临床分期有哪些?
3. 宫颈癌治疗原则有哪些?

七、推荐阅读文献

1. Koh WJ, Greer BE, Abu-Rustum NR, et al. Cervical cancer [J]. J Natl Compr Canc Netw, 2013,11(3):320-343.

2. Del Carmen MG, Rice LW and Schmeler KM. Global health perspective on gynecologic oncology [J]. Gynecol Oncol, 2015,137(2):329-334.

3. Dasari S, Wudayagiri R and Valluru L. Cervical cancer: Biomarkers for diagnosis and treatment [J]. Clin Chim Acta, 2015,445:7-11.

八、诊疗流程图

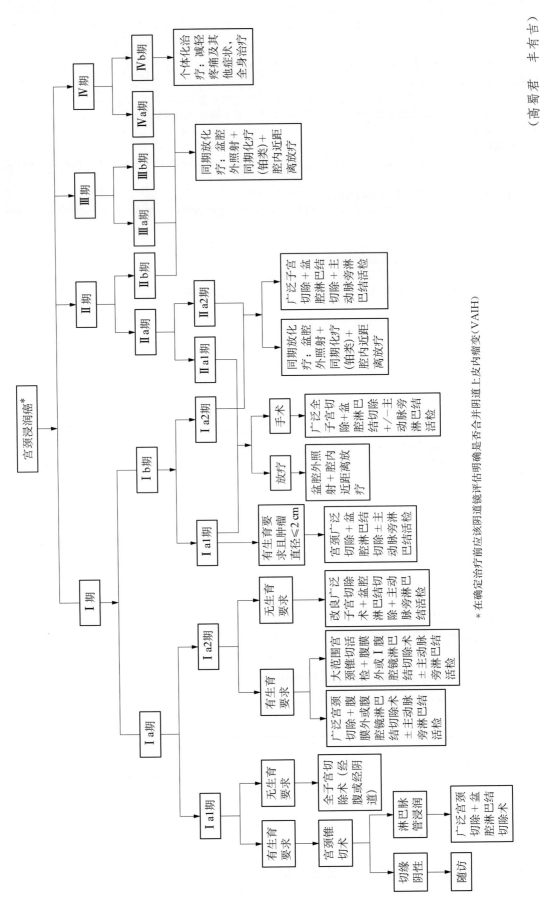

* 在确定治疗前应该阴道镜评估明确是否合并阴道上皮内瘤变（VAIN）

（高蜀君 丰有吉）

案例 60

子宫肌瘤

一、病历资料

1. 现病史

患者,女性,39 岁,因"体检发现'子宫肌瘤'10 余年伴增大,经量增多伴尿频 1 年"入院。平时月经规律,周期 25 天,经期 6 天,量偏多,每次需用卫生巾 20 余片,无痛经,末次月经 2015 - 4 - 5,行经如常。患者 10 余年前体检发现子宫肌瘤,直径 3～4 cm,未予处理,建议随访。后每年定期复查 B 超检查,肌瘤渐增大。2015 - 1 - 7 于我院就诊,复查 B 超检查示多发性子宫肌瘤(宫体左前壁低回声,大小 68 mm×79 mm×76 mm,宫体后壁 19 mm×23 mm×29 mm,右前壁 28 mm×29 mm×34 mm)。患者近 1 年来尿频明显,夜间解尿 3～4 次,无尿痛,无腹痛腹胀,无月经周期,经期改变,经量偏多,无便秘等不适。现要求手术治疗,门诊拟"子宫肌瘤"收入院。患者近期饮食,睡眠可,大小便正常,体重无明显减轻。

2. 既往史

无心、肝、肾等慢性疾病史。无手术史。

3. 体格检查

神清,轻度贫血貌,下腹部可及质硬包块。

4. 妇科检查

外阴:已婚式。

阴道:畅,黏膜正常。

宫颈:轻糜。

子宫:前位,如孕 3 月大小,前壁突出,质硬,活动。

附件:双侧软,未及明显肿块。

5. 实验室和影像学检查

B 超检查示:子宫肌层多个低回声,大者位于宫体左侧壁,83 mm×65 mm×79 mm;宫体前壁 40 mm×33 mm×35 mm。

血常规:Hb 89 g/L。

二、诊治经过

入院后初步诊断:子宫肌瘤,继发贫血(轻度)。

入院后予以完善术前常规检查,如血常规、凝血指标、生化、免疫、血型、心电图等。

入院后,完善术前准备,备血,于全麻下行腹腔镜子宫肌瘤剥除术。

术中见宫体增大如孕3月余大小,表面高低不平;前壁肌壁间肌瘤9 cm×9 cm×8 cm,后壁2枚肌壁间肌瘤3 cm×3 cm,左前壁肌瘤4 cm×4 cm×3.5 cm,右侧宫角处肌瘤2 cm×2 cm。双侧附件探查无明显异常。手术予以剥除上述肌瘤,出血100 ml。术后病理:(子宫)平滑肌瘤。

三、病例分析

1. 病史特点
(1) 女性,39岁,因"体检发现'子宫肌瘤'10余年伴增大,经量增多伴尿频1年"而来院就诊。

(2) 体检发现"子宫肌瘤"10余年,今年随访时增长明显,近1年明显尿频。

(3) 体检:无贫血貌,下腹部科技质硬包块。

(4) 妇科检查:子宫:前位,如孕3月大小,前壁突出,质硬,活动。

(5) 辅助检查:B超检查:子宫肌层多个低回声,大者位于宫体左侧壁,83 mm×65 mm×79 mm;宫体前壁40 mm×33 mm×35 mm。

血常规:Hb 89 g/L。

2. 诊断与诊断依据
(1) 诊断:子宫肌瘤;继发贫血(轻度)。

(2) 诊断依据:①体检发现子宫肌瘤10余年并增大,经量增多伴尿频;②B超检查示子宫肌层多个低回声;③Hb 89 g/L。

3. 鉴别诊断
(1) 妊娠子宫:妊娠子宫也有子宫增大,但一般有停经史,早孕反应,子宫大小与停经月份相符。若仔细询问病史,配合尿妊娠试验和B超检查,能明确鉴别。

(2) 子宫腺肌病:子宫腺肌病也表现为子宫增大,可有月经过多。与子宫肌瘤相比,病史、临床表现、妇科检查有类似之处,鉴别点是子宫腺肌病的主要临床表现是渐进性加重的痛经,妇检子宫呈均匀性增大,质硬;而子宫肌瘤的患者可不伴有痛经症状,子宫多呈不规则增大。有时这两种疾病可并存。

(3) 卵巢肿瘤:卵巢肿瘤一般不易和子宫肌瘤混淆,妇检时,卵巢肿瘤与子宫间有分界,而子宫肌瘤与子宫关系密切,推动宫颈时能随之活动。有困难的是卵巢实性肿瘤和浆膜下子宫肌瘤的鉴别。需结合患者的年龄、既往病史等,老年妇女应首先考虑卵巢恶性肿瘤。影像学检查如B超检查、CT、MRI等可协助诊断。

(4) 子宫肥大症:是子宫肌壁组织平滑肌细胞肥大,肌层增厚,子宫呈均匀性增大。常有月经过多症状,B超检查未见瘤核。

(5) 子宫肉瘤:子宫肉瘤和子宫肌瘤均有子宫增大,阴道流血,两者有相似之处。子宫肌瘤多发生在育龄女性,生长缓慢;而子宫肉瘤多发生于老年妇女,生长迅速。若子宫肌瘤增长迅速,尤其是绝经后妇女子宫增大,应警惕子宫肉瘤。妇科检查,子宫肉瘤的子宫增大,质地可偏软,有时可从宫颈口见息肉样赘生物脱出,质脆,触之易出血。诊刮可有助于鉴别。

四、处理方案及基本依据

(1) 治疗方案:手术——子宫肌瘤剥除术。

(2) 依据:患者发现子宫肌瘤10余年并增大,伴有尿频及贫血。患者一般情况良好,术前检查中无明显手术禁忌证。

五、要点与讨论

1. 子宫肌瘤的分类

（1）按生长部位：分为宫体肌瘤和宫颈肌瘤。

（2）按肌瘤与子宫肌壁的关系，分为 3 类：

① 肌壁间肌瘤：占 60%～70%，肌瘤位于肌壁间，周围均被肌层包围。

② 浆膜下肌瘤：占 20%，肌瘤向浆膜面生长，突出于子宫表面，肌瘤表面仅覆盖少许肌层及浆膜层。

③ 黏膜下肌瘤：占 10%～15%，肌瘤向宫腔方向生长，突出于宫腔内，被黏膜层覆盖。

2. 子宫肌瘤的几种变性形式及特点

子宫肌瘤的变性形式有：

（1）透明变性：是最常见的一种变性，肉眼可见该区域缺乏旋涡状或条纹状结构，呈现均匀一片的透明样物质，质地较软。

（2）水肿变性或囊性变：肌瘤间质液化形成大小不等的腔隙，切面可见变性区呈棉絮状，有液体积聚。病变继续进展则在肌瘤内形成较大的囊腔，内含清亮液体，也可呈胶冻状。肌瘤质地变软，呈囊性。

（3）红色变性：是一种特殊类型的变性，多发生在妊娠期或产褥期。发生机制可能与肌瘤内小血管退行性变引起血栓及溶血，血红蛋白渗入肌瘤内有关。患者可出现剧烈腹痛伴恶心呕吐，发热，白细胞升高，检查发现肌瘤迅速增大，有压痛。肌瘤剖面为暗红色，如半熟的牛肉，质软，旋涡状结构消失。

（4）钙化：多见于蒂部细小血供不足的浆膜下肌瘤及绝经后妇女的肌瘤。影像学资料可见钙化阴影。

（5）肉瘤样变：为子宫肌瘤的恶性变，较少见，仅 0.4%～0.8%，多见于年龄较大的妇女。如发现肌瘤在短期内增长迅速，伴有不规则阴道流血，应考虑肉瘤变的可能。如绝经后妇女的肌瘤增大，更应警惕恶变的可能。恶变的肌瘤组织软且脆，灰黄色，切面如鱼肉样，与周围正常组织界线不清。

3. 子宫肌瘤有哪些特殊病理类型

子宫肌瘤有一些特殊的病理类型：

（1）富细胞性平滑肌瘤：肌瘤中有丰富的平滑肌细胞，个别有异形，偶见分裂象，每 10 个高倍镜视野 1～4 个。

（2）奇怪型平滑肌瘤：细胞呈多形性，但没有核分裂象。

（3）血管平滑肌瘤：肌瘤中血管很丰富，瘤细胞围绕血管排列。

4. 子宫肌瘤的药物治疗

子宫肌瘤的药物治疗对于短期内改善症状，纠正贫血，缩小肌瘤效果明显。

（1）促性腺激素释放激素类似物激动剂（GnRHa）：GnRHa 比 GnRH 的活性高 5～50 倍，它与 GnRH 受体的亲和力增强，又不具备 GnRH 刺激分泌促性腺激素的作用，而是直接、快速地抑制垂体性腺轴，使 FSH、LH 大幅下降，致卵巢性激素水平大幅下降至绝经后水平。自 20 世纪 80 年代后，各种 GnRHa 的临床试验均显示其能明显缩小子宫及肌瘤的体积。GnRHa 治疗子宫肌瘤的适应证有：①术前辅助治疗，使肌瘤缩小，以利于手术。严重贫血者可使闭经，纠正贫血。②合并不孕的患者，使肌瘤缩小，为受孕改善条件。③近绝经期患者，可提前过渡到绝经，使肌瘤萎缩。

（2）米非司酮：是 19-去甲睾酮的衍生物，具有抗孕激素作用，通过抑制孕酮活性，引起卵巢黄体萎缩，使体内孕酮和雌二醇水平下降，达到使子宫肌瘤体积缩小的目的。新近的文献显示低剂量（5 mg/d 或 10 mg/d）即可达到治疗目的。

（3）选择性雌激素受体调节剂：雷洛昔芬是目前应用最广泛的一种，治疗绝经后子宫肌瘤，可使肌瘤体积缩小，无刺激子宫内膜增生的不良反应。

（4）左炔诺孕酮宫内缓释系统（LNG-IUS）：曼月乐是一种新型的避孕药具，每天释放 20 μg 高效孕激素，使子宫内膜腺体萎缩，间质蜕膜样变，有效减少月经量。可用于治疗合并月经过多的子宫肌瘤患者。

（5）芳香化酶抑制剂：芳香化酶是雌激素合成的限速酶，芳香化酶抑制剂通过抑制组织中芳香化酶活性，阻止绝经后妇女雌激素的生成而降低雌激素水平；还可抑制肿瘤细胞内芳香化酶活性，降低肿瘤组织内雌激素水平，来抑制激素依赖性肿瘤细胞的生长。临床试验显示，来曲唑可使子宫肌瘤体积缩小，尤其适用于准备生育者短期使用。

六、思考题

1. 子宫肌瘤可分几类？
2. 子宫肌瘤有哪些变性形式及各自的特点？
3. 子宫肌瘤手术适应证有哪些？

七、推荐阅读文献

1. 曹泽毅，郎景和，王临虹. 中华妇产科学［M］. 3 版. 北京：人民卫生出版社，2014：2224-2257.
2. 丰有吉，沈铿，马丁. 妇产科学［M］. 2 版. 北京：人民卫生出版社，2012：331-334.

八、诊疗流程图

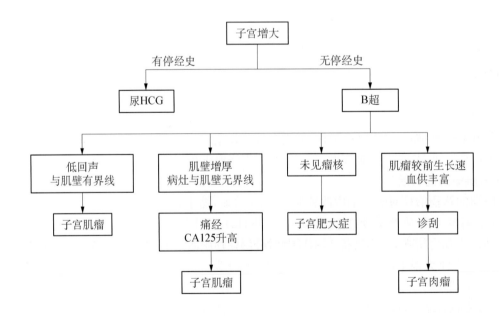

（吴悦茜　孙　静）

一、病历资料

1. 现病史

患者,女性,42 岁。因"月经增多 3 年,超声发现宫腔占位"而就诊。患者平素月经规律,量中,无痛经,近 3 年月经较前增多伴血块,经期淋漓不净持续约 10 天,并伴有贫血。患者来院检查,B 超检查示:子宫多个低回声占位,其中一枚突向宫腔,大小 32 mm×25 mm×15 mm。门诊拟"多发性肌瘤(其中一枚黏膜下肌瘤),贫血"收入院拟行手术治疗。患者自发病以来偶觉头晕、乏力,精神、饮食、睡眠可,大小便正常,体重无明显减轻。

2. 既往史

2013 年当地医院行经腹子宫肌瘤剥除术,无高血压、心脏病、糖尿病等慢性疾病史。

3. 体格检查

患者神清,轻度贫血貌,其余检查未见明显异常。

4. 妇科检查

外阴:已婚式。

阴道:畅,黏膜正常。

宫颈:轻糜,外口未见明显赘生物。

子宫:前位,如孕 7 周大小,质硬,活动。

附件:双侧软,未及明显肿块。

5. 实验室和影像学检查

B 超检查示:子宫多个低回声占位,其中一枚突向宫腔,大小 32 mm×25 mm×15 mm。

血常规:Hb 86 g/L。

二、诊治经过

入院后初步诊断:多发性子宫肌瘤(其中一枚黏膜下肌瘤)、轻度贫血。

入院后予以完善术前常规检查,血常规、凝血指标、抗 HIV+RPR。

入院当天在静麻+喉罩下行宫腔镜黏膜下肌瘤电切术。

宫腔镜下见宫腔后壁一肌瘤,肌壁间向黏膜下突起,大小约 3 cm×2 cm×2 cm,腔内见陈旧性积血,电切突出部分肌瘤至切平,同时行诊刮术,标本送病理。术后病理:(宫腔刮出物)子宫内膜呈增生反应。(黏膜下肌瘤)破碎平滑肌瘤组织,周围子宫内膜呈增生反应。

三、病例分析

1. 病史特点

(1) 女性,42 岁,因"月经增多 3 年,超声发现宫腔占位"而来院就诊。

(2) 近 3 年月经较前增多伴血块,经期淋漓不净持续约 10 天,并伴有贫血。既往有经腹子宫肌瘤剥除术史。

(3) 体检:轻度贫血貌,其余未及明显阳性体征。

(4) 妇科检查:宫颈:轻糜,外口未见明显赘生物。

子宫:前位,如孕 7 周大小,质硬,活动。

(5) 辅助检查:B超检查示:子宫多个低回声占位,其中一枚突向宫腔,大小 32 mm×25 mm×15 mm

血常规:Hb 86 g/L。

2. 诊断与诊断依据

(1) 诊断:多发性子宫肌瘤(黏膜下肌瘤Ⅰ型),轻度贫血。

(2) 诊断依据:①月经改变:月经量增多伴经期延长;②B超检查示子宫多个低回声占位,其中一枚突向宫腔;③Hb <100 g/L。

3. 鉴别诊断

(1) 功能失调性子宫出血:表现为月经不规则,出血的类型决定于血清雌激素的水平及其下降速度,雌激素对子宫内膜持续作用的时间及内膜的厚度。有闭经后大量阴道出血至贫血者,抑或点滴出血持续数周或数月者。70%～80%为无排卵型,多见于青春期、绝经过渡期;20%～30%为有排卵型,以育龄期多见。患者一般无肌瘤病史,超声检查子宫未见明显器质性占位。诊刮病理有助于诊断。

(2) 子宫内膜间质肉瘤:子宫内膜间质肉瘤有两种大体形态,其中一种肿瘤形成息肉状或结节,自子宫内膜突向宫腔或突至宫颈口外,肿瘤体积比一般息肉大,蒂宽,质软脆,表面光滑或破溃而继发感染,触之易出血;超声检查常见血流信号丰富,呈低阻型。此型需与黏膜下肌瘤鉴别。最终手术病理证实。

(3) 子宫内膜息肉:内膜息肉常为多发,有蒂,且较细,体积较小;也有部分息肉生长较大,蒂部较粗,脱出于宫颈口外,与黏膜下肌瘤相似。但息肉一般光滑,质地较软,不似肌瘤质地较硬。部分多发性内膜息肉可伴有月经过多,但多数息肉月经改变不明显,或偶有月经淋漓不净。超声检查及手术病理有助于鉴别。

(4) 宫颈癌:有不规则阴道流血及白带增多或接触性出血,外生型较易鉴别,内生型宫颈癌则应于颈管型黏膜下肌瘤鉴别。可通过超声检查、宫颈细胞学检查、宫颈活组织检查及分段诊刮等鉴别。

四、处理方案及基本依据

(1) 治疗方案:手术—宫腔镜下黏膜下肌瘤电切术。

(2) 依据:患者经量明显增多伴经期延长并继发贫血。患者一般情况良好,术前检查中无明显手术禁忌证。

五、要点与讨论

1. 黏膜下子宫肌瘤的定义及分型

贴近于宫腔的肌壁间肌瘤向宫腔方向生长,表面覆以子宫内膜称为黏膜下肌瘤(submucous

myoma)。此类肌瘤占总数 10％左右。

根据肌瘤与子宫内膜及肌层的关系，又分为 0 型、Ⅰ型、Ⅱ型黏膜下肌瘤(见图 61‐1)。

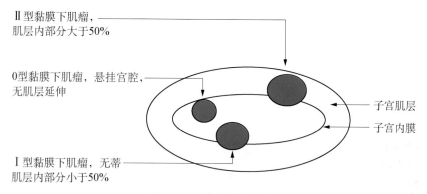

Ⅱ型黏膜下肌瘤，肌层内部分大于50%

0型黏膜下肌瘤，悬挂宫腔，无肌层延伸

Ⅰ型黏膜下肌瘤，无蒂肌层内部分小于50%

子宫肌层
子宫内膜

图 61‐1　黏膜下肌瘤分型

2. 黏膜下肌瘤的临床表现

(1) 月经量改变:临床上可表现为月经量增多及经期延长,此种类型月经改变最多见;有文献报道黏膜下肌瘤月经改变的发生率为 89.5％～100％。

(2) 阴道分泌物增多:子宫黏膜下肌瘤或宫颈黏膜下肌瘤均可引起白带增多。一旦肿瘤感染发生局部坏死,可有大量脓血性样分泌物。

(3) 疼痛:一般子宫肌瘤不产生疼痛症状,但黏膜下肌瘤由于其位于宫腔内,如异物引起反射性子宫收缩,部分患者有痛经表现。

(4) 不孕与流产:宫颈肌瘤可能影响精子进入宫腔,黏膜下肌瘤可阻碍孕卵着床;有学者认为子宫肌瘤可引起肌壁、子宫内膜静脉充血及扩张,导致子宫内膜环境不利于孕卵着床或胚胎供血不足而致流产。

(5) 贫血:由于长期月经过多及经期延长,可导致缺铁性贫血。

3. 黏膜下肌瘤检查要点

子宫黏膜下肌瘤若位于宫腔内者,子宫呈一致性增大,阴道窥视肿瘤不可见;若带蒂黏膜下肌瘤脱出于宫颈外口处,则张开扩阴器即可看见子宫颈外口处有肿物,表面光滑、粉红色、质硬、活动度大,宫颈周围边缘清楚。有时不同月经周期,肌瘤可回缩至宫腔;若颈管黏膜下肌瘤,肌瘤瘤体大部分位于颈管内,宫颈外口处仅可见小部分瘤体,颈管内扪诊可发现肌瘤附着于颈管壁。

4. 黏膜下肌瘤的诊断思路

黏膜下肌瘤作为妇科常见病子宫肌瘤的一种类型,临床上并不少见。患者就诊最多的原因是由于月经过多及贫血。若临床上遇见患者主诉月经量明显增多,应警惕是否有黏膜下肌瘤存在。最直接的诊断方法是妇科检查,阴道窥视看宫颈外口是否有异常肿块存在,同时结合超声检查,大部分患者诊断较为明确。若肌瘤短期内迅速增大,怀疑其恶变,可行诊断性刮宫或宫腔镜检查及活检以鉴别。

5. 黏膜下肌瘤的治疗要点

手术切除黏膜下肌瘤是最佳的治疗方法。严重贫血的患者可先使用药物使其闭经,其优点是有利于贫血恢复;其次药物可使部分瘤体缩小,减少手术风险。临床上常见的药物为促性腺激素释放激素激动剂(gonadotrophin‐releasing hormone agonists,GnRHa),通过连续使用使雌二醇抑制到绝经水平,造成假绝经状态或称药物性卵巢切除,借此抑制肌瘤生长并使其缩小。

患者贫血纠正后可择期手术治疗。手术建议行宫腔镜下肌瘤电切割术,在进行手术治疗之前,全面进行三维超声检查,了解肌瘤大小及相对位置。通常肌瘤表面呈白色,尽管偶尔表面有较大血管穿过,但大部分肌瘤相对血管较少。偶尔,肌瘤可能伴随子宫内膜腺肌病或内膜增生过长,更罕见的是合并子宫内膜癌。小的黏膜下肌瘤很容易被发现,而且肌瘤经常是多发性的。平滑肌瘤需从不同角度进行检查,判断是否有蒂,同时了解在肌瘤表面与其他子宫壁之间是否有足够的空间插入器械切割肌瘤或其蒂部。

对于 0 型肌瘤一般很容易能切除其蒂部并完整取出,但对于 Ⅰ 型和 Ⅱ 型黏膜下肌瘤,有些则需分次手术。手术中仅能切除突向宫腔的部分瘤体,而对于肌层内的瘤体有些很难一次切干净,在这种情况下有经验的医生会适当降低宫腔内的膨宫压力,有利于肌层部分的瘤体进一步突向宫腔内,以便尽可能切除;若瘤体较大且为 Ⅱ 型黏膜下肌瘤的话,安全的做法是在腹腔镜监护下切割明显的肌壁间肌瘤,以确保切割肌层深度不会过深,后者会导致很大范围的穿孔,如图 61-2 所示。

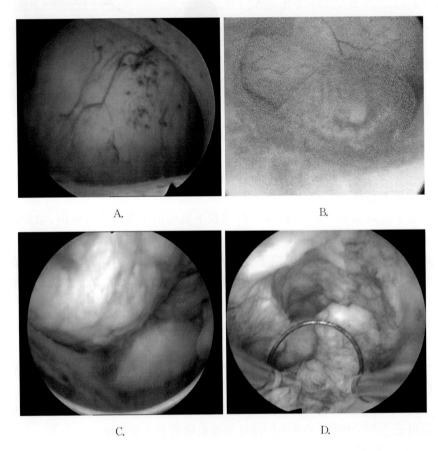

图 61-2 A 和 B 为 Ⅰ 型子宫黏膜下肌瘤;C 为 Ⅱ 型子宫黏膜下肌瘤;D 为电切环电切子宫肌瘤瘤体及内膜

颈管黏膜下肌瘤是种特殊类型的肌瘤,在宫腔镜表现可以是带蒂的肌瘤,但更多是类似于宫腔 Ⅰ 型黏膜下肌瘤。在手术操作中,由于颈管的特殊位置,决定了颈管内的空间狭小,加上离宫颈外口近,膨宫液容易外漏,导致颈管膨宫效果较差,手术视野不清,手术难度较大。由于颈管较宫腔小,肌瘤容易漏诊,故检查时需仔细观察并斟酌。切割肌瘤时以尽可能切除并切平肌瘤为主,由于颈管肌层较薄,切割过深容易导致穿孔,甚至损伤周围脏器。

六、思考题

1. 黏膜下肌瘤的分型有哪几种?
2. 黏膜下肌瘤的临床表现有哪些?
3. 黏膜下肌瘤的治疗要点是什么?

七、推荐阅读文献

1. 曹泽毅,郎景和,王临虹. 中华妇产科学[M]3版. 北京:人民卫生出版社,2014:2224-2257.

2. 丰有吉,沈铿,马丁. 妇产科学[M]2版.北京:人民卫生出版社,2012:331-334.

3. Munro MG1, Critchley HO, Broder MS, et al. FIGO classification system (PALM-COEIN) for causes of abnormal uterine bleeding in nongravid women of reproductive age [J]. Int J Gynaecol Obstet. 2011,113(1):3-13.

4. Esteve JL1, Acosta R, Pérez Y, et al. Treatment of uterine myoma with 5 or 10 mg mifepristone daily during 6 months, postreatment evolution over 12 months: double-blind randomized clinical trial. [J]. Eur J Obstet Gynecol Reprod Biol,2012,161(2):202-208.

八、诊疗流程图

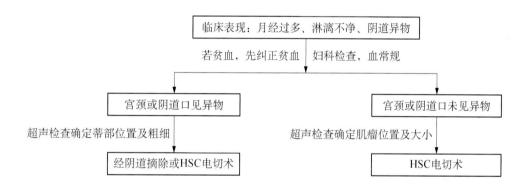

（葛蓓蕾　孙　静）

案例 62

子宫肌瘤变性

一、病历资料

1. 现病史

患者,女性,30岁。因"孕22周,下腹痛3天,发热1天"入院。患者末次月经××××年××月××日,预产期××××年××月××日,现孕22周。3天前起自觉下腹隐痛,呈持续性,且逐渐加重,伴发热1天,最高T 38℃,伴恶心、呕吐,无腹泻,无肛门坠胀。急诊查血WBC 16×10^9/L, N 88%, Hb 101 g/L。孕前无妇科检查,产科初诊时B超检查提示:宫内孕12周,子宫底部一直径5 cm低回声,子宫肌瘤可能,未予特殊处理。

2. 既往史

无特殊。

3. 体格检查

患者神志清,面容痛苦,T 38.5℃,BP 116 mmHg/80 mmHg, HR 100次/min,律齐,呼吸稍急促,R 24次/min,宫底位于脐上两指,下腹部有压痛、反跳痛,以宫底部尤为明显。胎心140次/min,偶及宫缩。双侧肾区无叩痛,双下肢无水肿。

4. 妇科检查

外阴:(一);

阴道:畅;

宫颈:轻糜,无举痛;

宫体:前位,增大如孕5月余,宫底部压痛明显;

附件:未及明显异常,无压痛。

5. 实验室和影像学检查

产科B超检查:现孕22周,宫内见1个胎儿。胎位:目前头位,双顶径58 mm,头围213 mm,腹围176 mm,股骨长36 mm,肱骨长36 mm,胎心135次/min,心律齐,检查过程中见胎心搏动。胎盘位置:前壁,胎盘厚24 mm。胎盘分级:Ⅰ级,胎盘下缘距内口68 mm。羊水深度:51 mm。胎儿血流:胎儿血流(脐动脉S/D)3.62,胎儿血流(脐动脉RI)0.72。另:宫底前壁可见一约8 cm×7 cm×8 cm低回声区。CDFI:周边引流出丰富血流信号,瘤体内引出稀疏血流信号。提示:①单胎头位;②胎儿生长相当于22^{+5}周;③胎儿脐血流指数正常;④子宫肌瘤(变性可能)。

二、诊治经过

入院后初步诊断：孕 22 周，妊娠合并子宫肌瘤（伴红色变性可能）。

入院后予产科护理常规，卧床休息，胎心监护、听胎心 qd；随访血常规＋CRP，尿常规，凝血功能，肝肾功能。予抗生素治疗：头孢西丁钠 2.0 g，bid 静脉滴注；后症状好转出院。

三、病例分析

1. 病史特点

(1) 女性，30 岁，因"孕 22 周，下腹痛 3 天，发热 1 天"来院就诊。

(2) 否认：不洁性生活史。

(3) 腹部查体：宫底位于脐上两指，下腹部有压痛、反跳痛，以宫底部尤为明显，偶及宫缩。

(4) 妇科检查：外阴（－）；阴道畅；宫颈轻糜，无举痛；宫体前位，增大如孕 5 月余，压痛明显；附件 未及明显异常，无压痛。

(5) 辅助检查：

血常规：WBC 16×10^9/L，N 88％，Hb 101 g/L，PLT 130×10^9/L，CRP 60 mg/L。

产科 B 超检查：现孕 22 周，宫内见 1 个胎儿。胎位：目前头位，双顶径 58 mm，头围 213 mm，腹围 176 mm，股骨长 36 mm，肱骨长 36 mm，胎心 135 次/min，心律齐，检查过程中见胎心搏动。胎盘位置：前壁。胎盘厚：24 mm。胎盘分级：Ⅰ级，胎盘下缘距内口 68 mm。羊水深度：51 mm。胎儿血流：胎儿血流（脐动脉 S/D）3.62，胎儿血流（脐动脉 RI）0.72。另：宫底前壁可见一约 8 cm×7 cm×8 cm 低回声区。CDFI：周边引流出丰富血流信号，瘤体内引出稀疏血流信号。提示：单胎头位，胎儿生长相当于 22^{+5} 周，胎儿脐血流指数正常，子宫肌瘤（变性可能）。

2. 诊断与诊断依据

(1) 诊断：孕 22 周，妊娠合并子宫肌瘤（伴红色变性可能）。

(2) 诊断依据：患者，女，30 岁，因"孕 22 周，下腹痛 3 天，发热 1 天"入院，孕早期 B 超检查发现有子宫肌瘤。查体：宫底位于脐上两指，下腹部有压痛、反跳痛，以宫底部尤为明显，偶及宫缩。血 WBC 16×10^9/L，N 88％，CRP 60 mg/L。B 超检查提示胎儿生长相当于 22^{+5} 周，宫底前壁可见一约 8 cm×7 cm×8 cm 低回声区，周边引流出丰富血流信号，瘤体内引出稀疏血流信号，提示子宫肌瘤（变性可能）。

3. 鉴别诊断

(1) 先兆流产：患者停经后出现少量阴道流血，常为暗红色或血性白带，流血后数小时至数日可出现轻微下腹痛或腰骶部胀痛，宫颈口未开，无妊娠物排出，子宫大小与停经时间相符，一般经休息及治疗后症状可缓解消失，多可继续妊娠。

(2) 妊娠合并急性胃肠炎：患者多有不洁饮食史，常表现为上吐下泻，发热寒战，腹痛位置多位于中上腹部，一般呕吐或腹泻后症状有好转，血象上升，抗炎治疗后效果明显。

(3) 子宫肌瘤蒂扭转：妊娠合并子宫肌瘤蒂扭转较少见，一般发生于妊娠 3 月以后，常发生于改变体位或活动时，表现为突发性一侧持续性剧烈腹痛，甚至表现为绞痛，伴恶心呕吐，查体可及扭转部位压痛阳性，但一般不发热，血象不升高。如病情进展可出现肌瘤坏死感染，引起发热、腹膜刺激征。B 超检查一般提示瘤体内无明显血流信号。一经确诊，需立即剖腹探查。

(4) 子宫扭转：妊娠合并子宫扭转非常少见，一般发生于子宫畸形、合并子宫肿瘤或盆腔其他肿瘤而宫颈较细长者,尤其是子宫肌瘤伴子宫扭转尤其少见,偶见于妊娠晚期生长于子宫一侧的较大肌瘤使子宫重心偏移,两侧的重量不等或在孕妇突然改变体位、姿势不良或胎动等诱因下引起。表现为突发性、持续性、难以忍受的剧烈腹痛,伴恶心呕吐、腹胀、尿频尿急、排尿困难,严重时可出现休克,阴道出血可有可无。体征上表现为明显的腹膜刺激征,对胎儿来说可导致突发性胎儿宫内缺氧、胎盘早剥,甚至胎死宫内可能。阴道检查宫颈位置高而不易触到,阴道黏膜螺旋状,B超检查提示肌瘤巨大而无血流改变有助于诊断。一经诊断应立即剖腹探查。

四、处理方案及基本依据

1. 处理方案
(1) 卧床休息,胎心监护、听胎心,qd。
(2) 随访血常规＋CRP、尿常规、凝血功能、肝肾功能。
(3) 予抗感染治疗。
(4) 必要时应用硫酸镁保胎治疗。

2. 依据
孕 22 周,B超检查提示子宫肌瘤红色变性,首先采取保守治疗,必要时手术。

五、要点与讨论

1. 基本情况
子宫肌瘤是一种常见妇科肿瘤,当子宫肌瘤失去了原有的典型结构则称为肌瘤变性,例如玻璃样变、囊性变、红色样变、肉瘤样变或钙化。其中,红色变性是一种特殊形态的子宫肌瘤变性方式,多发生于妊娠期及产后,可能由于肌瘤内小血管退行性变,引起血栓或溶血所致。国外学者估计子宫肌瘤红色变性发生率为 7%～8%,国内文献报告红色变性发生率为 2.5%～3.51%。文献报道妊娠期子宫肌瘤发生子宫肌瘤红色变性的比例相差较大,为 13.33%～40%。

2. 临床表现
妊娠期及产褥期易发生红色变性,表现为肌瘤迅速长大,剧烈腹痛,伴恶心、呕吐、发热和白细胞计数升高,检查发现肌瘤迅速增大、压痛。肌瘤剖面为暗红色,如半熟的牛肉,有腥臭味,质软,旋涡状结构消失。镜检见组织高度水肿,假包膜内大静脉及瘤体内小静脉血栓形成,广泛出血伴溶血,肌细胞减少,细胞核常溶解消失,并有较多脂肪小球沉积。通常采用保守治疗能缓解。

3. 诊断思路
(1) 生育年龄女性,目前孕期或产褥期。
(2) 子宫肌瘤病史。
(3) 无明显诱因下出现发热、腹痛,伴恶心、呕吐,结合孕期,有子宫肌瘤病史,考虑肌瘤红色变性可能。

4. 治疗要点
(1) 保守治疗:目前国内外专家意见趋于一致,原则上采用保守治疗。原因:①妊娠期血运丰富,手术容易出血;②肌瘤红色变性后充血变软,边界有时不清或位置有改变,往往不能达到手术预期效果;③肌瘤红色变性,产后可缩小,如不影响妊娠,可不急于手术;④手术操作可能引起流产或早产,术后子宫壁切口可能在妊娠晚期破裂。

保守治疗包括:①一般治疗:住院卧床休息;支持治疗:补液、维持水电解质及酸碱平衡;贫血者可输少量新鲜血;下腹部置冰袋冷敷;适当应用镇静剂和止痛剂,以减轻患者疼痛,但尽量少用,以免影响胎儿。②有宫缩者,应用宫缩抑制剂。③适当应用抗生素预防感染,因肌瘤红色变性后,易致局部血供障碍而致坏死,而继发感染,一般主张应用对胎儿影响不大的抗生素,如青霉素类及头孢类抗生素。

经上述积极保守治疗,多数患者的临床症状可在短期内缓解,妊娠仍可继续至足月。

(2) 小剂量肝素治疗:近年来,国内有不少学者应用小剂量肝素治疗妊娠期肌瘤红色变性,腹痛缓解、腹痛消失、宫缩消失和体温恢复正常的时间明显缩短,患者的临床症状和体温转归很快恢复正常。具体用药方案:25~50 mg 肝素溶于 5% 或 10% 葡萄糖溶液 500 ml 静脉滴注,一般用药 3 天腹痛明显缓解或腹痛消失,平均用药 5 天。用药期间应监测凝血功能。有些学者研究发现,口服小剂量阿司匹林可以避免肝素治疗过程中的出血倾向。

(3) 手术治疗:如果保守治疗无效,患者症状进行性加重,腹痛剧烈无法忍受,体温持续不降,或肌瘤嵌顿影响继续妊娠,应行手术治疗。手术方式应根据患者孕周,肌瘤大小、数目、位置等具体情况选择。早孕合并肌瘤红色变性,原则上先行人工流产,然后再行保守治疗。如浆膜下肌瘤较大,红色变性部位继发感染应用抗生素效果不佳时可选择经腹或腹腔镜肌瘤切除术。如果是肌壁间肌瘤,可以在人工流产术后 1~3 月行肌瘤剥除术,如果在妊娠中期发病,则应剖腹行病变肌瘤剜除术,术前做好充分准备,包括备血。如果术中发现有多个肌瘤,不易剥除,应暂剥除较大的变性肌瘤,保留直径小于 5 cm 的肌瘤,待终止妊娠时再剥除剩余的肌瘤。术后应用宫缩抑制剂,一般仍可以继续妊娠。但必须加强产前检查,定期复查 B 超检查,临产后密切观察注意子宫先兆破裂征象,妊娠晚期发现肌瘤红色变性,原则上保守治疗,假如有产科异常情况,可放宽剖宫产指征,行剖宫产术同时行变性肌瘤剜除术。

六、思考题

1. 子宫肌瘤变性的常见种类和治疗有哪些?
2. 子宫肌瘤的手术指征是什么?
3. 子宫肉瘤来源于子宫肌瘤肉瘤样变还是其本身的病变?

七、推荐阅读文献

1. Walker CL, Stewart EA. Uterine fibroids: the elephant in the room [J]. Science, 2005 Jun 10; 308(5728): 1589 - 92.

2. Zhao D, Rogers PA. Is fibroid heterogeneity a significant issue for clinicians and researchers? [J]. Report Biomed Online, 2013 Jul; 27(1): 64 - 74.

3. 黄鹂,周明宣,徐惠贞.妊娠期与非妊娠期子宫肌瘤红色变性的临床分析[J].中国妇幼保健, 2007, 22: 3505 - 3507.

4. 范丽霞,李树来.妊娠合并子宫肌瘤红色变性的诊治现状[J].医学综述, 2012, 18(4): 565 - 567.

八、诊疗流程图

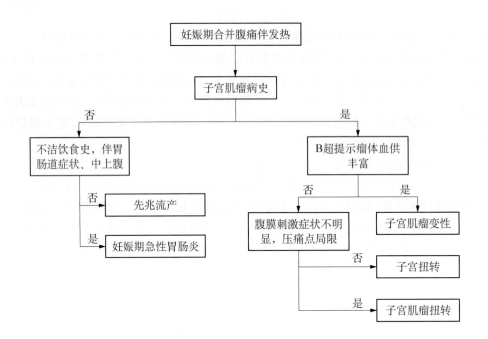

（殷怡华　万小平）

子宫内膜恶性肿瘤(内膜样腺癌)

一、病历资料

1. 现病史

患者,女性,61岁。因"绝经7年,不规则阴道出血1月余"入院。1-0-3-1,16岁初潮,平素月经规律,5/22天,量少,痛经(+),绝经7年。患者绝经后未体检,近1月无明显诱因阴道反复不规则出血,量少,淋漓至今,无腹胀腹痛,无恶心呕吐,无头晕乏力,于2015-2-10来院就诊,查HPV(-),TCT示未见上皮内病变细胞和恶性细胞,妇科B超检查示"节育环下移;子宫内膜双层厚18 mm,回声不均"。2015-2-15行取环+诊刮,病理示"宫腔刮出物"子宫内膜样腺癌,Ⅲ级。现为进一步诊治,门诊拟"子宫内膜恶性肿瘤"收入院。发病以来,患者神清,精神可,胃纳可,夜眠不佳,二便可,体重无明显增减。

2. 既往史

1991年肺结核规律抗痨治疗后治愈;否认高血压、糖尿病、冠心病等慢性病病史,否认外伤手术史。

3. 体格检查

Ht 158 cm, Wt 58 kg, BMI 23.23 kg/m², BP 134 mmHg/89 mmHg。神志清,对答切题。无贫血貌。

4. 妇科检查

外阴:已婚式。阴道:畅,少量咖啡色血迹。宫颈:光滑,接触性出血(-)。宫体:饱满,后位,无压痛。附件:双侧未及明显异常。

5. 实验室和影像学检查

妇科B超检查:宫颈长34 mm。子宫体范围:长59 mm,厚55 mm,宽57 mm。宫腔线:可见。内膜双层厚:17 mm,内膜回声不均,引出血流信号。右后壁向宫腔内突出低回声区直径21 mm。双侧卵巢轮廓规则,边界清晰。子宫后方游离无回声区:可见,深18 mm。诊断意见:子宫内膜增厚回声不均,请结合临床;子宫肌瘤;双侧附件小囊肿;盆腔积液。

盆腔MR:子宫体积增大,呈后倾位,子宫内膜增厚,宫腔扩大,最大径达2 cm,其内信号不均,结合带毛糙不完整、病变局部累及子宫肌层。增强后可见轻度不规则强化。子宫体部后壁见一枚混杂信号灶,中等信号为主,内见斑点状低信号,约2 cm左右。宫颈局部黏膜稍毛糙。阴道形态信号未见明显异常。膀胱壁未见明显增厚。盆腔内及双侧腹股沟区未见明显增大淋巴结影。所示骨盆骨质信号未见明显异常。诊断意见:宫腔占位,结合临床病史符合子宫内膜癌改变。盆腔少量积液。子宫体部后壁肌瘤可能。请结合临床其他检查,随访。

肿瘤标记物:糖类抗原125 25.20 IU/ml,糖类抗原199 14.20 IU/ml,癌胚抗原1.02 ng/ml,甲胎蛋白1.60 ng/ml,人附睾蛋白455.8 pmol/L。

二、诊治经过

入院后初步诊断:子宫内膜样腺癌(G₃,Ⅰ期可能)。

入院后予以完善术前常规检查,血常规、肝肾功能电解质、止凝血功能等。排除手术禁忌,充分肠道准备后于2015 - 3 - 6行腹腔镜下筋膜外全子宫及双附件切除＋双侧卵巢血管高位结扎＋盆腔淋巴结清扫＋腹主动脉旁淋巴结活检术,术中剖视子宫,宫腔后壁见鱼肉样组织,质地酥脆,面积约占子宫的1/2,宫颈及肌层肉眼未见明显病变累及。术中冰冻病理示:"子宫内膜样腺癌,浸润＜1/2肌层,颈体交界、宫颈未见病变累及";腹腔冲洗液镜检未见肿瘤细胞。术后石蜡病理示:①子宫内膜样腺癌Ⅲ级,浸润深度＞1/2肌层;颈体交界处见个别异型腺体;宫颈未见癌累及;左卵巢黄体血肿,左输卵管未见明显病变,右卵巢白体形成伴单纯囊肿,右输卵管系膜囊肿。②子宫腺肌症伴异位腺体异型增生。左髂总淋巴结、左髂血管旁淋巴结、左闭孔淋巴结、右髂总淋巴结、右髂血管旁淋巴结、右闭孔淋巴结、腹主动脉旁淋巴结均未见肿瘤。FIGO分期Ⅰb期,G₃,术后常规抗炎补液支持治疗,恢复良好。予以出院,放疗科就诊预约放疗。

三、病例分析

1. 病史特点

(1) 女性,61岁,因"绝经7年,阴道不规则出血1月余"来院就诊。

(2) 诊刮病理示:子宫内膜样腺癌,Ⅲ级。

(3) 妇科检查:已婚式;阴道 畅,见少量咖啡色血迹;宫颈 光滑,接触性出血(一);宫体 饱满,后位,无压痛;附件 双侧未及明显异常。

(4) 辅助检查:MRI示宫腔占位,局部病变累及子宫肌层;盆腔内及双侧腹股沟区未见明显增大淋巴结影。

2. 诊断与诊断依据

(1) 诊断:子宫内膜样腺癌(G₃,Ⅰ期可能)。

(2) 诊断依据:①绝经后女性,阴道不规则出血;②妇科检查无明显异常发现;③影像学检查示宫腔占位;④诊刮病理示:"宫腔刮出物"子宫内膜样腺癌,Ⅲ级。

3. 鉴别诊断

(1) 宫颈恶性肿瘤:可有阴道分泌物异常,常有接触性出血。妇科检查宫颈可见菜花样赘生物、虫蚀样改变或增大呈桶状等异常。影像学见宫颈肿物。HPV多(＋),细胞学可见异型细胞,病理多为鳞癌,部分为腺癌。该患者诊刮病理示子宫内膜样腺癌,可与之鉴别。

(2) 输卵管恶性肿瘤:多有阴道排液/阴道分泌物,妇科检查可无明显异常或触及一侧附件包块,影像学可见附件区包块,血流多丰富,诊刮病理无恶性证据。该患者可与之鉴别。

(3) 子宫腺肌病:可有阴道分泌物增多,有继发性进行性加重痛经病史,子宫多呈均匀增大,很少超过3个月妊娠大小,质硬,亦可有经量增多等症状。B超检查及MRI可见子宫肌层病灶,诊刮病理多无明显异常。该患者既往有痛经史,影像学见子宫肌层团块状回声,不能完全排除合并该病,手术病理有助于进一步鉴别。

四、处理方案及基本依据

(1) 治疗方案:全面分期手术(腹腔镜下盆腔淋巴结清扫＋腹主动脉旁淋巴结活检＋全子宫及双附件切除＋双侧卵巢血管高位结扎术),术后辅助阴道后装放疗。

(2) 依据:患者绝经后出血,诊刮病理确诊子宫内膜样腺癌,根据妇科检查及影像学检查,术前分期Ⅰ期,手术指征明确,需行筋膜外全子宫＋双附件切除。术前病理提示低分化子宫内膜样腺癌,无手术反指征,应完成分期手术,术前影像学检查、术中探查及冰冻病理结果无后腹膜淋巴结转移或深肌层浸润依据,故同时行盆腔淋巴结清扫＋腹主动脉旁淋巴结活检术。

最终手术病理诊断:子宫内膜样腺癌,G_3,Ⅰb期。因患者61岁,建议术后追加盆腔放疗＋阴道后装放疗,酌情 TC 方案化疗。

五、要点与讨论

1. 子宫内膜癌的转移途径

(1) 直径蔓延:初期沿子宫内膜蔓延生长,向上可沿子宫角波及输卵管,向下可累及宫颈管及阴道。若癌瘤向肌壁浸润,可穿透子宫肌层,累及子宫浆膜层,种植于盆腹膜、直肠子宫陷凹及大网膜。

(2) 淋巴转移:为子宫内膜癌的主要转移途径。累及宫颈、深肌层或癌组织分化不良时易发生。转移途径与癌肿生长部位有关。

(3) 血行转移:晚期患者经血行转移至全身各器官,常见部位为肺、肝、骨。

2. 子宫内膜癌的手术分期及评估原则

(1) 除了保留生育功能者,对于病灶局限于子宫的患者,全子宫＋双附件是最基本的手术方式。许多局部晚期子宫内膜癌患者也适合该术式。

(2) 术中肉眼评估腹膜、膈肌及子宫浆膜层有无病灶,并在任何可疑部位取活检以排除子宫外病变是非常重要的。

(3) 推荐取腹水细胞学并单独报道。

(4) 对浆液性腺癌、透明细胞腺癌和癌肉瘤患者常进行大网膜活检。

(5) 切除可疑或增大的盆腔或腹主动脉旁淋巴结对排除淋巴结转移是重要的。

(6) 对于病变局限于子宫的患者,盆腔淋巴结切除及病理学评估仍然是手术分期中的一个重要步骤,因为能为预后及术后治疗策略提供重要信息。

(7) 盆腔淋巴结包括髂内、髂外、闭孔和髂总淋巴结。

(8) 有深肌层浸润、高级别病变、浆液性腺癌、透明细胞腺癌和癌肉瘤等高危因素的患者,需切除肠系膜下和肾静脉水平以下的腹主动脉旁淋巴结。

(9) 前哨淋巴结显像可考虑用于合适的患者。

(10) 部分患者可能不适合行淋巴切除术。

3. 子宫内膜样腺癌完成手术分期后的治疗

高危因素包括:年龄>60岁,淋巴脉管间隙浸润,肿瘤大小,子宫下段或宫颈腺体浸润。

(1) Ⅰa期无高危因素者,G_1术后可观察,G_2或G_3术后可观察或加用阴道近距离放疗。

(2) Ⅰa期有高危因素者,G_1可观察或加用阴道近距离放疗;G_2或G_3可观察或加用阴道近距离放疗和/或盆腔放疗。

(3) Ⅰb期无高危因素者,G_1或G_2可观察或阴道近距离放疗;G_3可观察或阴道近距离放疗和/或盆腔放疗。

(4) Ⅰb 期有高危因素者,G_1 或 G_2 可观察或阴道近距离放疗和/或盆腔放疗。Ⅰb、G_3 可盆腔放疗和/或阴道近距离放疗±化疗。

(5) Ⅱ期,手术分期后,G_1 可阴道近距离放疗和/或盆腔放疗。G_2 阴道近距离放疗加盆腔放疗。G_3 阴道近距离放疗加盆腔放疗±化疗。

(6) Ⅲa 期,手术分期后,无论肿瘤分化程度如何均可选择:①化疗±放疗;②肿瘤靶向放疗±化疗;③盆腔放疗±阴道近距离放疗。

(7) Ⅲb 期,术后加化疗和/或肿瘤靶向放疗。

(8) Ⅲc 期,术后加化疗±肿瘤靶向放疗。

(9) Ⅳa、Ⅳb 期,已行减灭术并无肉眼残存病灶或显微镜下腹腔病灶时,行化疗±放疗。

4. 子宫内膜样腺癌保留生育功能的指征和方法

(1) 分段诊刮标本经病理专家核实,病理类型为子宫内膜样腺癌,高分化(G_1 级)。特殊类型的子宫内膜癌和肉瘤不保留生育功能。

(2) MRI 检查(首选)或经阴道超声检查发现病灶局限于子宫内膜。

(3) 影像学检查未发现可疑的转移病灶。

(4) 无药物治疗或妊娠的禁忌证。

(5) 经充分咨询了解保留生育功能并非子宫内膜癌的标准治疗方式。患者在治疗前需咨询生育专家。

(6) 对合适的患者进行遗传咨询或基因检测。

(7) 可选择甲地孕酮和左炔诺孕酮宫内缓释系统。

(8) 治疗期间每 3~6 个月分段诊刮或取子宫内膜活检,若子宫内膜癌持续存在 6~9 个月,则行全子宫＋双附件切除＋手术分期,若 6 个月内病变完全缓解,鼓励患者受孕,孕前持续每 3~6 个月进行子宫内膜取样检查,若患者暂无生育计划,予孕激素维持治疗及定期监测。

(9) 完成生育后或子宫内膜取样发现疾病有进展,即行全子宫＋双附件切除＋手术分期。

六、思考题

1. 子宫内膜癌的手术病理分期有哪些?

2. 哪些子宫内膜癌患者可以不做淋巴切除术?

3. 子宫内膜癌患者初治结束后的随访。

七、推荐阅读文献

1. 谢幸,苟文丽. 妇产科学[M]. 8 版. 北京:人民卫生出版社,2013:313 - 317.

2. 沈铿、崔恒、丰有吉. 常见妇科恶性肿瘤诊治指南[M]. 4 版. 北京:人民卫生出版社,2014:49 - 71.

3. 谢玲玲,林仲秋.《2015 美国肿瘤综合协作网子宫肿瘤临床实践指南(第 2 版)》解读[J]. 中国实用妇科与产科杂志,2015,31(1):5 - 9.

4. 中华医学会妇产科学分会妇科内分泌学组. 异常子宫出血诊断与治疗指南[J]. 中华妇产科杂志,2014,49(11):801 - 806.

八、诊疗流程图

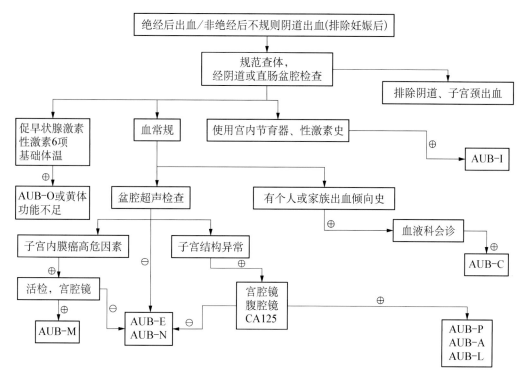

说明:AUB(abnormal uterine bleeding):异常子宫出血
AUB-C:凝血相关疾病(coagulopathy)所致 AUB
AUB-P:子宫内膜息肉(polyp)所致 AUB
AUB-A:子宫腺肌病(adenomyosis)所致 AUB
AUB-L:子宫平滑肌瘤(1eiomyoma)所致 AUB
AUB-M:子宫内膜恶变和不典型增生(malignancy and hyperplasia)所致 AUB
AUB-E:子宫内膜局部异常(endometrial)所致 AUB
AUB-N:未分类(not yet classified) 的 AUB
AUB-O:排卵障碍(ovulatory dysfunction)相关的 AUB
AUB-I:医源性(iatrogenic)AUB

（宋　玮　沈立翡）

案例 64

子宫内膜间质肉瘤

一、病历资料

1. 现病史

患者,女性,51岁。因"发现子宫肌瘤10年,腹痛伴阴道不规则出血1月"入院。1-0-3-1,5/30天,量中,痛经(+),已绝经2年。患者自诉10年前体检发现子宫肌瘤,当时报告提示子宫体前壁低回声45 mm×40 mm×35 mm,无经量增多,无经期缩短,无腹痛,无尿频、尿急等不适,未予以重视。1月前开始出现下腹部隐痛,伴阴道出血,尿频,无尿急、尿痛,无发热,无接触性出血,无白带异常,无大便习惯改变。门诊行诊断性刮宫,病理提示:梭形细胞肉瘤,首先考虑子宫内膜间质来源。发病以来,患者食欲、睡眠、大小便均正常,体重无明显变化。

2. 既往史

无外伤手术史,高血压(服用拜新同,每天1粒),糖尿病(诺和林30 R,早10 U,晚10U),否认其余慢性疾病史。

3. 体格检查

患者Ht 168 cm, Wt 68 kg, BP 140 mmHg/85 mmHg。腹软,无膨隆,腹部可及质软肿块。大小约10 cm,平脐,边界清,活动度差,轻压痛,无反跳痛。

4. 妇科检查

外阴:已婚式;阴道畅;宫颈轻糜,可见少量暗红色血液及鱼肉样组织,宫颈举痛(-);子宫增大如孕6月(-),外形不规则,宫底部平脐,宫体轻压痛;附件(-)。

5. 实验室和影像学检查

- 性激素水平:LH 15.68 mIU/ml, FSH 20.34 mIU/ml, E_2 22.0 pg/ml, PRL 10.35 ng/ml,睾酮(T) 0.23 ng/ml,孕酮(P) 1.67 ng/ml, HCG<0.01 mIU/ml。
- 血常规:WBC $7.45×10^9$/L, N 80%, RBC $2.45×10^{12}$/L, Hb 78 g/L, PLT $56×10^9$/L。
CA125、CA199、AFP、CEA均正常。
- 盆腔B型超声描述:
右卵巢:大小20 mm×15 mm×20 mm。左卵巢:大小23 mm×21 mm×16 mm。内膜9 mm。子宫增大,前壁可见不规则囊实性肿块,大小约20 cm×18 cm×25 cm,伴点状强回声,其内可引出血流信号。
超声诊断:子宫体部肿瘤,MT不除外。
- 泌尿系B型超声描述:右侧肾盂积水,左侧肾盂轻度分离,双侧输尿管上端扩张。

- MR:宫颈占位,多发性子宫肌瘤伴变性。
- 术前诊刮病理:梭形细胞肉瘤,首先考虑子宫内膜间质肉瘤。

二、诊治经过

入院后初步诊断:子宫内膜间质肉瘤。

入院后予以完善术前常规检查,血常规、肝肾功能电解质、止凝血指标、心电图。

肠道准备3天:无渣半流质饮食2天、流质1天,第3天予以复方聚乙二醇口服并予以甲硝唑0.2 g+庆大霉素8万IU;1、3、5、7、9 pm口服。

入院第4天在全麻下行剖腹探查术,术中见:子宫前壁有不规则肿块直径约20 cm,累及左侧附件,肝脏、胃肠、大网膜、余盆腔器官未受累及,考虑子宫内膜肉瘤ⅡA期,故行广泛性全子宫+双侧附件切除术+盆腔淋巴结清扫术+腹主动脉旁淋巴结活检术。术后于盆腔留置单腔引流管,术后第3天拔除。

术后病理:高级别子宫内膜间质肉瘤,增生期子宫内膜,子宫体多发性平滑肌瘤,左侧卵巢受累,右卵巢白体形成,左右输卵管未见异常,左侧闭孔淋巴结1/10枚见肿瘤转移,阴道切缘、左右宫旁,腹主动脉、左右髂血管、右侧闭孔、左右髂总淋巴结未见肿瘤。术后2周开始予以IEP方案化疗(IFO+顺铂+E-ADM),并予以同步放疗。

三、病例分析

1. 病史特点

(1) 女性,51岁,因"发现子宫肌瘤10年,腹痛伴阴道不规则出血1月"来院就诊。

(2) 1-0-3-1,5/30天,量中,痛经(+),已绝经2年。

(3) 妇科检查:已婚式;阴道 畅;宫颈 轻糜,可见少量暗红色血液及鱼肉样组织,宫颈举痛(-);子宫增大如孕6月(+),外形不规则,宫底部平脐,宫体轻压痛;附件(-)。

(4) 辅助检查:血常规:WBC 7.45×10^9/L, N 80%, RBC 2.45×10^{12}/L, Hb 78 g/L, PLT 56×10^9/L; CA125、CA199、AFP、CEA均正常。

(5) 术前诊刮病理:梭形细胞肉瘤,首先考虑子宫内膜间质来源。

2. 诊断与诊断依据

(1) 诊断:子宫内膜间质肉瘤,ⅢC期,中度贫血。

(2) 诊断依据:①女性,1-0-3-1,已绝经;②子宫肌瘤病史,腹痛伴阴道不规则出血;③B超检查、MR提示肌瘤恶变可能;④泌尿系统B超检查提示:右侧肾盂积水,左侧肾盂扩张,双侧输尿管上段扩张;⑤病理:高级别子宫内膜间质肉瘤,累及左侧卵巢伴盆腔淋巴结转移。

3. 鉴别诊断

(1) 子宫平滑肌肉瘤:多有子宫肌瘤病史,中位年龄低于其他肉瘤,症状出现时间较短,主要表现为腹部包块、阴道异常出血、腹痛、阴道分泌物增多等,远处转移多见于肺。术后病理可鉴别。

(2) 子宫肌瘤:表现为月经量增多,经期延长,可伴有贫血、尿频以及直肠压迫症状,妇科检查发现子宫不规则增大,常超过2月大小,B超检查可提示子宫体低回声占位。术后病理可鉴别。

(3) 子宫内膜癌:表现为围绝经期阴道不规则出血,阴道异常排液伴腹痛。查体可见子宫增大,合并宫腔积脓可有宫体压痛,颈管内可见癌组织排出。B超检查可发现宫腔占位,可有CA125升高,术前MRI可明确肿瘤侵犯范围,分段诊刮可诊断,分期需待术后病理。

(4) 子宫内膜息肉:可表现为月经淋漓不尽,经期延长,一般不伴腹痛,B超检查可提示宫腔内占位,肿瘤指标正常,宫腔镜病理可明确诊断。

四、处理方案及基本依据

（1）治疗方案：治疗原则以手术为主。Ⅰ期行全子宫＋双侧附件切除术及盆腔淋巴结切除或活检，进行手术病理分期。Ⅱ期应行广泛全子宫切除＋双侧附件＋盆腔淋巴结切除，必要时进行腹主动脉旁淋巴结切除或活检。根据病情，术后加用化疗或放疗有可能提高疗效。

（2）依据：患者术中见肿瘤侵犯左侧附件，故当时分期为ⅡA，术后病理提示左侧闭孔淋巴结转移，故术后分期为ⅢC，术后辅以同步放化疗，化疗方案为IEP。

五、要点与讨论

1. 子宫肉瘤的来源与分类

子宫肉瘤是相对少见的中胚层来源肿瘤，占子宫恶性肿瘤的 2%～6%。因宫颈癌或其他盆腔良性病变行盆腔放射治疗后，子宫肉瘤的发生率会有所升高。一般来说，子宫肉瘤在子宫恶性肿瘤中恶性程度最高，在诊断、临床行为、传播方式和处理上，均有别于子宫内膜癌。

子宫肉瘤存在 3 种最常见的组织学亚型，分别是子宫内膜间质肉瘤（ESS）、平滑肌肉瘤和存在异源和同源双重成分的恶性苗勒管混合瘤（MMMT）。一般来说，子宫平滑肌肉瘤和 MMMT 分别占 40%，ESS 为 15%，其他类型的肉瘤则为 5%。子宫肉瘤分期采用的是内膜癌的 FIGO 分期系统。

2. 子宫肉瘤类型及特点

子宫内膜间质肿瘤主要发生于年龄在 45～50 岁之间的围绝经期妇女，约 1/3 为绝经后妇女。与产次、伴随疾病或有无盆腔放疗史无关。根据核分裂数、血管浸润和预后不同，分为 3 种类型：①子宫内膜间质结节；②子宫内膜间质肉瘤；③高度恶性或未分化肉瘤。

平滑肌肉瘤患者中位发病年龄（43～53）岁小于其他类型的子宫肉瘤，绝经前患者更易获得生存机会。症状出现的时间往往较短，且无特异性，包括阴道流血、盆腔疼痛或压迫感，或扪及盆腹腔包块。

恶性苗勒管混合瘤组织学上同时含有肉瘤和癌两种成分。癌的成分主要是腺体，而肉瘤的成分类似于正常的内膜间质。此肿瘤可能来源于全能的内膜间质细胞。肿瘤绝大多数见于绝经后妇女，中位发病率为 62 岁。最常见的症状是绝经后出血。影响 MMMT 预后的最重要因素是治疗时的病变程度。

3. 子宫肉瘤的分期

FIGO（2009）首次对子宫肉瘤进行了分期（见表 64-1）。该分期将子宫肉瘤按照不同组织分类进行分期，在子宫肉瘤分期中，不仅将肿瘤侵及深度、淋巴结受侵等列入分期，对子宫平滑肌肉瘤还将肿瘤大小纳入分期中。子宫内膜间质肉瘤和腺肉瘤分期参考子宫内膜癌分期。

表 64-1　FIGO 子宫平滑肌肉瘤分期（2009）

Ⅰ期	肿瘤局限于宫体
ⅠA	肿瘤＜5 cm
ⅠB	肿瘤＞5 cm
Ⅱ期	肿瘤侵犯盆腔
ⅡA	附件受累
ⅡB	盆腔其他组织受累
Ⅲ期	肿瘤侵犯腹腔内器官（不仅仅是肿瘤突出达腹腔）

（续表）

ⅢA	一个部位被侵犯
ⅢB	一个以上部位被侵犯
ⅢC	盆腔和(或)腹主动脉旁淋巴结转移
Ⅳ期 A	累及膀胱和(或)直肠黏膜
B	远处转移

4. 子宫肉瘤的治疗

子宫肉瘤的治疗以手术为主,辅以放疗或化疗。

（1）手术治疗:是子宫肉瘤的主要治疗方法。子宫平滑肌肉瘤和未分化子宫内膜间质肉瘤行筋膜外子宫切除术和双附件切除术,盆腔和腹主动脉旁淋巴结切除术。子宫内膜间质肉瘤行筋膜外子宫切除术和双附件切除术。对年轻的早期子宫平滑肌肉瘤患者,肿瘤恶性程度较低者,可考虑保留卵巢。

对于未分化子宫内膜肉瘤,可切除大网膜,因其易发生淋巴结转移,强调切除盆腔和腹主动脉旁淋巴结,若手术无法切净盆腹腔所有病灶,争取做到理想的肿瘤细胞减灭术。

（2）放射治疗:对子宫内膜间质肉瘤的疗效比平滑肌肉瘤为好。一般认为术后辅助放疗有助于预防盆腔复发,提高 5 年无病生存率。一般采用盆腔外照射和阴道内照射。对于复发或转移的晚期患者,可行姑息性放疗。

（3）化疗:一般主张对晚期平滑肌肉瘤患者、未分化子宫内膜间质肉瘤以及肉瘤复发者,可辅助化疗。化疗以多柔比星的疗效最佳,文献报道单药有效率为 25%,而其他有效的药物有异环磷酰胺、顺铂、依托泊苷及替莫唑胺等。目前,尚无理想的化疗方案。

（4）孕激素治疗:孕激素类药物主要用于治疗内膜间质肉瘤及部分激素受体阳性的未分化内膜间质肉瘤。常用孕激素类药物:醋酸甲羟孕酮 MPA,甲地孕酮和己酸孕酮,一般主张剂量不小于 200 mg/d,应用时间不少于 1 年。

5. 复发性子宫肉瘤的治疗

子宫肉瘤患者经治疗后,复发率仍很高,Ⅰ期复发率为 50%~67%,Ⅱ~Ⅲ期复发率可高达 90%。对于复发后的治疗,目的是缓解症状、延长生存期。

（1）手术为主的综合治疗:子宫肉瘤经治疗后复发,如果复发部位在盆腔,且为中央型复发,主张尽可能再次手术,切除复发病灶,术后辅以放疗、化疗等。

（2）化疗为主的综合治疗:适用于远处复发转移者,无论何种组织类型、早期或晚期肿瘤的远处转移复发,应行全身性化疗。子宫内膜间质肉瘤复发者,应加用孕激素治疗。

（3）放疗:盆腔部位复发者,如果手术无法切除复发病灶,可选择放射治疗。放疗需根据复发的部位和以前辅助治疗的情况来制订放疗计划。

六、思考题

1. 子宫肉瘤的组织类型分为哪几种?
2. 子宫肉瘤的诊断及治疗流程是什么?
3. 绝经后子宫出血的常见病因及鉴别诊断有哪些?

七、推荐阅读文献

1. Sehnal B，Driak D，Kmonickova E，et al. Current classification of malignant tumors in gynecological oncology-part II [J]. Ceska Gynekol，2011,76(5):360－366.

2. Ma HB，Xu X，Liu WP，et al. Successful treatment of mast cell sarcoma of the uterus with imatinib [J]. Int J Hematol，2011,94(5):491－494.

3. Sharma P，Kumar R，Singh H，et al. Role of FDG PET-CT in detecting recurrence in patients with uterine sarcoma：comparison with conventional imaging [J]. Nucl Med Commun，2012,33(2):185－190.

4. Park JY，Kim DY，Kim JH，et al. The impact of tumor morcellation during surgery on the outcomes of patients with apparently early low-grade endometrial stromal sarcoma of the uterus [J]. Ann Surg Oncol，2011,18(12):3453－3461.

八、诊疗流程图

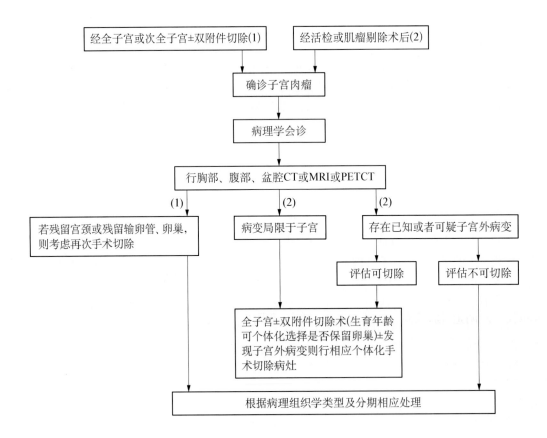

（许啸声　龙雯晴）

案例 65
子宫内膜不典型增生

一、病历资料

1. 现病史

患者,女性,51岁。因"阴道不规则流血2年"而入院。1-0-0-1,初潮13岁,(5~6)/30天,既往月经规律,经量中,痛经(一),LMP 2015-4-23。患者近2年出现月经紊乱,周期为25~60天,经期9~12天,淋漓不尽。偶感腰酸,无发热寒战,无恶心呕吐,无腹泻腹痛,无尿频尿急等不适。自认为围绝经期月经紊乱,未重视,曾服中药治疗,效果欠佳。1月前至我院就诊,查妇科B超检查示:宫腔内不均质占位 58 mm×64 mm×67 mm。肿瘤标志物:CA125 163.40 IU/ml, CA199 112.20 IU/ml。盆腔MR增强示:宫腔占位伴积液,子宫内膜癌侵犯浅肌层可能;宫颈肿瘤可能。TCT(一),尿HCG(一)。现为进一步诊治,门诊拟"宫腔占位"收入院。

2. 既往史

高血压病史8年,口服降压药物(具体不详),血压控制欠佳;否认糖尿病、心脏病等病史。30年前曾行剖宫产术;7年前行胆囊炎手术。

3. 体格检查

患者 Ht 157 cm, Wt 75 kg, BMI 30.43 kg/m², T 36.7℃, HR 78 次/min, BP 167 mmHg/75 mmHg。神清,精神可,无贫血貌,无双下肢水肿,心肺未及明显异常。

4. 妇科检查

外阴(一),阴道 畅;宫颈 光;子宫前位,稍大;双附件(一)。

5. 实验室和影像学检查

肿瘤标志物:CA125 163.40 IU/ml, CA199 112.20 IU/ml。

空腹血糖:4.0 mmol/L。

盆腔 MR 增强:宫腔占位伴积液,子宫内膜癌侵犯浅肌层可能;宫颈肿瘤可能。

妇科 B 超检查:宫颈长 28 mm,宫颈右后壁突出低回声区直径 20 mm;宫腔内不均质高回声区 47 mm×26 mm×45 mm,内见少许血流信号;右卵巢 13 mm×11 mm×11 mm,左卵巢 13 mm×11 mm×12 mm。诊断:宫腔占位,内膜癌待排;宫颈肌瘤。

心电图:完全性右束支传导阻滞。心超:左房增大伴轻度二尖瓣关闭不全;主动脉瓣退行性变伴轻微关闭不全;轻度三尖瓣关闭不全。

二、诊治经过

入院后初步诊断：宫腔占位（子宫内膜癌待排），宫颈肌瘤，高血压。

入院后予以完善术前常规检查，血常规、肝肾功能电解质、止凝血指标。

入院第 3 天行超声引导下分段诊刮术，术后病理提示：宫颈管未见肿瘤细胞，子宫内膜复杂性增生伴不典型增生。告知患者及家属，结合病史、辅助检查，诊断为子宫内膜不典型增生，恶性肿瘤不能完全除外，予以完善术前准备，包括备皮、备血、阴道准备，并予以复方聚乙二醇电解质散肠道准备。

在全麻下行开腹全子宫切除术，术中冰冻提示子宫内膜息肉伴复杂性增生及非典型，术顺。术后第 5 天患者恢复可，予以出院。术后病理："全子宫切除标本"子宫内膜息肉伴复杂性增生及非典型增生，宫颈平滑肌瘤。

三、病例分析

1. 病史特点

(1) 女性，51 岁，因"阴道不规则流血 2 年"来院就诊。

(2) 高血压、肥胖。

(3) 体检：Ht 157 cm, Wt 75 kg, BMI 30.43 kg/m², BP 167 mmHg/75 mmHg。

(4) 妇科检查阳性发现：

宫颈：光；子宫前位，稍大；双附件（一）。

(5) 辅助检查：CA125 163.40 IU/ml, CA199 112.20 IU/ml。血糖 4.0 mmol/L。

妇科 B 超检查：宫腔内不均质高回声区 47 mm×26 mm×45 mm，内见少许血流信号。

2. 诊断与诊断依据

(1) 诊断：子宫内膜复杂性增生伴不典型增生，宫颈肌瘤，高血压。

(2) 诊断依据：①51 岁女性，高血压、肥胖；②不规则阴道出血；③查体子宫稍大；④肿瘤指标 CA 125、CA 199 增高；⑤超声及 MRI 提示宫腔占位；⑥分段诊刮及子宫切除标本病理明确诊断。

3. 鉴别诊断

(1) 子宫内膜癌（endometrial carcinoma）：表现为月经紊乱或绝经后阴道出血、阴道排液，晚期可有子宫明显增大，子宫压痛，分段诊刮或宫腔镜病理可明确诊断。

(2) 子宫黏膜下肌瘤或内膜息肉（submucous uterine myoma or endometrial polyp）：有月经过多或不规则阴道流血，B 超检查、宫腔镜或诊刮病理可明确诊断。

(3) 子宫颈癌（cervical cancer）：可有阴道排液增多或不规则阴道流血，尤其是内生型子宫颈癌，因癌灶位于宫颈管内，宫颈外观光滑，宫颈管变粗、硬，呈桶状，分段诊刮及影像学可协助鉴别，病理可明确诊断。

(4) 子宫肉瘤（uterine sarcoma）：可表现为子宫明显增大、质软，有不规则阴道出血、腹痛，超声检查、诊断性刮宫可鉴别，病理可明确诊断。

(5) 输卵管癌（tumor of the fallopian tube）：以间歇性阴道排液、阴道流血、下腹隐痛为主要症状，可有附件包块，分段诊刮及影像学检查可协助诊断。

(6) 萎缩性阴道炎（atrophic vaginitis）：主要表现为血性白带。检查时可见阴道黏膜变薄、充血或有出血点、分泌物增多。B超检查宫腔内无异常发现,治疗后可好转。必要时可先抗炎治疗后,再作诊断性刮宫。

四、处理方案及基本依据

(1) 治疗方案:手术——全子宫切除术。

(2) 依据:患者为中老年女性,术前检查考虑子宫内膜恶性肿瘤不能排除,予以先行分段诊刮术,根据诊刮病理提示子宫内膜不典型增生,考虑恶性肿瘤不能完全排除,且患者围绝经期,术前检查无明显手术禁忌证,故拟行手术治疗切除全子宫。患者仍未绝经,术前告知患者:若术中冰冻病理提示恶性肿瘤则同时切除双附件,术后围绝经期症状可能较明显,否则可保留双附件。术中切除全子宫送冰冻提示子宫内膜息肉伴不典型增生,故无须扩大手术范围。

五、要点与讨论

1. 子宫内膜不典型增生的发生发展

在无孕激素拮抗的雌激素长期作用下,发生子宫内膜增生症:单纯型或复杂型,伴或不伴不典型增生,继而发生子宫内膜癌变。不典型增生为癌前期病变,只涉及腺体,可能呈多灶性或弥漫性,但通常为局灶性,腺体增生、拥挤,结构复杂,间质细胞显著减少,腺上皮增生出现异型性,细胞极性紊乱,体积增大,核质比例增加,核深染,见核分裂象。发展为子宫内膜癌的概率为10%～23%。只要腺上皮出现异型性,应归类于不典型增生。

临床上可见于无排卵性疾病(排卵障碍性异常子宫出血、多囊卵巢综合征),分泌雌激素的卵巢肿瘤(颗粒细胞瘤、卵泡膜细胞瘤)、长期服用雌激素的绝经后妇女及长期服用 tamoxifen 的妇女。患者常伴有肥胖、高血压、糖尿病、不孕或不育及绝经延迟。通常雌孕激素受体阳性率高,预后好。

2. 子宫内膜不典型增生与无不典型增生的区别

(1) 形态学上的不同:组织结构与细胞异型性有一定关系,往往是结构越复杂,细胞有不典型细胞的可能性越大。在不典型区域,腺上皮细胞排列紊乱,极向消失,细胞多形性,有的见多核细胞,筛状结构和“迷宫”样结构尤为明显。

(2) 组织计量学上的比较:不典型增生及无不典型增生的细胞体积,胞核的大小(包括面积、周长、短径和长径等),以及细胞形态等形态学测量提示它们之间的区别主要在核的变化,不典型增生特别是重度不典型增生与分化好的腺癌无明显差异。

(3) 细胞 DNA 合成间期与细胞倍增时间:不典型增生与腺癌相似,而无不典型增生与正常增殖相似。

(4) 对孕酮的反应:细胞无不典型增生者比有不典型增生者反应明显增多。

3. 子宫内膜不典型增生的临床表现和诊断思路

常见临床表现为月经过多或阴道不规则出血。有高危因素者如肥胖、糖尿病、高血压、长期服用雌激素需引起警惕。超声检查可明确子宫大小、内膜厚度及宫腔有无赘生物。诊断性刮宫可将刮出物送病理学检查以明确诊断,刮宫要全面,特别注意两侧宫角部,注意宫腔大小、形态、宫壁是否光滑、刮出物性质和量。宫腔镜检查可在直视下选择病变区域进行活检,较盲取内膜的诊断价值高,尤其可排除早期宫腔病变如子宫内膜息肉、子宫黏膜下肌瘤、子宫内膜癌等。其他包括子宫内膜活检、MRI、CT、血清 CA125 测定可协助判断病变范围。

4. 子宫内膜不典型增生的处理原则

对于年轻有生育要求的女性患者,经过全面的诊刮或宫腔镜检查,明确诊断后,对于病理免疫组化提示孕激素受体阳性的患者可行大剂量孕激素治疗(如醋酸甲羟孕酮或甲地孕酮)或者口服短效避孕药。连续用药3个月后再次诊刮或宫腔镜检查,观察有无内膜转化或进一步病变,若未完全转化则继续孕激素治疗3个月,若进展为子宫内膜癌,则告知患者,知情同意后行个体化治疗。

对于无生育要求者,可行全子宫切除;绝经期患者可行根治性手术,全子宫及双附件切除。若术后病理未提示进一步病变则定期随访。

六、思考题

1. 子宫内膜不典型增生的临床特征有哪些?
2. 子宫内膜不典型增生的鉴别诊断是什么?
3. 子宫内膜不典型增生的处理原则是什么?

七、推荐阅读文献

1. 丰有吉,沈铿,马丁. 妇产科学[M]. 2版. 北京:人民卫生出版社,2005:1-489.

2. Laurelli G, Di Vagno G, Scaffa C, et al. Conservative treatment of early endometrial cancer: preliminary results of a pilot study [J]. Gynecol Oncol, 2011,120(1):43-46.

3. Varma R, Soneja H, Bhatia K, et al. The effectiveness of a levonorgestrel-releasing intrauterine system (LNG-IUS) in the treatment of endometrial hyperplasia-a long-term follow-up study [J]. Eur J Obstet Gynecol Reprod Biol, 2008,139(2):169-175.

4. Walsh C, Holschneider C, Hoang Y, et al. Coexisting ovarian malignancy in young women with endometrial cancer [J]. Obstet Gynecol, 2005,106(4):693-699.

5. Ben-Shachar I, Vitellas K M, Cohn D E. The role of MRI in the conservative management of endometrial cancer [J]. Gynecol Oncol, 2004,93(1):233-237.

八、诊疗流程图

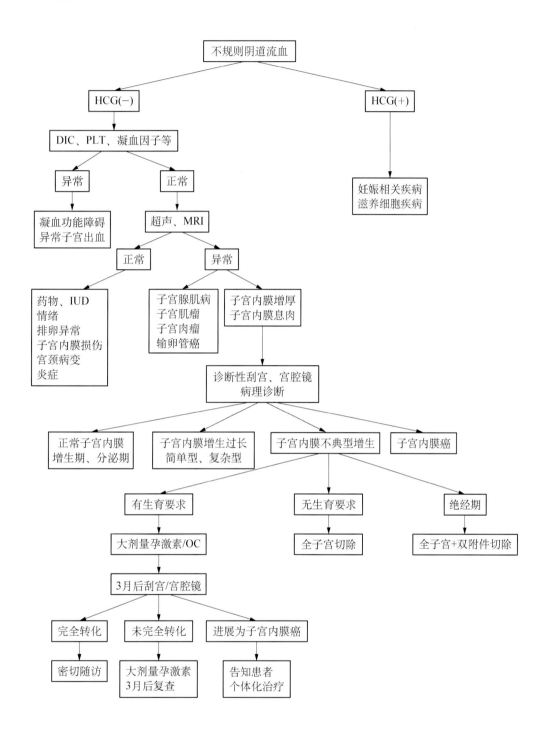

（李 菁 蔡 蕾）

案例 66
卵巢上皮性肿瘤

一、病历资料

1. 现病史

患者王某,女性,63 岁。因"腹胀 1 月,发现盆腔肿块伴阴道流血 10 日"而入院。

患者绝经 10 年,平素月经规则,(5～6)/30 天。1 月前无明显诱因下出现腹胀,纳差,自觉腹围稍增大,未予重视。近 10 日自觉腹胀加重,且伴有阴道不规则少量流血,无恶心呕吐,无畏寒,发热,腹泻便秘,无阴道瘙痒及排液,遂至当地医院就诊。外院予以妇检,发现盆腔肿块约 15 cm,CT 检查提示:"盆腔混杂性占位,考虑卵巢恶性肿瘤可能,盆腹腔积液"。腹水检测:"未找到异常细胞"。4 日前转我院就诊,我院 B 超检查提示:"盆腹腔内巨大囊实性占位,盆腹腔大量积液"。故拟"盆腔肿块性质待查:卵巢癌?"收入院。

患者患病以来精神可,饮食睡眠可,胃纳差,大便较少,小便量少较频,体重减少 2 kg。

2. 既往史

否认高血压、心脏病、糖尿病等慢性疾病史,否认手术外伤史,否认传染病、输血、药物食物过敏史。预防接种史不详。

3. 体格检查

T 36.8℃, P 106 次/min, R 20 次/min, Bp 136/80 mmHg

神志清,无贫血貌,浅表淋巴结未扪及肿大。腹膨隆,无压痛、反跳痛,肝脾肋下未触及,肝肾区无叩痛,移动性浊音阳性。

4. 妇科检查

外阴:已婚式。

阴道:畅,黏膜(一),白带量少,色淡黄,无异味。

宫颈:中糜,无触血及抬举痛。

宫体:中位,略小。形态:规则。压痛:无。其他:无。

双附件:子宫前方可扪及不规则肿块 15 cm×12 cm×10 cm,边界不清。

盆腔检查其他异常情况:盆腔大量积液。

5. 实验室和影像学检查

血清 CA125 1237 IU/ml, CA199 93.83 IU/ml, CEA 8 ng/ml, AFP 2.36 ng/ml。

肝胆胰脾 B 超检查:未见异常,腹水。双肾输尿管 B 超检查:未见异常。

胸片:两肺纹理增多,未见明显活动性病变。

盆腔 B 超检查:盆腹腔内巨大囊实性占位 15 cm×12 cm×10 cm,盆腹腔大量积液。

二、诊治经过

入院后初步诊断:盆腔肿块性质待查:卵巢癌?

入院完善术前常规检查,血常规、肝肾功能电解质、凝血等相关检查。肠道准备 3 天。

入院第 4 天在全麻下行剖腹探查术,术中探查:腹水淡黄色 5 000 ml,肝脾未及肿块,胃、横膈未及异常,肠管、阑尾、及大网膜未见实质性病灶。子宫:中位,大小 6 cm×5 cm×4 cm,形态:规则。左卵巢:3 cm×2 cm×2 cm,左输卵管:形态正常,右卵巢:囊性肿大 15 cm×12 cm×12 cm,包膜完整,表面尚光滑,右输卵管稍僵硬,与右卵巢粘连包裹于肠曲及宫底。随行右附件切除术,组织送冰冻病理检查。

术中冰冻病理检查提示:右卵巢腺癌。故家属谈话后,行复杂肠粘连分解、全面分期术(腹膜可疑病灶或粘连处活检、盆腔与结肠旁沟的腹膜与横膈表面多点活检+全子宫+左附件+大网膜切除术+盆腔淋巴结+腹主动脉旁淋巴结清扫术)。

术后补液支持治疗,患者恢复好。

术后 1 周,病理提示:1.(右侧卵巢)高级别浆液性腺癌,累及(右侧)输卵管。2.(左侧)卵巢包涵囊肿。3.(左侧)输卵管未见病变。4. 全子宫:①萎缩性子宫内膜;②慢性宫颈炎;③右侧宫底子宫浆膜见腺癌累及。5.(大网膜)脂肪、纤维结缔组织未见癌转移。6.(盆腔)淋巴结 29 枚未见癌转移,腹主动脉旁淋巴结 18 枚未见癌转移。7. 腹膜多点活检未见癌转移异常。腹水细胞学:未见异常细胞。

术后诊断:右卵巢高级别浆液性腺癌ⅡA 期($T_{2a}N_0M_0$)

予 TP 方案:多帕菲 120 mg+伯尔定 600 mg 静脉化疗。

术后 10 天患者恢复好,予出院。出院后每隔 21 天 TP 方案化疗,计 5 个疗程(总计 6 个疗程)。

三、病例分析

1. 病史特点

(1) 女性,63 岁,因"腹胀 1 月,发现盆腔肿块伴阴道流血 10 日"。

(2) 患者绝经 10 年,腹胀 1 月,近 10 日腹胀加重,伴阴道流血,外院体检发现盆腔包块,否认恶心、呕吐、畏寒、发热、腹泻、便秘,无外伤手术史。

(3) 体检:腹膨隆,无压痛、反跳痛,肝脾肋下未触及,肝肾区无叩痛,移动性浊音阳性。

(4) 妇科检查:宫颈:中糜,无触血及抬举痛。宫体:中位,略小,形态:规则,压痛:无。双附件:子宫前方可扪及不规则肿块 15 cm×12 cm×10 cm,边界不清。盆腔检查其他异常情况:盆腔大量积液。

(5) 辅助检查:B 超检查:"盆腹腔内巨大囊实性占位 15 cm×12 cm×10 cm,盆腹腔大量积液"。血清 CA125:1237 IU/ml。

2. 诊断与诊断依据

诊断:①盆腔肿块性质待查:卵巢癌? ②慢性宫颈炎。

诊断依据:①绝经 10 年,腹胀 1 月,发现盆腔肿块伴阴道流血 10 日。②体检:腹膨隆,移动性浊音阳性。③妇科检查:宫颈:中糜,无触血及抬举痛。双附件:子宫前方可扪及不规则肿块 15 cm×12 cm×10 cm,边界不清。盆腔检查其他异常情况:盆腔大量积液。④辅助检查:B 超检查:"盆腹腔内巨大囊实性占位 15 cm×12 cm×10 cm,盆腹腔大量积液"。血清 CA125:1237 IU/ml。

3. 鉴别诊断

(1) 卵巢良性肿瘤:病程长,妇检:多为单侧附件区肿块,光滑,活动。B超检查肿块为液性暗区,边界清晰。血清CA125<35 IU/ml。

(2) 输卵管卵巢囊肿:为炎性囊性积液,常有不孕或盆腔感染史,两侧附件区条形囊性包块,边界较清,活动受限。

(3) 结核性腹膜炎:常合并腹水,盆腹腔内粘连性肿块形成。多有肺结核史;有消瘦、乏力、低热、盗汗、食欲缺乏等全身症状。妇检肿块位置较高,形状不规则,界线不清,不活动。叩诊时鼓音和浊音分界不清。X线胸片检查、B超检查、钡剂灌肠、乙状结肠镜检有助于鉴别。

(4) 生殖道以外的肿瘤:需要与腹膜后肿瘤、直肠癌、乙状结肠癌等鉴别。腹膜后肿瘤固定不动位置低者使子宫、直肠或输尿管移位。大肠癌多有相应的消化道症状。B超检查、钡剂灌肠、乙状结肠镜检有助于鉴别。

(5) 子宫内膜异位症:内异症可有粘连性肿块及直肠子宫陷凹结节,有时与卵巢恶性肿瘤很难鉴别。内异症常有进行性痛经、经量过多、不规则阴道流血等症状。B型超声检查、腹腔镜检查有助于鉴别。

四、处理方案及基本依据

(1) 治疗方案:手术—剖腹探查,术中卵巢肿瘤快速冰冻病理检查。若为恶性,则行全面分期、完整手术(全子宫+双侧附件+大网膜切除术+盆腔及腹主动脉旁淋巴结清扫术+腹膜可疑病灶或粘连处活检、盆腔与结肠旁沟的腹膜与横膈表面多点活检;盆、腹腔转移病灶减灭术)。术后辅以铂类为主的联合化疗(TP)。

(2) 依据:患者因"腹胀1月,发现盆腔肿块伴阴道流血10日"入院。妇检:子宫前方可扪及不规则肿块15 cm×12 cm×10 cm,边界不清。辅助检查:盆腹腔内巨大囊实性占位15 cm×12 cm×10 cm,盆腹腔大量积液。患者一般情况可,术前检查中无明显手术禁忌证。

五、要点与讨论

1. 卵巢上皮性肿瘤的病因

病因不明,来源于卵巢表面的生发上皮(来源于原始体腔上皮,具有分化为各种苗勒上皮的潜能;卵巢上皮癌的卵巢外起源学说(卵巢高级别浆液性癌为输卵管上皮内癌形成后脱落种植于卵巢表面或内陷至卵巢实质;低级别浆液性癌也可能由正常输卵管上皮脱落至卵巢表面或形成包涵囊肿后再发生癌变。

高危因素:遗传因素(BRCA1/2基因突变),持续排卵(未产、不孕、促排卵),环境及其他因素(物理或化学及饮食)。

2. 卵巢上皮性肿瘤的组织及分子病理类型

上皮性卵巢癌组织类型主要有交界性肿瘤、浆液性癌、内膜样癌、透明细胞癌、黏液性癌。近10年来,为了提高卵巢癌的治愈率,提出了新的分类方式,将卵巢癌分为Ⅰ型和Ⅱ型。Ⅰ型为低级别肿瘤,包含BRAF,KRAS,PTEN基因突变的内膜样,黏液性,透明细胞癌。Ⅱ型肿瘤是高级别浆液性和癌肉瘤,包含p53,BRCA1和BRCA2基因突变。同时,NOTCH和FOXM1信号通路与卵巢浆液性癌病理生理机制有关。

3. 卵巢良性肿瘤与恶性肿瘤的鉴别

鉴别内容	良性肿瘤	恶 性 肿 瘤
病史	病程长,生长缓慢	病程短,迅速增大
包块部位及性质	单侧多,囊性,光滑,活动	双侧多,实性或囊实性,不规则,固定,后穹隆实性结节或包块
腹水征	多无	常有腹水,可能查到恶性细胞
一般情况	良好	可有消瘦、恶病质
B型超声	为液性暗区,边界清晰,有间隔光带	液性暗区内有杂乱光团、光点,界线不清
CA125(>50岁)	<35 IU/ml	>35 IU/ml

4. 卵巢恶性上皮性肿瘤的治疗

（1）手术治疗:包括规范的手术分期、肿瘤细胞减灭术。希望保留生育功能的年轻患者,Ⅰ期和/或低危肿瘤（早期,低级别浸润癌、低度恶性潜能肿瘤）可以行患侧附件切除（保留子宫）。为了排除可能存在的隐匿的更晚期卵巢癌,必须进行全面的手术分期。

（2）化疗:大多数上皮癌患者均需接受术后化疗。全面分期手术后的ⅠA 或ⅠB期/G_1的患者,术后可仅观察随访,因为这些患者单纯手术治疗后的生存率可达90%以上。ⅠA 或ⅠB期/G_2的患者术后可选择观察随访或化疗。ⅠA 或ⅠB期/G_3和ⅠC期的患者术后须化疗。首选化疗方案为:紫杉醇联合卡铂静脉化疗（1级证据）。多西他赛联合卡铂静脉化疗（1级证据）或紫杉醇联合顺铂（1级证据）也可作为备选的方案。3～6周期化疗,进展期患者（Ⅱ-Ⅳ期）推荐6～8周期铂类为主化疗。

（3）放疗:对于肿瘤体积较小的Ⅲ期卵巢癌患者,全腹腔放疗（WART）已经不再作为初始治疗或巩固治疗的治疗选择。姑息性局部放疗对复发患者的症状控制有一定作用。

（4）免疫治疗:为综合治疗之一。目前应用较多的是细胞因子治疗:干扰素,胸腺肽等。

（5）靶向治疗:抗血管形成类药物（GOG 0218 和 ICON7 随机对照试验显示化疗加贝伐单抗可提高中位无进展生存期。但是两组总生存率和生活质量无明显差异。是否用于一线治疗仍有争议）、多聚ADP-核糖聚合酶抑制剂（临床实验提示在 BRCA 基因突变铂类敏感复发的高级别浆液性卵巢癌患者中,奥拉帕尼维持治疗可延长无进展生存期）。

六、思考题

1. 简述卵巢恶性肿瘤的手术-病理分期（FIGO-2013 年）。
2. 卵巢恶性肿瘤保留生育功能手术的指征是什么?
3. 卵巢肿瘤常见的并发症有哪些?

七、推荐阅读文献

1. 曹泽毅,郎景和,王临虹.中华妇产科学[M].第 3 版.北京:人民卫生出版社,2014:2224-2257.

2. 丰有吉,沈铿,马丁.妇产科学[M].第 2 版.北京:人民卫生出版社,2012:331-334.

3. NCCN(2015)Clinical Practice Guidelines in Ovarian Cancer.

4. Jayson GC, Kohn EC, Kitchener HC, et al. Ovarian cancer [J]. Lancet,2014,384(9951):1376-88.

5. Kurman R J，Carcangiu M L，Herrington C S，Young R H，eds. WHO classification of female reproductive organs. Lyon：IARC，2014.

八、诊疗流程图

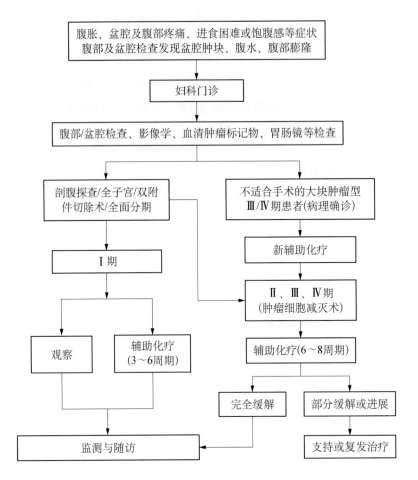

（赵宇清　丰有吉）

案例 67

卵巢内膜样囊肿

一、病历资料

1. 现病史

患者,女性,31岁。因"检查发现盆腔包块1年余,下腹隐痛1个月"而入院。患者平素月经规则,14岁初潮,6/28天,经量中等,无明显痛经。去年初单位体检,超声检查发现盆腔左侧附件囊肿,直径约4 cm。当时查血CA125正常范围(20.6 IU/ml),予以随访。近1个月来感下腹隐痛不适,程度轻,不伴恶心呕吐,无需服用止痛药。此次月经第5天来我院门诊复查,超声提示"子宫正常大小,左侧探及一囊块,58 mm×56 mm×54 mm,弱回声,考虑为卵巢来源。"复查血CA125升高(61.8 IU/ml),而要求入院手术治疗。发病以来,患者稍感焦虑,食欲尚可,睡眠与大小便均正常,体重无明显变化。

2. 既往史

无外伤手术史,无肝炎、结核等传染病史,有青霉素过敏史。

3. 婚育史

已婚,0-0-1-0,2年前"孕2月"自然流产1次,平时采用避孕套避孕,配偶健康。

4. 体格检查

T 36.8℃,P 82次/min,R 20次/min,BP 105 mmHg/70 mmHg。患者神志清楚,发育正常,无贫血貌,对答切题,查体合作。皮肤黏膜无黄染,无瘀点瘀斑。浅表淋巴结未扪及肿大。头颈部未及异常。心肺听诊无异常。腹软,无压痛与反跳痛,肝脾肋下未触及,肝肾区无叩痛,移动性浊音阴性,肠鸣音4次/min。脊柱四肢无畸形,关节活动自如。生理反射存在,病理反射未引出。

5. 妇科检查

外阴:已婚未产式。

阴道:通畅,壁光滑,分泌物少许,色白,无异味。

宫颈:光滑。

宫体:前位,正常大小,形态规则,质地中等,无压痛,活动度好。

双侧:左附件区可扪及一直径约6 cm的肿块,囊性,张力低,边界欠清晰,粘连,活动稍受限,无压痛与反跳痛;右附件区软,未及异常。

6. 实验室和影像学检查

血清肿瘤标志物检查报告:CA125 61.8 IU/ml, CA199 42.7 IU/ml, CEA <5 ng/ml, AFP 1.56 ng/ml。

经阴道彩色超声多普勒描述:子宫前位,长径48 mm,左右径43 mm,前后径41 mm;形态规则,回声欠均匀;肌层彩色血流星点状,内膜厚度10 mm;内膜回声均匀,宫颈长度35 mm。右卵巢:大小

36 mm×26 mm×22 mm;左侧弱回声:大小 58 mm×56 mm×54 mm。盆腔积液:后穹凹 10 mm。超声诊断:左侧囊块,液稠,卵巢内膜样囊肿可能。

二、诊治经过

入院后初步诊断:左卵巢内膜样囊肿。

入院后予以完善术前常规检查,血常规、肝肾功能电解质、止凝血指标。

肠道准备 3 天:包括连续 3 天口服甲硝唑 0.2 g, tid;口服庆大霉素 8 万 IU,bid;无渣半流质饮食 2 天、全流质 1 天,并予以复方聚乙二醇电解质散灌肠。

入院第 4 天在全麻下行腹腔镜下左卵巢囊肿剥除＋盆腔粘连分解术,术中见左卵巢呈一直径约 6 cm 的囊肿,壁薄,内侧致密粘于左侧盆腔腹膜与结肠浆膜,包裹范围＞2/3,外侧致密粘于左侧输卵管壶腹部,约 1/2 包裹,直肠子宫陷凹部分消失,盆腔腹膜散在紫蓝色点状结节。分离粘连时左卵巢囊肿破溃,流出较多暗褐色囊液。术中完整剥除左卵巢囊肿,用 3—0 肠线连续缝合左卵巢,成形后的左卵巢大小约 3 cm×3 cm×2.5 cm。术中应用氧化型再生纤维膜覆盖盆腔创面,预防术后粘连形成。手术顺利,术中出血 100 ml。术后常规补液支持治疗 2 天,未予抗生素。术后第 2 天患者月经来潮,予以皮下注射 GnRHa 3.75 mg,术后第 3 天出院。嘱其间隔 28 天重复皮下注射 GnRHa 3.75 mg,连用 3 针,随后定期监测卵泡,备孕。

三、病例分析

1. 病史特点

(1) 女性,31 岁,因“检查发现盆腔包块 1 年余,下腹隐痛 1 个月”来院就诊。

(2) 盆腔包块从直径 4 cm 增大至直径 5.8 cm。

(3) 已婚未育,无外伤手术史。体检无特殊发现。

(4) 妇科检查阳性发现:左附件区可扪及一直径约 6 cm 的肿块,囊性,张力低,边界欠清晰,粘连,活动稍受限,无压痛与反跳痛;右附件区软,未及异常。

(5) 实验室和影像学检查:CA125 61.8 IU/ml(参考值 35 IU/ml),CA199 42.7 IU/ml(参考值 27 IU/ml),超声提示左侧囊块(大小 58 mm×56 mm×54 mm),液稠,卵巢内膜样囊肿可能。

2. 诊断与诊断依据

(1) 诊断:左卵巢内膜样囊肿(Ⅳ期)。

(2) 诊断依据:①盆腔包块持续存在,并缓慢增大,超过 5 cm,且伴下腹隐痛 1 个月;②妇科检查可扪及左附件区一直径 6 cm 囊肿,伴粘连;③CA125 升高,但小于 100 IU/ml,伴随 CA199 轻微升高;④超声提示左侧一直径超过 5 cm 的囊块,液稠;⑤根据术中所见,结合 1997 年 ASRM 修正子宫内膜异位症分期法(见表 67-1),予以评分如下:左卵巢深部囊肿,＞3 cm(评 16 分),＞2/3 致密粘连包裹(评 16 分),左输卵管致密粘连,＞1/2 包裹(评 8 分),直肠子宫陷凹部分消失(评 4 分)。因总分为 48 分(＞40 分),故为Ⅳ期。

3. 鉴别诊断

(1) 卵巢恶性肿瘤:当盆腔包块伴随肿瘤标志物升高时,需考虑恶性肿瘤可能,其中 CA125 和 CA199 的升高更常见于上皮性卵巢癌,需加以鉴别。但卵巢癌往往好发于 55 岁以上妇女,盆腔包块往往迅速增大,很少引起症状,超声检查往往可以看见囊肿内部有实质结节,或者囊壁有丰富血流等,这些与该患者病情不符。最终鉴别依赖术后病理诊断。

表 67-1　ASRM 修正子宫内膜异位症分期法(1997 年)

患者姓名＿＿＿＿＿　日期＿＿＿＿＿

Ⅰ期(微型):1～5 分　　腹腔镜＿＿＿＿＿　剖腹手术＿＿＿＿＿　病理＿＿＿＿＿

Ⅱ期(轻型):6～15 分　推荐治疗＿＿＿＿＿＿＿＿＿＿＿＿＿＿＿＿＿＿＿

Ⅲ期(中型):16～40 分　　＿＿＿＿＿＿＿＿＿＿＿＿＿＿＿＿＿＿＿＿＿

Ⅳ期(重型):>40 分

总分＿＿＿＿＿＿　　预后＿＿＿＿＿＿＿＿＿＿＿＿＿＿＿＿＿

异位病灶		病灶大小			粘连范围			
		<1 cm	1～3 cm	>3 cm		<1/3 包裹	1/3～2/3 包裹	>2/3 包裹
腹膜	浅	1	2	4				
	深	2	4	6				
卵巢	右浅	1	2	4	薄膜	1	2	4
	右深	4	16	20	致密	4	8	16
	左浅	1	2	4	薄膜	1	2	4
	左深	4	16	20	致密	4	8	16
输卵管	右				薄膜	1	2	4
					致密	4	8	16
	左				薄膜	1	2	4
					致密	4	8	16

直肠子宫陷凹　　　部分消失　4　　　完全消失　40

注:若输卵管全部被包裹,应为 16 分

其他子宫内膜异位灶:＿＿＿＿＿＿＿＿＿＿＿＿＿＿　　相关病理:＿＿＿＿＿＿＿＿＿＿＿＿＿＿

(2) 卵巢交界性肿瘤:当盆腔包块伴随肿瘤标志物升高时,还需考虑卵巢交界性肿瘤可能,其好发年龄可以在生育期任何年龄,需加以鉴别。但卵巢交界性肿瘤超声检查往往可以看见囊肿内部有实质结节,或者囊壁有丰富血流等,这些与该患者病情不符。最终鉴别依赖术后病理诊断。

(3) 盆腔炎性包块:当盆腔包块伴随腹痛症状时需考虑炎性包块可能,包括盆腔结核的可能性,后者同样可引起 CA125 和/或 CA199 升高。但盆腔炎性包块引发的腹痛往往伴随肛门坠胀感、白带增多或异味,有时还有发热;抗生素治疗有效;超声检查往往可以看见不规则的囊性结构,内部回声不均质,或者有絮状回声。这些与该患者病情不符。腹腔镜检查可鉴别。

(4) 卵巢生理性囊肿:生育年龄妇女出现的盆腔包块,均应考虑生理性囊肿的可能。但后者往往有周期性变化,不会持续存在,直径<5 cm,在卵泡期小于黄体期,不引起不适症状,也不引起肿瘤标志物的升高,超声检查的表现多样化,可以呈"无回声"或"弱回声",但肿块周边往往可以看见部分正常卵巢组织。这些与该患者病情不符。腹腔镜检查可鉴别。

四、处理方案及基本依据

1. 腹腔镜下左卵巢囊肿剥除＋盆腔粘连分解术

依据:根据欧洲人类生殖及胚胎学会(ESHRE)指南,对于年轻、有生育要求的患者,卵巢内膜样囊肿＞3 cm，应行卵巢囊肿剥除术，而非囊肿穿刺术或电凝术。该术式可作为子宫内膜异位症相关疼痛的二级预防。以上为 A 级证据。

2. 术后辅助 GnRHa 治疗

依据：根据 ESHRE 指南，GnRHa、孕激素制剂、孕激素拮抗剂等可缓解子宫内膜异位症相关疼痛（A 级证据），但选择何种药物，应考虑患者的偏好、不良反应、疗效、费用及可行性（GPP 级推荐）。而相关 GnRHa 使用的剂量与疗程尚无明确定论。临床实践中，对于以预防复发为目的，则术后辅助 GnRHa 6 个月；对于年轻切盼生育者，则建议术后辅助 GnRHa 3 个月，再监测排卵，提供生育指导，必要时辅助生殖助孕。

3. 激素反向添加治疗（Add-back therapy）

具体为：戊酸雌二醇 0.5 mg＋地屈孕酮 5 mg，每日口服一次，定期监测血雌激素浓度，维持其在治疗窗内，即 30～45 pg/ml（110～165 pmol/L），既不会刺激异位内膜生长，又能维持骨量不丢失。

依据：根据 ESHRE 指南，临床医师可以在 GnRHa 治疗开始时即应用激素反向添加疗法（A 级证据），可预防治疗过程中的骨丢失和低雌激素不良反应，但是否会因此影响缓解疼痛的疗效，尚不得而知。

五、要点与讨论

1. 有关卵巢内膜样囊肿的手术方案

卵巢内膜样囊肿手术方案包括：①卵巢囊肿剥除术：适于年轻患者，需要尽可能保留卵巢功能，但术后复发率在 30%～40%；②患侧附件切除术：适于围绝经期患者，或多次卵巢囊肿剥除术后复发的患者，需要尽可能去除病灶，减少复发，其复发率为 5%～10%；③全子宫与双侧附件切除术：适于 45 岁以上、双侧卵巢内膜样囊肿合并子宫腺肌症、症状严重的患者，手术彻底，术后复发率极低。

2. 卵巢囊肿剥除术的术前谈话要点

卵巢囊肿剥除术前谈话时应重点交待以下内容：①复发：卵巢囊肿剥除术为一相对保守的手术方案，有一定的复发概率，如为卵巢内膜样囊肿，其术后复发率为 30%～40%；②卵巢功能减退：卵巢囊肿剥除时不可避免会伤及囊肿周边的正常卵巢组织，尤其是卵巢内膜样囊肿自身存在粘连、囊壁与正常卵巢组织界线不清的特点，去除病灶时可能引起该侧卵巢功能减退，个别年轻患者行双侧卵巢囊肿剥除后甚至出现卵巢早衰；③手术对症状改善的预期效果：术前应告知患者，如为卵巢内膜样囊肿，手术可能缓解部分的术前疼痛，并改善妊娠环境，但对合并不孕的患者，尚无证据认为手术可以提高妊娠率；④术后辅助用药：如为卵巢内膜样囊肿，术后可能根据病情推荐口服激素类避孕药或 GnRHa 作为疼痛与复发的二级预防。

3. 血清标志物在卵巢内膜样囊肿诊断中的意义

卵巢内膜样囊肿没有特异性的血清标志物，但常用的肿瘤标志物中血清 CA125 和/或 CA199 可以在卵巢内膜样囊肿的患者中升高，重症患者更为明显，术前血清 CA125 和/或 CA199 升高者，可用于评估疗效并预测复发。

4. 哪些情况应警惕子宫内膜异位症发生恶变

出现下列情况时，应警惕子宫内膜异位症发生了恶变：①体检疑为卵巢内膜样囊肿，但囊肿直径＞10 cm，或囊肿随访过程中呈明显增大的趋势；②绝经后卵巢囊肿复发，或疼痛节律改变，痛经进展，或呈持续性腹痛；③影像学检查发现卵巢囊肿内有实质性或乳头状结构，或囊壁血流丰富；④血清 CA125 水平过高（＞200 IU/ml）；⑤术中常规检查手术标本，如发现卵巢表面或囊肿内有实质性或乳头状、菜花状结构，送冰冻切片检查。

六、思考题

1. 卵巢内膜样囊肿的临床特征有哪些？
2. 卵巢内膜样囊肿的鉴别诊断是什么？
3. 卵巢内膜样囊肿的手术方案如何选择？

七、推荐阅读文献

1. 中华医学会妇产科分会子宫内膜异位症协作组.子宫内膜异位症的诊治指南[J].中华妇产科杂志,2015,50(3):161-169.

2. Dunselman GA，Vermeulen N，Becker C，et al. ESHRE guideline：management of women with endometriosis [J]. Hum Reprod，2014,29(3):400-412.

3. Practice Committee of the American Society for Reproductive Medicine [J]. Fertil Steril，2014,101(4):927-935.

八、诊疗流程图

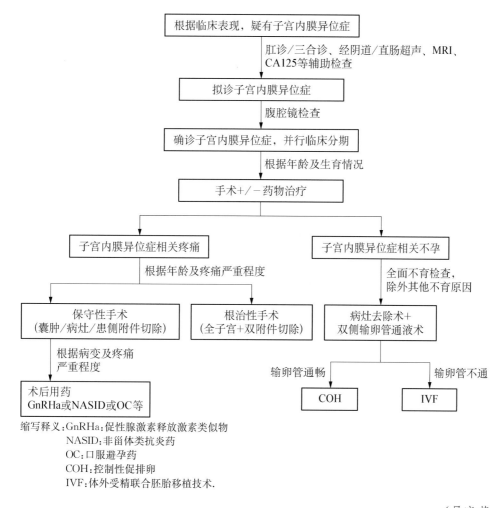

缩写释义:GnRHa:促性腺激素释放激素类似物
　　　　　NASID:非甾体类抗炎药
　　　　　OC:口服避孕药
　　　　　COH:控制性促排卵
　　　　　IVF:体外受精联合胚胎移植技术.

（易晓芳　华克勤）

案例 68

卵巢畸胎瘤

一、病历资料

1. 现病史

患者,女性,28 岁,因"检查发现右附件区占位 1 周"入院。患者 1 周前于当地医院体检查 B 超检查示右侧附件区见一大小约 93 mm×75 mm×70 mm 混合回声区,界清,盆腔未见明显游离液性暗区。患者无发热,无恶心呕吐,无腹痛,无异常阴道出血,无尿频尿急尿痛,无肛门坠胀感等其他不适。患者食欲、睡眠、大小便均正常,体重无明显变化。

2. 既往史

否认手术史、药敏史、高血压心脏病糖尿病等慢性疾病史。平素月经规则,15 岁初潮,7/30 天,量中,LMP 2015 - 3 - 28。未婚未育,0 - 0 - 0 - 0,有同房史。

3. 体格检查

Ht 165 cm, Wt 55 kg, BP 100 mmHg/70 mmHg。患者发育正常,营养良好,正常面容,表情自如,自动体位,神志清楚,精神状态良好,查体合作,步入病房。右盆腔可及一直径近 10 cm 包块,质地中等,边界欠清,活动欠佳,无压痛,左侧附件区未及明显包块压痛。

4. 妇科检查

外阴:已婚式,发育正常。

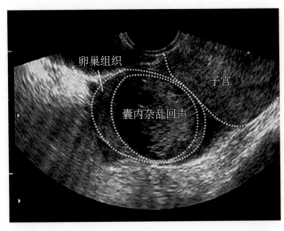

图 68 - 1　妇科 B 超检查所见,卵巢内见杂乱回声,正常卵巢组织受压偏向一侧

阴道:畅,光滑,未见异常分泌物。

宫颈:轻糜,无触血。

宫体:前位,常大,质中等,无压痛。

附件:右盆腔可及一直径近 10 cm 包块,质地中等,边界欠清,活动欠佳,无压痛,左侧附件区未及明显包块压痛。

5. 实验室和影像学检查

B 超检查:子宫前位,大小正常,内膜双侧约 13 mm,宫内见一大小约 13 mm×8 mm 中等偏低回声。右侧附件区可见一大小约 93 mm×75 mm×70 mm 混合回声区,界清,左侧附件区未见明显异常回声。盆腔未见明显游离液性暗区(见图 68 - 1)。尿 HCG:阴性。甲胎蛋白 1.5 ng/ml,癌胚抗原 1.2 ng/ml,

CA125 19.60 IU/ml，CA153 8.20 IU/ml，CA199 361.57 IU/ml。

二、诊治经过

初步诊断：右侧卵巢畸胎瘤。

入院后予以完善术前常规检查，血常规、血凝常规、肝肾功能、B超检查、盆腔 MRI。

完善术前检查后在全麻下行腹腔镜下右侧卵巢畸胎瘤剥除术，术中冰冻病理检查示成熟性囊性畸胎瘤，术后恢复好，术后第 5 天出院。

三、病例分析

1. 病史特点

（1）女性，28 岁，因"检查发现卵巢肿瘤 1 周"来源就诊。

（2）否认手术史、药敏史、慢性病史。平素月经规则，15 岁初潮，7/30 天，量中，LMP 2015-3-28。未婚育，0-0-0-0，有同房史。

（3）妇科检查示右盆腔可及一直径近 10 cm 包块，质地中等，边界欠清，活动欠佳，无压痛，左侧附件区未及明显包块压痛。

（4）辅助检查：盆腔 MRI：右附件区见团块状异常信号影，大小约 8.9 cm×6.2 cm×7.6 cm。如图 68-2、图 68-3 所示。

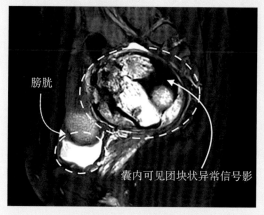

图 68-2　盆腔磁共振矢状面图像，右附件区可见团块状异常信号影，大小约 8.9 cm×6.2 cm×7.6 cm

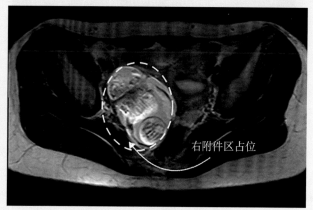

图 68-3　盆腔磁共振横截面图像，右附件区可见团块状异常信号影，子宫体部受压偏向左侧

2. 诊断与诊断依据

（1）诊断：右侧卵巢畸胎瘤。

（2）诊断依据：①患者无腹痛，无异常阴道出血，无尿频尿急尿痛，无肛门坠胀感等其他不适。②妇科检查示右盆腔可及一直径近 10 cm 包块，质地中等，边界欠清，活动欠佳，无压痛，左侧附件区未及明显包块压痛。③B超检查提示发现卵巢肿瘤可能。

3. 鉴别诊断

（1）输卵管卵巢囊肿：为炎性囊性积液，常有不孕或盆腔感染史，两侧附件区条形囊性包块，边界较清，活动受限。

（2）妊娠子宫：妊娠早期或中期时，子宫增大变软，峡部更软，三合诊时宫体与宫颈似不相连，易将宫体误认为卵巢肿瘤。但妊娠妇女有停经史,作 HCG 测定或超声检查即刻鉴别。

（3）子宫浆膜下肌瘤:浆膜下肌瘤或肌瘤囊性变异与卵巢实质性肿瘤相混淆。肌瘤常为多发性,与子宫相连,并伴月经异常如月经过多等症状,检查时肿瘤随宫体及宫颈移动。探针检查子宫大小及方向、B 型超声检查可协助鉴别。

（4）肠道肿瘤:患者临床常表现为贫血、消瘦、大便次数增多,变形,并有黏液血便。有时出现腹部肿块和肠梗阻症状。可行肠镜鉴别。

（5）转移性卵巢肿瘤:与卵巢原发恶性肿瘤不易鉴别。对于双侧性,中等大,肾形、活动的实性肿块,应疑为转移性卵巢肿瘤。若患者有消化道症状应作胃镜检查,有消化道癌、乳癌病史者,更要考虑转移性卵巢肿瘤诊断。但多数病例无原发性肿瘤病史,应作剖腹探查。

四、处理方案及基本依据

（1）治疗方法:手术剥除卵巢畸胎瘤治疗。如图 68-4、图 68-5 所示。

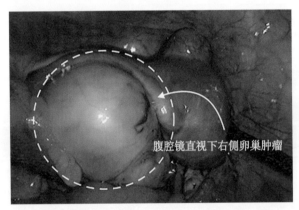

图 68-4　腹腔镜直视下所见,右侧卵巢呈囊性增大,大小约 9 cm×8 cm,表面光滑

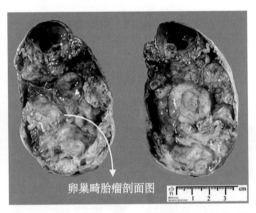

图 68-5　卵巢畸胎瘤剖面图,囊内可见毛发、牙齿、脂肪组织等杂乱内容物

（2）依据:患者常规体检 B 超检查示右侧卵巢畸胎瘤可能,无发热,无呕吐,无腹痛,无异常阴道出血,无腹泻,无尿频、尿急、尿痛,无明显肛门坠胀感,该畸胎瘤病灶较大,有手术指征,遂行腹腔镜下卵巢畸胎瘤剥除术。

五、要点与讨论

1. 卵巢畸胎瘤概述

卵巢畸胎瘤是一种常见的卵巢生殖细胞肿瘤,好发于生育年龄妇女。约占原发性卵巢肿瘤总数的 15%,其中 95%～98% 为良性成熟性畸胎瘤,只有 2%～5% 为恶性畸胎瘤。成熟性囊性畸胎瘤大多发生于 30 岁左右的育龄妇女。临床症状无特异性,主要表现是盆腔包块,25% 患者是偶然发现的,10% 患者由于肿瘤破裂、扭转或出血会出现急腹痛。

根据病理组织学类型分为成熟性畸胎瘤、未成熟畸胎瘤和卵巢甲状腺肿等。成熟性畸胎瘤中最常见的是成熟性囊性畸胎瘤,又称皮样囊肿。未成熟畸胎瘤具有恶性生物学行为。

超声检查诊断率较高,通常可见单侧卵巢囊实性占位,典型声像图具有面团征、壁立结节征、杂乱结构征、脂液分层征或瀑布征。血清学检查可有 CA199、AFP 等指标轻度升高。并发症包括扭转、破裂和感染。囊肿扭转可引起坏死穿孔和腹腔内出血，囊肿破裂可引起化学性腹膜炎。皮脂溢入腹腔可形成腹膜油脂肉芽肿。含神经胶质成分的成熟畸胎瘤破裂后可在腹膜形成种植，称为腹膜假胶质瘤病。未成熟畸胎瘤生长迅速，早期即可穿透包膜，直接扩散至盆腹腔进行种植。随后可发生淋巴结转移和腹膜外转移，晚期血行转移至肺、肝及其他脏器。

畸胎瘤的初步诊断主要依靠超声等影像学检查。手术病理检查为诊断的金标准。临床上应与盆腔炎性肿物、子宫内膜异位症、子宫浆膜下肌瘤、黄体破裂、阑尾炎等疾病相鉴别。一旦确诊畸胎瘤蒂扭转或破裂，应立即急诊手术。

　2. 卵巢畸胎瘤的手术治疗

手术范围可选择患侧附件切除、患侧畸胎瘤剥除和(或)对侧卵巢活检。手术方式可选择腹腔镜或开腹。根据术中所见初步判断畸胎瘤的良恶性，疑为恶性肿瘤时应尽快送冰冻病理检查。恶性畸胎瘤还应尽量行完整的分期手术。术中全面探查盆腔、切除大网膜及腹膜和淋巴结活检，了解肿瘤浸润的范围和各器官组织受累的程度。对于年轻、有生育要求的恶性畸胎瘤患者可以考虑实施保留生育功能的手术。目前 WHO 推荐采用的化疗方案为 BEP 方案。

　3. 妊娠合并卵巢畸胎瘤的治疗策略

对于妊娠合并卵巢肿瘤的处理策略是：①孕前期发现肿瘤很重要，如系赘生性应予处理。②孕早期发现肿瘤，于 12 周前可观察，此时处理亦易引起流产。③16～22 周是处理卵巢肿瘤的最佳时期，妊娠稳定，子宫还不很大、空间有裕，一般可行剔出术。有内镜经验者也可通过腹腔镜完成。④22 周以后或妊娠晚期则尽可能等待胎儿成熟后，于剖宫产同时处理卵巢肿瘤。⑤但在妊娠任何时期，如有卵巢囊肿扭转、破裂或恶性可能均是即行手术的指征。

成熟性囊性畸胎瘤的复发率为 2% 左右，复发时间间隔超过 10 年，多见于双侧病变患者。成熟性囊性畸胎瘤的恶变率为 2%～3%，恶变易发生在头节附近，以鳞癌变最为常见。发生鳞癌变的患者预后不佳，病死率可达 75%～86%。未成熟畸胎瘤的复发率在 50% 以上，但复发性未成熟畸胎瘤具有自未成熟向成熟转化的特点。随着时间的推移，恶性度逐渐减低。

六、思考题

1. 简述卵巢畸胎瘤的临床表现。
2. 卵巢畸胎瘤的鉴别诊断有哪些？
3. 未成熟畸胎瘤的化疗方案有哪些？

七、推荐阅读文献

1. 谢幸，苟文丽. 妇产科学[M]. 8 版. 北京：人民卫生出版社，2013：1－488.

2. 丰有吉，沈铿，马丁. 妇产科学[M]. 2 版. 北京：人民卫生出版社，2011：1－495.

3. Cunningham FC, Leveno KJ, Bloom SL. et al. Williams Obsterics [M]. 23rd ed. USA：McGraw-hill Medical Publishing Divison，2010：1－1404.

4. Berek JS. Berek & Novak's Gynecology. 15th ed. USA：Lippincott Williams & Wilkins，2011：1－1560.

八、诊疗流程图

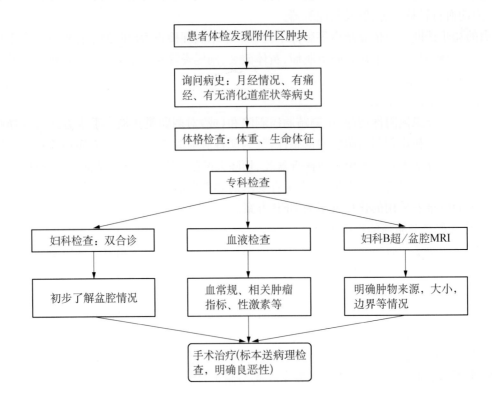

患者体检发现附件区肿块

询问病史：月经情况、有痛经、有无消化道症状等病史

体格检查：体重、生命体征

专科检查

妇科检查：双合诊

血液检查

妇科B超／盆腔MRI

初步了解盆腔情况

血常规、相关肿瘤指标、性激素等

明确肿物来源，大小，边界等情况

手术治疗(标本送病理检查，明确良恶性)

（王建军　李怀芳）

案例 69

卵巢囊肿破裂

一、病历资料

1. 现病史

患者,女性,21岁。因"下腹痛5 h"而急诊入院。患者在无明显诱因下突发下腹痛,为持续性,无发热,无恶心呕吐。LMP 2014-10-22,现为月经第2天,量如平素。以往月经规律,周期28天,经期5～7天,有轻度痛经。发病以来,大小便均正常。

2. 既往史

无外伤手术史,无高血压、心脏病、糖尿病等慢性疾病史。

3. 体格检查

Ht 156 cm, Wt 50 kg,无贫血貌,HR 125次/min, R 25次/min,BP 120 mmHg/70 mmHg。患者神志清,应答自如。下腹部稍隆,整个下腹部均有肌卫和明显的压痛,反跳痛(＋),移动性浊音(±),肠鸣音5次/min。

4. 妇科检查(肛查)

外阴:未婚式。

盆腔:宫体触摸不清,盆腔内可扪及一个直径20 cm的肿块,上界达脐上一指,两侧近盆壁,活动差,有压痛。

5. 实验室和影像学检查

血常规:WBC 13.2×10^9, N 80%, Hb 128 g/L, PLT 200×10^9/L。

盆腔B型超声描述:子宫大小48 mm×46 mm×38 mm,内膜厚度5 mm,盆腔内见一大小118 mm×220 mm×235 mm的肿块,内部回声偏低,囊壁较厚。双侧卵巢未见。盆腔积液80 mm。

腹腔穿刺:抽得5 ml混有血液的咖啡色液体。

诊断:盆腔囊性占位,盆腔积液。

二、诊治经过

入院后初步诊断:卵巢囊肿破裂,巧克力囊肿可能。

入院后急诊完善术前常规检查,血常规、出凝血系列,肝肾功能、电解质、心电图。

入院当天急诊在全麻下行剖腹探查术。术中见盆腹腔积淡血性巧克力样液体1 500 ml,盆腔探及双附件区域各一个10 cm左右的囊肿,在子宫后方两侧的囊肿融合成一个巨大的囊肿,表面有一直径

2 cm 的破口,见巧克力样液体流出。故行卵巢囊肿剥离和双侧成形术,成形后左卵巢大小 48 mm×46 mm×48 mm,右卵巢大小 58 mm×46 mm×48 mm。术后常规补液,预防感染治疗。术后 5 天出院。病理证实为卵巢子宫内膜样囊肿。术后建议继续 GnRH－a 药物治疗。

三、病例分析

1. 病史特点

(1) 女性,21 岁,因"下腹痛 5 h"而急诊入院。无发热,无恶心呕吐。

(2) 当天为正常月经周期第 2 天。

(3) 否认手术外伤史。

(4) 体检阳性发现:HR 125 次/min, R 25 次/min。下腹部稍隆,整个下腹部均有肌卫和明显的压痛,反跳痛(＋),移动性浊音(±)。

(5) 妇科检查阳性发现:宫体触摸不清,盆腔内可扪及一个直径约 20 cm 的肿块,上界达脐上一指,两侧近盆壁,活动差,有压痛。

(6) 辅助检查:盆腔 B 型超声描述:子宫大小 48 mm×46 mm×38 mm,内膜厚度 5 mm,盆腔内见一大小 118 mm×220 mm×235 mm 的肿块,内部回声偏低,囊壁较厚。双侧卵巢未见。盆腔积液 80 mm。

腹腔穿刺:抽得 5 ml 混有血液的咖啡色液体。

2. 诊断与诊断依据

(1) 诊断:卵巢囊肿破裂,巧克力囊肿可能。

(2) 诊断依据:①发病在月经期;②突发下腹痛,无发热,无恶心呕吐;③B 超检查提示盆腔巨大囊性占位,伴有盆腔积液;④血红蛋白无下降;⑤腹腔穿刺抽得类似咖啡色液体。

3. 鉴别诊断

(1) 异位妊娠破裂或流产:本病有急性腹痛、腹腔内出血体征,与卵巢子宫内膜囊肿破裂相似。但既往无子宫内膜异位及痛经史,有停经史。根据血、尿 HCG 检查及后穹隆穿刺可鉴别。

(2) 卵巢肿物蒂扭转:既往无痛经史,发生急性腹痛后无内出血体征,腹壁压痛及反跳痛不明显,无移动性浊音,卵巢肿块周界清楚,肿块压痛有明显的定点,子宫直肠窝无结节,B 超检查可鉴别。

(3) 急性阑尾炎:右侧卵巢子宫内膜异位囊肿破裂易与急性阑尾炎混淆。急性阑尾炎最明显的压痛点在腹壁阑尾麦氏点,且子宫直肠陷凹无结节,患者有发热,血白细胞升高,后穹隆穿刺也可辅助诊断,如为脓液,则为急性阑尾炎。

(4) 卵巢黄体破裂:本病多发生于月经前,无痛经史,可有腹部压痛和反跳痛,子宫直肠陷窝无结节,后穹隆穿刺液为暗红色不凝血,而非咖啡色液。

四、处理方案及基本依据

(1) 治疗方案:首先手术治疗——卵巢囊肿剥离成形术;然后术后继续药物治疗预防复发。

(2) 依据:患者有急腹症,超声提示有盆腔占位,腹腔穿刺抽得咖啡色液体,排除手术禁忌证后行腹腔镜或剖腹探查可以明确诊断和治疗。

五、要点与讨论

1. 卵巢子宫内膜异位症的病因和发病机制

子宫内膜异位到子宫腔以外部位生长,出现反复周期性出血,并形成疾病,出现症状的,即可诊断内异症。卵巢为子宫内膜最易侵犯的部位,约 80% 的子宫内膜异位症为卵巢子宫内膜异位症。目前较为公认的意见是用多因素的发病理论来解释其发病机制。包括 1921 年 Sampson 提出子宫内膜随经血通过输卵管逆流种植的学说;1952 年,由 Javert 提出血源-淋巴性播散学说;Mayer 提出体腔上皮分化而来的组织在受到持续性卵巢激素、反复经血回流及慢性炎症的反复刺激后,能被激活转化为子宫内膜样组织,即可形成内异症的体腔上皮化生学说;以及免疫、遗传学说。最近,中国郎景和教授提出的在位内膜决定论,即不同人经血逆流或经血中的内膜碎片能否"异地"粘附、侵袭、生长,在位内膜是关键,在位内膜的差异是根本差异,是发生内异症的决定因素。

2. 卵巢子宫内膜异位症的临床表现与分期

临床表现:

1) 盆腔痛

(1) 痛经:卵巢子宫内膜异位囊肿可发生与正常子宫内膜相似的周期性变化,黄体期异位内膜高度增厚充血,囊肿内压力逐渐增大,经期时经血聚集在囊内,使囊壁承受的压力骤然升高,从而引发疼痛。疼痛部位多位于下腹正中及腰骶部,如病变侵及子宫直肠窝、宫骶韧带时,疼痛可放射到直肠、会阴及腰背部。

(2) 性交痛:为诊断内异症的有价值的症状之一。主要原因是性交时触动了道格拉斯腔、宫骶韧带处的异位结节而产生疼痛。

(3) 急腹痛:卵巢子宫内膜异位囊肿壁一般质脆或缺乏弹性,在经期反复出血积聚的过程中,囊内压力不断增高,内容物可能穿破囊壁,流入腹腔。如穿破的洞小,内容物缓慢流出,可能不引起急性腹痛,但却可造成异位内膜向盆腔脏器的大量扩散和继发性种植,使病变和盆腔粘连进一步加重。如穿破时形成较大的裂开,则引起急性腹痛症状。

2) 月经失调

常表现为经量增多或经期延长,少数出现月经淋漓不净。可能与卵巢实质被异位囊肿破坏或粘连包裹,致使卵巢功能紊乱、无排卵、黄体功能不足有关,还与患者常合并有子宫腺肌病或子宫肌瘤有关。

3) 不孕

卵巢子宫内膜异位症患者常伴有卵巢排卵功能障碍,发生率为 17%~27%,与腹腔液中前列腺素含量升高,影响卵泡的生长和排卵,以及抗卵巢抗体对卵巢的损害作用相关。

子宫内膜异位症的临床分期:目前,世界上公认并应用的子宫内膜异位症分期法是 RAFS 分期(美国生殖学会子宫内膜异位症手术分期),即按病变部位、大小、深浅、单侧双侧、粘连程度及范围,计算分值,定出相应期别。如表 69-1 所示。

表 69-1　美国生殖学会子宫内膜异位症评分分类修订表(1985 年 RAFS 分期)

	内膜异位灶		<1 cm	1~3 cm	>3 cm
腹膜		表浅	1	2	4
		深层	2	4	6
卵巢		右:表浅	1	2	4
		深层	4	16	20

（续表）

	左:表浅	1	2	4
	深层	4	16	20
子宫直肠窝闭锁		无	部分	完全
		0	4	40
	粘连	<1/3 包裹	1/3～2/3 包裹	>1/2 包裹
卵巢	右:疏松	1	2	4
	致密	4	8	16
	左:疏松	1	2	4
	致密	4	8	16
输卵管	右:疏松	1	2	4
	致密	4*	8*	16
	左:疏松	1	2	4
	致密	4*	8*	16

* 如输卵管伞端全包围改为 16 分;当卵巢、腹膜、输卵管和后穹隆同时存在两种病变时,如浅表和深部、疏松和致密,评分仅以较严重的病变为依据。此评分法将子宫内膜异位症分为 4 期:Ⅰ期(微小),1～5 分;Ⅱ期(轻度),6～15 分;Ⅲ期(中度),16～40 分;Ⅳ期(重度),>40 分。

以上分期方法均需经开腹或腹腔镜手术进行,不适用无手术条件患者。

3. 卵巢子宫内膜样囊肿破裂的诊断思路

卵巢子宫内膜样囊肿破裂好发于月经期,突发下腹痛,不伴有恶心呕吐和发热。追问病史既往有无痛经史。下腹痛为持续性,突发加剧。体格检查时,患者心率可以加快,但是没有血压的下降。下腹部有明显压痛和反跳痛,妇科检查可以在盆腔扪及肿块,压痛点范围较广,肿块张力不太高。实验室检查,(动态观察)可有白细胞的升高,没有血红蛋白的下降。影像学检查均可以发现附件区(或盆腔内)囊性的肿块,伴有盆腔或后穹隆的积液。最后后穹隆穿刺或腹腔穿刺抽得咖啡色的液体可以协助诊断。

4. 卵巢子宫内膜样囊肿破裂的治疗要点

卵巢子宫内膜样囊肿破裂是妇科急腹症中的一种较常见的疾病,因此,一旦诊断明确,建议急诊手术治疗。手术方式可以选择开腹手术或腹腔镜手术。手术治疗的目的是去除病灶,保留正常组织。手术范围根据患者的年龄和生育要求进行选择。年轻的患者应该尽量行卵巢囊肿剥离术,将正常的卵巢组织进行成形。围绝经期的患者应该建议行附件切除术。由于卵巢子宫内膜异位症容易复发的特点,在手术病理确诊后必须进行后续的药物治疗(如 GnRH-a、避孕药、米非司酮、孕三烯酮等),以减少或延缓复发。

六、思考题

1. 卵巢子宫内膜样囊肿破裂的临床特点是什么?
2. 妇科急腹症的鉴别诊断是什么?
3. 卵巢子宫内膜样囊肿破裂的治疗原则有哪些?

七、推荐阅读文献

1. Uharcek PI, Mlyncek M, Ravinger J. Elevation of serum CA 125 and D-dimer levels associated with rupture of ovarian endometrioma [J]. Int J Biol Markers, 2007, 22(3):203 - 205.

2. 王美丽,王丽娜,董倩等. 卵巢巧克力囊肿破裂的 48 例临床分析[J]. 中国妇幼保健, 2014, 29(30):4886 - 4887.

3. 中华医学会妇产科学分会子宫内膜异位症协作组. 子宫内膜异位症的诊治指南[J]. 中华妇产科杂志, 2015,(3):161 - 169.

4. Lee Y R. CT imaging findings of ruptured ovarian endometriotic cysts: emphasis on the differential diagnosis with ruptured ovarian functional cysts [J]. Korean J Radiol, 2011, 12(1):59 - 65.

八、诊疗流程图

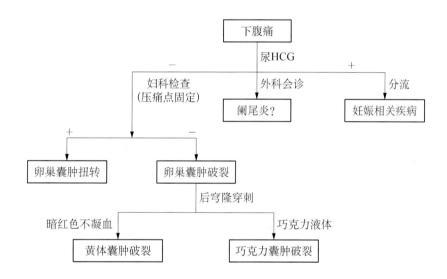

（施 君 狄 文）

案例 70

卵巢囊肿蒂扭转

一、病历资料

1. 现病史

患者，女性，22岁。因"突发性下腹痛1h"至急诊就诊。自诉平素月经正常，初潮13岁，5/29天，无痛经。末次月经约2周前，如常。1小时前性生活时突然感觉右下腹剧痛，呈持续性，伴恶心，故立即来院就诊。自诉近期二便可，胃纳可。2年前体检发现有右卵巢囊肿病史，复查数次B超检查提示大小4～6 cm不等，患者因查肿瘤标记物正常且无不适症状，故拒绝手术。

2. 既往史

无外伤手术史，无高血压、心脏病、糖尿病等慢性疾病史。

3. 婚育史

未婚，0－0－0－0，有性生活史3年。

4. 体格检查

HR 93次/min，R 19次/min，BP 130 mmHg/80 mmHg。患者呈痛苦面容，应答自如，板状腹，压痛及反跳痛明显，以右下腹为甚。

5. 妇科检查

外阴：发育正常，阴毛呈女性分布。

阴道：畅。

宫颈：光，口闭，举痛（＋）。

附件：右侧附件区可及一张力较高包块，大小约7 cm，压痛明显，尤以近子宫处为甚。左侧附件区（－）。

6. 实验室和影像学检查

尿妊娠试验：（－）。

血常规：WBC 14.4×10^9/L，N 81.1%，Hb 117 g/L。

妇科B超检查：子宫正常大小，内膜7.2 mm，左卵巢大小21 mm×23 mm×26 mm，右附件区可及一混合回声包块，大小61 mm×63 mm×72 mm。盆腔积液27 mm。

二、诊治经过

急诊初步诊断：右卵巢囊肿蒂扭转。即刻收入院。

入院后予以完善术前常规检查，与患者及家属沟通后立即行腹腔镜下探查术。术中见右卵巢囊性包块直径约 7 cm,与右输卵管共同扭转 2 周,呈暗红色,张力较高。经术者充分评估并与患者家属沟通后,予剥除该囊性包块,并将患侧卵巢及输卵管缓慢复位,附件色泽转为红润。术中标本送冰冻病理,回报为"右卵巢成熟性囊性畸胎瘤"。术后患者恢复可,3 天后出院。

三、病例分析

1. 病史特点

(1) 女性,22 岁,因"突发性下腹痛 1 h"至急诊就诊。

(2) 性生活时突感右下腹剧痛,呈持续性,伴恶心。

(3) 既往有右卵巢囊肿病史。

(4) 体检:患者呈痛苦面容,应答自如,板状腹,压痛及反跳痛明显,以右下腹为甚。

(5) 妇科检查阳性发现:宫颈举痛(+);右附件区可及一张力较高包块,大小约 7 cm,压痛明显,尤以近子宫处为甚。

(6) 辅助检查:妇科 B 超检查提示右附件区混合回声包块,盆腔积液。

2. 诊断与诊断依据

(1) 诊断:右卵巢成熟性囊性畸胎瘤伴蒂扭转。

(2) 诊断依据:①右卵巢囊肿病史;②性生活时突发右下腹剧痛;③体检提示下腹压痛反跳痛;④妇科检查提示右附件区压痛包块,张力较高;⑤B 超检查提示右附件区包块;⑥术后病理确诊。

3. 鉴别诊断

(1) 异位妊娠:也可出现下腹部疼痛及附件区包块症状及体征,但一般有停经史,且尿妊娠试验呈阳性,据此可与卵巢囊肿蒂扭转相鉴别。

(2) 卵巢囊肿破裂:也可出现突发下腹痛、附件区包块等相似症状及体征,一般也都有卵巢囊肿病史,如破口较大则囊肿张力较蒂扭转低,术前较难鉴别。

(3) 急性盆腔炎:可出现发热、下腹痛症状,腹痛呈持续性,但一般不会突发起病,部分患者也可出现附件区炎性包块,但一般包块活动度差。血常规可有白细胞及中性粒细胞明显升高表现。抗感染治疗多有效。

(4) 急性阑尾炎:可有右下腹痛表现,部分患者也可出现右下腹压痛性包块,但典型表现为转移性右下腹痛,妇科 B 超检查可排除。

四、处理方案及基本依据

(1) 治疗方案:右卵巢囊肿剥除术,右卵巢、输卵管复位。

(2) 依据:患者 22 岁,0-0-0-0,仍有生育要求,急腹痛时间仅 1 h,术中见右侧卵巢及输卵管呈暗红色而非蓝紫色,考虑血运尚可,未出现明显坏死,故综合考虑患者情况后先予以囊肿剥除术,右卵巢及输卵管复位时应缓慢操作,以避免出现血栓脱落导致肺栓塞等严重并发症。术中冰冻提示为良性病变,故未进一步扩大手术范围。

五、要点与讨论

1. 卵巢囊肿蒂扭转的形成

卵巢囊肿蒂扭转(torsion of the pedicle of ovarian cyst)为常见的妇科急腹症之一(见图 70-1)。

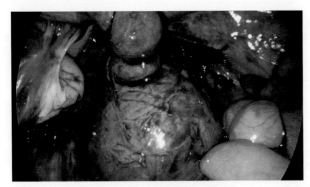

图70-1 右卵巢囊肿蒂扭转

好发于瘤蒂长、中等大、活动度良好、重心偏于一侧的肿瘤（如畸胎瘤）。常在患者突然改变体位时，或妊娠期、产褥期子宫大小、位置改变时发生蒂扭转。卵巢肿瘤扭转的蒂由骨盆漏斗韧带、卵巢固有韧带和输卵管组成。发生急性扭转后静脉回流受阻，瘤内极度充血或血管破裂瘤内出血，致使瘤体迅速增大，后因动脉血流受阻，肿瘤发生坏死变为紫黑色，可破裂和继发感染。有时不全扭转可自然复位，腹痛随之缓解。

2. 卵巢囊肿蒂扭转的临床表现

有盆腔或附件包块史的患者突发一侧下腹剧痛，常伴恶心、呕吐甚至休克。当扭转蒂部自然复位或肿瘤完全坏死时，腹痛可减轻。盆腔检查时多有宫颈举痛和摇摆痛，子宫正常大小，一侧附件区可扪及肿物，张力高，有压痛，以蒂部最明显。

3. 卵巢囊肿蒂扭转的诊断思路

卵巢囊肿蒂扭转在临床中易与卵巢囊肿破裂、急性盆腔炎、异位妊娠甚至急性阑尾炎相混淆，但如果仔细询问病史（有附件囊肿病史，腹痛时有体位改变且为突发腹痛）并认真体格检查，同时结合妊娠试验及B超检查，一般并不难诊断。

4. 卵巢囊肿蒂扭转的治疗要点

传统的治疗方法是蒂扭转一经确诊，应尽快剖腹或腹腔镜行患侧卵巢切除术。但卵巢囊肿蒂扭转大部分发生于年轻女性，甚至是青少年，切除一侧附件对患者生殖内分泌功能造成一定影响。近年，对育龄期卵巢良性肿瘤扭转患者施行保守性手术从而保留其患侧附件越来越受到人们的重视，大量研究结果显示，经过慎重判断后进行保守性手术是非常安全的。

目前公认的观点是综合考虑患者有无全身症状、发病时间、复位后附件的颜色及肿瘤的性质等，而不可只凭术中扭转卵巢的变色情况决定卵巢去留。另有学者认为，蒂扭转持续的时间及松紧度，也是能否保留卵巢的关键。一般认为，发病至手术时间<12 h是安全的。术中根据扭转卵巢的颜色是否能完全或部分恢复及卵巢切面出血是否活跃判断血运情况。

术中观察有无血性或脓性腹水、囊肿扭转周数。止血钳轻夹扭转瘤蒂根部以避免扭转部位血栓回流，将扭转附件缓慢复位，观察卵巢及输卵管颜色的恢复情况。如卵巢及输卵管呈暗红色，无明显渗出，10 min内卵巢及输卵管颜色改善或恢复正常，则行囊肿剥离术或囊液吸引术；若卵巢及输卵管颜色未改善或肉眼可见卵巢坏疽，则行患侧附件切除术。标本必须送快速病理检查排除卵巢恶性肿瘤。

六、思考题

1. 卵巢囊肿蒂扭转的临床特征有哪些？
2. 卵巢囊肿蒂扭转需要与哪些常见的急腹症相鉴别？如何鉴别？
3. 卵巢囊肿发生蒂扭转时如何判断是否保留患侧卵巢？

七、推荐阅读文献

1. 宋珍,张向宁.48例卵巢囊肿蒂扭转的手术治疗分析[J].现代妇产科进展,2014,(8):643-644.

2. Wang Y，Xie Y，Wu X，et al. Laparoscopic management of pedicle torsion of adnexal cysts [J]. Oncol Lett，2013,5(5):1707 - 1709.

3. Chang HC，Bhatt S，Dogra VS. Pearls and pitfalls in diagnosis of ovarian torsion [J]. Radiographics. 2008,28(5):1355 - 1368.

八、诊疗流程图

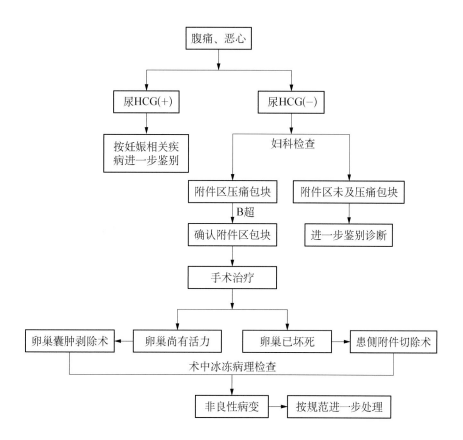

（顾卓伟　狄　文）

案例 71

卵巢性索间质肿瘤

一、病历资料

1. 现病史

患者,女性,58 岁。因"绝经后阴道流血 2 周,发现盆腔包块 10 天"而入院。

患者平素月经规律,14 岁初潮,(3～4)/30 天,量中,无痛经。52 岁绝经。2 周前不规则少量阴道流血,10 天前于外院就诊妇检发现盆腔包块,行 B 超检查示:"左附件区混合占位约 9.0 cm×8.0 cm×7.0 cm,来源左卵巢可能;绝经期子宫增大,绝经期子宫内膜增厚"。予以 MRI 检查提示:"左侧附件区囊实性占位,大小为 9.0 cm×8.0 cm×7.5 cm,提示卵巢肿瘤,恶性不排除"。患者无腹痛、腹胀,无发热及消瘦,无阴道排液,门诊拟"左卵巢肿瘤"收入院治疗。

患者自发病以来,精神饮食可,睡眠可,两便基本正常,体重无明显改变。

2. 既往史

否认高血压、心脏病、糖尿病等慢性疾病史,否认手术外伤史,否认传染病、输血、药物、食物过敏史。预防接种史不详。

3. 体格检查

体格检查:T 37.3℃,P 90 次/min,R 20 次/min,BP 130 mmHg/73 mmHg。

神志清,无贫血貌,浅表淋巴结未扪及肿大。腹膨隆,无压痛、反跳痛,肝脾肋下未触及,肝肾区无叩痛,移动性浊音阴性。

4. 妇科检查

外阴:已婚。

阴道:畅,见少量血性分泌物。

宫颈:轻糜,无触血及抬举痛。

宫体:中位,正常大小,形态规则,压痛(一),其他(一)。

双附件:左附件处可及 9 cm×8 cm×8 cm 大小囊实性包块,活动欠佳,无压痛;右侧附件处未及包块。

盆腔检查其他异常情况:无。

5. 辅助检查

盆腔 B 超检查:左附件区混合占位约 9.0 cm×8.0 cm×7.0 cm,来源左卵巢可能;绝经期子宫增大,绝经期子宫内膜增厚。

MRI 示:左侧附件区囊实性占位约 9.0 cm×8.0 cm×7.5 cm,考虑卵巢肿瘤,恶性肿瘤不排除,盆腔、腹主动脉旁未见肿大淋巴结。

　　病理：宫颈涂片示巴氏Ⅱ级。

　　血清：CA199 29.87 IU/ml，CA125 21.88 IU/ml、CEA 2.28 ng/ml，AFP 4.23 ng/ml，E_2 800 pmol/L，T 0.5 nmol/L。

　　胸片：两肺、心膈未见异常。

二、诊治经过

　　入院后初步诊断：盆腔肿块性质待查：左卵巢肿瘤（性索间质来源？）；慢性宫颈炎。

　　入院完善术前常规检查，血常规、肝肾功能、电解质、凝血等相关检查。予以分段诊刮术。肠道准备 3 天：包括连续 3 天口服甲硝唑 0.2 g，tid；口服庆大霉素 8 万 IU，bid；无渣半流质饮食 2 天、全流质 1 天，并予以复方聚乙二醇电解质散灌肠。

　　诊刮病理提示："子宫内膜增生改变"。于入院第 4 天在全麻下行剖腹探查＋左附件切除术，术中探查：腹水：无，腹冲液送细胞学检查。肝脾未及肿块，胃、横膈未及异常，肠管、阑尾、膀胱、大网膜及腹膜未见实质性病灶。子宫：中位，大小 5 cm×5 cm×4 cm，形态：规则。左卵巢增大：9 cm×9 cm×8 cm，表面见小破裂口约 1.5 cm 菜花样组织突出，左输卵管形态正常；右卵巢 2 cm×2 cm×1 cm，右输卵管形态正常。盆腔及腹主动脉旁淋巴结未扪及肿大。

　　术中冰冻提示：（左侧）卵巢成年型颗粒细胞瘤，故家属谈话后，行全子宫＋右附件＋大网膜切除术＋腹膜活检术（随机活检盆腔、结肠旁沟、横膈表面的腹膜）。

　　术后补液支持治疗，患者恢复好。

　　术后 1 周，病理提示：①（左侧）卵巢成年型颗粒细胞瘤，肿瘤部分区出血坏死。（右侧）卵巢见包涵囊肿。②（双侧）输卵管未见病变。③全子宫：a. 增生期子宫内膜。b. 慢性宫颈炎。c. 子宫肌层未见病变。④（大网膜）网膜组织未见病变。⑤腹膜活检未及异常。腹冲液细胞学：未及异常细胞。

　　术后诊断：左卵巢成年型颗粒细胞瘤 I C2 期（$T_{1a}N_0M_0$）。

　　术后 8 天予 BEP 方案化疗（卡铂 550 mg d_1 静脉滴注＋VP 16 100 mg $d_{1\sim3}$ 静脉滴注＋博来霉素 15 mg $d_{1\sim3}$ 静脉滴注），化疗过程顺利。出院后每隔 4 周一次 BEP 方案化疗，共计 3 疗程。

三、病例分析

1. 病史特点

　　(1) 女性，58 岁，因"绝经后阴道流血 2 周，发现盆腔包块 10 天"而入院。

　　(2) 患者绝经 6 年，不规则少量阴道流血 2 周，发现盆腔包块 10 天，无腹痛、腹胀，无发热及消瘦，无阴道排液。

　　(3) 体检：腹软，无压痛、反跳痛，肝脾肋下未触及，肝肾区无叩痛，移动性浊音阴性。

　　(4) 妇科检查：宫颈：中糜，无触血及抬举痛。宫体：中位，略小，形态：规则，压痛：无。双附件：左附件可及 9 cm×8 cm×8 cm 大小囊实性包块，活动欠佳，无压痛；右侧附件未及异常。

　　(5) 辅助检查：B 超检查示"左附件区混合占位约 9.0 cm×8.0 cm×7.0 cm，来源左卵巢可能；绝经期子宫增大，绝经期子宫内膜增厚"。MRI 示："左侧附件区囊实性占位约 9.0 cm×8.0 cm×7.5 cm，提示卵巢肿瘤，恶性肿瘤不排除"。血清：CA199 29.87 IU/ml，CA125 21.88 IU/ml，CEA 2.28 ng/ml，AFP 4.23 ng/ml，E_2 800 pmol/L，T 0.5 nmol/L。

2. 诊断与诊断依据

　　诊断：①盆腔肿块性质待查：左卵巢肿瘤（性索间质来源？）；②慢性宫颈炎。

　　诊断依据:①绝经后阴道流血 2 周,发现盆腔包块 10 天。②妇科检查:宫颈:轻糜。双附件:左附件可及 9 cm×8 cm×8 cm 大小囊实性包块,活动欠佳,无压痛;右侧附件未及异常。③辅助检查:B 超检查示"左附件区混合占位约 9.0 cm×8.0 cm×7.0 cm,来源左卵巢可能;绝经期子宫增大,绝经期子宫内膜增厚"。MRI 示:"左侧附件区囊实性占位约 9.0 cm×8.0 cm×7.5 cm,提示卵巢肿瘤,恶性肿瘤不排除"。血清 E_2:800 pmol/L。考虑性索间质肿瘤可能。宫颈涂片示巴氏 Ⅱ 级。

　　3. 鉴别诊断

　　(1) 卵巢瘤样病变:滤泡囊肿和黄体囊肿最常见。多为单侧,直径<5 cm,壁薄,暂行观察或口服避孕药,2～3 月内自行消失,若持续存在或长大,应考虑卵巢肿瘤。

　　(2) 输卵管卵巢囊肿:为炎性囊性积液,常有不孕或盆腔感染史,两侧附件区条形囊性包块,边界较清,活动受限。

　　(3) 子宫内膜异位症:内异症可有粘连性肿块及直肠子宫陷凹结节,有时与卵巢恶性肿瘤很难鉴别。内异症常有进行性痛经、经量过多、不规则阴道流血等症状。B 型超声检查、腹腔镜检查有助于鉴别。

　　(4) 生殖道以外的肿瘤:需要与腹膜后肿瘤、直肠癌、乙状结肠癌等鉴别。腹膜后肿瘤固定不动位置低者使子宫、直肠或输尿管移位。大肠癌多有相应的消化道症状。B 超检查、钡剂灌肠、乙状结肠镜检有助于鉴别。

四、处理方案及基本依据

　　(1) 治疗方案:手术——剖腹探查术,术中卵巢肿瘤快速冰冻病理检查。若为恶性卵巢性索间质肿瘤,则行全面分期、完整手术(全子宫＋双侧附件＋大网膜切除术＋腹膜可疑病灶或粘连处活检、盆腔与结肠旁沟的腹膜与横膈表面多点活检;盆、腹腔转移病灶减灭术),基于卵巢癌 NCCN 指南(2015)此类卵巢肿瘤可以不切除淋巴结。术后辅助含铂化疗(BEP 或紫杉醇联合卡铂)。

　　(2) 依据:患者绝经后阴道不规则少量流血。妇检:左附件可及 9 cm×8 cm×8 cm 大小囊实性包块,活动欠佳,无压痛。超声检查提示:左附件可及 9.0 cm×8.0 cm×7.0 cm 大小囊实性包块。血清 E_2:800 pmol/L,倾向于卵巢性索间质肿瘤。患者一般情况可,术前检查中无明显手术禁忌证。

五、要点与讨论

　　1. 卵巢性索间质肿瘤的病理分类

　　(1) 颗粒细胞-间质细胞瘤:由性索的颗粒细胞及间质的衍生成分如成纤维细胞及卵泡膜细胞组成。分为颗粒细胞瘤、卵泡膜细胞瘤和纤维瘤。

　　(2) 支持细胞-间质细胞瘤:又称睾丸母细胞瘤,罕见。

　　2. 卵巢颗粒细胞瘤的分型及特点

　　在病理上颗粒细胞瘤分为成人型和幼年型两种。

　　(1) 成人型颗粒细胞瘤:约占 95%,属低度恶性的肿瘤,可发生于任何年龄,高峰为 45～55 岁。肿瘤能分泌雌激素,故有女性化作用。青春期前患者可出现假性性早熟,生育年龄患者出现月经紊乱,绝经后患者则有不规则阴道流血,常合并子宫内膜增生,甚至发生腺癌。肿瘤多为单侧,圆形或椭圆形,呈分叶状,表面光滑,实性或部分囊性;切面组织脆而软,伴出血坏死灶。镜下见颗粒细胞环绕成小圆形囊腔,菊花样排列,中心含嗜伊红物质及核碎片(Call-Exner 小体)。瘤细胞呈小多边形,偶呈圆形或圆柱形,胞浆嗜淡伊红或中性,细胞膜界线不清,核圆,核膜清楚。预后好,5 年生存率达 80% 以上,但有远期复发倾向。

（2）幼年型颗粒细胞瘤：罕见，仅占5%。主要发生在青少年，95%为单侧。镜下呈卵泡样，缺乏核纵沟，胞浆丰富，核分裂更活跃，极少含 Call-Exner 小体，10%～15%呈重度异型性。WHO(2014)卵巢肿瘤组织学分类提示此类肿瘤(ICD-1)预后较好，复发常发生于术后3年内，高危因素包括腹腔液见肿瘤细胞、肿瘤破裂以及卵巢外肿瘤转移。铂类为主的联合化疗治疗晚期幼年型颗粒细胞瘤也可取得较好疗效。

3. 卵巢成年型颗粒细胞瘤的手术治疗原则

希望保留生育功能、局限于一侧卵巢的性索-间质肿瘤患者，可行保留生育功能的全面分期手术。其他所有患者建议行全面分期手术，但可不切除淋巴结。保留生育功能患者术后可使用 B 超检查进行随访监测。完成生育后考虑接受根治性手术(2B级证据)。

4. 卵巢成年型颗粒细胞瘤的术后辅助治疗

Ⅰ期低危患者，术后可仅观察。Ⅰ期高危患者(肿瘤破裂、ⅠC期、分化差、肿瘤直径超过10～15 cm)，可选择(2B级证据)：观察、放疗或铂类为基础的化疗。若治疗前抑制素水平升高，应对抑制素水平进行监测随访(2B级证据)。Ⅱ～Ⅳ期患者可选择(均为 2B级证据)对局限性病灶进行放射治疗或予以铂类为基础的化疗(首选 BEP 方案或紫杉醇＋卡铂方案)。

六、思考题

1. 分泌雌激素的卵巢肿瘤有哪些？
2. 幼年型颗粒细胞瘤的临床特征及治疗有哪些？
3. 卵巢恶性性索间质肿瘤的治疗策略有哪些？

七、推荐阅读文献

1. 曹泽毅，郎景和，王临虹. 中华妇产科学[M]. 3 版. 北京：人民卫生出版社，2014：2224-2257.

2. 丰有吉，沈铿，马丁. 妇产科学[M]. 2 版. 北京：人民卫生出版社，2012：331-334.

3. NCCN (2015) Clinical Practice Guidelines in Ovarian Cancer.

4. Jayson GC，Kohn EC，Kitchener HC，et al. Ovarian cancer [J]. Lancet，2014，384(9951)：1376-1388.

5. Berek S J. Friedlander L M. Hacker N. Berek & Hacker' Gynecologic Oncology [M]. Sixth edition. Philadephia：Wolters Kluwer，2015：530-559.

6. Kurman R J，Carcangiu M L，Herrington C S，Young R H，eds. WHO classification of female reproductive organs. Lyon：IARC，2014.

八、诊疗流程图

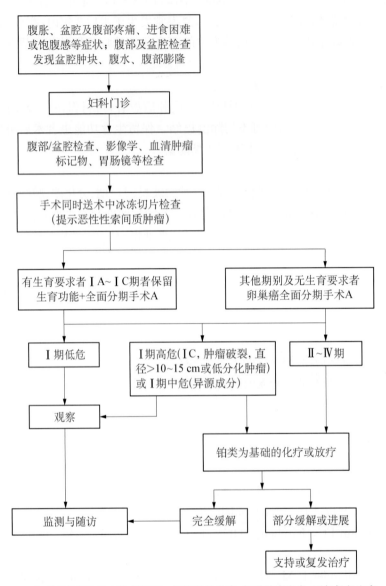

A：希望保留生育功能、局限于一侧卵巢的性索-间质肿瘤患者，可行保留生育功能的全面分期手术。其他所有患者建议行全面分期手术，但可不切除淋巴结。

（赵宇清　丰有吉）

案例 72
卵巢转移性肿瘤

一、病历资料

1. 现病史

患者,女,46岁,因"腹胀4个月,阴道不规则流血伴盆腔包块2周"而入院。

患者平素月经规律,13岁初潮,(5~7)/30天,量中,有痛经,末次月经2015-2-17。患者4个月前无明显诱因下自觉中上腹胀未予重视,近2周自觉月经淋漓不尽,伴腰酸,下腹坠胀,遂来我院门诊就诊,妇检发现子宫及双附件增大,盆腔B超检查示:"内膜欠均,子宫肌瘤合并肌腺症可能,双卵巢囊实性块,卵巢肿瘤可能",为进一步诊治拟"盆腔包块性质待查:卵巢肿瘤? 子宫肌瘤合并肌腺症"收入院。

患者自患病以来精神尚可,饮食睡眠可,胃纳差,两便基本正常,近4个月体重减轻2.5 kg。

2. 既往史

有慢性胃炎病史3年,否认高血压、心脏病、糖尿病等慢性疾病史,否认传染病、输血、药物食物过敏史。预防接种史不详。

3. 体格检查

T 36.9℃,P 85次/min,R 20次/min,BP 109 mmHg/72 mmHg。

神志清,贫血貌,略消瘦,浅表淋巴结未扪及肿大。腹膨隆,无压痛、反跳痛,肝脾肋下未触及,肝肾区无叩痛,移动性浊音阳性。

4. 妇科检查

外阴:已婚。

阴道:畅。

宫颈:轻糜。

宫体:前位,如孕6周大小。形态:不规则。压痛:无。其他:无。

双附件:左侧附件可及5 cm实性包块,右侧附件可及4 cm实性包块,均活动,无压痛。

盆腔检查其他异常情况:无。

5. 实验室和影像学检查

血常规:Hb 88 g/L。尿妊娠试验:阴性。

肿瘤标志物:AFP 2.3 ng/ml; CEA 102.0 ng/ml; CA199 201.8 IU/ml; CA125 20.2 IU/ml。

盆腔B超检查提示:内膜欠均;子宫质地不均,肌瘤合并肌腺症可能;双侧附件区囊实性块,卵巢来源可能,腹水。

腹部B超检查:肝、胆、胰、脾、双肾未见异常。

盆腔 MRI：双侧附件区见囊实性占位，右侧大小约 5.0 cm×4.5 cm×4.0 cm，左侧大小约 5.5 cm×5.5 cm×4.5 cm，卵巢恶性肿瘤可能大。子宫腺肌症，子宫内膜信号不均，伴不均匀强化，宫颈纳氏囊肿，盆腹腔积液。

病理：宫颈 TCT 示轻度炎症，无上皮内病变或恶性肿瘤细胞。

二、诊治经过

入院后初步诊断：盆腔包块待查，"卵巢恶性肿瘤，转移性？"；子宫肌瘤合并肌腺症；慢性宫颈炎；继发中度贫血。

入院后完善术前常规检查，血常规、肝肾功能、电解质、凝血等相关检查。

肠镜检查：未及异常。胃镜检查：慢性萎缩性胃炎，见异型细胞，胃癌？

肠道准备 3 天：包括连续 3 天口服甲硝唑 0.2 g，tid；口服庆大霉素 8 万 IU，bid；无渣半流质饮食 2 天、全流质 1 天，并予以复方聚乙二醇电解质散灌肠。

第 4 天在全麻下行开腹全子宫切除术＋双附件切除术。术中探查：腹水：800 ml，色淡红，送细胞学检查，肝脾未及肿块，横膈未及异常，肠管、阑尾、膀胱未见实质性病灶。胃大弯及直径 1.5 cm 硬结，子宫中位，大小 8 cm×7 cm×5 cm，形态：不规则，子宫底部可探及一直径约 2.5 cm 突起，子宫前壁可探及一直径约 3 cm 突起。左卵巢：5.5 cm×5.5 cm×4.5 cm，色灰白，质硬，左输卵管形态正常；右卵巢 5.0 cm×4.5 cm×4.0 cm，色灰白，质硬，右输卵管形态正常。术中卵巢肿瘤冰冻切片病理检查提示："双卵巢肿瘤，内见印戒细胞，库肯勃瘤"，与家属谈话要求切除原发灶，外科会诊行胃姑息性切除术。

术后补液支持治疗，术后患者恢复好。

术后 1 周，病理提示：①双侧卵巢库肯勃瘤。②双侧输卵管未见病变。③全子宫：a. 子宫弥漫性腺肌病；b. 囊性萎缩性子宫内膜；c. 慢性宫颈炎。腹水细胞学未及异常。④胃体低分化腺癌，部分为印戒细胞。

术后诊断：胃低分化腺癌Ⅳ期；双卵巢库肯勃瘤；子宫肌瘤合并肌腺症；慢性宫颈炎；继发中度贫血。

术后患者恢复好，予出院。外科进一步化疗。

三、病例分析

1. 病史特点

(1) 患者，女性，46 岁，因"腹胀 4 个月，阴道不规则流血伴盆腔包块 2 周"而入院。

(2) 患者中上腹胀 4 个月，未予重视，近 2 周自觉月经淋漓不尽，伴腰酸，下腹坠胀。胃纳差，近 4 个月体重减轻 2.5 kg。原有慢性胃炎病史 3 年。

(3) 体检：腹膨隆，无压痛、反跳痛，肝脾肋下未触及，肝肾区无叩痛，移动性浊音阳性。

(4) 妇科检查：宫颈：轻糜。宫体：前位，如孕 6 周大小，形态：不规则，压痛：无，其他：无。双附件：左侧附件可及 5 cm 实性包块，右侧附件可及 4 cm 实性包块，均活动，无压痛。

(5) 辅助检查：B 超检查提示：内膜欠均；子宫质地不均，肌瘤合并肌腺症可能；双侧附件区囊实性块，卵巢来源可能，腹水。盆腔 MRI：双侧附件区见囊实性占位，卵巢恶性肿瘤可能大。子宫腺肌症，盆腹腔积液。肿瘤标志物：CEA 102.0 ng/ml，CA199 201.8 IU/ml，CA125 20.2 IU/ml。宫颈 TCT：轻度炎症，无上皮内病变或恶性肿瘤细胞。血常规：Hb 88 g/L。

2. 诊断与诊断依据

诊断：①盆腔肿块性质待查：双卵巢转移性肿瘤(库肯勃瘤)？②子宫肌瘤合并肌腺症。③慢性宫颈炎。④继发中度贫血。

诊断依据：①腹胀 4 个月，阴道不规则流血伴盆腔包块 2 周。既往有慢性胃炎病史。②体检：移动性浊音阳性。③妇科检查：宫颈轻糜。宫体：如孕 6 周大小。形态：不规则。双附件：均触及 4～5 cm 中等大小实性肾形可活动肿块。④辅助检查：B 超检查及盆腔 MRI 均提示双侧卵巢肿瘤可能大，盆腹腔积液。子宫腺肌症。结合肿瘤标志物 CA125 正常但胃肠道相关的 CA199 及 CEA 升高，故考虑转移性卵巢癌可能。TCT 提示慢性宫颈炎，血常规：Hb 88 g/L，提示中度贫血。

3. 鉴别诊断

（1）卵巢良性肿瘤：病程长，妇检多为单侧附件区肿块，光滑，活动。B 超检查肿块为液性暗区，边界清晰。血清 CA125＜35 IU/ml。

（2）卵巢原发恶性肿瘤：多为短期迅速增大的盆腔肿块，单侧或双侧较大，实性或囊实性，不规则，固定，后穹隆实性结节或包块，常有腹水，腹水可查到恶性细胞。B 超检查肿块为液性暗区内有杂乱光团、光点，界线不清，CA125 增高。

（3）输卵管卵巢囊肿：为炎性囊性积液，常有不孕或盆腔感染史，两侧附件区条形囊性包块，边界较清，活动受限。

（4）子宫内膜异位症：内异症可有粘连性肿块及直肠子宫陷凹结节，有时与卵巢恶性肿瘤很难鉴别。内异症常有进行性痛经、经量过多、不规则阴道流血等症状。B 型超声检查、腹腔镜检查有助于鉴别。

四、处理方案及基本依据

（1）治疗方案：手术——开腹全子宫切除术＋双附件切除术。术中联系快速冰冻病理切片。如为转移性卵巢癌，术中找到原发肿瘤可考虑同时切除，术后原发肿瘤相关治疗。

（2）依据：患者腹胀 4 个月，阴道不规则流血伴盆腔包块 2 周。既往有慢性胃炎病史。妇检子宫不规则增大如孕 6 周大小，双附件区均触及 4～5 cm 中等大小实性、肾形、可活动肿块。辅助检查：B 超检查及盆腔 MRI 均提示：双侧卵巢肿瘤可能大，盆腹腔积液。子宫腺肌症。结合肿瘤标志物 CA125 正常但胃肠道相关的 CA199 及 CEA 升高故要考虑转移性卵巢癌。卵巢肿瘤是否原发或继发需手术病理证实。患者一般情况可，有手术意愿，术前检查中无明显手术禁忌证。

五、要点与讨论

1. 卵巢转移性肿瘤与原发卵巢恶性肿瘤的鉴别

（1）卵巢转移性肿瘤的患者一般比原发卵巢恶性肿瘤患者年轻，且多见于绝经前的妇女。

（2）卵巢转移性肿瘤部分患者有原发肿瘤病史。

（3）来源于生殖器官以外的卵巢转移瘤一般均保持卵巢的原状，妇检双附件区均匀增大（多为中等大小），呈肾形，表面光滑。包膜完整，活动，极少与周围组织粘连。原发卵巢恶性肿瘤多为短期迅速增大的盆腔肿块，妇检附件为单侧或双侧较大，不规则，固定包块，后穹隆可及实性结节或包块。

（4）卵巢转移性肿瘤血清通常 CA125 无明显增高，原发卵巢恶性肿瘤通常升高显著。

（5）辅助检查：转移性卵巢肿瘤 B 超检查多为双附件囊实性肿块，边界清楚，回声均匀细小。胃、肠镜检查可发现原发卵巢恶性肿瘤。原发卵巢恶性肿瘤 B 超检查肿块为液性暗区内有杂乱光团、光点，界线不清。胃、肠镜检查可阴性。

（6）病理检查卵巢转移性肿瘤通常可见印戒细胞或原发肿瘤细胞。

2. 卵巢库肯勃瘤的临床特征

库肯勃瘤是卵巢以印戒细胞伴间质假肉瘤样增生为特征的转移性腺癌。好发于绝经前妇女，原发肿瘤多为胃肠道恶性肿瘤，卵巢肿瘤为双侧性。患者有下腹肿块，多为双侧性，或有腹胀、腹水，部分患者表现月经改变。血清 CA125 无明显增高；B 超检查双附件囊实性肿块，边界清楚，回声均匀细小。胃肠道钡剂造影、胃肠镜检查可发现原发肿瘤。病理：卵巢中等大小，多保持卵巢原状或呈肾形。与周围无粘连，活动，切面呈实性，胶质样。镜下见典型印戒细胞，能产生黏液。该肿瘤临床少见，术前诊断率较低，多在术中或术后确诊，预后差。

3. 卵巢转移瘤的治疗原则

由于大部分卵巢转移瘤患者预后极差，治疗方法亦缺乏一致意见，主要是缓解和控制症状。

手术治疗：若转移瘤仅局限于盆腔，且符合以下条件：原发瘤可以切除；原发瘤已经切除且无其他转移或复发迹象；找不到原发瘤如大网膜饼、腹水。可行全子宫及双附件切除术，并尽可能切除盆腔转移灶。如患者身体情况很差或术中发现腹腔内转移十分广泛可行双附件切除。术后配合化疗或放疗。化疗：可延长部分患者无瘤生存期。根据原发肿瘤的部位及性质选择相应化疗。放疗：可减少盆腔局部复发。

六、思考题

1. 卵巢库肯勃瘤的组织学诊断标准？
2. 卵巢转移性肿瘤通过何途径从原发灶到达卵巢？
3. 卵巢转移性肿瘤常见的原发肿瘤有哪些？

七、推荐阅读文献

1. 曹泽毅，郎景和，王临虹. 中华妇产科学[M]. 3 版. 北京：人民卫生出版社，2014：2224 - 2257.
2. 丰有吉，沈铿，马丁. 妇产科学[M]. 2 版. 北京：人民卫生出版社，2012：331 - 334.
3. NCCN (2015) Clinical Practice Guidelines in Ovarian Cancer.
4. Jayson GC, Kohn EC, Kitchener HC, et al. Ovarian cancer [J]. Lancet，2014，384(9951)：1376 - 1388.
5. Kurman R J，Carcangiu M L，Herrington C S，Young R H，eds. WHO classification of female reproductive organs. Lyon：IARC，2014.

八、诊疗流程图

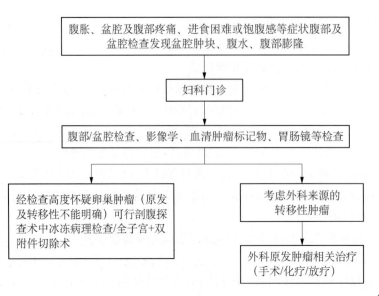

（赵宇清　丰有吉）

一、病历资料

1. 现病史

患者,女性,29 岁。因"发现下腹部肿块 4 个月"而入院。

患者平素月经规律,14 岁初潮,(4～5)/(30～37)天,量中,无痛经。已婚,未生育。LMP 2014 - 7 - 28。4 月前无诱因下扪及下腹部肿块,无阴道不规则流血,无明显腹痛,未予重视,未到医院就诊。1 周前体检 B 超检查发现"右侧附件异常光团 15 cm×13 cm×11 cm,考虑畸胎瘤? 建议进一步检查"。5 天前外院 MRI:"中下腹腔巨大肿块,考虑卵巢肿瘤? 阔韧带来源的子宫肌瘤? 盆腔积液"。为求进一步诊治,遂来我院就诊,昨日复查 B 超检查"右侧附件囊实性肿块 18 cm×13 cm×13 cm,建议进一步检查"。门诊拟"盆腔包块性质待查:卵巢肿瘤可能?"收入院治疗。

患者自患病以来精神可,饮食睡眠可,胃纳可,小便量少较频,大便正常,体重减少 1.5 kg。

2. 既往史

否认高血压、心脏病、糖尿病等慢性疾病史,否认手术外伤史,否认传染病、输血、药物食物过敏史。预防接种史不详。

3. 体格检查

T 37.3℃, P 91 次/min, R 20 次/min, BP 106 mmHg/68 mmHg。

神志清醒,无贫血貌,浅表淋巴结未扪及肿大。腹软,脐下 3 指及肿块约 16 cm,无压痛、反跳痛,肝脾肋下未触及,肝肾区无叩痛,移动性浊音阴性。

4. 妇科检查

外阴:已婚。

阴道:畅。

宫颈:轻糜。

宫体:前位,正常大小。形态:规则。压痛:无。其他:无。

双附件:盆腔扪及直径约 16 cm 大小包块,质中,活动欠佳。

5. 实验室和影像学检查

血清 CA125 40 IU/ml, CA199 50 IU/ml, CEA 8 ng/ml, AFP 402 ng/ml。

肝胆胰脾 B 超检查:未见异常。双肾输尿管 B 超检查:未见异常。

胸片:两肺纹理增多,未见明显活动性病变。

盆腔超声:右侧附件囊实性肿块 18 cm×13 cm×13 cm,内见血流信号。

盆腔 MRI：中下腹腔巨大肿块，考虑卵巢肿瘤？阔韧带来源的子宫肌瘤？盆腔积液。盆腔、腹主动脉旁未见肿大淋巴结。

病理：宫颈 TCT：轻度炎症，无上皮内病变或恶性肿瘤细胞。

二、诊治经过

入院后初步诊断：盆腔肿块性质待查，卵巢肿瘤可能？慢性宫颈炎。

入院完善术前常规检查，血常规、肝肾功能电解质、凝血等相关检查。肠道准备 3 天：包括连续 3 天口服甲硝唑 0.2 g，tid；口服庆大霉素 8 万 IU，bid；无渣半流质饮食 2 天、全流质 1 天，并予以复方聚乙二醇电解质散灌肠。

入院第 4 天在全麻下行剖腹探查术，右卵巢肿瘤剥除术，术中探查：腹水少量，约 200 ml，送细胞学检查，肝脾未及肿块，胃、横膈未及异常，肠管、阑尾、膀胱、大网膜及腹膜未见实质性病灶。子宫中位，大小 5.5 cm×5 cm×4 cm，形态规则。右卵巢囊实性增大：18 cm×13 cm×13 cm，表面包膜完整，右输卵管形态正常；左卵巢 3 cm×2 cm×2 cm，左输卵管形态正常。术中卵巢肿瘤冰冻切片病理检查提示：（右侧卵巢）未成熟畸胎瘤。与家属谈话，要求保留生育功能，故行右附件切除术＋腹膜多处活检术（盆腔、结肠旁沟、横膈多处）。术中探查盆腔及腹主动脉旁淋巴结未及肿大。

术后补液支持治疗。

术后 1 周，病理提示：（右侧卵巢）G_2 未成熟畸胎瘤。（右侧）输卵管未见明显病变。腹膜活检：均未见癌转移。腹水细胞学：未及异常细胞。

术后诊断：右卵巢未成熟畸胎瘤 ⅠA 期 G_2（$T_{1a}N_0M_0$）

予以 BEP 方案化疗（$d_{1\sim3}$：VP-16 150 mg＋BLM 15 mg 静脉滴注 qd，$d_{1\sim5}$：DDP 30 mg 静脉滴注 qd）无明显化疗不良反应。

术后 14 天患者恢复好，予出院。出院后每隔 4 周 BEP 方案化疗（共 3 个疗程）。

三、病例分析

1. 病史特点

(1) 女性，29 岁。因"发现下腹部肿块 4 个月"而入院。

(2) 患者 4 个月前无诱因下扪及下腹部肿块，无阴道不规则流血，无明显腹痛，否认恶心、呕吐、畏寒、发热、腹泻、便秘，无外伤手术史。已婚，未生育。

(3) 体检：腹软，脐下 3 指及肿块约 16 cm，无压痛、反跳痛，肝脾肋下未触及，肝肾区无叩痛，移动性浊音阴性。

(4) 妇科检查：宫颈轻糜。宫体：前位，正常大小。形态：规则。压痛：无。其他：无。双附件：盆腔扪及直径约 16 cm 大小包块，质中，活动欠佳。

(5) 辅助检查：B 超检查提示："右侧附件囊实性肿块 18 cm×13 cm×13 cm，内见血流信号"。盆腔 MRI："中下腹腔巨大肿块，考虑卵巢肿瘤？阔韧带来源的子宫肌瘤？"。血清 CA125 40 IU/ml，CA199 50 IU/ml，CEA 8 ng/ml，AFP 402 ng/ml。宫颈 TCT：轻度炎症，无上皮内病变或恶性肿瘤细胞。

2. 诊断与诊断依据

诊断：①盆腔肿块性质待查：卵巢恶性肿瘤可能（生殖细胞来源？）；②慢性宫颈炎。

诊断依据：①年轻女性，发现下腹部肿块 4 个月。②体检：脐下 4 指及肿块约 16 cm。③妇科检查：宫颈糜。宫体：前位，正常大小。形态：规则。压痛：无。其他：无。双附件：盆腔扪及直径约 16 cm 大小包块,质中,活动欠佳。④辅助检查:B 超检查提示:"右侧附件囊实性肿块 18 cm×13 cm×13 cm,内见血流信号"。盆腔 MRI:"中下腹腔巨大肿块,考虑卵巢肿瘤? 阔韧带来源的子宫肌瘤?"。血清 CA125 40 IU/ml, CA199 50 IU/ml, AFP 402 ng/ml。宫颈 TCT:轻度炎症,无上皮内病变或恶性肿瘤细胞。

3. 鉴别诊断

(1) 卵巢良性肿瘤(畸胎瘤):病程长,妇检:多为单侧附件区肿块,光滑,活动。B 超检查肿块为液性暗区或囊实性结构,边界清晰,瘤内无血流信号。肿瘤标志物通常在正常范围。

(2) 输卵管卵巢囊肿:为炎性囊性积液,常有不孕或盆腔感染史,两侧附件区条形囊性包块,边界较清,活动受限。

(3) 子宫肌瘤或阔韧带肌瘤:浆膜下肌瘤、阔韧带肌瘤伴肌瘤囊性变异与卵巢实体瘤或囊肿混淆。肌瘤常为多发性,检查时肿瘤随子宫及宫颈移动。但阔韧带肌瘤与子宫不相连。肌瘤通常肿瘤相关标记物多为正常。

(4) 生殖道以外的肿瘤:需要与腹膜后肿瘤、直肠癌、乙状结肠癌等鉴别。腹膜后肿瘤固定不动位置低者使子宫、直肠或输尿管移位。大肠癌多有相应的消化道症状。B 超检查、钡剂灌肠、乙状结肠镜检有助于鉴别。

(5) 子宫内膜异位症:内异症可有粘连性肿块及直肠子宫陷凹结节,有时与卵巢恶性肿瘤很难鉴别。内异症常有进行性痛经、经量过多、不规则阴道流血等症状。B 型超声检查、腹腔镜检查有助于鉴别。

四、处理方案及基本依据

(1) 治疗方案:手术——剖腹探查术＋卵巢肿瘤剥除术。术中联系冰冻切片判断肿瘤良恶性。如为卵巢恶性生殖细胞肿瘤,对侧附件及子宫正常者,患者年龄轻有生育要求,则行患侧附件切除术加或不加全面的手术分期。因卵巢恶性生殖细胞肿瘤为Ⅰ期 G_2,术后辅助化疗 3~4 个疗程(BEP、BVP、VAC)。

(2) 依据:患者发现下腹部肿块 4 个月;妇检时盆腔扪及直径约 16 cm 大小包块,质中,活动欠佳;B 超检查提示"右侧附件囊实性肿块 18 cm×13 cm×13 cm,内见血流信号",AFP 402 ng/ml;患者一般情况良好,术前检查中无明显手术禁忌证。

五、要点与讨论

1. 卵巢生殖细胞肿瘤的病理分类

(1) 畸胎瘤。

(2) 无性细胞瘤。

(3) 卵黄囊瘤。

(4) 胚胎癌。

(5) 绒癌。

2. 卵巢未成熟畸胎瘤的临床特点

多发生于年轻患者,常见症状为腹部包块、腹痛等。未成熟畸胎瘤多为单侧,体积较大,病程发展快,很易产生腹水。B 超检查:可见附件区囊实性肿块,且瘤内实性区可显示或多或少的血流信号,RI≤0.40,可以帮助鉴别成熟性畸胎瘤,后者瘤内无血流信号。肿瘤标记物异常(AFP 可轻度升高)。最后确诊需依靠病理。

3. 卵巢恶性生殖细胞肿瘤哪些需要术后辅助化疗

根据欧洲学者及妇产科相关研究结果：Ⅰ期的无性细胞瘤、Ⅰ期 G_1 未成熟畸胎瘤患者术后可仅随访，部分 ⅠA 期患者可以考虑化疗或者随访。Ⅱ～Ⅳ期患者建议术后化疗。有以下高危因素：①卵黄囊瘤或胚胎瘤；②Ⅱ～Ⅳ期无性细胞瘤；③Ⅰ期 $G_{2\sim3}$ 或Ⅱ～Ⅳ期未成熟畸胎瘤等术后需接受 3～4 疗程 BEP 方案（博来霉素＋依托泊苷＋铂类药物）化疗。

4. 卵巢恶性生殖细胞肿瘤的治疗

（1）手术治疗：绝大部分卵巢恶性生殖细胞肿瘤患者是希望生育的年轻女性。手术的基本原则是无论期别早晚，只要对侧卵巢和子宫未受肿瘤累及，均应行保留生育功能的手术，仅切除患侧附件。全面分期探查术，目前存有争议，但明确的儿童/青春期早期生殖细胞肿瘤可以不切除淋巴结。复发的卵巢生殖细胞仍主张积极手术。

（2）化疗：恶性生殖细胞肿瘤对化疗十分敏感。根据肿瘤分期、类型和肿瘤标记物的水平术后可采用 3～4 个疗程的联合化疗。常用 BEP、BVP、VAC。

（3）放疗：为手术和化疗的辅助治疗。无性细胞瘤对放疗最敏感。但患者年轻要求保留生育功能，较少应用。对复发病例取得较好疗效。

六、思考题

1. 卵巢恶性生殖细胞肿瘤的治疗原则是什么？
2. 博来霉素属何类化疗药物？简述其机理、不良反应及是否有用药剂量限制。
3. 卵巢恶性生殖细胞肿瘤的随访时间及具体内容是什么？

七、推荐阅读文献

1. 曹泽毅,郎景和,王临虹.中华妇产科学[M].3 版.北京:人民卫生出版社,2014:2224－2257.

2. 丰有吉,沈铿,马丁.妇产科学[M].2 版.北京:人民卫生出版社,2012:331－334.

3. NCCN (2015) Clinical Practice Guidelines in Ovarian Cancer.

4. Jayson GC, Kohn EC, Kitchener HC, et al. Ovarian cancer [J]. Lancet, 2014, 384(9951): 1376－88.

5. Berek S J. Friedlander L M. Hacker N. Berek & Hacker' Gynecologic Oncology. Sixth edition. Philadephia: Wolters Kluwer, 2015:530－559.

6. Kurman R J, Carcangiu M L, Herrington C S, Young R H, eds. WHO classification of female reproductive organs. Lyon: IARC, 2014.

八、诊疗流程图

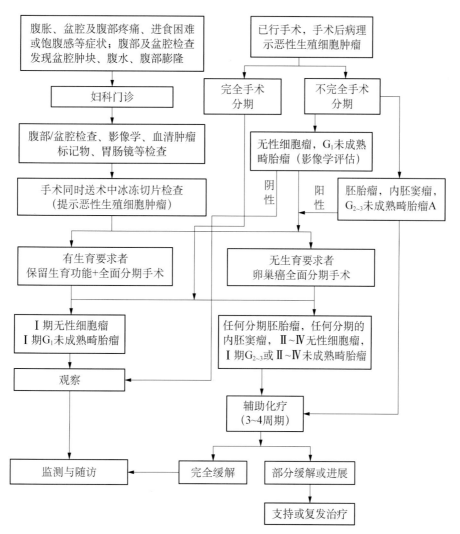

A:不完全手术分期患者,如术后病理提示胚胎瘤,内胚窦瘤,$G_{2\sim3}$未成熟畸胎瘤则肿瘤标记物检查评估,如均为阳性可考虑手术+术后化疗或直接化疗;如影像学阴性可考虑辅助化疗。

（赵宇清 丰有吉）

案例74

葡 萄 胎

一、病历资料

1. 现病史

患者,女性,21岁。因"停经70天,阴道少量流血2天"入院。患者平素月经规律,(3～4)/30天,LMP 2012 - 12 - 9,行经如常。停经32天自测尿妊娠试验阳性。停经后有恶心呕吐等早孕反应。2天前起患者少量阴道出血,无阴道组织物排出,无腹胀腹痛,无发热,无头晕头痛,无胸闷心慌,外院B超检查示宫腔内见范围约62 mm×33 mm不均质回声,呈蜂窝状,我院查血β- HCG示44 929.00 mIU/ml,B超检查示宫内充满不均质蜂窝状回声,范围约52 mm×36 mm,边界不清,内见血流信号,子宫后壁菲薄,与蜂窝状回声分界不清。自发病以来,饮食睡眠可,体重无明显变化,大便正常,小便正常。

2. 既往史

否认传染病史,否认慢性病史,否认手术、外伤、输血史,否认食物、药物过敏史。生育史:1 - 0 - 2 - 1,2008年顺产,2009年、2012年分别孕40$^+$天行人工流产。

3. 妇科检查

外阴:已婚经产式。

阴道:通畅,可见少量暗红色分泌物。

宫颈:轻糜,无触血。

宫体:前位,如孕2月半大小,质软,无压痛。

双附件:未及明显包块压痛。

4. 辅助检查

2013年2月17日血β- HCG 44 929.00 mIU/ml。

B超检查:宫内充满不均质蜂窝状回声,范围约52 mm×36 mm,边界不清,内见血流信号,子宫后壁菲薄,与蜂窝状回声分界不清,如图74 - 1、图74 - 2所示。

二、诊疗经过

入院初步诊断:葡萄胎。

入院后予以完善检查:血常规、血凝常规、肝肾功能等指标。B超检查示肝、胰、脾、双肾及输尿管未见明显异常,胸片未见明显异常。盆腔MRI提示:宫腔扩大,内见团状大小约2.4 cm×5.2 cm×5.7 cm的异常信号影,其内呈蜂窝状改变,子宫腔少量积血,如图74 - 3所示。

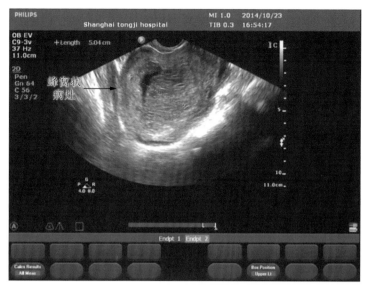

图 74-1　B 超检查见宫腔内大量蜂窝样组织

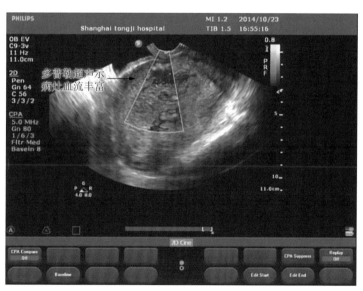

图 74-2　B 超检查见宫腔内蜂窝样组织血流丰富

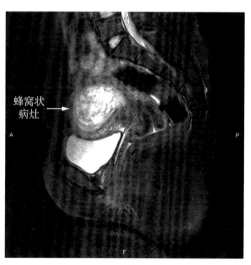

图 74-3　MRI 检查示宫腔内蜂窝状病灶

在备血及开通静脉条件下于 2013 年 2 月 19 日在 B 超监护下行清宫术,清出水泡状胎块组织 200 ml,病理诊断水泡状胎块,后随访血 β‑HCG 下降明显,复查 B 超宫内未见组织残留,每周随访血 β‑HCG,5 周后 β‑HCG 降至阴性。

三、病例分析

1. 病例特点

(1) 女性,20 岁。因"停经 70 天,阴道少量流血 2 天"入院。

(2) 体检阳性发现:子宫前位,如孕 2 月半大小,质软,无压痛。

(3) 2013 年 2 月 17 日血 β‑HCG 44 929.00 mIU/ml。B 超检查:宫内充满不均质蜂窝状回声,范围约 52 mm×36 mm,边界不清,内见血流信号,子宫后壁菲薄,与蜂窝状回声分界不清。

2. 诊断及诊断依据

(1) 诊断:葡萄胎。

(2) 诊断依据:①"停经 70 天,阴道少量流血 2 天"。②妇科检查:子宫前位,如孕 2 月半大小,质软。③2013 年 2 月 17 日血 β‑HCG 44 929.00 mIU/ml。B 超检查:宫内充满不均质蜂窝状回声,范围约 52 mm×36 mm,边界不清,内见血流信号,子宫后壁菲薄,与蜂窝状回声分界不清。

3. 鉴别诊断

(1) 流产:流产有停经后阴道流血症状,不少病例被误诊为先兆流产,但半数葡萄胎子宫大于同期妊娠子宫,β‑HCG 水平异常升高。完全性葡萄胎 B 超检查示宫内无孕囊及胚胎,部分性葡萄胎 B 超检查可见孕囊或者胚胎。

(2) 双胎妊娠:子宫较同孕期单胎妊娠大,β‑HCG 水平亦稍高,易与葡萄胎混淆,但双胎妊娠无阴道流血,超声显像可确诊。

(3) 羊水过多:可使子宫迅速增大,虽多发生于妊娠后期,但发生在中期妊娠者需与葡萄胎鉴别。羊水过多时无阴道流血,β‑HCG 水平较低,B 超检查显像可确诊。

(4) 子宫肌瘤合并妊娠:子宫亦大于停经期,仔细的盆腔检查可发现肌瘤突起或子宫不对称性增大,β‑HCG 滴度不高,B 超检查除可见胎心胎动外,有时尚可见实质性部分。

四、处理方案及基本依据

(1) 治疗方案:在备血、开通静脉条件下行清宫术。

(2) 依据:根据病史及辅助检查,诊断为葡萄胎,患者血常规、肝肾功能及血凝常规正常,无子痫前期、甲状腺功能亢进等并发症,MRI、胸片及肝胆超声未发现子宫肌层及宫外转移病灶,故行清宫术。

五、要点与讨论

葡萄胎分为完全性葡萄胎和部分性葡萄胎两类,完全性葡萄胎标本中缺乏胚胎或胎儿组织,核型为 2 倍体,部分性葡萄胎有胚胎及胎儿组织,大部分核型为 3 倍体(见图 74‑4)。

葡萄胎最常见的临床表现是停经后阴道流血,这一点要与流产、异位妊娠及双胎妊娠相鉴别。查体可发现子宫不同程度增大,因 β‑HCG 异常增高可出现妊娠剧吐、子痫前期和甲亢症状,部分患者出现黄素化囊肿。B 超检查可见特征性的"落雪状"或"蜂窝状"回声,动脉血流丰富,在部分性葡萄胎病例中可以见到胚胎或胎儿。

　　诊断葡萄胎后应及时清宫,但要排除或纠正休克、重度贫血、甲亢等并发症。葡萄胎患者子宫大而软,葡萄胎组织血供丰富,清宫时容易造成大量出血,因此需要在开通静脉以及备血条件下由有经验的医师操作,充分扩张宫颈,大号吸管吸引,在吸引出大部分组织后再使用催产素,以防子宫收缩时滋养细胞通过血管转移或栓塞。子宫小于 12 周的葡萄胎患者可一次刮净,大于 12 周的患者可以分 2 次刮净。葡萄胎清宫术后需每周检验血 β - HCG,直至连续 3 次阴性,以后每月一次共 6 次,再 2 月一次共 6 月。随访过程中若发现血 β - HCG 下降缓慢或者有反弹,则需考虑滋养细胞肿瘤。随访期间需要告知患者避孕,首选避孕套,不适合使用避孕套的患者也可以使用口服避孕药。随诊应特别注意血尿 β - HCG 变化,同时还应行妇科检查了解子宫

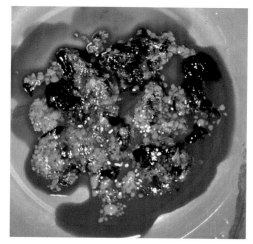

图 74 - 4　葡萄胎组织图片(摘自丁香园网站)

复旧情况,注意患者有无阴道异常流血、咯血及其他转移灶症状。并行盆腔 B 超检查、胸部 X 线片或 CT 检查。葡萄胎恶变大多发生于 1 年之内,但也有长达 10 余年者,故随诊年限应坚持 15 年以上。

六、思考题

　　1. 葡萄胎的临床特征有哪些?
　　2. 葡萄胎的鉴别诊断是什么?
　　3. 葡萄胎治疗和随访的要点有哪些?

七、推荐阅读文献

　　1. Soper J T, Mutch D G, Schink J C. Diagnosis and treatment of gestational trophoblastic disease: ACOG Practice Bulletin No. 53 [J]. Gynecol Oncol, 2004,93(3):575 - 585.

　　2. The management of gestational trophoblastic disease. Green-top guideline: no. 38. London, UK: Royal College of Obstetricians and Gynaecologists: 2010.

　　3. Lurain JR. Gestational trophoblastic disease I: epidemiology, pathology, clinical presentation and diagnosis of gestational trophoblastic disease, and management of hydatidiform mole [J]. Am J Obstet Gynecol. 2010,203(6):531 - 539.

　　4. Lurain JR. Gestational trophoblastic disease II: classification and management of gestational trophoblastic neoplasia [J]. Am J Obstet Gynecol. 2011,204(1):11 - 18.

　　5. Seckl MJ, Sebire NJ, Berkowitz RS. Gestational trophoblastic disease [J]. Lancet. 2010,376 (9742):717 - 729.

八、诊疗流程图

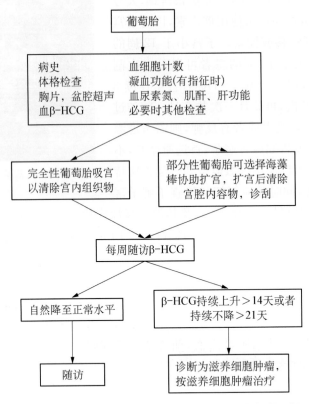

（摘自《常见妇科恶性肿瘤诊疗指南》第 4 版）

（樊伯珍　李怀芳）

案例 75
侵蚀性葡萄胎

一、病历资料

1. 现病史

患者,女性,20岁。因"葡萄胎清宫术后3月余,阴道不规则出血25天"入院。患者于2013年12月17日因"葡萄胎"在外院行清宫术,术后病理提示葡萄胎。术后阴道出血1周止,术后不定期随访2次,2014年1月7日在外院查血β-HCG 3 860 mIU/ml,2014年1月12日复查血β-HCG 9 508 mIU/ml,未处理,未转经,2014年3月15日起阴道出血,前7天如正常经量,后阴道持续不规则流血,2014年4月2日在外院查血β-HCG 835.3 mIU/ml,B超检查示:子宫内膜厚7 mm,子宫前壁肌层血流丰富,未处理,2014年4月8日复查血β-HCG 591.8 mIU/ml,B超检查示:子宫内膜厚7 mm,前壁囊性灶约22 mm×20 mm,血流丰富。左侧附件囊肿。患者病程中无腹胀、腹痛,无腹泻。自发病以来,饮食睡眠可,体重无明显变化,大便正常,小便正常。

2. 既往史

否认传染病史,否认慢性病史,否认手术、外伤、输血史,否认食物、药物过敏史。生育史:0-0-1-0。

3. 妇科检查

外阴:已婚式,发育正常。阴道:畅,黏膜完整,少量淡血性分泌物,未见紫蓝色结节。宫颈:光滑,无触血。宫体:前位,如孕6周大小,轻压痛。双附件:未及明显包块压痛。

4. 辅助检查

2014年4月8日血β-HCG 591.8 mIU/ml。B超检查:子宫46 mm×35 mm×42 mm,形态饱满,内膜厚7 mm,前壁见约22 mm×20 mm无回声区,CDFI示血流丰富,左侧附件39 mm×35 mm囊性区,内呈蜂窝状,右侧附件23 mm×21 mm,内见18 mm×16 mm无回声。

二、诊疗经过

入院初步诊断:滋养细胞肿瘤(侵蚀性葡萄胎,Ⅰ期)。

入院后予以完善检查:血常规、血凝常规、肝肾功能等指标。B超检查示肝、胰、脾、双肾及输尿管未见明显异常,胸片未见明显异常。2014年4月11日盆腔MRI(见图75-1、图75-2)提示:①子宫增大、伴信号异常,结合临床考虑侵蚀性葡萄胎;②两侧附件区卵巢囊肿性病变,部分出血可能;③少量盆腔积液。

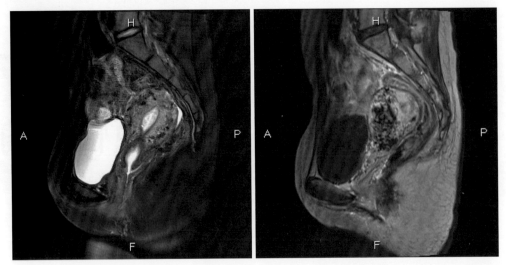

图 75-1 首次入院时 MRI 检查,见子宫肌层较 图 75-2 首次入院时 MRI 增强影像,见子宫肌
多病灶　　　　　　　　　　　　　层较多病灶

入院后按照 MTX 0.4 mg/(kg・d)肌内注射,连续 5 日,间隔 2 周方案给予化疗,3 次化疗后血 β-HCG 降至阴性,后再次给予 MTX 化疗一个疗程。化疗后 MRI 检查如图 75-3、图 75-4 所示。随访 1 年,无复发。

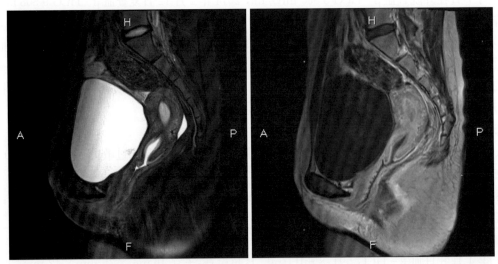

图 75-3 化疗 3 次后 MRI 复查影像,绝大部分 图 75-4 化疗 3 次后 MRI 增强影像,绝大部分
病灶已消失　　　　　　　　　　病灶已消失

三、病例分析

1. 病例特点

(1) 女性,20 岁。因"葡萄胎清宫术后 3 月余,阴道不规则出血 25 天"入院。

(2) 体检阳性发现:宫体:前位,如孕 6 周大小,轻压痛。

(3) 2014 年 4 月 8 日血 β-HCG 591.8 mIU/ml,B 超检查示:子宫内膜厚 7 mm,前壁囊性灶约 22 mm×20 mm,血流丰富。

2. 诊断及诊断依据

(1) 诊断:滋养细胞肿瘤(侵蚀性葡萄胎,Ⅰ期)。

(2) 侵蚀性葡萄胎诊断依据:①"葡萄胎清宫术后 3 月余,阴道不规则出血 25 天";②妇科检查:宫体如孕 6 周大小,轻压痛;③2014 年 4 月 8 日血 β-HCG 591.8 mIU/ml,B 超检查示:子宫内膜厚 7 mm,前壁囊性灶约 22 mm×20 mm,血流丰富。

3. 鉴别诊断

(1) 葡萄胎:葡萄胎无先行妊娠病史,超声检查宫内可见"落雪样"或者"蜂窝样"组织,清宫后病理见绒毛组织,滋养细胞增生,但不浸润子宫肌层,无组织坏死,无宫外转移。

(2) 绒癌:绒癌可以继发于各种妊娠,通常距前次妊娠超过 12 个月,病变组织病理观察无绒毛组织,见大片组织坏死,可有子宫外转移,肝、脑转移较多。

四、处理方案及基本依据

(1) 治疗方案:MTX 0.4 mg/(kg·d)肌内注射,连续 5 日,间隔 2 周方案给予化疗。

(2) 依据:按照改良 FIGO 预后评分系统(FIGO,2000 年,见表 75-1),本病例评分 2 分(距前次妊娠时间 4～7 月评 1 分,最大肿瘤大小 3～5 cm 评 1 分,见表 75-2),为低危患者。低危患者选择单一药物化疗,方案如表 75-3 所示。停药指征:FIGO 妇科肿瘤委员会推荐低危患者 HCG 化疗后每周 1 次测定血 HCG,连续 3 次阴性后至少再给予一个疗程化疗。

表 75-1　滋养细胞肿瘤解剖学分期(FIGO,2000)

Ⅰ期	病变局限于子宫
Ⅱ期	病变扩散,但仍局限于生殖器官(附件、阴道、阔韧带)
Ⅲ期	病变转移至肺,有或无生殖系统病变
Ⅳ期	所有其他转移

表 75-2　FIGO/WHO 预后评分系统(2000)

评分	0	1	2	4
年龄(岁)	<40	≥40		
前次妊娠	葡萄胎	流产	足月产	
距前次妊娠时间(月)	<4	4～6	7～12	>12
HCG(IU/L)	≤10^3	10^3～10^4	10^4～10^5	>10^5
肿瘤最大直径(cm)	<3	3～4	≥5	
转移部位	肺	脾、肾	胃肠道	脑、肝
转移瘤数目		1～4	5～8	>8
先前失败化疗			单药化疗	多药化疗

表 75-3　推荐单药化疗方案

药物	剂量、给药途径、治疗日程	疗程间隔
MTX	0.4 mg/(kg·d)肌内注射,连续 5 天	2 周
Weekly MTX	50 mg/m²,肌内注射	1 周

(续表)

药物	剂量、给药途径、治疗日程	疗程间隔
MTX	1 mg/(kg·d)肌内注射,第1、3、5、7日	2周
＋四氢叶酸	0.1 mg/(kg·d)肌内注射,第2、4、6、8日(24 h后用)	
MTX	250 mg,静脉滴注,维持12 h	
Act-D	10～12 μg(kg·d),静脉滴注,连续5天	2周
5-FU	28～30 μg(kg·d),静脉滴注,连续8～10天	2周

五、要点与讨论

1. 妊娠滋养细胞肿瘤概述

妊娠滋养细胞肿瘤包括侵蚀性葡萄胎、绒癌和胎盘部位滋养细胞肿瘤,其中侵蚀性葡萄胎全部继发于葡萄胎妊娠,而绒癌可以继发于葡萄胎,也可以继发于流产、足月妊娠或者异位妊娠。妊娠滋养细胞肿瘤是唯一不需要组织病理学依据就能诊断的恶性肿瘤。

侵蚀性葡萄胎大体标本检查可见子宫肌壁内有水泡状组织,绒癌不存在水泡状组织。镜检时侵蚀性葡萄胎有绒毛结构,滋养细胞过度增生及不典型增生的程度不等,具有过度的侵蚀能力,绒癌标本镜下见细胞滋养细胞和合体滋养细胞成片状高度增生,明显异型,不形成绒毛或水泡状结构,肿瘤不含间质和自身血管。但临床工作中,很多病例无法取得病理标本(如本病例),诊断主要依据病史、影像学检查以及血 β-HCG 变化。因为侵蚀性葡萄胎和绒癌的分期及化疗原则相同,因此,虽然不能获得病理标本,但并不影响治疗。

妊娠滋养细胞肿瘤最主要症状是阴道不规则流血,多数在葡萄胎清除后几个月开始出现,量多少不定,也可以在流产、足月妊娠和异位妊娠后出现。妇科检查子宫复旧延迟,葡萄胎排空后4～6周子宫未恢复正常大小,黄素化囊肿持续存在。若肿瘤组织穿破子宫,则表现为腹痛及腹腔内出血症状。有时触及宫旁转移性肿块。最常见转移部位是肺,其次是阴道、宫旁。葡萄胎清除后或者足月产、流产和异位妊娠后连续测定 β-HCG 长时间维持高水平,或 β-HCG 曾一度降至正常水平又迅速升高,临床已排除残留、黄素化囊肿或再次妊娠,可诊断为妊娠滋养细胞肿瘤。B超检查和MRI可以早期发现侵入子宫肌层程度,CT及胸片排除肺及肝脏转移病灶,妇科检查了解阴道有无转移病灶。

2. 妊娠滋养细胞肿瘤的治疗

妊娠滋养细胞肿瘤的分期包含解剖学分期和预后评分系统两个部分,诊断时两部分需要同时标出(例如本例中侵蚀性葡萄胎,Ⅰ期2,表示解剖学分期为Ⅰ期,预后评分2分)。妊娠滋养细胞肿瘤化疗效果好,为主要治疗方法,手术治疗仅在控制大出血等并发症时使用。预后评分≤6分为低危,采用单药化疗,≥7分为高危,采用多药化疗。

联合化疗方案略。化疗后每周测定一次血 β-HCG,每个疗程化疗结束后18日内血 β-HCG 下降至少一个对数为有效。停药指征为 β-HCG 连续3次阴性后,低危患者至少给予1个疗程化疗,高危患者至少给予3个疗程化疗,其中第一个疗程必须为联合化疗。

3. 妊娠滋养细胞肿瘤预后和随访

妊娠滋养细胞肿瘤预后较好。临床痊愈出院后应严密随访,观察有无复发。第1年内每月随访1次,1年后每3个月随访1次,持续至第3年,再每年1次至第5年,此后每2年1次。随访内容重点同葡萄胎。

六、思考题

1. 侵蚀性葡萄胎和绒毛在临床特征、诊断和治疗上有哪些异同?

2. 妊娠滋养细胞肿瘤的分期和治疗依据是什么?

3. 妊娠滋养细胞肿瘤的随访要点有哪些?

七、推荐阅读文献

1. 向阳. 妊娠滋养细胞疾病诊治中的问题与对策[J]. 中国实用妇科与产科杂志,2011,09:641-643.

2. 冯凤芝,向阳. 妊娠滋养细胞疾病的规范化治疗[J]. 中国癌症防治杂志,2012,04(1):19-22.

3. Alazzam M, Tidy J, Hancock BW, et al. First-line chemotherapy in low-risk gestational trophoblastic neoplasia [J]. Cochrane Database Syst Rev. 2012,7:D7102.

4. Deng L, Zhang J, Wu T, et al. Combination chemotherapy for high-risk gestational trophoblastic tumour [J]. Cochrane Database Syst Rev. 2013,1:D5196.

八、诊疗流程图

1. 滋养细胞肿瘤诊断处理流程图

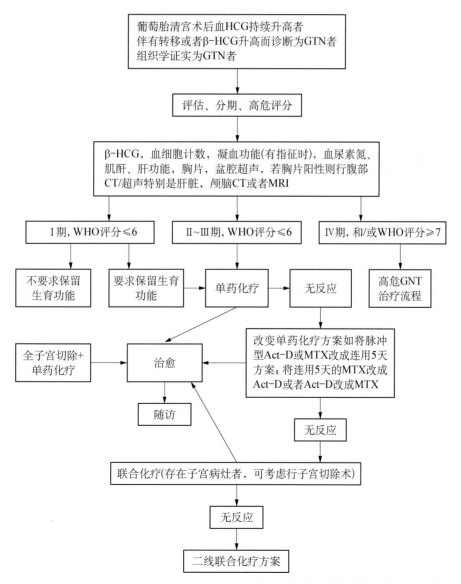

(摘自《常见妇科恶性肿瘤诊疗指南》第 4 版)

2. 高危滋养细胞肿瘤诊断处理流程图

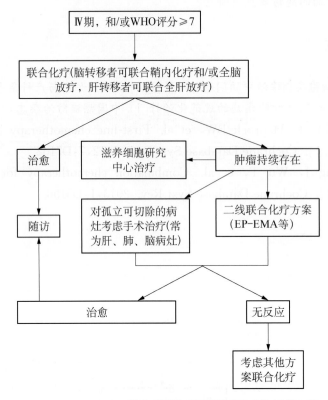

（摘自《常见妇科恶性肿瘤诊疗指南》第 4 版）

（樊伯珍　李怀芳）

案例 *76*
胎盘部位滋养细胞肿瘤

一、病历资料

1. 现病史

患者,女性,24岁。因"顺产后4个月,阴道少量流血20天"入院。患者2011年2月11日顺产,产后B超检查未见异常,母乳喂养,未转经,2011年5月20日起阴道少量流血,淋漓不尽20天,无阴道组织物排出,无腹胀腹痛,无发热,我院查血 β - HCG 示 3.04 mIU/ml,B超检查示宫内混合性回声,14 mm×9 mm 大小。自发病以来,饮食睡眠可,体重无明显变化,大便正常,小便正常。

2. 既往史

否认传染病史,否认慢性病史,否认手术、外伤、输血史,否认食物、药物过敏史。生育史:1 - 0 - 0 - 1,2011年2月11日顺产。

3. 妇科检查

外阴:已婚经产式。阴道:通畅,黏膜光滑,少量暗红色分泌物。宫颈:轻糜,无触血。宫体:前位,饱满,质中,无压痛。双附件:未及明显包块压痛。

4. 辅助检查

2011年6月10日血 β - HCG 3.04 mIU/ml。B超检查:宫内混合性回声,14 mm×9 mm 大小。

二、诊疗经过

入院初步诊断:子宫内膜息肉? 胎盘滋养细胞肿瘤?

入院后予以完善检查:血常规、血凝常规、肝肾功能等指标。于2011年6月12日行宫腔镜检查,见1.5 cm 大小息肉样组织物突向宫腔,予切除。病理提示:见大量滋养细胞,未见绒毛结构,免疫组化示人胎盘生乳素阳性。后二次手术行全子宫切除。

三、病例分析

1. 病例特点

(1) 女性,24岁。因"顺产后4个月,阴道少量流血20天"入院。

(2) 体检阳性发现:宫体饱满。

(3) 2011年6月10日血 β - HCG 3.04 mIU/ml。B超检查:宫内混合性回声,14 mm×9 mm 大小。

2. 诊断及诊断依据

诊断:胎盘滋养细胞肿瘤。

胎盘滋养细胞肿瘤诊断依据:①"顺产后 4 个月,阴道少量流血 20 天"。②妇科检查:宫体饱满。③2011 年 6 月 10 日血 β- HCG 3.04 mIU/ml。B 超检查:宫内混合性回声,14 mm×9 mm 大小。④宫内切除组织病理检查提示:见大量滋养细胞,未见绒毛结构,免疫组化示人胎盘生乳素阳性。

3. 鉴别诊断

(1)绒毛膜癌:瘤细胞以细胞及合体滋养细胞为主,出血坏死显著,血清 HCG 异常增高,免疫组化 HCG 强阳性,HPL 阴性。而 PSTT 的瘤细胞为单一的中间型滋养叶细胞,出血坏死较少或较局限,免疫组化 HPL 中~强阳性,HCG 阴性或弱阳性。

(2)胎盘结节:本瘤是一种体积小且边界清楚的良性病灶,与近期妊娠无关,通常在刮宫、宫颈活检或其他原因切除子宫时偶尔发现,组织学可见广泛的透明样变,和绒毛模型的中间型滋养细胞混合,而无滋养细胞浸润肌层,偶见或无核分裂象,免疫组化 HPL 和黑色素黏附因子通常局部阳性或阴性,与 PSTT 相反。

(3)超常胎盘反应:此病胎盘床拥有众多中间型滋养细胞,较难与 PSTT 的诊刮标本区分,需要 HCG 鉴别,超常反应者的血清 HCG 值经数周后降至正常,而 PSTT 则持续不降或上升。

(4)子宫平滑肌肉瘤:此瘤易与 PSTT 梭形中间型滋养瘤细胞混淆,但平滑肌肉瘤肌源性抗体阳性,HPL 呈阴性。

四、处理方案及基本依据

(1)治疗方案:全子宫切除。

(2)依据:患者"顺产后 4 个月,阴道少量流血 20 天"入院。血常规、肝肾功能等检查指标正常,B 超检查发现宫内组织物,血 HCG 排除再次妊娠可能,因此行宫腔镜活检。本例行宫腔镜下活检后诊断为胎盘部位滋养细胞肿瘤,手术方案原则上为全子宫及双侧附件切除和盆腔淋巴结活检术,因患者较年轻,故保留卵巢。

五、要点与讨论

胎盘部位滋养细胞肿瘤(placental site trophoblastic tumor,PSTT)是一类非常特殊的滋养细胞疾病,临床罕见,其病理形态及生物学行为与其他滋养细胞肿瘤有诸多不同。胎盘部位滋养细胞肿瘤是因妊娠后中间型滋养层细胞过度增生而形成的肿瘤,可继发于足月产、流产或者葡萄胎,影像学检查发现病灶突向宫腔,一般不发生转移,预后良好,个别病例也有侵蚀肌层或者向宫外转移。镜检见大量中间型滋养细胞,无绒毛结构,人胎盘生乳素免疫组化通常阳性。该病一个特点是血 HCG 水平通常很低或者阴性(如本例),这一点有别于其他滋养细胞疾病。仅凭血液和影像检查,该病很难与子宫内膜息肉、黏膜下肌瘤或者胎盘残留相鉴别,因此,需要通过宫腔镜活检或者诊刮。胎盘部位滋养细胞肿瘤对化疗不敏感,这也与其他滋养细胞疾病不同,因此治疗首选手术,范围是全子宫及双侧附件,对年轻的、病灶局限于子宫的患者可仅行子宫切除术。PSTT 早期预后极佳,I 期患者生存率可达 100%,而一旦发生转移预后极差。

六、思考题

1. 胎盘部位滋养细胞肿瘤与其他滋养细胞疾病有哪些异同?

2. 胎盘部位滋养细胞肿瘤的鉴别诊断有哪些?

3. 妊娠滋养细胞肿瘤的治疗原则是什么?

七、推荐阅读文献

1. 狄文,吴步初. 胎盘部位滋养细胞肿瘤诊治进展[J]. 现代妇产科进展,2011,20(1):14-16.

2. 林蓓,狄文. 中间型滋养细胞肿瘤诊断与鉴别诊断[J]. 中国实用妇科与产科杂志,2011,09:652-656.

3. Soper J T, Mutch D G, Schink J C. Diagnosis and treatment of gestational trophoblastic disease: ACOG Practice Bulletin No. 53 [J]. Gynecol Oncol, 2004,93(3):575-585.

4. The management of gestational trophoblastic disease. Green-top guideline: no. 38. London, UK: Royal College of Obstetricians and Gynaecologists; 2010.

5. Gestational trophoblastic neoplasia. Alberta Provincial Gynecologic Oncology Team. Gestational trophoblastic neoplasia. Edmonton (Alberta): Alberta Health Services, Cancer Care; 2012 Jun. 9 p.

八、诊疗流程图

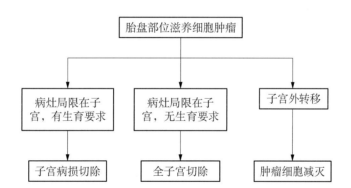

（樊伯珍　李怀芳）

案例 77

多囊卵巢综合征

一、病历资料

1. 现病史

患者,女,23岁,因"月经稀发"来我院就诊。患者14岁初潮,初潮迄今月经一直不规律,周期在2～3个月。LMP 2015 - 4 - 1(2个半月前),经期7天,量少。PMP 2015 - 1 - 20。

患者进食正常,无恶心、呕吐,无头痛、头晕,偶有心慌不适。

2. 既往史

无特殊。

3. 体格检查

T 37.0℃, P 85次/min, R 18次/min, BP 105 mmHg/75 mmHg。

患者 Ht 165 cm, Wt 75 kg。全身皮肤黏膜无黄染及出血点。上下唇均见较多毛发,呈黑色。无喉结。心律齐,两肺呼吸音清。腹部平坦,腹中线见较多毛发,肝脾肋下未及,腹部无压痛,移动性浊音(一)。

4. 妇科检查(肛查)

外阴:未婚式,阴毛浓密,呈男性分布。

阴道:未查。

子宫:正常大小。

附件:软、无压痛与反跳痛,未及明显肿块。

5. 实验室和影像学检查

妊娠试验阴性。

B超检查:子宫45 mm×50 mm×38 mm,内膜8 mm;左卵巢40 mm×31 mm×22 mm,内见12个2～8 mm的小卵泡;右卵巢29 mm×37 mm×19 mm,内见10个2～8 mm的小卵泡。

内分泌测定:FSH 6.2 IU/L, LH 17.5 IU/L, PRL 23 ng/ml,睾酮(T) 0.85 ng/ml, 17 -羟孕酮2.1 ng/ml。

OGTT 正常。

二、诊治经过

诊断:多囊卵巢综合征。

　　建议患者控制饮食,加强体育锻炼,适当减轻体重。给患者口服醋酸甲羟孕酮 10 mg/d×7 天,停药 5 天月经来潮。月经的第 3 天开始口服复方醋酸环丙孕酮/炔雌醇片,1 片/d,21 天为一疗程;治疗 6 个疗程后随访内分泌。

三、病例分析

　　1. 病史特点

　　(1) 女性,23 岁,因"月经稀发"来我院就诊。

　　(2) 体格检查:有明显胡须。

　　(3) 妇科检查:阴毛浓密,呈男性分布。

　　(4) 辅助检查:超声检查:见子宫和双卵巢。

　　B 超检查:子宫 45 mm×50 mm×38 mm,内膜 8 mm;左卵巢 40 mm×31 mm×22 mm,内见 12 个 2~8 mm 的小卵泡;右卵巢 29 mm×37 mm×19 mm,内见 10 个 2~8 mm 的小卵泡。

　　内分泌测定:FSH 6.2 IU/L, LH 17.5 IU/L, PRL 23 ng/ml,睾酮 0.85 ng/ml, 17 -羟孕酮 2.1 ng/ml。

　　2. 诊断与诊断依据

　　(1) 诊断:多囊卵巢综合征。

　　(2) 诊断依据:①月经稀发;②超声发现卵巢体积增大,小卵泡数增加;③睾酮水平升高;④没有高泌乳素、21 -羟化酶缺陷和分泌雄激素的肿瘤的证据。

　　3. 鉴别诊断

　　(1) 多囊卵巢:虽然患者的卵巢皮质内见多个小卵泡,呈多囊改变。但患者的月经规则,有排卵,内分泌测定无异常发现。

　　(2) 柯兴综合征:由于肾上腺皮质增生,肾上腺皮质分泌大量的皮质醇和雄激素。临床上表现为月经失调、向心性肥胖、紫纹和多毛等症状。内分泌测定:LH 在正常范围,皮质醇水平升高,小剂量地塞米松试验无抑制作用。

　　(3) 迟发性 21 -羟化酶缺陷症:临床表现与 PCOS 非常相似,诊断的依据是孕酮、17 -羟孕酮的升高和有昼夜规律的 ACTH -皮质醇分泌。

　　(4) 卵巢雄激素肿瘤:患者体内的雄激素水平更高,睾酮多大于 3 ng/ml,男性化体征也更显著。超声检查可协助诊断。

　　(5) 高催乳素血症:患者虽有月经稀发或闭经,可是常伴有溢乳。内分泌测定除发现催乳素水平升高外,余无特殊。

　　(6) 部分性雄激素不敏感综合征:部分性雄激素不敏感综合征患者体内的雄激素水平很高,外阴发育异常。另外,部分性雄激素不敏感综合征患者的染色体为 46, XY,性腺为睾丸;另外,其体内的 17 -羟孕酮水平也在正常范围。

四、处理方案及基本依据

　　由于 PCOS 的具体发病机制尚不清楚,因此现在的治疗都达不到治愈的目的。PCOS 治疗的目的是解决患者的需求,减少远期并发症。

　　1. 一般治疗

　　对于肥胖的 PCOS 患者来说,控制体重是最重要的治疗手段之一。控制体重的关键是减少饮食和适当增加体育锻炼。一般说来不主张使用药物控制体重,除非患者极度肥胖。

2. 治疗高雄激素血症

高雄激素血症是 PCOS 主要的临床表现。当患者有高雄激素血症但无生育要求时,采用抗高雄激素血症疗法。有生育要求的患者,也应在雄激素水平恢复正常或下降后,再治疗不孕症。

3. 治疗高胰岛素血症

(1) 对肥胖患者来说,治疗高胰岛素血症首选控制体重。控制体重的关键是减少饮食和适当增加体育锻炼,具体方法见前面有关内容。

(2) 二甲双胍能抑制肝糖元的合成,提高周围组织对胰岛素的敏感性,从而减少胰岛素的分泌,降低血胰岛素水平,是目前用于改善胰岛素抵抗最常见的药物。

4. 建立规律的月经

如果多毛和痤疮不严重,又无生育要求,可采用补充激素的方式让患者定期来月经。定期有月经来潮可以避免将来发生子宫内膜增生过长或子宫内膜癌。

5. 促卵泡发育和诱发排卵

仅适用于有生育要求者。无生育要求者一般不采用此治疗方法。为提高受孕的成功率,在促排卵之前往往先治疗高雄激素血症和抗胰岛素抵抗,使血睾酮、LH 和胰岛素水平恢复至正常范围,增大的卵巢恢复正常,卵泡数减少。

五、要点与讨论

1. 排卵障碍的诊断

多数患者有月经稀发或继发闭经,故排卵障碍不难诊断。如患者月经正常,则需要测定基础体温或做卵泡监测来了解有无排卵。

2. 高雄激素血症的诊断标准

高雄激素血症的诊断标准如表 77-1 所示。女性体内雄激素有 3 个来源:卵巢、肾上腺皮质和周围组织转化。人体内的雄激素有雄烯二酮、睾酮、双氢睾酮、DHEA 和 DHEAS 等,任何一种雄激素水平的异常升高都可以引起高雄激素血症的临床表现。目前临床上能常规测定的雄激素是睾酮,由于游离睾酮测定的技术要求高,因此各医院只测定总睾酮。多数 PCOS 有总睾酮的升高,但总睾酮不升高并不意味着可除外高雄激素血症。

多毛是指性毛异常增多,单纯的临床诊断不需要做 FG 评分。上唇、颏、胸部中线、乳头周围、下腹中线等部位出现毛发即可诊断,阴毛增多也可诊断。脱发也是高雄激素血症的临床表现,但临床上较少见。

痤疮出现也是高雄激素血症存在的标志,单纯的临床诊断不需要做 Rosenfield 评分。反复出现的痤疮是诊断高雄激素血症的有力证据。

表 77-1 高雄激素血症的诊断标准

1. 有高雄激素血症的生化证据:血睾酮升高或 DHEAS 升高
2. 有高雄激素血症的临床证据:多毛或痤疮

只要满足上述两项中的一项即可诊断为高雄激素血症

3. 多囊卵巢的诊断

多囊卵巢的诊断标准如表 77-2 所示。由于卵巢体积也是多囊卵巢的诊断标准之一,因此在做超声时应同时测定卵巢的 3 个径线。该诊断标准不适用于正在口服避孕药的妇女,因为使用口服避孕药能改变正常妇女和 PCOS 妇女的卵巢形态。如果有存在优势卵泡(>10 mm)或黄体的证据,需下个周期再次做超声和测定基础体温。

表 77-2　多囊卵巢的诊断标准

1. 每侧卵巢至少有 12 个直径为 2～9 mm 的卵泡
2. 卵巢体积增大(>10 ml),用简化的公式 0.5×长×宽×厚度来计算卵巢的体积

只要一侧卵巢满足上述两项中的一项即可诊断为多囊卵巢

4. 高雄激素血症的治疗

(1)螺内酯:又名安体舒通。该药原本用作利尿剂,后来发现它有抗雄激素的作用,所以又被用于治疗高雄激素血症。在治疗的早期患者可能有多尿表现,数天以后尿量会恢复正常。肾功能正常者一般不会发生水和电解质的代谢紊乱。如果患者有肾功能损害,应禁用或慎用该药。在使用螺内酯时,往往会出现少量、不规则的出血。由于螺内酯没有调节月经的作用,因此如果患者仍然有月经稀发或闭经,须定期补充孕激素,以免发生子宫内膜增生过长或子宫内膜腺癌。

(2)复方口服避孕药:PCOS 的雄激素主要来自于卵巢,卵巢分泌雄激素的细胞主要是卵泡膜细胞。LH 能刺激卵泡膜细胞分泌雄激素,当 LH 水平降低时,卵泡膜细胞分泌的雄激素减少。复方口服避孕药能负反馈地抑制垂体分泌 LH,减少卵巢雄激素的分泌,因此可用于治疗多毛和痤疮。另外,复方口服避孕药还有调整月经周期的作用。

达英-35 为短效复方口服避孕药,一片达英-35 含醋酸环丙氯孕酮 2 mg、炔雌醇 35 μg。由于醋酸环丙氯孕酮具有很强的抗雄激素活性,因此达英-35 除了能通过抑制 LH 的分泌来治疗高雄激素血症外,还能通过醋酸环丙氯孕酮直接对抗雄激素来治疗高雄激素血症。总的来讲,达英-35 的疗效优于复方甲地孕酮片和妈富隆。治疗方案:从月经的第 3～5 天开始每天服用 1 片,连服 21 天后等待月经来潮。

(3)地塞米松:为人工合成的长效糖皮质激素制剂,它对下丘脑-垂体-肾上腺皮质有负反馈抑制作用,对肾上腺皮质雄激素的分泌有抑制作用。如果患者体内的 DHEAS 水平升高,提示肾上腺皮质来源的雄激素增多,可给予地塞米松治疗。一般情况下较少使用地塞米松,往往在克罗米芬疗效欠佳且 DHEAS 升高时才使用地塞米松。

(4)非那雄胺:是 20 世纪 90 年代研制开发的新一类 II 型 5α-还原酶抑制剂,其结构与睾酮相似,临床上主要用于治疗前列腺疾病,近年也开始用于治疗女性高雄激素血症。非那雄胺每片 5 mg,治疗前列腺增生时的剂量是 5 mg/d,女性用药的剂量需要摸索。

抗雄激素治疗 1～2 个月后痤疮体征就会得到改善,6～12 个月后多毛体征得到改善。在治疗高雄激素血症时,一般至少治疗 6 个月才停药。在高雄激素血症改善后,改用孕激素疗法。患者往往在停止抗高雄激素血症治疗一段时间后又复发,复发后可以再选用抗高雄激素疗法。作者认为没有必要在高雄激素血症缓解后还长期使用抗高雄激素疗法。

六、思考题

1. 多囊卵巢综合征的诊断标准是什么?
2. 多囊卵巢综合征的治疗原则是什么?
3. 常用的抗雄激素药物有哪些?

七、推荐阅读文献

1. 于传鑫,李儒芝.妇科内分泌疾病治疗学[M].上海:复旦大学出版社,2009:1-561.

2. Jerome F. Strauss，R L. Barbieri. Yen & Jaffe's Reproductive Endocrinology（7th edition）［M］. US：Elsevier Inc，2013：1-960.

八、诊疗流程图

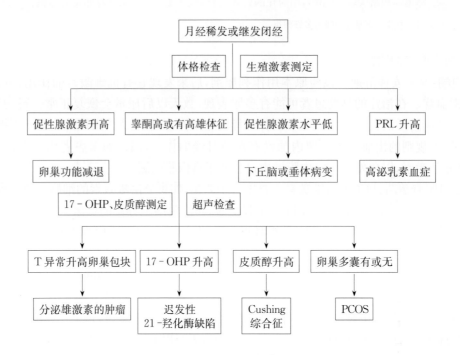

（李儒芝　华克勤）

一、病历资料

1. 现病史

患者,女,22岁,因"停经3个月"就诊。患者13岁初潮,既往月经规则,周期26天,经期7天,量中,偶有痛经。患者末次月经为2015-4-1(3个月前),持续5天,量少。

患者进食正常,无恶心、呕吐,无头痛、头晕和视力模糊等。

既往史:无手术外伤史,无精神病史。

婚育史:未婚,有性生活。0-0-0-0。

月经史:LMP 2015-4-1,PMP 2015-3-4,经期7天,量中。

家族史:父母健在。

2. 体格检查

T 36.8℃, P 80次/min, R 20次/min, BP 100 mmHg/70 mmHg。

患者 Ht 162 cm, Wt 55 kg。全身皮肤黏膜无黄染及出血点,没有明显的胡须和痤疮,挤压双乳,可以见有少量清亮的乳液流出。心律齐,两肺呼吸音清。腹部平坦,肝脾肋下未及,腹部无压痛,移动性浊音(一)。

3. 妇科检查

外阴:已婚式。

阴道:黏膜正常。

子宫:子宫正常大小。

附件:双侧软、无压痛与反跳痛,未及明显肿块。

4. 实验室和影像学检查

妊娠试验阴性。

B超检查:子宫60 mm×42 mm×40 mm,内膜3 mm;左卵巢27 mm×21 mm×20 mm,右卵巢26 mm×20 mm×25 mm。

内分泌测定:FSH 5.7 IU/L, LH 6.4 IU/L, PRL 210 ng/ml,睾酮0.47 ng/ml。

甲状腺功能:正常。

垂体MRI:见8 mm的垂体微腺瘤。

二、诊治经过

诊断:继发闭经,垂体泌乳素微腺瘤。

给予溴隐亭 2.5 mg/d;7 天后改为 2.5 mg/次,每天 2 次。1 月后复查血泌乳素为 65 μg/L,溴隐亭量改为 2.5 mg/次,每天 3 次,继续治疗 2 个月后月经来潮,血泌乳素水平为 25 ng/ml。

建议患者逐步减量至最小维持剂量。

三、病例分析

1. 病史特点

(1) 女,22 岁,因"停经 3 个月"来我院就诊。

(2) 患者既往月经规则,停经 3 个月。

(3) 体格检查:挤压双乳,有少量乳液流出。

(4) 辅助检查:

超声检查:子宫及双侧卵巢无特殊。

内分泌测定:泌乳素水平显著升高。

MRI:发现垂体微腺瘤。

2. 诊断与诊断依据

(1) 诊断:垂体泌乳素微腺瘤。

(2) 诊断依据:①既往月经规则,现停经 3 个月;②体格检查发现双乳有溢乳;③内分泌检查发现血泌乳素水平显著升高;④MRI 发现垂体微腺瘤。

3. 鉴别诊断

(1) 垂体无功能细胞瘤:垂体无功能细胞瘤也是常见的垂体肿瘤,也可引起血泌乳素水平升高,但是无功能细胞瘤只引起血泌乳素水平轻度升高,不会超过 100 ng/ml,因此作者认为本患者垂体无功能细胞瘤的可能性较小。

(2) 多囊卵巢综合征:是年轻女性常见的继发闭经原因,患者的血泌乳素水平多在正常范围,少部分患者的血泌乳素水平轻度升高(<50 ng/ml)。可是患者最突出的特点是有高雄激素血症的临床或生化证据,这与高泌乳素血症不同。

(3) 特发性高泌乳素血症:经过仔细检查未找到明确病因的高泌乳素血症,称为特发性高泌乳素血症,临床上发现的高泌乳素血症多数为特发性。该患者垂体有异常,故可排除。

(4) 甲状腺功能低下:甲状腺功能低下也可引起高泌乳素血症,该患者的甲状腺功能正常,可排除。

四、处理方案及基本依据

PRL 微腺瘤的治疗原则是根据患者的年龄及生理情况选择多巴胺激动剂治疗、雌孕激素治疗或随访观察。年轻有生育要求者首选多巴胺激动剂治疗。年轻无生育要求者建议选择多巴胺激动剂治疗,如患者不希望使用多巴胺激动剂,可采用雌孕激素治疗。年龄较大者可以不给予多巴胺激动剂治疗,绝经后妇女一般定期随访即可。雌孕激素治疗的目的是补充雌激素,以免过早出现骨质丢失。

目前临床上使用的多巴胺激动剂有溴隐亭和卡麦角林。溴隐亭为半合成的麦角生物碱,是垂体泌乳素细胞膜上多巴胺 D_2 受体激动剂。多巴胺能抑制垂体 PRL 的分泌,因此溴隐亭也能抑制垂体 PRL

的分泌。治疗垂体瘤时,溴隐亭可使肿瘤细胞变性坏死,肿瘤体积缩小。经溴隐亭治疗后,80%～90%的 PRL 微腺瘤患者的血泌乳素水平可以恢复正常,溴隐亭能否治愈 PRL 微腺瘤目前尚无定论,有关调查发现药物治疗后症状复发者占 10%～20%。长期使用溴隐亭很少产生耐药,停药后复发者再用溴隐亭治疗仍然有效。因此,临床上一般治疗 2～3 年后可停药观察。

卡麦角林是非麦角类衍生物,相对溴隐亭而言,其与 D_2 受体结合更紧密、作用时间更长、不良作用更小,一次给药疗效可持续 7 天。

年龄较大的妇女,如果没有特殊症状,可以仅仅补充雌、孕激素,以减少骨质丢失。有医生担心补充雌激素会促进 PRL 微腺瘤的生长,但是目前没有临床证据表明,补充雌激素会使 PRL 微腺瘤增大。

五、要点与讨论

1. 高泌乳素血症的病因

引起高泌乳素血症的病因很多,具体如表 78-1 所示。

表 78-1　高泌乳素血症的病因

下丘脑疾病	颅咽管瘤 脑膜瘤 其他肿瘤 颅外伤导致的垂体柄被切断 假孕
垂体疾病	泌乳素瘤 其他肿瘤 肢端肥大症 空蝶鞍综合征
甲状腺功能异常	原发性甲状腺功能减退
药物性	抗精神病药物:氯丙嗪、奋乃静、舒必利、氟哌啶醇、阿普唑仑 抗抑郁药:丙咪嗪、阿莫沙平、氯米帕明、阿米替林、去甲替林、帕罗西汀、氟西汀等。 其他:西米替丁、多潘立酮、利血平、维拉帕米等
全身性疾病	慢性肾功能衰竭
其他疾病	肝硬化 结节病 组织细胞增多症 胸壁创伤
特发性	脊髓病变

2. 垂体瘤的分类

垂体瘤是神经系统常见的肿瘤之一,约占颅内肿瘤总数的 10%,尸检时垂体腺瘤的检出率为 8.4%～26.7%。垂体腺瘤大多数为良性,生长缓慢。过去把垂体腺瘤分为 3 类:①嫌色细胞瘤:最常见,约占垂体腺瘤总数的 80%,由于嫌色细胞内无分泌颗粒,所以过去认为它没有分泌功能;②嗜酸性细胞瘤:能分泌生长激素,引起肢端肥大症或巨人症;③嗜碱性细胞瘤:能分泌 ACTH,引起 Cushing 综合征。近年主要根据分泌功能对垂体腺瘤进行分类:①功能性肿瘤:能分泌激素并产生临床症状的肿瘤;②无功能性肿瘤:不分泌激素或只分泌少量激素但不产生临床症状的肿瘤,此类肿瘤约占 20%。按照肿瘤分泌的激素,功能性肿瘤又分为泌乳素瘤、生长激素瘤、促甲状腺素瘤、促肾上腺皮质激素瘤、混合瘤等,其中泌乳素瘤最多,约占垂体腺瘤总数的 40%～70%,其次是生长激素瘤或生长激素和泌乳素混合瘤。

3. 垂体 PRL 瘤和妊娠

由于怀孕后孕妇的脑垂体体积增大,血泌乳素水平升高,因此许多人担心妊娠后垂体瘤会增大。事实上,垂体 PRL 微腺瘤在怀孕后增大的概率很小(<2%),因此 PRL 微腺瘤患者可以怀孕。约 20% 的垂体 PRL 大腺瘤在怀孕期间会增大,多巴胺激动剂治疗后只有不到 5% 的垂体 PRL 大腺瘤在怀孕期间会增大。因此建议垂体 PRL 大腺瘤患者在准备妊娠之前先接受 6～12 个月的多巴胺激动剂治疗。正常妇女妊娠后血泌乳素水平可升高 10 倍以上,因此 PRL 瘤患者怀孕后随访血泌乳素水平意义不大。但是如果患者有剧烈的头痛或视觉障碍,应考虑垂体瘤增大的可能。

目前没有证据表明多巴胺激动剂对胎儿有致畸作用,但是临床上一般在确诊妊娠后停用多巴胺激动剂。

六、思考题

1. 导致血泌乳素水平升高的病因有哪些?
2. 垂体泌乳素微腺瘤的治疗原则是什么?

七、推荐阅读文献

1. 于传鑫,李儒芝. 妇科内分泌疾病治疗学[M]. 上海:复旦大学出版社,2009:1-561.
2. Jerome F. Strauss, R L. Barbieri. Yen & Jaffe's Reproductive Endocrinology (7th edition)[M]. US: Elsevier Inc, 2013:1-960.

八、诊疗流程图

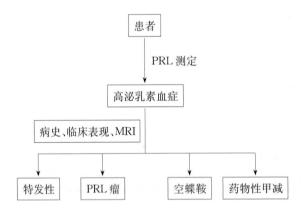

（李儒芝　华克勤）

案例 79
子宫内膜增生

一、病历资料

1. 现病史

患者,女,35岁,因"月经紊乱1年,不规则阴道出血3周"来院就诊。患者16岁初潮,既往月经规则,周期30天,经期5天,量中,无痛经。近1年来患者月经开始紊乱,周期不固定,周期20～90天,量时多时少。3周前开始有不规则阴道出血,量时多时少。

患者进食正常,无恶心、呕吐,无头痛、头晕,无心慌不适。

2. 既往史

无外伤手术史,有性生活。无肝脏、肾脏等慢性病史,无糖尿病、甲状腺功能异常等疾病史。

3. 体格检查

患者 Ht 155 cm, Wt 66 kg, BP 125 mmHg/85 mmHg,体格检查无特殊。

4. 妇科检查

外阴:发育正常。

阴道:见少量暗红色血。

子宫:正常大小。

附件:双侧软、无压痛与反跳痛,未及明显肿块。

5. 实验室和影像学检查

妊娠试验阴性。

B超检查:子宫 60 mm×43 mm×38 mm,内膜厚15 mm;左卵巢 35 mm×26 mm×20 mm,右卵巢 30 mm×28 mm×20 mm。

血常规:Hb 115 g/L, PLT 218×10⁹/L。

凝血功能:正常。

内分泌测定:FSH 10.1 IU/L, LH 15.8 IU/L, PRL 20 pg/ml,睾酮(T) 0.56 ng/ml。

二、诊治经过

立即行诊断性刮宫,病理报告提示:子宫内膜单纯性增生。

每月给患者口服醋酸甲羟孕酮10 mg/d×14 d,半年后再次刮宫发现子宫内膜为增殖期子宫内膜。由于患者没有自发排卵,继续定期补充孕激素。

三、病例分析

1. 病史特点

(1) 女性,35 岁,因"月经紊乱 1 年,不规则阴道出血 3 周"来我院就诊。

(2) 体格检查:无特殊。

(3) 妇科检查:阴道出血少。

(4) 辅助检查:超声检查:见子宫和双卵巢,子宫内膜厚 15 mm。

内分泌测定无特殊。

诊断性刮宫病理报告:子宫内膜单纯性增生。

2. 诊断与诊断依据

(1) 诊断:子宫内膜单纯性增生。

(2) 诊断依据:①月经紊乱 1 年,不规则阴道出血 3 周;②妇科检查无特殊;③超声:子宫内膜较厚;④病理:子宫内膜单纯性增生。

3. 鉴别诊断

(1) 妊娠相关疾病:流产、异位妊娠和葡萄胎均可表现为异常子宫出血,但是这些患者往往有停经史,妊娠试验多为阳性。故可排除该诊断。

(2) 子宫内膜息肉:子宫内膜息肉也可引起异常子宫出血,超声检查可以鉴别。

(3) 子宫肌瘤和子宫腺肌病:这两种疾病均可导致异常子宫出血,超声检查可以鉴别。

四、处理方案及基本依据

根据患者的年龄、有无生育要求及子宫内膜增生的类型选择治疗方案。生育年龄妇女往往选择药物保守治疗,围绝经期妇女可选择药物保守治疗,也可选择手术治疗(全子宫切除术)。子宫内膜单纯性增生可选择后半周期孕激素治疗,子宫内膜复杂性增生可选择全周期孕激素治疗,子宫内膜不典型增生则选择大剂量孕激素连续治疗方案。

五、要点与讨论

1. 子宫内膜增生的自然转归

目前对子宫内膜增生自然转归的认识主要来自于 Kurman 等人的研究。Kurman 及其同事对 170 例未接受治疗的内膜增生过长进行了长期随访,随访时间 1～26.7 年,平均 13.4 年。34％的子宫内膜增生患者及 31％不典型增生患者在刮宫后病灶消退,不需要进一步治疗。

Kurman 及其同事发现单纯性增生的癌变率为 1％,复杂性增生的癌变率为 3％,单纯性不典型增生癌变率为 8％,复杂性不典型增生癌变率为 29％。从不典型增生发展为癌需要一个漫长的过程,癌变发生在确诊后 1～11 年,平均 4.1 年。

2. 子宫内膜增生的预防

预防子宫内膜增生的关键是定期补充孕激素,避免子宫内膜长期只受雌激素的作用。青春期排卵障碍患者发生子宫内膜增生过长和子宫内膜癌的可能性非常小,因此青春期无排卵患者初诊时不可为排除子宫内膜病变而做刮宫术。但为保护子宫内膜,避免大出血,定期补充雌孕激素或孕激素还是必要的。如患者每天口服安宫黄体酮 6～10 mg,连用 5～10 天,每 1～2 个月用 1 次。这样就可以使子宫内膜定期脱落。如单用孕激素月经量少或不来月经,可改用雌孕激素序贯疗法或雌孕激素联合疗法。如果患者有高雄激素血症或月经过多,可采用雌孕激素联合疗法(如复方口服避孕药)。

围绝经期是子宫内膜癌的高发年龄,因此对围绝经期异常子宫出血的患者首选刮宫,目的有两个,一是止血,二是排除子宫内膜病变。如果病理检查证实没有子宫内膜病变,应定期补充孕激素,目的是保护子宫内膜。如病理证实有子宫内膜增生过长,则应给予相应的治疗。

六、思考题

1. 子宫内膜增生的治疗原则是什么?
2. 怎样预防子宫内膜增生?

七、推荐阅读文献

1. 于传鑫,李儒芝.妇科内分泌疾病治疗学[M].上海:复旦大学出版社,2009:1-561.
2. Jerome F. Strauss, R L. Barbieri. Yen & Jaffe's Reproductive Endocrinology(7th edition)[M]. US: Elsevier Inc,2013:1-960.

八、诊疗流程图

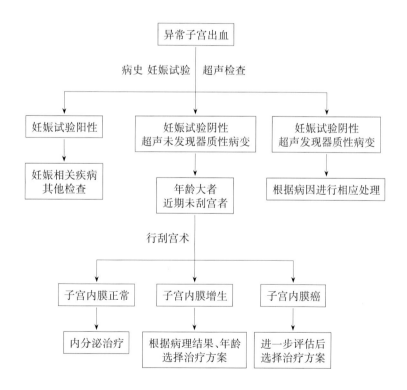

（李儒芝　华克勤）

案例 80

异常子宫出血

一、病历资料

1. 现病史

患者,女,20岁,因"月经紊乱1年,不规则阴道出血2周"来院就诊。患者14岁初潮,既往月经规则,周期30天,经期5天,量中,无痛经。近1年来患者月经开始紊乱,周期不固定,周期20～90天,经期12～20天,量时多时少。LMP 2015-6-1(2周前),开始出血量少,近3天出血量明显增加,昨天迄今每2～4 h换一次卫生巾。

患者进食正常,无恶心、呕吐,无头痛、头晕,偶有心慌不适。

2. 既往史

无外伤手术史,有性生活。无肝脏、肾脏等慢性病史,无糖尿病、甲状腺功能异常等疾病史。

3. 婚育史

未婚,有性生活。0-0-0-0。

4. 月经史

14岁初潮,5/30天。LMP 2015-6-1至今未尽;PMP 2015-4-5,经期14天,量中。

5. 体格检查

T 36.8℃, P 95次/min, R 18次/min, BP 90 mmHg/65 mmHg。

Ht 160 cm, Wt 58 kg, BP 90 mmHg/65 mmHg,贫血貌,全身皮肤黏膜无黄染及出血点。HR 95次/min,律齐,两肺呼吸音清。腹部平坦,肝脾肋下未及,腹部无压痛,移动性浊音(一)。

6. 妇科检查

外阴:已婚式。

阴道:见较多血块。

子宫:正常大小。

双侧附件:软、无压痛与反跳痛,未及明显肿块。

7. 实验室和影像学检查

妊娠试验阴性。

B超检查:子宫54 mm×46 mm×38 mm,内膜13 mm;左卵巢30 mm×25 mm×20 mm,右卵巢29 mm×24 mm×19 mm。

血常规:Hb 65 g/L, PLT 218×10⁹/L。

凝血功能:正常。

二、诊治经过

诊断：异常子宫出血(排卵障碍)；继发贫血(中度)。

予患者口服复方去氧孕烯/炔雌醇片，2 片/次，bid；肌内注射丙酸睾酮 50 mg，静脉注射巴曲酶 1KU。治疗 6 h 后出血明显减少，2 天后出血停止。在控制出血的同时给予铁剂治疗。

血止 2 天后开始减量，每 3 天减一次，每次减 1 片，维持量为 1 片/天。血止 20 天复查 Hb 98 g/L，停用孕激素。停孕激素 3 天，出现撤退性出血，量中等，持续 6 天干净。

三、病例分析

1. 病史特点

(1) 女性，20 岁，因"月经紊乱 1 年，不规则阴道出血 2 周"来我院就诊。

(2) 体格检查：贫血貌，其余无特殊。

(3) 妇科检查：阴道出血多。

(4) 辅助检查：超声检查：见子宫和双卵巢，子宫内膜厚 13 mm。

血色素低，凝血功能正常。

2. 诊断与诊断依据

(1) 诊断：异常子宫出血(排卵障碍)，继发贫血。

(2) 诊断依据：①月经紊乱 1 年，不规则阴道出血 2 周；②体格检查贫血貌，妇科检查见阴道出血多；③超声：子宫及双侧卵巢未见异常；④血色素明显降低，凝血功能正常。

3. 鉴别诊断

(1) 妊娠相关疾病：流产、异位妊娠和葡萄胎均可表现为异常子宫出血，但是这些患者往往有停经史，妊娠试验多为阳性。故可排除该诊断。

(2) 子宫内膜病变：子宫内膜病变也可表现为异常子宫出血，但是这些患者的年龄往往较大，需要行诊断性刮宫才可明确鉴别。

(3) 子宫内膜息肉：子宫内膜息肉也可引起异常子宫出血，超声检查可以鉴别。

(4) 子宫肌瘤和子宫腺肌病：这两种疾病均可导致异常子宫出血，超声检查可以鉴别。

四、处理方案及基本依据

排卵障碍引起的异常子宫出血的药物治疗以激素治疗为主，年轻女性的治疗原则是止血、调整周期。有生育需求者再予以促排卵治疗。年龄较大女性的治疗原则是止血、调整周期和减少出血。

激素止血治疗的方案有多种，应根据具体情况如患者年龄、诊断、既往治疗的效果、出血时间、出血量等来决定激素的种类和剂量。在开始激素治疗前必须明确诊断，值得注意的是除青春期患者外，其他患者尤其是绝经前妇女更是如此。诊刮术和分段诊刮术既可以刮净子宫内膜，刺激子宫收缩、迅速止血，又可进行病理检查以了解有无子宫内膜病变。

五、要点与讨论

1. 激素止血的机制

雌激素止血的机制是使子宫内膜继续增生，覆盖子宫内膜脱落后的创面，起到修复作用。另外雌激素还可以升高纤维蛋白原水平,增加凝血因子,促进血小板凝集,使毛细血管通透性降低,从而起到止血作用。雌激素止血适用于内膜较薄的大出血患者。

孕激素的作用机制主要是转化内膜,其次是抗雌激素作用。临床上根据病情,采用不同方法进行止血。孕激素止血既可以用于年轻患者的治疗,也可以用于年龄较大患者的治疗。少量出血和中量出血时多选用孕激素;大量出血时既可以选择雌激素,也可以选择孕激素,它们的疗效相当。一般来讲内膜较厚时,多选用孕激素,内膜较薄时多选雌激素。

由于雌激素可以上调孕激素受体,增加孕激素的止血效果,因此可以联合使用雌孕激素止血,该方案适用于大出血的治疗。雌孕激素联合止血的疗效优于单用雌激素或单用孕激素。

2. 激素止血时停药时机的选择

一般在出血停止 20 天左右停药,主要根据患者的一般情况决定停药时机。如果患者一般情况好、恢复快,就可以提前停药,停药后 2～5 天,会出现撤退性出血。如果出血停止 20 天后,贫血还没有得到很好的纠正,可以适当延长使用激素时间,以便患者得到更好的恢复。

3. 雄激素的使用价值

雄激素既不能使子宫内膜增生,也不能使增生的内膜发生分泌反应,因此它不能止血。虽然如此,但雄激素可以减少出血量。雄激素不可单独用于无排卵性异常子宫出血的治疗,它需要与雌激素或/和孕激素联合使用。临床上常用丙酸睾丸酮(testosterone propionate),25 mg/支,在出血量多时每天 25～50 mg 肌内注射,连用 2～3 天,出血明显减少时停止使用。注意为防止发生男性化和肝功能损害,每月总量不宜超过 300 mg。

4. 调整周期治疗的意义

对无排卵性异常子宫出血来说,止血只是治疗的第一步,几乎所有的患者都还需要调整周期。年轻患者发生的根本原因是下丘脑-垂体-卵巢轴功能紊乱,正常的下丘脑-垂体-卵巢轴调节机制的建立可能需要很长的时间。在正常调节机制未建立之前,如果不予随访、调整周期,患者还会发生大出血。

围绝经期患者发生的原因是卵巢功能衰退,随着年龄的增加,卵巢功能只能越来越差。因此,理论上讲围绝经期患者不可能恢复正常,这些患者需要长期随访、调整周期,直至绝经。

六、思考题

1. 排卵障碍引起的异常子宫出血的治疗原则是什么?
2. 比较雌、孕激素止血的区别。
3. 为什么无排卵患者血止后还需长期随访?

七、推荐阅读文献

1. 于传鑫,李儒芝. 妇科内分泌疾病治疗学[M]. 上海:复旦大学出版社,2009:1-561.

2. Jerome F. Strauss, R L. Barbieri. Yen & Jaffe's Reproductive Endocrinology (7th edition) [M]. US: Elsevier Inc, 2013:1-960.

八、诊疗流程图

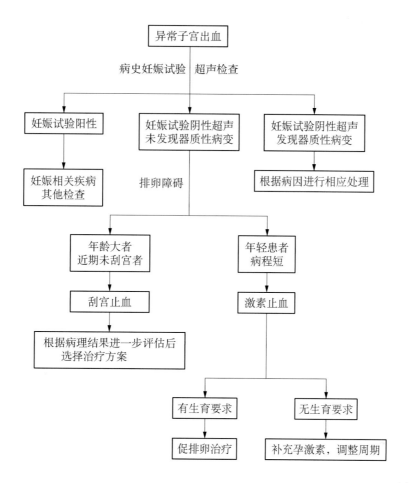

（李儒芝　华克勤）

案例 81

月经过少

一、病历资料

1. 现病史

患者,女,40岁,因"月经量显著减少1年"来院就诊。患者15岁初潮,既往月经规则,周期28天,经期7天,量中,无痛经。近1年来患者发现月经明显减少,大约减少2/3,月经周期尚规则,经期约3天。LMP:2015-5-27,经期3天,量少。PMP 2015-4-28,经期3天,量少。

患者无特殊不适。

2. 既往史

无外伤手术史。无肝脏、肾脏等慢性病史,无糖尿病、甲状腺功能异常等疾病史。

3. 婚育史

24岁结婚,1-0-1-1,末次妊娠5年前,避孕套避孕。

4. 体格检查

T 36.5℃,P 84次/min,R 18次/min,BP 120 mmHg/80 mmHg。

Ht 165 cm,Wt 65 kg,全身皮肤黏膜无黄染及出血点。心律齐,两肺呼吸音清。腹部平坦,肝脾肋下未及,腹部无压痛,移动性浊音(一)。

5. 妇科检查

外阴:已产式。

阴道:黏膜正常。

子宫:正常大小。

双侧附件:无压痛与反跳痛,未及明显肿块。

6. 实验室和影像学检查

BBT 双相。

B超检查(经前5天):子宫50 mm×45 mm×40 mm,内膜5 mm;左卵巢22 mm×18 mm×15 mm,右卵巢29 mm×20 mm×16 mm。

内分泌测定:FSH 9.2 IU/L,LH 10.5 IU/L,PRL 20 ng/ml,睾酮0.51 ng/ml。

二、诊治经过

诊断:月经过少。

　　患者生殖内分泌功能正常,月经少对健康无影响,故定期随访,不需要药物治疗。

三、病例分析

1. 病史特点
(1) 女性,20 岁,因"月经量显著减少 1 年"来我院就诊,患者月经周期规律。
(2) 体格检查和妇科检查无特殊。
(3) 辅助检查:
BBT 双相。
经前超声检查发现子宫内膜偏薄。
内分泌测定正常。

2. 诊断与诊断依据
(1) 诊断:月经过少。
(2) 诊断依据:①月经周期规则,月经量明显减少;②超声发现经前子宫内膜偏薄;③BBT 双相,内分泌测定无异常。

3. 鉴别诊断
(1) 卵巢功能下降:卵巢功能下降患者的血 FSH 水平明显升高,故可排除。
(2) 高雄激素血症:高雄激素血症患者常有月经稀发,高雄激素血症的临床或生化证据,故可排除。
(3) 手术破坏子宫内膜:患者在发病前没有宫腔操作,故可排除。

四、处理方案及基本依据

　　根据不同的病因采取不同的治疗措施。
　　子宫内膜受损者首先在宫腔镜下做宫腔粘连分解术,放置节育环;然后采用激素治疗促进子宫内膜生长。内分泌紊乱者,纠正内分泌功能。对年龄大、内分泌功能正常、无器质性疾病且无生育要求者,可以不予治疗。

五、要点与讨论

　　月经过少的病因如表 81-1 所示。其中最常见的是各种宫腔操作术造成的子宫内膜受损。过度刮宫可以破坏子宫内膜基底层,引起子宫腔粘连或瘢痕,轻者表现为月经减少,重者出现子宫性闭经。
　　临床上也发现一些月经过少者,没有生殖内分泌功能紊乱,没有子宫内膜受损。目前认为此类月经过少的发病机制可能与子宫内膜上的雌受体缺陷及其他一些成分的分子生物学改变有关。

表 81-1　月经过少的病因

子宫内膜受损	
宫腔操作	各种手术导致的子宫内膜受损、粘连
宫腔感染	子宫内膜结核
妇科内分泌疾病	高泌乳素血症
其他内分泌疾病	甲状腺功能失调
特发性	排除子宫内膜受损和生殖内分泌功能紊乱

六、思考题

1. 月经过少的病因有哪些?
2. 月经过少的治疗原则是什么?

七、推荐阅读文献

1. 于传鑫,李儒芝.妇科内分泌疾病治疗学[M].上海:复旦大学出版社,2009:1-561.
2. Jerome F. Strauss, R L. Barbieri. Yen & Jaffe's Reproductive Endocrinology(7th edition)[M]. US: Elsevier Inc, 2013:1-960.

八、诊疗流程图

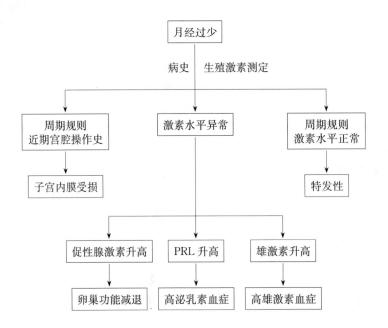

（李儒芝　华克勤）

案例 82
月经过多

一、病历资料

1. 现病史

患者,女,38岁,因"月经量明显增加半年"来我院就诊。患者14岁初潮,既往月经规则,周期30天,经期5天,量中,偶有痛经。近半年来患者发现月经明显增加,月经周期尚规则,经期约8天。LMP 2015-6-1(10天前),量多,现已干净。PMP 2015-5-2,经期7天,量多。

患者无特殊不适。

2. 既往史

无外伤手术史。无肝脏、肾脏等慢性病史,无糖尿病、甲状腺功能异常等疾病史。

3. 婚育史

26岁结婚,1-0-0-1,末次妊娠10年前,避孕套避孕。

4. 体格检查

T 36.8℃,P 90次/min,R 20次/min,BP 95 mmHg/65 mmHg。

Ht 163 cm,Wt 60 kg,贫血貌,全身皮肤黏膜无黄染及出血点。HR 90次/min,律齐,两肺呼吸音清。腹部平坦,肝脾肋下未及,腹部无压痛,移动性浊音(-)。

5. 妇科检查

外阴:已产式。

阴道:黏膜正常。

子宫:正常大小。

双侧附件:无压痛与反跳痛,未及明显肿块。

6. 实验室和影像学检查

BBT双相。

B超检查(经前1周):子宫56 mm×52 mm×40 mm,内膜10 mm;左卵巢28 mm×22 mm×18 mm,右卵巢26 mm×20 mm×20 mm。

血常规:Hb 95 g/L,PLT $250×10^9$/L。

凝血功能正常。

肝肾功能正常。

二、诊治经过

诊断:月经过多,继发贫血。

治疗:给患者放置左炔诺孕酮缓释系统,放置后一直有少量不规则阴道出血,放置1年后闭经。

三、病例分析

1. 病史特点

(1) 女性,38岁,因"月经量明显增加半年"来院就诊,患者月经周期规律。

(2) 体格检查和妇科检查:患者贫血貌,子宫孕正常大小,其余无特殊。

(3) 辅助检查:

BBT双相。

经前超声检查发现子宫无特殊。

2. 诊断与诊断依据

(1) 诊断:月经过多,继发贫血。

(2) 诊断依据:①月经周期规则,月经量明显增加;②妇科检查子宫正常大小,超声未发现明显的子宫异常;③BBT双相;④血小板、凝血功能及肝肾功能均正常。

3. 鉴别诊断

(1) 黏膜下子宫肌瘤:黏膜下子宫肌瘤也可引起月经过多,超声检查可以鉴别。

(2) 排卵障碍引起的异常子宫大出血:此类患者月经周期不规则,BBT单相,超声往往无异常,故可排除。

(3) 卵巢颗粒细胞瘤:由于患者体内的雌激素水平非常高,可出现大出血。超声检查可以鉴别。

四、处理方案及基本依据

月经过多的治疗原则是去除基础疾病,减少出血。

由器质性疾病引起的月经过多,在器质性疾病治愈后症状自然缓解。如子宫肌瘤行子宫肌瘤剥出术,子宫内膜息肉行子宫内膜息肉切除术,IUD引起的月经过多者取出IUD后月经会恢复正常。

黄体功能不足、子宫内膜不规则脱落和特发性月经过多需要内分泌治疗。另外,器质性疾病无法根治者也需要内分泌治疗,如再生障碍性贫血以及部分子宫内膜异位症、子宫腺肌症和子宫肌瘤患者。

五、要点与讨论

引起月经过多的疾病很多(见表82-1),其中较常见的有子宫肌瘤、子宫腺肌症、子宫内膜异位症、子宫内膜息肉、放置IUD和黄体功能不足等。

月经过多的病理生理机制较复杂,既与基础疾病有关,又与子宫内膜的分子生物学改变有关。最终由于子宫内膜修复、血管形成、血管收缩及止血机制等方面出现异常,导致了月经过多的发生。

表 82－1　月经过多的病因

妇科器质性疾病		
良性疾病	子宫肌瘤 子宫内膜异位症 子宫腺肌症 子宫内膜息肉	
恶性疾病	子宫内膜癌 卵巢颗粒细胞瘤	
其他	子宫血管异常，如子宫动静脉畸形和子宫动静脉瘘等	
妇科内分泌疾病	黄体功能不足 子宫内膜不规则脱落	
医源性	放置宫内节育器（IUD）	
全身性疾病	血液系统疾病：如血友病、血小板减少症、再生障碍性贫血等。 肝脏疾病 肾脏疾病	
其他内分泌疾病	甲状腺功能失调	
特发性	排除各种器质性疾病和黄体功能异常	

六、思考题

1. 月经过多的病因有哪些？
2. 月经过多的治疗原则是什么？

七、推荐阅读文献

1. 于传鑫,李儒芝.妇科内分泌疾病治疗学[M].上海:复旦大学出版社,2009:1-561.

2. Jerome F. Strauss，R L. Barbieri. Yen & Jaffe's Reproductive Endocrinology(7th edition) [M]. US：Elsevier Inc，2013：1-960.

八、诊疗流程图

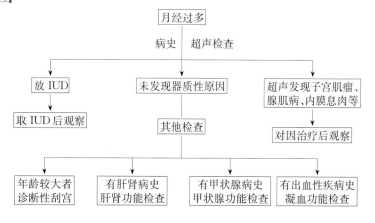

（李儒芝　华克勤）

案例 83

特发性低促性腺激素性性腺功能低下

一、病历资料

1. 现病史

患者,女,18岁,因"乳房未发育,无月经来潮"来院就诊。今年18周岁,乳房未发育,一直无月经来潮。从未在其他医院诊治过。

2. 既往史

自述辨别气味比较困难,其余无特殊。

3. 体格检查

T 36.5℃, P 85次/min, R 18次/min, BP 100 mmHg/70 mmHg。

Ht 165 cm, Wt 54 kg。全身皮肤黏膜无黄染及出血点。乳房未发育,无喉结。心律齐,两肺呼吸音清。腹部平坦,腹中线见较多毛发,肝脾肋下未及,腹部无压痛,移动性浊音(一)。其余无特殊。

4. 妇科检查(肛查)

外阴:幼女型。

阴道:见阴道口。

子宫:扪及偏小的子宫。

附件:双侧软、无压痛与反跳痛,未及明显肿块。

5. 实验室和影像学检查

B超检查:子宫 32 mm×27 mm×25 mm;左卵巢 15 mm×10 mm×10 mm,右卵巢 18 mm×12 mm×9 mm。

内分泌测定:FSH 0.32 IU/L, LH 0.87 IU/L, PRL 13 ng/ml, E_2 8 pg/ml,睾酮 0.2 ng/ml。

脑部MRI:无特殊。

二、诊治经过

诊断:原发闭经,特发性低促性腺激素性性腺功能低下。

给患者口服戊酸雌二醇 2 mg/d,连续服用 3 个月后超声检查发现子宫内膜 8 mm,加服醋酸甲羟孕酮 10 mg/d,连用 7 天。停醋酸甲羟孕酮 1 天第一次月经来潮,量中等,5 天干净。

患者长期服用戊酸雌二醇 2 mg/d,每 30 天加用醋酸甲羟孕酮 10 mg/d 治疗 7 天。患者每半年门诊随访一次。

三、病例分析

1. **病史特点**

(1) 女性,18岁,因"乳房未发育,无月经来潮"来我院就诊。

(2) 患者嗅觉功能低下。

(3) 体格检查:乳房未发育,其他无特殊。

(4) 妇科检查:外阴幼女型,子宫偏小。

(5) 辅助检查:

超声检查:子宫小,见双侧卵巢。

内分泌测定:促性腺激素水平显著低下。

2. **诊断与诊断依据**

(1) 诊断:原发闭经,特发性低促性腺激素性性腺功能低下。

(2) 诊断依据:①18岁月经未来潮;②嗅觉低下,乳房未发育,幼女型外阴;③超声检查:子宫小,见双侧卵巢;脑部MRI无特殊;④内分泌测定:FSH和LH水平显著低下。

3. **鉴别诊断**

(1) 单纯性性腺发育不全:单纯性性腺发育不全患者也表现为原发闭经、第二性征未发育;但是患者的促性腺激素水平显著升高,不伴有嗅觉异常;另外患者的染色体核型可以为46,XX或46,XY。

(2) 完全性雄激素不敏感综合征:该类患者也表现为原发闭经,但是患者的促性腺激素水平在正常范围,血睾酮水平显著升高,染色体核型为46,XY。另外,在患者的大阴唇、腹股沟或盆腔内会发现睾丸。

四、处理方案及基本依据

特发性低促性腺激素性性腺功能低下的治疗包括2个方面,即激素治疗和诱发排卵。在患者没有生育要求时采用激素治疗,有生育要求时进行诱发排卵。

(1) 激素治疗:激素治疗的目的是促进并维持第二性征,使患者定期有月经来潮,适用于目前无生育要求的患者。

(2) 诱发排卵:适用于有生育要求的患者,使用的药物有促性腺激素释放激素(GnRH)、人绝经期促性腺激素(HMG)、卵泡刺激素(FSH)和人绒毛膜促性腺激素(HCG)。氯米芬、他莫昔芬和芳香化酶抑制剂治疗无效。

五、要点与讨论

1. **什么是特发性低促性腺激素性性腺功能低下**

一些基因突变引起的先天性低促性腺激素性性腺功能低下仅表现为性幼稚和促性腺激素水平低下,没有下丘脑-垂体结构异常,我们称为特发性低促性腺激素性性腺功能低下(idiopathic hypogonadotropic hypogonadism, IHH);一些基因突变除了有IHH的表现以外,还有嗅觉缺失或嗅觉下降,由于这种疾病最早由Kallmann描述,因此被称为Kallmann综合征。男女均可发生Kallmann综合征,男性发病率约为1/10 000,女性发病率约为1/50 000。

2. **Kallmann综合征的发病机制**

KAL-1基因位于X染色体p22.3上,含有14个外显子,其编码的蛋白为含680个氨基酸残基的细胞外基质蛋白。KAL-1 蛋白参与胚胎早期 GnRH 神经元和嗅觉神经元迁移的调节。在 KAL-1 基因发生突变时,GnRH 神经元和嗅觉神经元无法正常迁移,最终导致患者出现低促性腺激素性闭经和嗅觉障碍。在遗传模式上,KAL-1 基因突变表现为 X-连锁。

近年研究发现大多数 Kallmann 综合征是由常染色体上的基因突变引起,目前已明确的基因有成纤维细胞生长因子受体-1 基因(FGFR-1)。FGFR-1 基因位于 8 号染色体的短臂上。目前推测 FGFR-1 和 KAL-1 在功能上相互影响,所以 FGFR-1 基因突变可导致 Kallmann 综合征。在遗传模式上,FGFR1 基因突变表现为常染色体显性遗传。

KAL-1 和 FGFR-1 基因突变只是解释了部分 Kallmann 综合征的发病机制,目前对那些不含有这两种基因突变的患者和表现为常染色体隐性遗传的患者所涉及的遗传因素还不清楚。

六、思考题

1. 什么是特发性低促性腺激素性性腺功能低下?
2. 特发性低促性腺激素性性腺功能低下的女性患者的治疗原则是什么?

七、推荐阅读文献

1. 于传鑫,李儒芝. 妇科内分泌疾病治疗学[M]. 上海:复旦大学出版社,2009:1-561.
2. Jerome F. Strauss, R L. Barbieri. Yen & Jaffe's Reproductive Endocrinology(7th edition)[M]. US:Elsevier Inc,2013:1-960.

八、诊疗流程图

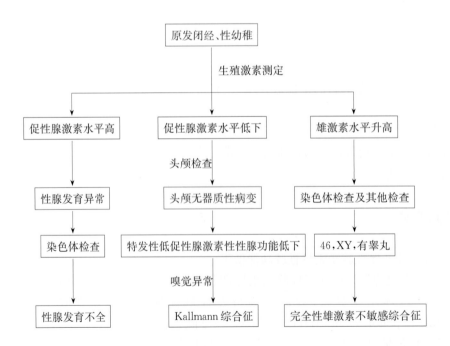

（李儒芝　华克勤）

案例 84

Turner 综合征

一、病历资料

1. 现病史

患者,女,17 岁,因"乳房未发育,无月经来潮"来我院就诊。患者今年 17 周岁,乳房未发育,一直无月经来潮。外院就诊一次,未予特殊治疗,具体过程不详。

2. 既往史

无外伤手术史,无肝脏、肾脏方面的疾病史。学习成绩处于中等水平。

3. 体格检查

T 36.5℃,P 84 次/min,R 18 次/min,BP 90 mmHg/60 mmHg。

Ht 148 cm,Wt 45 kg。面部、胸部及背部皮肤见较多黑痣,蹼颈,胸廓外观无异常。乳房未发育。双侧肘外翻,第 4、5 掌(跖)骨短。心律齐,两肺呼吸音清。腹部平坦,肝脾肋下未及,腹部无压痛,移动性浊音(一)。

4. 妇科检查(肛查)

外阴:幼女型,见少许阴毛。

阴道:见阴道口。

子宫:扪及偏小的子宫。

附件:双侧软、无压痛与反跳痛,未及明显肿块。

5. 实验室和影像学检查

B 超检查:子宫 28 mm×30 mm×20 mm;左卵巢 10 mm×9 mm×9 mm,右卵巢未显示。

内分泌测定:FSH 86 IU/L,LH 49 IU/L,PRL 15 ng/ml,E_2 8 pg/ml,睾酮 0.15 ng/ml。

染色体核型:45,X。

X 线片:第 4、5 掌(跖)骨短。

心脏超声:未见异常。

二、诊治经过

诊断:Turner 综合征。

给患者口服戊酸雌二醇 0.5 mg/d,连续服用 3 个月后超声检查发现子宫内膜 4 mm。再继续戊酸雌二醇 1 mg/d 治疗 3 个月后复查超声发现子宫内膜 9 mm,加服醋酸甲羟孕酮 10 mg/d,连用 7 天。停醋酸甲羟孕酮 4 天第 1 次月经来潮,量中等,5 天干净。

初潮后戊酸雌二醇的量改为 2 mg/d,每 30 天加用醋酸甲羟孕酮 10 mg/d 治疗 7 天。患者每半年门诊随访 1 次。

三、病例分析

1. 病史特点

(1) 女性,17 岁,因"乳房未发育,无月经来潮"来我院就诊。

(2) 体格检查:患者身材矮小,面部、胸部及背部皮肤见较多黑痣,蹼颈,乳房未发育,双侧肘外翻,第 4、5 掌(跖)骨短。

(3) 妇科检查:外阴幼女型,子宫偏小。

(4) 辅助检查:

超声检查:子宫小,一侧卵巢小,另一侧卵巢未显示。

内分泌测定:FSH 86 IU/L, LH 49 IU/L, PRL 15 ng/ml, E_2 8 pg/ml,睾酮 0.15 ng/ml。

染色体核型:45, X。

X 线片:第 4、5 掌(跖)骨短。

心脏超声:未见异常。

2. 诊断与诊断依据

(1) 诊断:Turner 综合征。

(2) 诊断依据:①原发闭经;②身材矮小,乳房未发育,幼女型外阴;合并其他器官异常;③超声检查:子宫小,一侧卵巢小,另一侧卵巢未显示;④内分泌测定:FSH 和 LH 水平显著升高;⑤染色体 45, X。

3. 鉴别诊断

(1) 单纯性性腺发育不全:单纯性性腺发育不全患者也表现为原发闭经、第二性征未发育、促性腺激素水平升高;但是患者的身高往往正常,不合并其他的器官畸形;另外,患者的染色体核型为 46, XX 或 46, XY。

(2) 特发性低促性腺激素性性腺功能低下:该类患者也表现为原发闭经、第二性征未发育;但患者的促性腺激素水平非常低,身高往往正常,部分患者可能伴有嗅觉缺失或低下。

四、处理方案及基本依据

1. 治疗先天性畸形

有些先天性畸形,如心血管系统。患者如有心血管方面的畸形,需要外科医生进行评价和治疗。在外科医生认为不需要特殊治疗后,再给予相应的内分泌治疗。

2. 性激素治疗

性激素治疗的目的是促进第二性征的发育、促进骨骺愈合、改善身高、建立规律月经、防止骨质疏松的发生。

五、要点与讨论

1. Turner 综合征的发生机制

Turner 综合征发生的根本原因是两条 X 染色体中的一条完全或部分缺失。目前认为两条完全正常的 X 染色体是卵巢正常发生的前提,如果缺少一条 X 染色体或者一条 X 染色体有部分基因的缺失,就可以造成先天性卵巢发育不全。由于 X 染色体上有许多功能基因,如果这些基因缺少,就会引起一系列的器官发育异常或体格异常。

X 染色体结构异常也可引起 Turner 综合征。X 染色体结构异常可表现为长臂或短臂的缺失、长臂或短臂的部分缺失、等臂染色体、环状染色体等。染色体结构异常发生的基础是染色体断裂,断裂后的染色体片断如果发生丢失、倒位重接或易位等情况,就会造成染色体结构异常。

2. 临床表现多样性与染色体核型有关

由于 X 染色体上有与体格发育、智力发育、性腺发育、淋巴系统发育等有关的基因,因此当 X 染色体异常导致上述基因缺失时会出现相应的临床表现。Turner 综合征的临床表现取决于遗传物质的丢失量,染色体核型代表了遗传物质丢失量,因此 Turner 综合征的临床表现与其染色体核型相关。

核型为"45,X"的患者临床表现最典型。嵌合型的临床表现差异很大,取决于正常细胞系和异常细胞系的比例。正常细胞系所占比例越大,临床症状就越轻。染色体结构异常的患者的临床表现与其缺失的基因有关,与体格发育有关的基因位于 X 染色体短臂上,因此短臂缺失会导致身材矮小,而长臂缺失不会导致身材矮小。正常的卵巢功能需要两条完整的 X 染色体,因此 X 染色体的任何结构异常都可以导致卵巢发育不全或卵巢早衰。Xq25 远端的功能基因较少,因此该部分的缺失引起的症状较轻。

3. 生长激素治疗的问题

虽然 Turner 综合征者的身材矮小不是生长激素缺乏引起,但是在骨骺愈合前及时给予生长激素治疗对改善身高还是有益的。一般说来,生长激素治疗可以使患者的最终身高增加 5～10 cm。

最理想的制剂是与人生长激素氨基酸序列完全一样的人重组生长激素。用法:皮下注射 0.6～0.8 IU/(kg·W),每周剂量分 6 次给药,晚上注射。有条件的话,治疗最好持续到骨骺愈合后再停药。疗效与开始治疗时间有关,开始治疗时间越早,疗效越好。9～12 岁以前,还没有开始性激素治疗,就单用生长激素治疗。进入青春期年龄后,同时使用性激素和生长激素。骨龄达到 14～15 岁时停止使用生长激素。

六、思考题

1. Turner 综合征的临床特点是什么?
2. Turner 综合征的发病机制是什么?
3. Turner 综合征的治疗原则是什么?

七、推荐阅读文献

1. 于传鑫,李儒芝.妇科内分泌疾病治疗学[M].上海:复旦大学出版社,2009:1-561.

2. Jerome F. Strauss, R L. Barbieri. Yen & Jaffe's Reproductive Endocrinology(7th edition)[M]. US: Elsevier Inc, 2013:1-960.

八、诊疗流程图

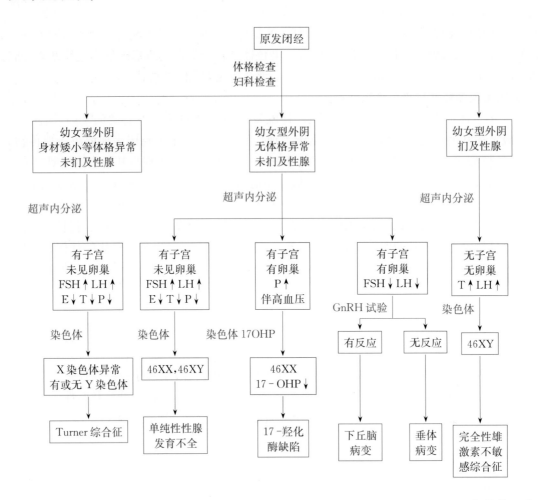

（李儒芝　华克勤）

案例 85

MRKH 综合征

一、病历资料

1. 现病史

患者,女性,22岁。因"月经从未来潮,伴性生活困难"而入院。患者自诉10岁起乳房开始发育,16岁时因月经从未来潮而在当地医院就诊,检查发现子宫发育异常(具体不详),因无周期性腹痛等不适症状,未予特殊处理。现交男友,拟半年后结婚,同居时性生活失败,未见阴道开口,而要求入院手术治疗。发病以来,患者食欲、睡眠、大小便均正常,体重无明显变化。

2. 既往史

无外伤手术史,无高血压、心脏病、糖尿病等慢性疾病史。

3. 体格检查

患者 Ht 163 cm, Wt 58 kg, BP 110 mmHg/70 mmHg。应答自如,面部未见痤疮、胡须等异常,无蹼颈、盾状胸或肘外翻等体格发育异常。双侧乳房发育正常,Tanner 分期为 V 期,无溢乳。腋毛分布正常。

4. 妇科检查(肛查)

外阴:未婚式,阴毛分布呈女性型。

阴道:未见明显处女膜环,仅见一浅表凹陷,深约 0.8 cm,呈盲端。

盆腔空虚,未扪及明显宫体结构。

附件:双侧软、无压痛与反跳痛,未及明显肿块。

5. 实验室和影像学检查

染色体:46,XX。

性激素水平:LH 4.68 mIU/ml, FSH 3.31 mIU/ml, E_2 153.0 pg/ml, PRL 10.35 ng/ml, 睾酮 0.23 ng/ml,孕酮 1.67 ng/ml, HCG<0.01 mIU/ml。

甲状腺功能正常。

空腹血糖:4.3 mmol/L。

盆腔B型超声描述:右卵巢大小 28 mm×26 mm×18 mm;卵泡直径 6 mm;其内侧低回声区 18 mm×14 mm×11 mm。左卵巢大小 30 mm×26 mm×15 mm;卵泡直径 5 mm;其内侧低回声区 20 mm×17 mm×14 mm。盆腔积液:无。超声诊断:双侧卵巢见小卵泡,双侧见始基子宫。

泌尿系 B 型超声描述：左肾、左侧输尿管、膀胱未见异常，右肾缺如。

二、诊治经过

入院后初步诊断：MRKH 综合征（伴右肾缺如）。

入院后予以完善术前常规检查，血常规、肝肾功能电解质、止凝血指标。

肠道准备 3 天：包括连续 3 天口服甲硝唑 0.2 g，tid；口服庆大霉素 8 万 IU，bid；无渣半流质饮食 2 天、全流质 1 天，并予以复方聚乙二醇电解质散灌肠。

入院第 4 天在全麻下行生物网片代阴道成形术，第 7 天更换阴道模具，并教会患者掌握自行清洗与更换模具的操作技能，第 8 天出院。告知术后持续佩戴阴道模具 3 个月，定期清洗更换，于术后第 1、3、6、12 个月定期门诊检查，预期第 6 个月起可以开始性生活。

三、病例分析

1. 病史特点

(1) 女性，22 岁，因"月经从未来潮，伴性生活困难"来院就诊。

(2) 否认周期性下腹痛，无外伤手术史。

(3) 体检：乳房、腋毛发育正常。

(4) 妇科检查（肛查）阳性发现：

外阴：阴毛分布呈女性型。

阴道：未见明显处女膜环，仅见一浅表凹陷，深约 0.8 cm，呈盲端。

盆腔空虚，未扪及明显宫体结构。

双附件区未扪及异常。

(5) 辅助检查：染色体：46，XX。性激素水平正常。超声提示双侧始基子宫。

2. 诊断与诊断依据

(1) 诊断：MRKH 综合征（即：Mayer-Rokitansky-Küster-Hauser syndrome）伴右肾缺如。

(2) 诊断依据：①原发性闭经；②第二性征以及外阴发育正常；③无阴道，双侧始基子宫；④内分泌测定显示卵巢功能正常；⑤染色体 46，XX；⑥右肾缺如。

3. 鉴别诊断

(1) 处女膜闭锁（imperforate hymen）：原发性闭经，但常引起周期性下腹痛，查体可见仅有一层蓝紫色薄膜膨隆在阴道口，超声检查有助于鉴别诊断。

(2) 阴道闭锁（atresia of vagina）：症状与处女膜闭锁相似，其中 I 型阴道闭锁患者子宫内膜功能多正常，周期性腹痛的症状出现较早；II 型阴道闭锁者多合并宫颈、子宫发育不良，故症状出现较晚，经血逆流到盆腔可伴发子宫内膜异位症。肛诊可扪及肿块向直肠膨出，位置较处女膜闭锁为高，必要时辅助磁共振显像检查以利于鉴别诊断。

(3) 阴道横膈（transverse vaginal septum）：原发性闭经，伴周期性腹痛。疼痛期妇科检查可扪及阴道块物，超声检查有助于鉴别诊断。

(4) 雄激素不敏感综合征（androgen insensitivity）：表现为原发性闭经，为 X 连锁隐形遗传病，缺乏雄激素受体，分完全型与不完全型两种情况。其中完全型为男性假两性畸形，染色体核型 46，XY，性腺为睾丸，可以隐藏在腹股沟疝囊内。患者呈现女性表型，乳房发育体积大，但腺体组织不丰富，乳头小，乳晕淡，多数手臂长、手掌大、脚掌大，无子宫，阴道为盲端，阴毛腋毛稀少，内分泌检查多为女性水平，睾酮水平略高,黄体生成素水平高。不完全型者有部分雄激素效应,表现为阴蒂增大,甚至有阴茎,除乳房发育外还有阴毛和腋毛生长,性腺仍为睾丸。必要时手术探查性腺加以鉴别诊断。

(5)其他:如 Turner 综合征、睾丸退化症、5-α 还原酶缺乏、先天性肾上腺皮质增生等,除表现为原发性闭经外,另有形态异常,或外生殖器发育异常,或性腺发育异常的表现,可逐一鉴别。

四、处理方案及基本依据

(1)治疗方案:手术——生物网片代阴道成形术。

(2)依据:患者先天性无阴道,拟半年内结婚,需要解决性生活问题。患者一般情况良好,术前检查中无明显手术禁忌证。

五、要点与讨论

1. 有关 MRKH 综合征的命名

MRKH 综合征是先天性无阴道的最常见病因,又称先天性无阴道综合征,1829 年由科学家 August Franz Joseph Karl Mayer 率先报道,此后 1838 年 Karl Freiherr von Rokitansky、1910 年 Hermann Küster 以及 1961 年 Georges André Hauser 陆续报道并揭示该疾病的临床特征,20 世纪 70 年代将具有类似特征的该类疾病统称为 Mayer-Rokitansky-Küster-Hauser syndrome,即 MRKH 综合征。

2. 有关 MRKH 综合征的组织发生

从女性生殖器官的发育起源看,胚胎发育第 6 周,原始性腺开始分化,当副中肾管未发育或发育不全(中段及尾端发育受损),形成 MRKH 综合征。骨骼肌肉系统与泌尿生殖道发育同样来源于中胚层,其异常发育往往相互关联,形成多系统畸形。

3. MRKH 综合征的临床特征

25%~50%的 MRKH 综合征有泌尿系异常,如单侧肾缺如、盆腔异位肾或马蹄肾,或集合系统紊乱,并且 10%~15%的病例有涉及脊柱、肋骨和四肢的骨骼异常,如脊柱侧凸、椎体融合、楔形椎骨、高肩胛畸形等。其他少见的异常包括肺动脉瓣狭窄、法洛四联症等先天性心脏病、手畸形、耳聋、腭裂、腹股沟疝或股疝。

4. MRKH 综合征的分型

MRKH 综合征通常分为两种类型。Ⅰ 型(OMIM277000):单纯子宫阴道发育不良。Ⅱ 型(OMIM601076)多发畸形:除子宫阴道发育不良外,还合并肾脏畸形,或卵巢功能障碍,或骨骼畸形,或心脏畸形。临床上以Ⅱ型为多见。

5. MRKH 综合征的治疗要点

(1)针对无子宫/始基子宫的治疗方案:2014 年 9 月世界首例子宫移植患者成功生育一名男婴,为 MRKH 综合征患者带来生育希望,但目前除瑞典科学家取得成功经验外,土耳其、沙特阿拉伯等国虽有子宫移植报道,但尚无妊娠报道。子宫移植在我国尚在科研起步阶段。

(2)针对无阴道的治疗方案:①非手术疗法,采用阴道模具渐进式顶入的方法,适于前庭窝弹性好,且阴道盲端深度超过 2 cm 者,每天顶压 1~2 次,每次 5~10 min,压力缓慢增加,以患者能忍受为度,避免局部黏膜损伤,待阴道深度超过 4 cm 时可以尝试性生活。②手术治疗,即人工阴道成形术,适合于大多数 MRKH 综合征患者。手术方式包括:取自身皮肤做游离皮片移植法、新鲜羊膜移植法、盆腔壁腹膜代阴道术、乙状结肠移植以及生物网片代阴道法。各种做法都要在膀胱与直肠之间分离出一约 8 cm

长的人工阴道,但由于覆盖腔道的材质不同,使得后续阴道的弹性与润滑度有所差异。一般而言,皮肤形成的人工阴道较干涩,新鲜羊膜或盆腔壁腹膜的较柔软而润滑度中等,乙状结肠的较润滑但有时分泌物过多,而生物网片的更接近自然阴道,柔软润滑。目前的生物网片选自脱细胞猪小肠黏膜下基质,生物相容性好,韧性大,手术操作简单安全,术后恢复更快,但费用昂贵。

(3)关于手术时机,多数学者认为在婚前3～6个月手术,术后建议持续佩戴阴道模具至少3个月,再结合阴道创面愈合情况判断是否能进行性生活。规律的性生活(每周2～4次)有助于阴道保持柔软润滑,需注意性生活卫生,避免局部感染而引起过多渗液,以及发热、继发阴道粘连或闭锁等。

总之,治疗方式应个体化,遵循隐私保密原则。

六、思考题

1. MRKH 综合征的临床特征有哪些?

2. MRKH 综合征的鉴别诊断是什么?

3. MRKH 综合征可以选择的人工阴道成形术有哪些方案?

七、推荐阅读文献

1. 华克勤,曹斌融,张绍芬等. 三种不同术式人工阴道成形术治疗先天性无阴道的研究[J].中华医学杂志,2006,86(27):1929-1931.

2. Zhou Q,Chen X,Luo X et al. Laparoscopic-assisted uterovaginal anastomosis for uterine cervix atresia with vaginal aplasia using a silicone stent lined with acellular porcine small intestinal submucosa graft inserted using a 16F Foley catheter [J]. J Minim Invasive Gynecol,2013,20(5):710-713.

3. ACOG Committee Opinion. Number 274,July 2002. Nonsurgical diagnosis and management of vaginal agenesis [J]. Obstetrics and Gynecology 2002;100:213-216.

4. Patnaik SS,Brazile B,Dandolu V et al. Mayer-Rokitansky-Kuster-Hauser (MRKH) syndrome:A historical perspective [J]. Gene,2015,555(1):33-40.

八、诊疗流程图

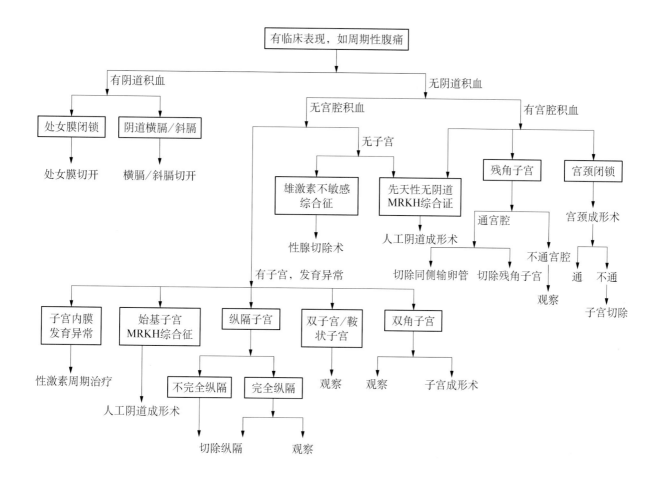

（易晓芳　华克勤）

案例 86
下丘脑性闭经(减肥后)

一、病历资料

1. 现病史

患者,女,20岁,因"停经4个月"来我院就诊。患者13岁初潮,既往月经规则,周期30天,经期7天,量中,有痛经。无性生活,末次月经为4个月前。

8个月前开始节食,发病以来仍然严格控制饮食,体重下降明显,大小便正常。

2. 既往史

无特殊。

3. 体格检查

Ht 160 cm, Wt 42 kg。8个月前体重为51 kg。体格检查未见明显胡须及其他异常。

4. 妇科检查(肛查)

外阴:已发育。

阴道:见阴道口。

子宫:子宫正常大小。

附件:双侧软、无压痛与反跳痛,未及明显肿块。

5. 实验室和影像学检查

B超检查:子宫48 mm×52 mm×40 mm,内膜4 mm;左卵巢26 mm×20 mm×18 mm,右卵巢19 mm×25 mm×29 mm。

内分泌测定:FSH 1.32 IU/L, LH 1.1 IU/L, PRL 20 pg/ml, E_2 30 pg/ml,睾酮(T) 0.25 ng/ml。

二、诊治经过

诊断:下丘脑性继发闭经(减肥后)。

给患者进行心理疏导,告诉患者闭经系严格节食、体重过轻导致的,建议适当增加饮食,使体重有所增加。

给予雌孕激素序贯治疗:口服戊酸雌二醇2 mg/d×21 d,醋酸甲羟孕酮8 mg/d×7 d。患者每半年门诊随访一次。

三、病例分析

1. 病史特点

(1) 女性,20岁,因"停经4个月"来我院就诊。

(2) 患者既往月经规则,减肥后月经停止来潮。

(3) 体格检查和妇科检查无特殊。

(4) 辅助检查:

超声检查:子宫及双侧卵巢无特殊。

内分泌测定:促性腺激素水平显著低下。

2. 诊断与诊断依据

(1) 诊断:下丘脑性闭经(减肥后)。

(2) 诊断依据:①既往月经规则,现停经4个月,无性生活史;②患者8个月前开始减肥,体重指数明显偏低;③超声检查:未见异常;④内分泌测定:FSH和LH水平显著低下。

3. 鉴别诊断

(1) 垂体性闭经:垂体性闭经往往也有FSH和LH水平的降低,但是多数垂体性闭经是由高泌乳素血症引起的。对泌乳素水平正常者可以做GnRH兴奋试验进行鉴别,如果注射GnRH后LH水平升高2倍以上,则为下丘脑性闭经;如果LH水平没有明显升高则为垂体性闭经。

(2) 多囊卵巢综合征:是年轻女性常见的继发闭经原因,但是患者的血FSH水平往往在正常范围,而LH水平则偏高。患者最突出的特点是有高雄激素血症的临床或生化证据。

(3) 卵巢早衰:卵巢早衰的患者也表现为继发闭经,但是患者的血促性腺激素水平显著升高。

四、处理方案及基本依据

根据不同的情况,采取不同的治疗措施。如果营养不良病情严重,危及生命,则给予积极的支持治疗,以挽救生命。如果患者一般情况好,则以心理治疗为主,同时积极治疗各种症状。

1. 心理行为治疗

心理行为治疗非常关键,患者建立正确的营养观念是治疗成功的保证。

2. 纠正体重

应劝说、鼓励患者积极进食,以恢复正常体重。开始进食时不宜过多,以免发生消化不良,以后逐步增加。

3. 闭经的治疗

自发排卵恢复比较慢,往往在患者体重恢复正常后数年月经才恢复正常。在月经来潮前采用雌、孕激素序贯治疗,对患者建立信心、防止生殖器萎缩和预防骨质疏松有帮助。

五、要点与讨论

1. 营养因素导致闭经的机制

减肥后发生的闭经属于功能性下丘脑性闭经,是体重减轻、下丘脑-垂体功能紊乱和精神创伤共同作用的结果。精神因素对生殖内分泌的影响前面已做介绍,本节将介绍营养不良对生殖内分泌影响的可能机制。

营养因素影响生殖内分泌已被临床观察所证实,肥胖与多囊卵巢综合征有关,而营养不良往往会对下丘脑-垂体-卵巢轴产生抑制作用。目前有关营养因素与生殖内分泌关系的研究主要集中在能在下丘脑水平同时参与生殖功能调节和能量代谢调节的一些因子上,如神经肽 Y、瘦素(leptin)、胃生长激素释放激素(Ghrelin)和亲吻素-1(kisspeptin)等神经内分泌调节因子。

2. 体重指数过低时的内分泌改变

(1) 下丘脑-垂体-肾上腺皮质轴:CRH 和皮质醇分泌增加,但 ACTH 分泌没有增加。ACTH 分泌没有增加可能与垂体前叶对 CRH 反应减弱有关。

(2) 下丘脑-垂体-卵巢轴:GnRH 分泌受到抑制,LH 分泌的脉冲幅度和脉冲频率均减少,卵巢功能受到抑制,因此患者出现闭经。

(3) 下丘脑-垂体-甲状腺轴:血 T_3 和 T_4 水平减少,但血 TSH 水平没有增加。T_3 水平下降可能与低体重有关。

(4) 瘦素:由于体重降低,因此患者的血瘦素水平下降。

六、思考题

1. 体重指数过低时的内分泌改变有哪些?

2. 减肥导致的闭经的治疗原则是什么?

七、推荐阅读文献

1. 于传鑫,李儒芝. 妇科内分泌疾病治疗学[M]. 上海:复旦大学出版社,2009:1-561.

2. Jerome F. Strauss, R L. Barbieri. Yen & Jaffe's Reproductive Endocrinology(7th edition)[M]. US:Elsevier Inc,2013:1-960.

八、诊疗流程图

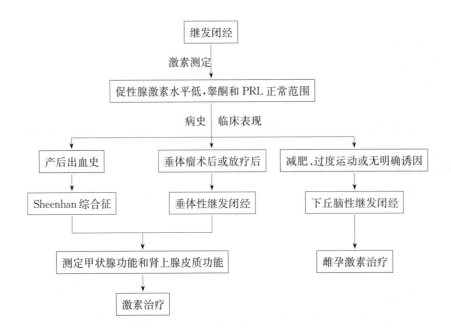

(李儒芝 华克勤)

21-羟化酶缺陷

一、病历资料

1. 现病史

患者,女,18岁,因"一直无月经来潮"来院就诊。出生时和儿童期情况不详,既往患者从未因"无月经来潮"在其他医院就诊,也未使用过雌、孕激素药物。

2. 既往史

无外伤手术史,无高血压、心脏病、糖尿病等慢性疾病史。

3. 体格检查

T 36.8℃, P 80 次/min, R 20 次/min, BP 100 mmHg/70 mmHg。

Ht 155 cm, Wt 60 kg,体态类似男性。皮肤较黑,粗糙。下唇毛发较多,呈黑色。喉结明显,乳房较小。心律齐,两肺呼吸音清。腹部平坦,肝脾肋下未及,腹部无压痛,移动性浊音(一)。

4. 妇科检查(肛查)

外阴、阴道:阴毛浓密,呈男性分布;阴蒂增大,长约 3 cm,直径约 1.2 cm;两侧大阴唇的下半部分融合,未见尿道口,阴道口狭小,棉签可探入。

子宫:扪及偏小的子宫。

附件:双侧软、无压痛与反跳痛,未及明显肿块。

5. 实验室和影像学检查

B 超检查:子宫 40 mm×45 mm×38 mm,内膜厚 3 mm;左卵巢 25 mm×20 mm×18 mm,右卵巢 22 mm×28 mm×20 mm。

内分泌测定:FSH 5.6 IU/L, LH 4.3 IU/L, PRL 15 ng/ml, E_2 56 pg/ml,睾酮 3.8 ng/ml,孕酮 4.2 ng/ml,17-羟孕酮 108 ng/ml,皮质醇 256 nmol/L(上午)。

染色体核型:46,XX。

二、诊治经过

诊断:21-羟化酶缺陷(单纯男性化型)。

给患者口服泼尼松,上午服 2.5 mg,晚上服 5 mg。2 周后行外阴整形手术,分离出阴道口,并同时行保留阴蒂头的阴蒂大部切除术,阴蒂术后长约 1 cm,直径约 0.8 cm。患者服用泼尼松 2 个月后,月经来潮,复查睾酮 0.6 ng/ml,17-羟孕酮 1.5 ng/ml。

三、病例分析

1. 病史特点

（1）女性，18岁，因"一直无月经来潮"来我院就诊。

（2）体格检查：血压正常，男性体态，喉结明显，乳房较小。

（3）妇科检查：阴毛浓密，呈男性分布；阴蒂增大，长约3 cm，直径约1.2 cm；两侧大阴唇的下半部分融合，见尿道口，未见阴道口。扪及偏小的子宫。

（4）辅助检查：超声检查：见子宫和双卵巢。

内分泌测定：FSH 5.6 IU/L，LH 4.3 IU/L，PRL 15 pg/ml，E_2 56 pg/ml，睾酮3.8 ng/ml，孕酮4.2 ng/ml，17-羟孕酮108 ng/ml；皮质醇256 nmol/L（上午）。

染色体核型：46，XX。

2. 诊断与诊断依据

（1）诊断：单纯男性化型21-羟化酶缺陷。

（2）诊断依据：①原发闭经；②阴蒂肥大，大阴唇部分融合；③超声见子宫及双侧卵巢；④内分泌测定：睾酮、黄体酮和17-羟孕酮显著升高，皮质醇水平处于正常下限；⑤染色体46，XX。

3. 鉴别诊断

（1）11β-羟化酶缺陷：女性单纯男性化型21-羟化酶缺陷最容易与11β-羟化酶缺陷相混淆，后者也有17-羟孕酮水平的升高。11β-羟化酶缺陷者体内的脱氧皮质酮水平升高，因此临床上表现为高血压。而单纯男性化型21-羟化酶缺陷者没有高血压。

（2）部分性雄激素不敏感综合征：部分性雄激素不敏感综合征患者体内的雄激素水平很高，外阴发育异常，这与女性单纯男性化型21-羟化酶缺陷相似。但是部分性雄激素不敏感综合征患者的染色体为46，XY，性腺为睾丸；另外，其体内的17-羟孕酮及孕酮水平也在正常范围。

（3）卵睾型性发育异常：该患者的外生殖器既可以类似正常的女性，也可以类似正常的男性；或者表现为明显的异常——既不像正常男性的，也不像正常女性的。如果患者出生时外阴类似正常女性外生殖器，父母往往将她们按女孩抚养。与女性单纯化型21-羟化酶缺陷相比，卵睾型性发育异常患者体内的血17-羟孕酮水平在正常范围，性腺既包含睾丸组织也包含卵巢组织，外生殖器外观按照主导性腺决定。

四、处理方案及基本依据

（1）尽可能早地启动肾上腺皮质激素治疗：因为肾上腺皮质分泌的过多的雄激素可加速骨骺愈合，因此治疗越晚，患者的最终身高越矮。另外，早治疗还可避免男性化体征加重。

（2）外生殖器异常者需手术治疗：手术的目的是使阴蒂缩小，阴道口扩大、通畅。阴蒂头有丰富的神经末梢，对保持性愉悦感非常重要，因此现在都做阴蒂体切除术，以保留阴蒂头及其血管和神经。

五、要点与讨论

1. 21-羟化酶缺陷的发生机制

21-羟化酶（cytochrome P450 21-hydroxylase，CYP21）基因位于人类6号染色体的短臂上，当CYP21基因发生突变时，就会引起21-羟化酶缺陷。CYP21的作用是把17-羟孕酮（17-

hydroxyprogesterone)和孕酮分别转化成脱氧皮质醇和脱氧皮质酮,CYP21有缺陷时,皮质醇和皮质酮生成受阻(见图87-1)。因此,患者会出现糖皮质激素功能低下和盐皮质激素功能低下的表现。由于皮质醇对下丘脑-垂体-肾上腺皮质轴的负反馈抑制作用减弱,垂体前叶会分泌大量的ACTH。在过多的ACTH的作用下,肾上腺皮质增生并分泌大量的17-羟孕酮和雄激素。雄激素水平决定外阴的分化方向,对女性21-羟化酶缺陷胎儿来说,过多的雄激素会导致其外阴的男性化。

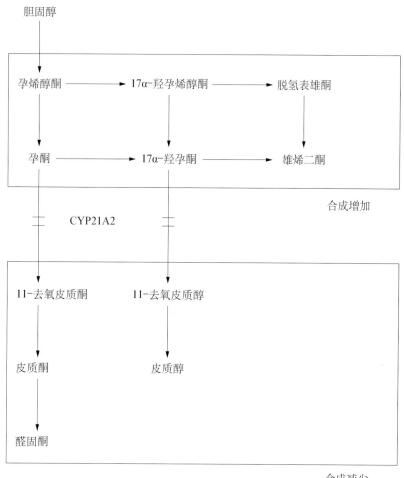

图87-1 21-羟化酶缺陷者肾上腺皮质类固醇激素合成变化

2. 女性21-羟化酶缺陷的分类

女性21-羟化酶缺陷的临床表现差别很大,一般说来,21-羟化酶缺陷的表现与其基因异常有关,基因突变越严重,酶活性受损越大,临床表现也越重。根据疾病严重程度,21-羟化酶缺陷分为3种:失盐型、单纯男性化型和迟发型。

(1)失盐型:失盐型患者的酶缺陷非常严重,体内严重缺少糖皮质激素和盐皮质激素。出生时已有外阴男性化,可表现为尿道下裂。患儿在出生后不久就会出现脱水、体重下降、血钠降低和血钾升高,需要抢救。目前能在患儿出生后1~2天内明确诊断,进一步的治疗在儿科和内分泌科进行。

(2)单纯男性化型:21-羟化酶缺陷较轻的女性患者,如果在胎儿期发病,就表现为性发育异常,临床上称为单纯男性化型。

(3)迟发型:迟发型21-羟化酶缺陷在青春期启动后发病,临床表现不典型。患者在青春期启动前无异常表现。青春期启动后患者出现多毛、痤疮、肥胖、月经稀发、继发闭经和多囊卵巢等表现,易与多囊卵巢综合征相混淆。

3. 肾上腺皮质激素治疗

患者需要终身服药。开始治疗时可采用大剂量的药物,在17-羟孕酮水平下降后逐步减量到最小维持量。不同的患者,最小维持量不同。在应激情况下,需要把皮质醇的剂量增加1~2倍。在手术或外伤时,如果患者不能口服,就改为肌内注射或静脉给药。

患者怀孕后应继续使用糖皮质激素,此时一般建议患者使用氢化可的松或泼尼松,根据患者的血雄激素水平进行剂量调整,一般把雄激素水平控制在正常范围的上限水平。如患者曾行外阴整形术,分娩时应选择剖宫产,这样可以避免外阴损伤。分娩前后应该按应激状态补充糖皮质激素。

单纯男性化型21-羟化酶患者一般不需要补充盐皮质激素。对需要补充盐皮质激素的失盐型患者,使用氟氢可的松(fludrocortisone)。

六、思考题

1. 为什么21-羟化酶缺陷会导致女性胎儿的外阴男性化?
2. 21-羟化酶缺陷最突出的内分泌特点是什么?
3. 21-羟化酶缺陷的治疗及依据是什么?

七、推荐阅读文献

1. 于传鑫,李儒芝.妇科内分泌疾病治疗学[M].上海:复旦大学出版社,2009:1-561.
2. Jerome F. Strauss, R L. Barbieri. Yen & Jaffe's Reproductive Endocrinology(7th edition)[M]. US: Elsevier Inc,2013:1-960.

八、诊疗流程图(见21-羟化酶缺陷流程图)

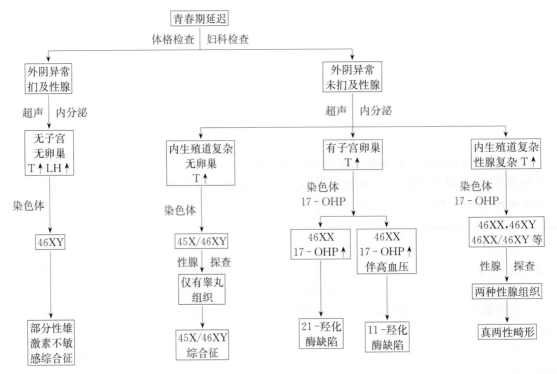

(李儒芝　华克勤)

案例 88

单纯性性腺发育不全

一、病历资料

1. 现病史

患者,女,16岁,因"乳房未发育,无月经来潮"来院就诊。患者今年16周岁,乳房未发育,一直无月经来潮。以前从未在其他医院诊治过。

2. 既往史

无特殊。

3. 体格检查

T 36.8℃,P 84次/min,R 20次/min,BP 95 mmHg/60 mmHg。

Ht 162 cm,Wt 55 kg。全身皮肤黏膜无黄染及出血点。双侧乳房未发育,心律齐,两肺呼吸音清。腹部平坦,肝脾肋下未及,腹部无压痛,移动性浊音(一)。

4. 妇科检查(肛查)

- 外阴:幼女型。
- 阴道:见阴道口。
- 子宫:扪及偏小的子宫。
- 附件:双侧软、无压痛与反跳痛,未及明显肿块。

5. 实验室和影像学检查

B超检查:子宫 25 mm×19 mm×28 mm;双卵巢未显示。

内分泌测定:FSH 75 IU/L,LH 38 IU/L,PRL 9 ng/ml,E_2 5 pg/ml,睾酮 0.18 ng/ml。

染色体核型:46,XY。

二、诊治经过

诊断:单纯性性腺发育不全(46,XY型)。

首先行腹腔镜手术,术中发现子宫偏小,两侧附件区见白色的条索状性腺组织,手术切除条索状性腺。

给患者口服戊酸雌二醇 2 mg/d,连续服用3个月后超声检查发现子宫内膜 10 mm,加服醋酸甲羟孕酮 10 mg/d,连用7天。停醋酸甲羟孕酮3天第一次月经来潮,量中等,7天干净。

患者长期服用戊酸雌二醇 2 mg/d,每30天加用醋酸甲羟孕酮 10 mg/d,治疗7天。患者每半年门诊随访一次。

三、病例分析

1. 病史特点

(1) 女性,16 岁,因"乳房未发育,无月经来潮"来院就诊。

(2) 体格检查:乳房未发育,其他无特殊。

(3) 妇科检查:外阴幼女型,子宫偏小。

(4) 辅助检查:

超声检查:子宫小,双侧卵巢未显示。

内分泌测定:FSH 75 IU/L,LH 38 IU/L,PRL 9 pg/ml,E_2 5 pg/ml,睾酮 0.18 ng/ml。

染色体核型:46,XY。

2. 诊断与诊断依据

单纯性性腺发育不全(46,XY 型)。

诊断依据:①原发闭经;②身材生长正常,乳房未发育,幼女型外阴;③超声检查:子宫小,双侧卵巢未显示;④内分泌测定:FSH 和 LH 水平显著升高;⑤染色体 46,XY。

3. 鉴别诊断

(1) Turner 综合征:Turner 综合征患者也表现为原发闭经、第二性征未发育、促性腺激素水平升高;但是患者往往身材矮小,合并其他的器官畸形;另外,患者的染色体核型异常,表现为缺失一条 X 染色体或 X 染色体上的一个片段。

(2) 特发性低促性腺激素性性腺功能低下:该类患者也表现为原发闭经、第二性征未发育;但患者的促性腺激素水平非常低,部分患者可能伴有嗅觉缺失或低下。

(3) 完全性雄激素不敏感综合征:该类患者也表现为原发闭经,染色体核型也为 46,XY;但是患者的促性腺激素水平在正常范围,血睾酮水平显著升高。另外,在患者的大阴唇、腹股沟或腹腔内会发现睾丸。

四、处理方案及基本依据

1. 切除性腺

46,XY 单纯性性腺发育不全者的性腺恶变率为 10%~20%,因此一旦确诊,就应立即切除性腺组织。46,XX 单纯性性腺发育不全者不需要切除性腺组织。

2. 性激素治疗

根据患者对身高的要求选择性激素治疗方案。如果患者要求身高更高一些,就在开始的 2~3 年采用小剂量的雌激素,这样可以避免骨骺过早愈合。以后再逐步加大雌激素剂量。为保护子宫内膜需定期加用孕激素。第一次加用孕激素的时间同 Turner 综合征,在使用雌激素 6~12 个月以后或第一次有阴道出血后。

如果没有长高的需要,可以从常规剂量开始,如戊酸雌二醇 1~2 mg/d,内膜厚度达到 10 mm 左右时加用孕激素。

五、要点与讨论

1. 单纯性性腺发育不全的发生机制

单纯性性腺发育不全有两种染色体核型:46,XX 和 46,XY,染色体核型为 46,XY 的单纯性性腺发育不全又被称为 Swyer 综合征。目前认为 46,XY 单纯性性腺发育不全的发病原因包括:①未被探测到的 Y 染色体短臂缺失;②SRY 基因突变;③其他与性别决定有关的基因。Y 染色体的基因突变或缺失导致原始性腺未分化成睾丸,而是分化成条索状性腺。条索状性腺不能分泌 AMH 和睾酮,因此中肾管退化,副中肾管分化成输卵管、子宫和阴道的上 1/3。没有雄激素的作用,尿生殖窦也分化成女性外阴。

46,XX 单纯性性腺发育不全的发病原因有:①胚胎期生殖细胞未移行到原始性腺内;②相关基因突变。虽然卵巢为条索状性腺,但副中肾管和尿生殖窦的分化不受影响,因此内生殖器和外阴均为女性表型。

2. 染色体检查的指征

原发闭经患者如果促性腺激素水平显著升高,就需要做染色体检查,另外如果患者的外生殖器发育异常也需做染色体检查。典型的 Turner 综合征的染色体为 45X,其他核型有 45X/46XX、46XXp−、46XXq−、46XXp−/46XX、46XXq−/46XX 等。单纯性性腺发育不全的染色体为 46XX 或 46XY。混合性性腺发育不全的染色体为 45X/46XY,女性先天性肾上腺皮质增生症的染色体为 46XX,雄激素不敏感综合征的染色体为 46XY。卵睾型性发育异常的染色体核型有 3 种:46XX、46XX/46XY 和 46XY;其中最常见的是 46XX。

体内存在睾丸组织或 Y 染色体的患者在选择做女性后,首要的治疗是切除双侧睾丸组织或性腺组织,因为性腺组织可能发生癌变。

六、思考题

1. 单纯性性腺发育不全的发病机制是什么?
2. 单纯性性腺发育不全患者为什么需要做染色体检查?

七、推荐阅读文献

1. 于传鑫,李儒芝. 妇科内分泌疾病治疗学[M]. 上海:复旦大学出版社,2009:1 − 561.
2. Jerome F. Strauss, R L. Barbieri. Yen & Jaffe's Reproductive Endocrinology(7th edition) [M]. US: Elsevier Inc, 2013:1 − 960.

八、诊疗流程图

诊断流程图参见 Turner 综合征。

(李儒芝　华克勤)

案例 *89*

原发性痛经

一、病历资料

1. 现病史

患者,女性,22 岁。因"下腹痛 1 日伴乏力、晕厥 1 次"急诊就诊。0-0-0-0,未婚,有性生活史,15 岁初潮,(5~6)/30 天,LMP 2015-5-5,平素月经规律,痛经(+)。患者今日为月经第 1 天,下腹痉挛性疼痛 1 日,伴乏力、腰骶部酸痛,恶心呕吐 1 次,呕吐物为胃内容物,腹泻 2 次,头晕晕厥 1 次,伴出冷汗,患者否认进食不净食物,否认使用紧急避孕药物,否认放置宫内节育环病史,无发热寒战,无腹胀便秘等。追问病史,患者自青春期起出现经期下腹疼痛至今 6 年余,每次行经前 1 天出现下腹痉挛性疼痛至月经第 3 天,伴腰骶部酸痛,曾出现晕厥 1 次。现为进一步诊治,至我院急诊就诊。

2. 既往史

否认心脏病、糖尿病、高血压等慢性疾病史,否认手术外伤史。

3. 体格检查

Ht 157 cm,Wt 45 kg,T 36.5℃,HR 95 次/min,BP 100 mmHg/60 mmHg。神清,应答切题,精神萎,面色苍白,无双下肢水肿,心肺未及明显异常。

4. 妇科检查

外阴(-),阴道畅;宫颈光;子宫前位,常大,压痛(-);双附件(-)。

5. 实验室和影像学检查

尿 HCG(-);血 HCG(-)。

血常规:WBC 7.8×10^9/L,N 69.5%,Hb 125 g/L,PLT 213×10^9/L。

CA125 5.6 IU/L。

妇科 B 超检查:子宫附件未见明显异常。

二、诊治经过

初步诊断:原发性痛经。

告知患者经期的轻度不适为正常生理反应,消除其紧张和顾虑以缓解疼痛。建议保持足够的休息睡眠、规律而适度的锻炼、戒烟。予以消炎痛栓 1 片每 6 h 1 次,经肛门用药缓解疼痛症状。

三、病例分析

1. 病史特点

(1) 女性,22 岁,因"下腹痛 1 日伴乏力、晕厥 1 次"来院就诊。

(2) 否认慢性疾病及手术史。

(3) 体检:T 36.5℃, HR 95 次/min, BP 100 mmHg/60 mmHg。神清,应答切题,精神萎,面色苍白。

(4) 妇科检查阳性发现:

宫颈:光滑;子宫前位,正常大小,压痛(一);双附件(一)。

(5) 辅助检查:尿 HCG(一);血 HCG(一);血常规正常;CA125 正常。

妇科 B 超检查:子宫附件未见明显异常。

2. 诊断与诊断依据

(1) 诊断:原发性痛经。

(2) 诊断依据:①22 岁年轻女性;②经期下腹痛;③月经初潮后 1 年内发病;④生命体征平稳,体温平;⑤血、尿 HCG(一);血常规正常;妇科超声未见明显异常;⑥否认宫腔内手术、宫内节育器放置史。

3. 鉴别诊断

(1) 继发性痛经:通常在初潮后数年方出现症状,多有妇科器质性疾病史或宫内节育器放置史,妇科检查有异常发现,必要时可腹腔镜探查以鉴别;该患者初潮后 1 年内出现经期下腹痛,无妇科疾病史,超声提示子宫附件未见明显异常,可排除。

(2) 子宫内膜异位症:通常有进行性加重的痛经、月经异常、性交痛、不孕等症状,查体子宫后倾固定,直肠子宫凹陷宫骶韧带可及触痛性结节,超声可诊断卵巢囊肿,CA125 可增高,腹腔镜探查可明确诊断,该患者根据病史体检辅助检查暂不考虑。

(3) 盆腔炎性疾病:通常发生于性活跃期女性,经期性交、不洁性交史,出现下腹痛、发热,可伴恶心呕吐,查体可见阴道脓性分泌物,有宫颈举痛,宫体附件区有压痛,血白细胞增高,妇科超声检查,有时可有盆腔肿块,该患者根据病史体检辅助检查可基本排除。

(4) 异位妊娠:可有停经后下腹痛、休克、晕厥,查 HCG(＋),超声检查,宫内未见妊娠囊,宫外可见包块,可有盆腔积液;该患者 HCG(一),妇科超声未见明显异常,且有经期下腹痛病史,故可排除。

四、处理方案及基本依据

(1) 治疗方案:心理治疗,说明月经时的轻度不适是生理反应,消除紧张和顾虑,缓解疼痛。足够的休息和睡眠、规律而适度的锻炼、戒烟均对缓解疼痛有帮助。

疼痛无法缓解时可辅助药物治疗:前列腺素合成酶抑制剂;口服避孕药;中药、针灸治疗。

(2) 依据:患者为年轻女性,月经初潮后 1 年内出现经期下腹痛,伴恶心呕吐、腹泻、出冷汗、晕厥,体温、心率、血压均正常,查 HCG(一),CA125、血常规均正常,考虑诊断原发性闭经,故予以心理治疗,并给予药物止痛。

五、要点与讨论

1. 原发性痛经的病因

原发性痛经的发生主要与月经时子宫内膜前列腺素(PG)含量增高有关。研究表明,痛经患者子宫内膜和月经血中 PGF2a 和 PGE2 含量均较正常妇女明显增高。PGF2a 含量增高是造成痛经的主要原因。PGF2a 和 PGE2 是花生四烯酸脂肪酸的衍生物,在月经周期中,分泌期子宫内膜前列腺素浓度较增生期子宫内膜高。月经期因溶酶体酶溶解子宫内膜细胞而大量释放,使 PGF2a 和 PGE2 含量增高,PGF2a 含量增高可引起子宫平滑肌过强收缩,血管痉挛,造成子宫缺血、乏氧状态而出现痛经。增多的 PG 进入血液循环,还可引起心血管和消化道症状。此外,原发性痛经还受精神、神经因素影响,疼痛的主观感受也与个体痛阈有关。无排卵的增生期子宫内膜因无孕激素刺激,所含前列腺素浓度很低,通常不发生痛经。

2. 原发性痛经的临床表现

青春期多见,常在初潮后 1～2 年内发病。疼痛多自月经来潮后开始,最早出现在经前 12 h,以行经第 1 日疼痛最剧烈,持续 2～3 日后缓解,疼痛常呈痉挛性,通常位于下腹部耻骨上,可放射至腰骶部和大腿内侧,可伴恶心、呕吐、腹泻、头晕、乏力等症状,严重时面色发白。妇科检查无异常发现。

3. 原发性痛经的诊断思路和鉴别诊断

根据经期下腹坠痛,妇科检查无阳性体征,临床即可诊断。诊断时需与子宫内膜异位症、子宫腺肌病、盆腔炎性疾病引起的继发性痛经相鉴别。继发性痛经经常在初潮后数年方出现症状,多有妇科器质性疾病史或宫内节育器放置史,妇科检查有异常发现,必要时可腹腔镜检查以鉴别。

4. 原发性痛经的处理原则

心理治疗:说明月经时的轻度不适是生理反应,消除紧张和顾虑,缓解疼痛。足够的休息和睡眠、规律而适度的锻炼、戒烟均对缓解疼痛有帮助。

疼痛无法缓解时可辅助药物治疗:①前列腺素合成酶抑制剂:通过抑制前列腺素合成酶的活性,减少前列腺素产生,防止过强子宫收缩和痉挛,从而减轻或消除痛经,有效率可达 80%,月经来潮即开始服用,连服 2～3 日;②口服避孕药:通过抑制排卵减少月经血前列腺素含量。适用于要求避孕的痛经妇女,疗效达 90% 以上;③中药、针灸治疗。

六、思考题

1. 原发性痛经的临床特征有哪些?
2. 原发性痛经的鉴别诊断是什么?
3. 原发性痛经的处理原则有哪些?

七、推荐阅读文献

1. 谢幸,苟文丽.妇产科学[M].8 版.北京:人民卫生出版社,2013:1 - 488.

2. Dawood MY. Dysmenonhea [J]. Clin Obstet Gynecol,1990,33(1):168 - 178.

3. Jamiesan DJ,Steege JF. The prevalence of dysmenorrbea, dyspareunia, pelvic pain, and irritable bowel syndrome in primarycare practices [J]. Obstet Gynecol,1996,87(1):55 - 58.

4. Davis AR,Westhoff CL. Primary dysmenorrhea in adolescent girls and treatment with oral contraceptives [J],J Pediatr Adolesc Gynecol,2001,14(1):3 - 8.

八、诊疗流程图

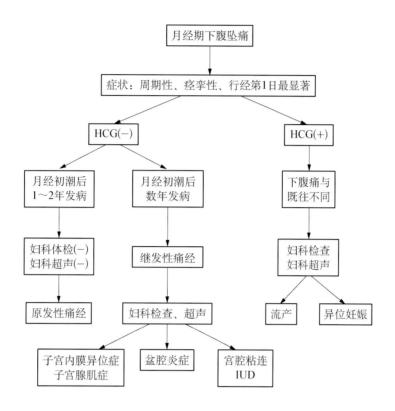

（吴步初　沈立翡）

案例 *90*
围绝经期综合征

一、病历资料

1. 现病史

患者,女性,52 岁。因"停经 6 个月,潮热伴烦躁"就诊。患者自诉近 2 年月经周期不规则 30～50 天,经期 3～7 天,经量减少。现停经 6 个月,伴有潮热,烦躁易怒,时觉头晕、头胀痛,耳鸣,面部阵发性潮红伴出汗,腰疼等。发病以来,患者食欲差,入睡困难,易醒,大小便均正常,体重无明显变化。

2. 既往史

无外伤、手术史,无高血压、心脏病、糖尿病等慢性疾病史。

3. 体格检查

患者 Ht 163 cm, Wt 58 kg, BP 110 mmHg/70 mmHg。应答切题,全身淋巴结未扪及肿大;双肺呼吸音清,未闻及干湿啰音;HR 86 次/min,未闻及杂音;肝脾肋下未及,腹部平坦,未见肠型及蠕动波;脊柱无侧弯,四肢活动自如,膝跳反射存在,肛门未见明显异常。

4. 妇科检查

外阴:经产式。

阴道:通畅,黏膜点状充血。

宫颈:光滑,萎缩。

宫体:前位,萎缩,质中,活动,无压痛。

附件:双侧无压痛与反跳痛,未及明显肿块。

5. 实验室和影像学检查

性激素水平:LH 24.68 mIU/ml, FSH 40.31 mIU/ml, E_2 5.0 pg/ml, PRL 10.35 ng/ml,睾酮 0.21 ng/ml,孕酮 0.24 ng/ml, β-HCG<0.01 mIU/ml。

盆腔 B 超检查:子宫内膜厚 5 mm,子宫大小:长 45 mm×宽 30 mm×厚 20 mm,宫颈长 28 mm。右卵巢大小:22 mm×26 mm×18 mm;左卵巢大小:23 mm×20 mm×15 mm。盆腔积液:无。

二、诊治经过

初步诊断:围绝经期综合征。

予以完善检查:血常规、肝肾功能、凝血功能、血脂等。骨密度测定确诊有无骨质疏松。

心理治疗使患者了解围绝经期这一自然过程,鼓励坚持体育锻炼,增加日晒。

若睡眠障碍影响日常生活,睡前可口服安定 2.5 mg,辅助用谷维素 20 mg 调节自主神经功能。

若症状加重或有泌尿生殖道萎缩相关症状或预防骨质疏松,在无禁忌证情况下可以采用激素替代治疗(HRT)。使用 HRT 前进行评估:包括病史、妇科检查、乳腺和子宫内膜厚度等检查。

患者 52 岁,给予替勃龙 1.25 mg/d,连用。4 个月左右能够缓解症状。患者主要是缓解围绝经期症状,可用药在 5 年内,若为预防骨质疏松,用药持续 3~5 年以上。用药期间半年到一年进行一次风险评估。并可酌情逐步减量,根据个体情况寻找最低有效维持量。

三、病例分析

1. 病史特点
(1) 女性,52 岁,因"停经 6 个月,潮热伴烦躁"来院就诊。

(2) 月经周期不规则 2 年,停经 6 个月,伴有潮热,烦躁易怒、睡眠障碍。

(3) 体检:未见明显阳性体征。

(4) 妇科检查:

● 外阴:经产式。

● 阴道:通畅,黏膜点状充血。

● 宫颈:光滑,萎缩。

● 宫体:前位,萎缩,质中,活动,无压痛。

● 附件:双侧无压痛与反跳痛,未及明显肿块。

(5) 辅助检查:性激素水平:LH 24.68 mIU/ml, FSH 40.31 mIU/ml, E_2 5.0 pg/ml。

2. 诊断与诊断依据
(1) 诊断:围绝经期综合征。

(2) 诊断依据:①月经改变;②精神神经症状;③妇科检查:宫颈、宫体萎缩;④内分泌测定显示卵巢功能衰竭;⑤FSH>40 mIU/m,E_2<20 pg/me,判定绝经。

3. 鉴别诊断
(1) 围绝经期精神病:抑郁和焦虑是围绝经期女性常见的两种精神情感障碍,特征是能力和精力减退,注意力不集中,易激动,情绪波动较大,紧张,症状多变没有特异性并且持续存在,患者能意识到自己存在心理障碍。

(2) 泌尿道感染:雌激素水平低导致泌尿生殖道黏膜菲薄,易出现反复难愈的泌尿道感染症状,但尿常规检查不一定有阳性发现,小剂量雌激素治疗可以缓解症状。

(3) 子宫内膜癌:围绝经期不规则阴道出血患者需进行诊断性刮宫或宫腔镜检查排除子宫内膜癌。

(4) 冠心病:围绝经期综合征由于自主神经功能紊乱使血管舒缩功能失调也会出现心前区疼痛、心悸等酷似冠心病心绞痛的症状。但心绞痛的特点是胸前下段或心前区突发的压榨性或窒息性疼痛,且向左臂放射,持续时间很少超过 10~15 min,口服硝酸甘油后 1~2 min 内疼痛可缓解或消失。围绝经期综合征心前区疼痛是持续性钝痛,口服硝酸甘油后疼痛不能缓解;心绞痛与体力活动和情绪激动有关,而围绝经期综合征与体力活动无关,仅与情绪、精神有关;心电图检查,冠心病多有改变,围绝经期综合征无变化。

四、处理方案及基本依据

(1) 治疗方案:心理治疗,生活调节,辅助药物治疗,必要时激素替代疗法。

（2）依据：症状轻可以通过前 3 种方案治疗；若症状不能缓解，排除禁忌证后可以激素替代疗法。

五、要点与讨论

1. 有关激素替代疗法(HRT)的适应证及禁忌证

对 HRT 有以下共识：①HRT 是针对与绝经相关健康问题的必要医疗措施。②绝经及相关症状（如血管舒缩症状、泌尿生殖道萎缩症状、神经精神症状等）是应用 HRT 的首要适应证。③应用 HRT 是预防绝经后骨质疏松的有效方法。④HRT 不应该用于心血管疾病的一级和二级预防。⑤对于有完整子宫的妇女，在应用雌激素时，应同时应用适量的孕激素以保护子宫内膜；对于已切除子宫的妇女，则不必加用孕激素。⑥应用 HRT 时，应在综合考虑治疗目的和风险的前提下，采用最低有效剂量。⑦在出现绝经及相关症状后，即可应用 HRT，根据激素异常的情况选择 HRT 方案。⑧当前的研究表明，应用 HRT<4 年相对安全，风险较低；应用 HRT>4 年，相关风险可能增加。应用 HRT 应至少于每年进行 1 次个体化评估后，决定是否继续或长期应用；有绝经症状的可采用短疗程，对骨质疏松问题需要长疗程，应根据评估情况决定疗程的长短。⑨出现绝经相关症状并存在其他疾病时，在排除禁忌证后，可于控制并发疾病的同时应用 HRT。⑩应用 HRT 时，应对妇女进行个体化的风险/受益评估，并告知在应用过程中应进行年度监控。

HRT 的适应证：①绝经相关症状；②泌尿生殖道萎缩的问题；③低骨量及绝经后骨质疏松症；④开始应用时机：在卵巢功能开始减退及出现相关症状后即可应用。

HRT 的禁忌证：①已知或怀疑妊娠；②原因不明的阴道出血或子宫内膜增生；③已知或怀疑患有乳腺癌；④已知或怀疑患有与性激素相关的恶性肿瘤；⑤6 个月内患有活动性静脉或动脉血栓栓塞性疾病；⑥严重肝肾功能障碍；⑦血卟啉症、耳硬化症、系统性红斑狼疮；⑧与孕激素相关的脑膜瘤。

有下列疾病时慎用 HRT：①子宫肌瘤；②子宫内膜异位症；③尚未控制的糖尿病及严重高血压；④有血栓栓塞性疾病史或血栓形成倾向；⑤胆囊疾病、癫痫、偏头痛、哮喘、高泌乳素血症；⑥乳腺良性疾病；⑦乳腺癌家族史。

2. 有关 HRT 的应用流程

应用 HRT 前评估：是否有应用 HRT 的适应证，是否有应用 HRT 的禁忌证，是否存在慎用情况。

评估项目：病史和常规妇科检查，其余检查项目可根据需要选择，其中乳腺和子宫内膜厚度应为必查项目。

权衡应用 HRT 的利弊：年龄，卵巢功能衰退情况（绝经过渡期、绝经早期或绝经晚期），应用 HRT 前的评估结果。

结果判断：无适应证或存在禁忌证时，不应用 HRT；有适应证同时合并其他疾病时，在排除禁忌证后，可于控制其他疾病的同时，应用 HRT；有适应证无禁忌证时，建议应用 HRT；症状的发生可能与绝经有关，也可能与绝经无关，难以即刻辨明，并且无禁忌证时，可行短期试验性应用。患者知情同意。

个体化用药方案：考虑因素包括：是否有子宫、年龄、卵巢功能衰退情况（绝经过渡期、绝经早期或绝经晚期）、风险因素。根据每个妇女的不同情况，制订个体化用药方案。序贯方案中，孕激素应用时间达到 10~14 天。

应用 HRT 过程中的监测的目的：判断应用目的是否达到；个体风险/受益比是否发生改变；评价是否需要继续应用 HRT 或调整方案。根据妇女的具体情况，确定监测的指标和频度。

应用 HRT 的注意事项：为预防血栓形成，因疾病或手术需要长期卧床者酌情停用。

3. 应用 HRT 的常用方案

（1）连续序贯法：以 28 天为一个疗程周期，雌激素不间断应用，孕激素于周期第 15~28 天应用。周期之间不间断。本方案适用于绝经 3~5 年内的妇女。

（2）周期序贯法：以 28 天为一个治疗周期，第 1～21 天每天给予雌激素，第 11～21 天内给予孕激素，第 22～28 天停药。孕激素用药结束后，可发生撤退性出血。本方案适用于围绝经期及卵巢早衰的妇女。

（3）连续联合治疗：雌激素和孕激素均每天给予，发生撤退性出血的概率低，适用于绝经多年的妇女。

（4）单一雌激素治疗：适用于子宫切除术后或先天性无子宫的卵巢功能低下妇女。

（5）单一孕激素治疗：适用于绝经过渡期或绝经后围绝经期症状严重且有雌激素禁忌证的妇女。

（6）加用雄激素治疗：HRT 中加入少量雄激素，可以起到改善情绪和性欲的作用。

（7）HRT 的最佳剂量：为临床效应的最低有效量，治疗达到的目标应为：能达到治疗目的，并阻止子宫内膜增生，血中 E_2 含量为绝经前卵泡早期水平（40～50 pg/ml），$E_2/E_1>1$。

4. 有关 HRT 的副作用及危险性

子宫出血：用药期间的异常出血，多为突破性出血，应了解有无服药错误，B 型超声检查内膜，必要时做诊刮排除子宫内膜病变。

雌激素不良反应：雌激素剂量过大时可引起乳房胀、白带多、头痛、水肿、色素沉着等，酌情减量可减少其不良反应。

孕激素的不良反应：包括抑郁、易怒、乳房痛和水肿，极少数患者甚至不耐受孕激素。改变孕激素种类可能减少其不良反应。少数妇女接受 HRT 后，可因为水钠潴留造成短期内体重增加明显。

子宫内膜癌：长期单独应用雌激素使子宫内膜癌和子宫内膜增生的危险增加 6～12 倍。雌激素替代治疗时，有子宫的妇女，必须加用孕激素，可以阻止子宫内膜单纯性和复杂性增生，内膜癌的相对危险度降至 0.2～0.4。

乳腺癌：美国国立卫生研究院的"妇女健康倡议研究（WHI）"大型随机对照试验结果显示对有子宫的妇女随机给予雌孕激素联合治疗，平均随访 5.2 年，浸润性乳腺癌的相对风险增加 26%。

六、思考题

1. 围绝经期综合征的临床特征有哪些？
2. 围绝经期综合征的诊断与鉴别诊断是什么？
3. HRT 的适应证和禁忌证有哪些？

七、推荐阅读文献

1. 中华医学会妇产科学分会绝经学组. 绝经相关激素补充治疗的规范诊疗流程[J]. 中华妇产科杂志，2013，48（2）：155 - 158.

2. 中华医学会妇产科学分会绝经学组. 绝经期管理与激素补充治疗临床应用指南（2012 版）[J]. 中华妇产科杂志，2013，48（10）：795 - 799.

3. Li L, WU J, PU D, et al. Factors associated with the age of natural menopause and menopausal symptoms in Chinese women [J]. Maturitas, 2012,73(4):354 - 360.

4. Archer DE. Efficacy and tolerability of local estrogen therapy for urogenital atrophy [J]. Menopause, 2010,17(1):194 - 203.

八、诊疗流程图

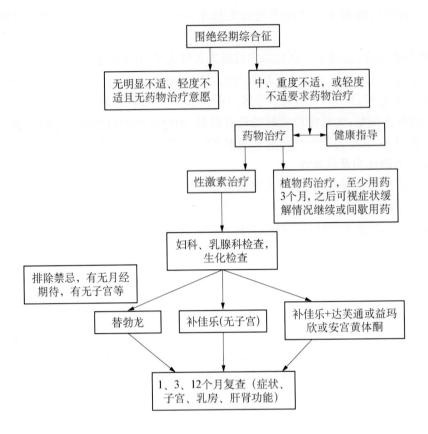

（舒慧敏　孙　静）

案例 *91*
输卵管因素不孕

一、病历资料

1. 现病史

患者,女性,28岁。因"未避孕未孕1年"入院。患者平素月经规则,5/30天,量中,无痛经,LMP 2014-4-10。患者2014年1月以来未避孕未孕至今,正常性生活,丈夫精液检查正常。监测基础体温呈双相,B超检查提示卵巢排卵正常。我院 HSG 检查:子宫腔正常,左侧输卵管伞端粘连,积水可能。右侧输卵管通而不畅。现要求生育入院行手术治疗。发病以来,患者食欲、睡眠、大小便均正常,体重无明显变化。

2. 既往史

既往有慢性盆腔炎史,劳累后易发作,间断性口服中成消炎药治疗。无外伤手术史,无高血压、心脏病、糖尿病等慢性疾病史。

3. 婚育史:已婚,0-0-0-0。

4. 体格检查

Ht 160 cm,Wt 48 kg,BP 110 mmHg/70 mmHg。应答自如。面部无痤疮,双侧乳房发育正常。心肺(一),腹软,腹部无压痛及反跳痛。双下肢无水肿。

5. 妇科检查

外阴:已婚式,阴毛分布呈女性型。

阴道:通畅,黏膜完整,分泌物量少,透明,无异味。

宫颈:光滑,无肥大,质中,无举痛。

宫体:前位,正常大小,活动度可,无压痛。

附件:左侧附件区稍增厚,无明显压痛及反跳痛;右侧附件区未及明显肿块,无压痛与反跳痛。

6. 实验室和影像学检查

血 FSH、LH、E_2、P、PRL、睾酮正常。

甲状腺功能:正常。

空腹血糖:4.0 mmol/L。

HSG 检查:子宫腔正常,左侧输卵管伞端粘连,积水可能。右侧输卵管通而不畅。

盆腔B型超声描述:子宫后位,长41 mm,宽40 mm,厚32 mm,外形规则,宫内膜厚约5 mm。左卵巢大小:10 mm×14 mm×20 mm。其旁见一20 mm×25 mm×35 mm条状无回声,边界尚清晰。右卵巢大小:10 mm×15 mm×19 mm。盆腔积液:20 mm。

二、诊治经过

入院后初步诊断:输卵管因素不孕,输卵管积水可能。

入院后予以完善术前常规检查,血常规、肝肾功能、电解质、止凝血指标。

入院第 2 天进行术前准备,予以复方聚乙二醇电解质散灌肠。

入院第 3 天在全麻下行腹腔镜检查＋左侧输卵管伞端造口术＋盆腔粘连分解术＋宫腔镜检查＋双输卵管通液术。第 3 天出院。告知术后 1 月不孕症门诊随访,监测排卵,试孕。

三、病历分析

1. 病史特点

(1) 女性,28 岁,因"未避孕未孕 1 年"来院就诊。

(2) 既往有慢性盆腔炎史。

(3) 体检:乳房、腋毛发育正常。

(4) 妇科检查阳性发现:左侧附件区稍增厚。

(5) 辅助检查:HSG 检查:子宫腔正常,左侧输卵管伞端粘连,积水可能。右侧输卵管通而不畅。盆腔 B 超检查提示左侧输卵管积水可能。

2. 诊断与诊断依据

(1) 诊断:输卵管因素不孕,输卵管积水可能。

(2) 诊断依据:①未避孕未孕 1 年;②慢性盆腔炎病史;第二性征以及外阴发育正常;③丈夫精液检查正常;④监测基础体温呈双相,B 超检查提示卵巢排卵正常;⑤血性激素检查正常,内分泌测定显示卵巢功能正常;⑥HSG 检查:子宫腔正常,左侧输卵管伞端粘连,积水可能。右侧输卵管通而不畅;⑦盆腔 B 超检查提示左侧输卵管积水可能。

3. 鉴别诊断

(1) 免疫因素:在男性生殖道免疫屏障被破坏的条件下,精子、精浆在体内产生抗自身精子的抗体,使射出的精液产生自身凝集而不能穿过宫颈黏液。临床上查抗精子抗体(AsAb)阳性、性交后试验可发现精子穿过黏液能力差或精子不活动可帮助诊断。

(2) 宫颈因素:宫颈黏液功能异常、宫颈炎症及宫颈免疫学功能异常,影响精子通过,均可造成不育。可通过妇科检查、阴道分泌物检查及性交后试验以明确诊断。

(3) 阴道因素:外阴阴道发育异常、外阴阴道炎症以及外阴阴道瘢痕均造成不孕。可通过妇科检查以明确。

(4) 子宫因素:子宫畸形、子宫肌瘤、子宫内膜息肉或子宫腔粘连均可能造成不孕,可通过 B 超检查、HSG 及宫腔镜检查明确诊断。

四、处理方案及基本依据

(1) 治疗方案:包括输卵管伞端造口术和 IVF - ET 术,与患者及家属沟通后要求行手术治疗,故行腹腔镜检查＋左侧输卵管伞端造口术＋盆腔粘连分解术＋宫腔镜检查＋双输卵管通液术。

(2) 依据:患者未避孕未孕 1 年,丈夫精液、性激素及卵巢排卵均正常,HSG 及 B 超检查均提示输卵管积水,考虑输卵管因素所致不孕可能性大,具备手术指征。

五、要点与讨论

1. 输卵管不孕概述及病因

不孕症是一种特殊的生殖健康缺陷，据世界卫生组织统计，近年全世界范围内不孕症发病率占已婚育龄夫妇的 10%～15%，我国育龄妇女的不孕症发病率为 7%～10%，其中输卵管性不孕占女性不孕的 25%～35%，在女性不孕中居首位。输卵管性不孕是指各种因素导致输卵管管腔的蠕动能力减退、拾卵及将受精卵运送到宫腔的三大功能丧失。

输卵管因素不孕的病因很复杂，包括先天性因素（如输卵管发育不良、过于纤长等）和后天性因素（如感染、手术损伤等）。目前国内外普遍认为感染是导致输卵管性不孕的主要原因，包括沙眼衣原体、支原体、淋病奈瑟菌感染等，尤其是沙眼衣原体，侵入机体后可在黏膜上皮细胞内繁殖，抑制细胞代谢，使其变性坏死，并引起小血管炎性浸润，其抗原也可引起变态反应，对人输卵管上皮造成严重的破坏。另外，子宫内膜异位症、多次宫腔操作史、输卵管结核，输卵管结扎或绝育术，宫外孕保守治疗或手术等，均可使输卵管功能受损或丧失而导致不孕。

2. 输卵管因素不孕的诊断方法

目前临床上应用于输卵管因素不孕诊断技术主要有腹腔镜、子宫输卵管碘油造影术（HSG）、超声下子宫输卵管造影术、输卵管镜以及衣原体、支原体检查等。目前临床上腹腔镜、子宫输卵管碘油造影术较为常用。腹腔镜是诊断输卵管因素不孕的金标准，它可以直接观察输卵管外观、是否通畅，盆腔内有无粘连、内异灶等，可同时进行诊断及治疗，具有较大的优势。而子宫输卵管碘油造影术是一种方便、价廉且较为可靠的检查方法，门诊就可以进行。用以评价输卵管的通畅度，了解输卵管畸形，符合率为 50%～90%，是不孕症的一线诊断方法。但输卵管的痉挛可影响 HSG 诊断的准确性。

3. 输卵管因素不孕的诊断思路

输卵管因素是引起不孕的最常见因素。接诊输卵管因素不孕患者时，需了解既往有无慢性盆腔炎史、宫外孕史、结核史及慢性盆腔痛等，了解孕产史、月经情况、性生活情况、有无不良嗜好、痛经等。体检时应注意有无盆腔压痛及包块。辅助检查时进行阴道分泌物支原体、衣原体检查；B超检查有无输卵管积水、盆腔包块；HSG 了解输卵管通畅情况，必要时行腹腔镜检查。另外，进行丈夫精液检查，排除男性不孕因素，检测性激素水平、免疫因子如抗精子抗体等，测定基础体温及 B超检查了解卵巢排卵及子宫、附件及盆腔情况，有助于鉴别多囊卵巢综合征、免疫因素不孕、盆腔疾病等。

4. 输卵管因素不孕的治疗

输卵管因素不孕的治疗取决于输卵管疾患的类型和程度。同时结合如年龄、患者的卵巢储备功能、男方因素以及患者家庭的经济状况等相关因素。目前临床上治疗方法有输卵管插管治疗、各种手术治疗以及体外受精-胚胎移植（IVF - ET）等。

在 HSG 检查中，约有 40% 的病例诊断为输卵管近端阻塞。治疗方法包括输卵管插管、输卵管吻合术和 IVF - ET。输卵管插管治疗是通过宫腔镜或超声引导下进行的，通过引导丝机械性地打通输卵管。通过这种方法可以解决 85% 的输卵管阻塞，然而再次输卵管阻塞率可达 30%，输卵管穿孔率可达 3%～11%。另外，通过显微外科手术切除输卵管峡部，进行输卵管吻合。

输卵管远端的疾患占输卵管因素相关不孕的 35%，除了 IVF - ET 外，治疗方法还包括输卵管造口术和伞端整形术。与输卵管造口术相比，伞端成形术有着较好的妊娠结局，其术后妊娠率是造口术的 2 倍，可达 60%。

而对于输卵管积水的治疗包括积水抽吸术、抗生素的使用、新式输卵管造口术、近端输卵管结扎术和输卵管切除术等。国外较多报道输卵管积水的患者在 IVF - ET 之前行腹腔镜下阻断或切除积水的输卵管可改善 IVF - ET 的种植率及临床妊娠率。总之，对于年轻、卵巢储备功能较好的患者，首选手术治疗特别是诊断性腹腔镜是必要的。如果术后 1 年未妊娠可以考虑 IVF - ET 术。但对于年龄较大的、输卵管疾病较重的患者可以直接考虑 IVF 治疗。对于伴有输卵管积水和反复异位妊娠的患者,建议 IVF 治疗之前实施预防性的手术治疗即输卵管切除术,以增加宫内妊娠率。

六、思考题

1. 输卵管因素不孕的常见病因有哪些?

2. 输卵管因素不孕诊断方法有哪些?

3. 输卵管积水治疗方法有哪些?

七、推荐阅读文献

1. 曹云霞,唐志霞.输卵管性因素不孕的诊断和治疗策略[J].中华临床医师杂志(电子版),2009,3(11):1815 - 1822.

2. Kodaman PH Arici A Seli E. Evidence-based diagnosis and management of tubal factor infertility [J]. Curt Opin Obstet Gynecol,2004,16(3):221 - 229.

3. Malik A,Jain S,Hakim S,et al. Rizvi Chlarmydia trachomatis infection & female infertility [J]. Indian J Med Res,2006(6),123:77 - 775.

4. Svenstrup HF,Fedder J,Kristofersen SE et al. Mycoplasma genitalium,chlamydia trachomatis,and tubal factor infertility—a prospective study [J]. Fertil Steril,2008,90(3):513.

八、诊疗流程图

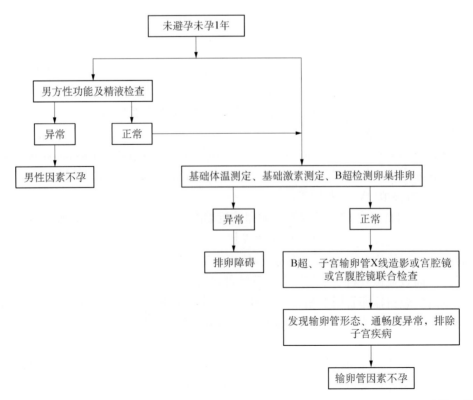

(梁 艳 程蔚蔚)

案例 92
卵巢因素不孕症

一、病例资料

1. 现病史

患者,女性,28 岁,因"结婚 2 年未避孕未孕"就诊。患者 13 岁月经初潮,月经稀发,周期 2～6 月,基础体温提示"单相"型,应用孕激素可有撤退性出血,面部痤疮反复发作。现结婚 2 年未避孕未孕,性生活正常,3 月前子宫输卵管造影检查:子宫腔正常,双侧输卵管通畅。男方精液分析提示活率和密度均无异常,现要求生育。

2. 既往史和家族史

否认高血压、糖尿病、肺结核等疾病史;否认手术外伤史和药物过敏史。

3. 体格检查

Ht 161 cm, Wt 75 kg,体重指数 28.9;腰围 85 cm,臀围 95 cm,腰臀比 0.89。BP 110 mmHg/75 mmHg。面部痤疮明显(按 Rosenfield 评分标准评 2 分),上唇外缘少许毛发,右乳房乳晕周围少许几根较长毛发,下腹正中线少许毛发,下臂和小腿稀疏毛发,按 Ferriman-Gallway 评分法评 5 分。颈部黑棘皮症阳性,双乳发育Ⅴ级,无溢乳。

4. 妇科检查

外阴:已婚式,阴毛浓密呈女性型分布。

阴道:无异常。

子宫:前位,正常大小。

附件:双侧附件未扪及明显包块,无压痛和反跳痛。

5. 实验室和影像学检查

停经 50 天血内分泌水平测定:FSH 8.3 IU/L, LH 7.6 IU/L,雌二醇 178 pmol/L,泌乳素 12.31 ng/ml,孕酮 0.4 ng/ml,睾酮 3.1 nmol/L,皮质醇(清晨 8 AM)327 nmol/L, 17-羟孕酮 362 nmol/L,硫酸脱氢表雄酮 3.4 μmol/L。

空腹血糖 90 mg/dl,空腹胰岛素 24.8 mIU/L,空腹血糖/胰岛素比值(glucose-to-insulin ratio, GIR)3.62(正常值＞4.5)。

甲状腺功能、肝肾功能正常。

经阴道盆腔 B 型超声:子宫体前位 41 mm×40 mm×35 mm,子宫内膜厚度 7.0 mm,右侧卵巢 44 mm×24 mm×26 mm,左侧卵巢 46 mm×39 mm×22 mm,每侧卵巢均有＞12 个 2～9 mm 小卵泡。

男方精液分析:量 2 ml,液化时间 1.5 h,活率 58.3%,密度 23.7×10⁶/ml。

二、诊治经过

初步诊断：①原发不孕；②多囊卵巢综合征；③肥胖；④胰岛素抵抗。

治疗经过：

（1）生活方式的调整、降低体重（饮食控制和有氧运动）：3个月后体重降至69 kg，体重指数为26.6。

（2）复方口服避孕药（达英-35）降低雄激素水平：3个月后复查血睾酮2.4 nmol/L，面部痤疮改善明显，颈后部的黑棘皮症亦有改善。

（3）双胍类药物改善胰岛素抵抗：3个月后复查空腹血糖87 mg/dl，空腹胰岛素20.3 mIU/L，GIR为4.28。

（4）考虑患者有生育需求，纠正高雄激素状态和改善胰岛素抵抗后予促排卵治疗：达英-35撤退性出血的第3天给予克罗米芬50 mg，qd，×5天，停药后4天超声检查提示左侧卵巢可见一直径约13 mm卵泡，三天后再次超声检查左侧卵巢优势卵泡18 mm×17 mm×19 mm，子宫内膜8.1 mm，予HCG 10 000 IU肌内注射并指导同房，地屈孕酮10 mg，bid，po黄体支持。3周后仍未转经复诊，测血β-HCG值1 023 IU/L，继续地屈孕酮支持黄体，2周后超声检查提示"宫内单胎妊娠，胚芽5 mm，见胎心"。

三、病例分析

1. 病史特点

（1）28岁女性，"未避孕未孕2年"。

（2）月经稀发，周期2～6个月，基础体温单相，子宫输卵管造影示"双侧输卵管通畅"，男方精液基本正常。

（3）体检提示面部痤疮，肥胖（体重指数28.9）。多毛症状按Ferriman-Gallway评分法评5分。颈部黑棘皮症阳性。妇科检查无明显异常。

（4）实验室检查：睾酮升高3.1 nmol/L。空腹血糖90 mg/dl，空腹胰岛素24.8 mIU/L，GIR值3.62提示胰岛素抵抗。经阴道盆腔B型超声检查提示：双侧卵巢均有＞12个2～9 mm小卵泡。

2. 诊断与诊断依据

诊断：

（1）原发不孕。

（2）多囊卵巢综合征。

（3）肥胖。

（4）胰岛素抵抗。

诊断依据：

（1）结婚2年未避孕未孕。

（2）月经稀发，基础体温单相，体重指数28.9。

（3）血内分泌测定示睾酮水平升高，胰岛素抵抗。

（4）超声检查提示双侧卵巢均呈现小卵泡提示多囊性改变。

3. 鉴别诊断

（1）21-羟化酶缺陷（迟发型）：在临床可表现闭经、多毛、肥胖、高雄激素血症等征象，与PCOS临床表现类似，但21-羟化酶缺陷常表现17-羟孕酮的分泌增多，可同时出现如肌肉发达、阴蒂增大等男性化改变,必要时可做 ACTH 刺激试验确诊。

(2)库欣综合征:患者可存在多毛、肥胖、高雄激素血症等表现,与 PCOS 临床表现类似。还表现为满月脸,皮质醇水平升高并失去正常的昼夜波动,血皮质醇的测定有助于鉴别诊断。该病例血 17 - 羟孕酮和皮质醇正常范围,目前暂不考虑肾上腺病变,必要时可做小剂量地塞米松抑制试验确诊。

(3)卵巢早衰和功能性下丘脑闭经:在临床上亦可表现为月经稀发、无排卵和不孕,但卵巢早衰血 FSH、LH 水平升高,雌二醇水平低下,下丘脑闭经血 FSH、LH 水平低下,多无高雄激素表现,根据该患者血内分泌测定结果,故目前暂不考虑。

(4)卵巢和肾上腺分泌雄激素的肿瘤:这类女性患者往往在临床上呈现男性化表现,进展迅速,血雄激素水平可较正常升高十几倍,超声和磁共振等影像学检查显示卵巢和肾上腺存在占位病变。

(5)高泌乳素血症和甲状腺功能异常:同样在临床上可有无排卵和雄激素水平轻度升高表现,但泌乳素水平和甲状腺功能的测定可助明确诊断。

四、处理方案及基本依据

1. 处理方案

(1)生活方式调整和降低体重。

(2)复方口服避孕药降低雄激素水平、双胍类药物改善胰岛素抵抗。

(3)促排卵治疗。

2. 依据

由于 PCOS 患者不同年龄和治疗诉求及临床表现的高度异质性,故临床处理应根据患者治疗需求和代谢改变采取个体化的对症处理。患者为已婚 28 岁年轻女性且有生育要求,根据其内分泌和代谢改变制订以上治疗方案。

五、要点与讨论

卵巢因素不孕症包括各种卵巢源性内分泌异常引起的排卵障碍,并不等同于"排卵障碍性不孕",比较少见的包括:性腺先天性发育不全、抵抗性卵巢综合征和卵巢早衰等,这些致病因素均可引起排卵障碍和不孕。而多囊卵巢综合征(PCOS)是临床最常见的卵巢性不孕症,尽管这个综合征严格意义上并不是仅表现卵巢内分泌的异常,因此这一节的讨论中将着重论述 PCOS 排卵障碍性不孕的诊断与治疗。

1. PCOS 的诊断标准以及中国的标准

PCOS 是育龄期女性常见的内分泌疾病之一,育龄妇女的发病率为 5%～10%。临床表现为月经异常、不孕、高雄激素血症以及卵巢多囊样改变等。目前国际上最广泛采纳的为 2003 年鹿特丹标准,即符合下列 3 条中的 2 条即可拟诊为 PCOS:①稀发排卵或无排卵;②高雄激素的临床表现和(或)高雄激素血症;③超声表现为 PCO 征。2011 年中华医学会制定了"中国 PCOS 的诊断标准",除了目前的国际标准之外,中国标准将"月经异常"即月经稀发、闭经或不规则子宫出血作为 PCOS 的必要诊断条件,与国际标准比较,中国的 PCOS 诊断标准更强调卵巢功能障碍的病理作用。

2. PCOS 合并不孕的治疗共识

2007 年 ESHRE/ASRM 对于 PCOS 不孕症治疗的希腊共识和 2009 年中华医学会的"PCOS 诊疗共识"目前已被业内广泛地接受和实践。

(1)生活方式的调整:现已知肥胖与排卵障碍密切相关,生活方式的调整和降低体重是 PCOS 合并不孕肥胖女性的推荐一线治疗方案,减轻自身体重的 5%～10% 即可有明显的临床改善,包括排卵的恢复、改善克罗米芬抵抗状态、增加糖耐量和胰岛素敏感性以及降低自然流产率、提高活产率等。

饮食控制和日常锻炼,每日减少 500～1 000 kcal 的食物摄入和每日至少 30 min 的有氧锻炼可有效恢复排卵,减重后体重维持有助于减少 PCOS 女性 2 型糖尿病和心血管疾病等远期并发症的发生。

(2)提高胰岛素敏感性:除了降低体重、减低体脂以改善胰岛素敏感性之外,常用的胰岛素增敏剂为双胍类制剂二甲双胍,可通过增加胰岛素敏感性和纠正代谢异常改善肥胖 PCOS 患者的克罗米芬抵抗状态。二甲双胍的诱导排卵率约为 22%,其机制可能与降低循环中胰岛素和雄激素水平,提高性激素结合蛋白水平等有关,但目前并不推荐二甲双胍作为 PCOS 诱导排卵治疗的一线药物,且需要警惕二甲双胍可能引起的乳酸酸中毒等较严重并发症以及妊娠期使用可能的不良影响。

(3)促排卵治疗:克罗米芬是 PCOS 诱导排卵的首选药物,平均每周期的临床妊娠率约为 22%,一般认为克罗米芬诱导排卵的第一线方案至少应为 6 个周期,6 周期累计活产率为 50%～60%。影响克罗米芬诱导排卵效果的因素包括肥胖、年龄以及高雄激素血症等。起始剂量推荐为每日 50 mg,最大剂量则为每日 150 mg,约有 20% 的患者存在克罗米芬抵抗,可能与没有得到纠正的肥胖、高雄激素和胰岛素抵抗有关,胰岛素增敏剂的应用可在一定程度上改善克罗米芬抵抗状态。

在克罗米芬抵抗或失败的情况下,可以考虑进行注射促性腺激素诱导排卵的二线方案,希腊共识建议起始剂量为 37.5～50.0 IU 每天,起始剂量至少持续 14 天后再增加剂量,增加的剂量不超过起始剂量的 50%。需要重视和避免多胎妊娠和卵巢过度刺激综合征(OHSS)的发生,目前国内的 PCOS 共识仍认为促性腺激素诱导排卵方案应该在二线治疗中考虑。

此外,腹腔镜下卵巢打孔术亦有助于 PCOS 患者恢复自发排卵,其主要指征是表现克罗米芬抵抗的排卵障碍或持续异常 LH 升高的且高雄激素来源于卵巢的 PCOS 不孕患者。

(4)辅助生殖技术:对于在减轻体重、诱导排卵以及 LOD 等治疗后仍旧未孕,或者合并输卵管因素、子宫内膜异位症以及男性因素的 PCOS 患者,体外受精-胚胎移植(IVF‐ET)治疗是最后的选择。PCOS 患者 IVF 治疗的临床妊娠率与非 PCOS 患者相似,提示 PCOS 本身对 IVF 治疗结局并无不良影响,但是年龄和体重指数是重要的影响因素,再次说明生活方式调整和减重对于 PCOS 性不孕治疗的重要性。

因此,PCOS 性不孕的治疗应遵循"三线"治疗渐进的原则,制订合适的治疗方案,达到分娩一个健康孩子的最终目的。

六、思考题

1. 卵巢因素性不孕症有哪些?
2. 阐述 PCOS 的诊断要点。
3. PCOS 性不孕治疗的"三线"原则是什么?

七、推荐阅读文献

1. The Thessaloniki ESHRE/ASRM-Sponsored PCOS consensus Workshop Group. Consensus on infertility treatment related to polycystic ovary syndrome [J]. Fertil Steril, 2008,89(3):505 – 22.

2. 中华人民共和国卫生部医疗服务标准专业委员会. WS 330 – 2011 中华人民共和国卫生行业标准:多囊卵巢综合征诊断. 2011 – 7 – 1.

3. Domecq JP, Prutsky G, Mullan RJ, Hazem A et al. Lifestyle modification programs in polycystic ovary synfrome: systematic review and meta-analysis [J]. J Clin Endocrinol Metab, 2013, 98(12):4655 – 4663.

4. Fauser BC. Reproductive endocrinology：revisiting ovulation induction in PCOS［J］. Nat Rev Endocrionl，2014,10(12):704－705.

八、诊疗流程图

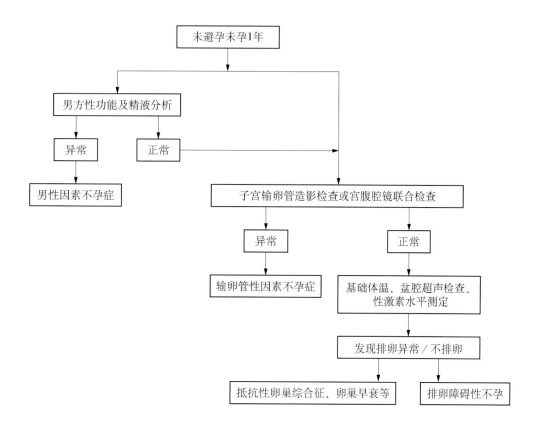

（陆　湘　程蔚蔚）

案例 93

子宫穿孔

一、病历资料

1. 现病史

患者,女,29 岁。因"宫内放置节育器后感到腹疼、头晕、恶心 8 h"就诊。患者系产后 5 个月哺乳期产妇,在当地计划生育服务站行宫内放置节育环术,术中经反复多次放环后成功。术后即感小腹疼痛,伴恶心不适,术者未予重视,给予止痛片,患者自诉腹痛略有缓解,观察 2 h 后离院。术后约 8 h 后,患者于家中出现腹痛、头晕、寒战至我院就诊。急诊查体:神志清楚,面色苍白,HR 130 次/min, BP 80 mmHg/60 mmHg,拟"放环术后子宫穿孔? 失血性休克"收入院。病程中,患者精神烦躁,食欲欠佳,两便正常,无体重改变。

2. 既往史

无外伤手术史,无高血压、心脏病、糖尿病等慢性疾病史。

3. 体格检查

患者为青年女性,神志清楚,精神烦躁,对答切题。BP 80 mmHg/50 mmHg,面色苍白,四肢湿冷,被动体位。两肺呼吸音清,未闻及干湿啰音;HR 130 次/min,未闻及病理性杂音。全腹压痛及反跳痛,以下腹部为重,伴有腹肌紧张,可叩及移动性浊音。未扪及包块,肠鸣音减弱。

4. 妇科检查

外阴:已婚式。

阴道:畅,少量血性分泌物。

宫颈:轻糜,血污,举痛(+)。

宫体:后位,正常大小,压痛(+)。

附件:未及明显肿块。

5. 辅助检查

血常规:Hb 58.0 g/L, WBC 6.7×10^9/L, N 64.9%, PLT 105.0×10^9/L, Hct 30.8%。

急诊 B 超检查:子宫后位,长 57 mm,宽 54 mm,厚 58 mm,肌层回声尚均匀,宫内膜厚约 7 mm,宫腔内未见节育环。左卵巢大小:25 mm×19 mm×18 mm。右卵巢大小:26 mm×20 mm×23 mm。盆腔内游离无回声区深:40 mm。

二、诊治经过

入院后初步诊断:放环术后,失血性休克,子宫穿孔可能。

入院后予以完善术前常规检查,血常规、凝血常规、DIC 全套及血电解质。

入院即刻在全麻下立即在连续硬膜外麻醉下行剖腹探查术。开腹后吸尽腹腔内血液约 800 ml,清除腹腔内血块,见子宫底部及子宫前壁峡部共 3 处裂孔,子宫峡部浆膜下见完整节育环一枚。子宫前壁最大一处裂孔约 1.5 cm,有血液自裂孔处外溢,子宫呈红色,局部水肿,遂行子宫修补术,手术顺利。术后予抗炎补液对症治疗,生命体征平稳,术后第 7 天予以拆线,第 8 天出院。门诊于术后第 2 月复诊,患者恢复可,二便正常。

三、病例分析

1. 病史特点

(1) 患者,女,29 岁。因"宫内放置节育器后感到腹疼、头晕、恶心 8 h"入院。

(2) 已婚已育,1-0-1-1,既往史无殊。

(3) 体检:精神烦躁,BP 80 mmHg/50 mmHg,面色苍白,四肢湿冷。HR 130 次/min,全腹压痛及反跳痛,以下腹部为重,伴有腹肌紧张,可叩及移动性浊音。肠鸣音减弱。

(4) 妇科检查阳性发现:

外阴:已婚式。

阴道:畅,少量血性分泌物。

宫颈:轻糜,血污,举痛(+)。

宫体:后位,正常大小,压痛(+)。

附件:未及明显肿块。

(5) 辅助检查:

急诊 B 超检查:子宫后位,长 57 mm,宽 54 mm,厚 58 mm,肌层回声尚均匀,宫内膜厚约 7 mm,宫腔内未见节育环,左卵巢大小:25 mm×19 mm×18 mm。右卵巢大小:26 mm×20 mm×23 mm。盆腔内游离无回声区深:40 mm。

血常规:Hb 58.0 g/L, WBC $6.7×10^9$/L, N 64.9%, PLT $105.0×10^9$/L, Hct 30.8%。

2. 诊断与诊断依据

(1) 诊断:放环术后,失血性休克,子宫穿孔可能。

(2) 诊断依据:①产后 5 个月哺乳期妇女;②节育器放置术中反复多次操作;③急腹症伴休克体征;④盆腔大量积液,重度贫血。

3. 鉴别诊断

(1) 急性阑尾炎:典型表现为转移性右下腹痛,伴恶心、呕吐、白细胞计数增高。检查:麦氏点压痛、反跳痛明显。无阴道流血,盆腔无压痛,血 HCG 阴性。

(2) 急性盆腔炎:患者多有不洁性生活史,表现为发热,伴恶心、呕吐、白细胞计数明显增高。检查:下腹有压痛、肌紧张及反跳痛,阴道灼热感,宫颈举痛,附件增厚或有包块,后穹隆穿刺可抽出脓液或渗出液。一般无阴道流血,尿 HCG 阴性。

(3) 卵巢囊肿蒂扭转:常有卵巢囊肿病史,患者突发下腹一侧剧痛,可伴恶心呕吐,无阴道流血及肛门坠胀。检查:子宫正常大小,患侧附件扪及触痛明显、张力较大之包块;血 HCG 阴性,B 型超声检查可见附件肿块。

四、处理方案及基本依据

(1) 治疗方案:手术——剖腹探查术。

（2）依据：患者手术操作后失血性休克表现，具备剖腹探查指征。

五、要点与讨论

1. 子宫穿孔的发生

子宫穿孔少见，但性质严重，特别是合并有内出血、感染以及内脏损伤时，如不及时诊断和处理，可危及生命。子宫穿孔发生率为 0.04%～0.88%。

子宫穿孔常见原因有：

（1）常因手术者技术不熟练，术前未检查清楚子宫的位置、大小，或子宫颈钳牵拉偏斜，导致器械进入宫腔方向与子宫曲度不一致，遇到阻力仍继续前进或术者操作粗暴所致。

（2）子宫本身存在高危因素：哺乳期、长期应用避孕药、子宫畸形、瘢痕子宫如有剖宫产史以及反复多次吸宫史。

2. 子宫穿孔的临床表现与分型

子宫穿孔的临床表现与穿孔的性质和类型、部位、大小、发生时间，有无内出血、感染或者内脏损伤等因素有关。在不同情况下可以有不同表现：

（1）若子宫为探针所穿破，伤口较小，如未伤及较大血管，可以不引起任何症状，或仅在下腹部稍有压痛。

（2）若子宫穿孔为子宫颈扩张器、刮匙、卵圆钳或吸管等所造成，则损伤较大。患者可以突然感到下腹疼痛、特别是当穿孔累及大血管有内出血时，可以出现持续性下腹痛，甚至发生休克，受术者面色苍白、出冷汗、血压下降、脉细弱速等。

（3）若术时穿破子宫未被发现，而继续吸引或钳夹组织，则有可能使吸管吸住或钳夹住大网膜、肠管等组织，并从子宫破口进入宫腔，再拉出子宫颈外口，进入阴道，当钳夹出黄色脂肪状物质或光滑物质，可能为大网膜、大肠脂垂或肠壁。此时受术者感到剧烈撕裂样疼痛及牵引感。如肠管有损伤而未及时处理，则在短时间内即出现急性腹膜炎症状。膀胱损伤时导尿可见血尿。

子宫穿孔的分类：①子宫肌层及浆膜层全部损伤为完全性子宫穿孔；②损伤全部或部分肌层，但浆膜层完整为不完全性穿孔；③如同时累及邻近肠管、大网膜等则为复杂性子宫穿孔。

3. 子宫穿孔的诊断思路

手术者在手术过程中，发觉使用器械进入宫腔的深度明显超过检查时所估计的长度，并感到无子宫底部探及，即可诊断为子宫穿孔。如穿孔感觉不明显，而手术者突然感到剧烈腹痛，又有内出血、休克等征象，首先应想到有子宫穿孔可能，此时应立即停止手术。仔细进行腹部及妇科检查，测量血压、脉搏，注意面色等。如有下腹部压痛，子宫颈举痛，尤其是子宫旁有肿块触及（如宽韧带血肿或胎儿肢体），伴有或不伴有内出血体征，则可以明确诊断。倘术时发现钳（吸）出物为大网膜或肠管，穿孔基本可以肯定，有时术时未发现穿孔，而术后孕妇出现急性腹膜炎或内出血现象，亦应考虑到子宫穿孔的可能。

4. 子宫穿孔的治疗要点

术时发觉子宫穿孔或有可疑时，立即停止手术。根据穿孔大小，有无较大血管及内脏损伤，妊娠物是否已清除尽，术前是否已有宫腔感染，以及孕妇对今后生育的要求等做出决定。

（1）单纯性子宫穿孔，穿孔较小：手术已经完成，受术者一般情况尚可，无内出血的情况下，给予宫缩剂、消炎药物，卧床休息，并住院观察 1 周左右，若无异常，可以出院。如手术尚未完成，可根据手术者操作经验采用不同的处理方法。

（2）单纯性子宫穿孔，穿孔较大：原则上以剖腹探查为宜，手术时宜探查损伤范围，有无内出血或内脏损伤。术时、术后加用抗感染药物。

（3）子宫穿孔并发内出血或内脏损伤：不论子宫穿孔大小必须立即剖腹探查。如穿孔不大，无明显感染,可做子宫修补术。穿孔较大且不规则,除盼再生育者外,一切应同时结扎输卵管以防止再妊娠时发生子宫破裂。如有严重感染时,宜切除子宫。其他脏器有损伤时,应按损伤程度及范围大小做修补术或切除术。

(4)采用保守治疗的观察处理:若采用非手术疗法,在观察期间出现明显内出血或感染而药物不能控制时,应立即做剖腹手术。并根据病变情况,感染程度及生育要求,选用适当手术,术后加强抗感染治疗。

六、思考题

1. 子宫穿孔的临床特征有哪些?
2. 子宫穿孔的分型有哪几种?
3. 子宫穿孔的常见病因有哪些?

七、推荐阅读文献

1. 方爱华,王益鑫,陈勤芳.计划生育技术[M].3版.上海:上海科学技术出版社,2012:272－281.

2. Istre O. Managing bleeding, fluid absorption and uterine perforation at hysteroscopy [J]. Best Pract Res Clin Obstet Gynaecol. 2009,23(5):619－629.

3. Augustin G, Majerović M, Luetić T. Uterine perforation as a complication of surgical abortion causing small bowel obstruction: a review [J]. Arch Gynecol Obstet. 2013,288(2):311－323.

八、诊疗流程图

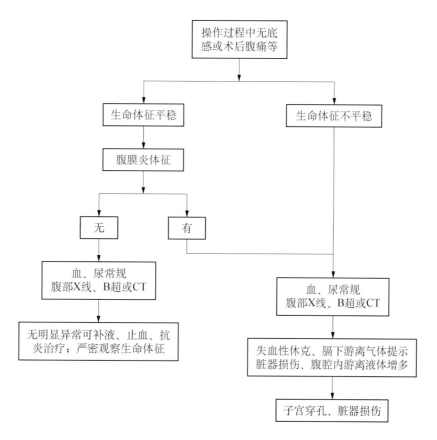

(李晓翠　程蔚蔚)

案例 94

宫腔粘连

一、病历资料

1. 现病史

患者，女性，36 岁。因"人流术后 3 月未转经"入院。患者已婚育，平素月经规律。2013 年 6 月行负压吸宫术终止妊娠，术后阴道出血少，1 周止，偶有腹痛，无发热等不适。术后 3 月余未月经来潮，自测尿 HCG（一），曾外院就诊，测基础体温呈双相型。自诉发病以来，偶有腹痛不适，无周期性，无发热，无不规则阴道流液、流血，无肛门坠胀感等。患者食欲、睡眠、大小便均正常，体重无明显变化。

2. 既往史

患者已婚育，16 岁月经来潮，既往月经规则，6/（28～30）天，量中等，无痛经。1－0－2－1，2005 年顺产一活婴，2007 年、2013 年各行人工流产术 1 次。无精神因素、无体重增减、无饮食习惯改变、无剧烈运动、无各种疾病和用药情况。

3. 体格检查

Ht 165 cm，Wt 65 kg，T 36.8℃，BP 104 mmHg/70 mmHg R 24 次/min，P 80 次/min。患者步入病房，查体合作。头颅无畸形，颈软，气管居中，双乳对称，未及明显肿块，HR 80 次/min，律齐，未及杂音，双肺呼吸音清，未闻及干湿啰音，肝脾肋下未及。下腹无压痛，反跳痛。

4. 妇科检查

外阴：已婚式。

阴道：畅。

宫颈：轻度糜烂，举痛（一）。

宫体：前位，正常大小，活动可，压痛（±）。

附件：双侧未及明显包块，压痛（一）。

5. 实验室和影像学检查

功能实验：

药物撤退试验：①孕激素实验：（一）；②雌孕激素序贯实验（一）。

激素水平：FSH 7.3 IU/L，LH 7.5 IU/L，PRL 23.2 μg/L，E 195 pmol/L，睾酮 1.3 nmol/L。

血 HCG 3.8 mIU/ml；尿 HCG（一）。

白带：正常；宫腔分泌物培养（一）。

B 超检查：子宫前位，长 57 mm，宽 54 mm，厚 58 mm，外形尚规则，宫内膜厚约 7 mm，宫颈长径 35 mm，宫体前壁见低回声，大小 9 mm×10 mm×8 mm，边界欠清晰，内回声欠均匀，未见明显血流信号。宫内节育器未见。左卵巢大小:27 mm×25 mm×19 mm。右卵巢大小:25 mm×20 mm×22 mm。盆腔内未见游离无回声区。

HSG:盆腔平片:盆腔内未见异常密度影。注入造影剂后即刻盆腔摄片:子宫腔呈一盲端。双侧输卵管未显影。20 min 后复查摄片:盆腔内未见异常密度影。提示:宫腔粘连。

二、诊治经过

入院后初步诊断:继发性闭经,人流术后宫腔粘连。

入院后予以完善术前常规检查,血常规、肝肾功能、电解质、出凝血指标。

肠道准备 3 天:无渣半流质饮食 2 天、全流质 1 天,并予以复方聚乙二醇电解质散灌肠。

入院第 4 天在全麻下行腹腔镜辅助宫腔镜下宫腔粘连分解术,第 5 天出院。术后给予大剂量雌激素,每日口服结合雌激素 2.5 mg/d,连服 3 周后再服用地屈孕酮 10 mg/d,共 10 日,月经复潮,量色正常,共 3 周期。术后 2 个月再次宫腔镜检查,门诊于术后第 1、3、6、12 个月定期检查。

三、病例分析

1. 病史特点

(1) 女性,36 岁,因"人工流产未转经"来院就诊。

(2) 否认周期性下腹痛,无不规则阴道流液。

(3) 体检:乳房、腋毛发育正常。

(4) 妇科检查:阳性发现;宫体前位,正常大小,活动可,压痛(±)。

(5) 辅助检查:

功能实验:药物撤退试验:①孕激素实验(一);②雌孕激素序贯实验(一)。

激素水平:FSH 7.3 IU/L, LH 7.5 IU/L, PRL 23.2 μg/L, E 195 pmol/L,睾酮 1.3 nmol/L。

血 HCG 3.8 mIU/ml;尿 HCG(一)。

HSG:盆腔平片:盆腔内未见异常密度影。注入造影剂后即刻盆腔摄片:子宫腔呈一盲端。双侧输卵管未显影。20 min 后复查摄片:盆腔内未见异常密度影。提示:宫腔粘连。

2. 诊断与诊断依据

(1) 诊断:人流术后宫腔粘连,继发性闭经。

(2) 诊断依据:①继发性闭经;②宫体压痛;③HCG(一);④内分泌及基础体温测定显示卵巢功能正常;⑤孕激素实验(一);雌孕激素序贯实验(一);⑥造影提示宫腔粘连。

3. 鉴别诊断

(1) 宫内早孕:宫内早孕者可有停经史,查体停经时间与子宫大小符合,HCG(＋),B 超检查提示宫内见胚胎或孕囊。结合该患者停经时间与子宫大小不符,B 超检查宫内未见孕囊,HCG(一),故暂不考虑该诊断。

(2) 卵巢早衰:40 岁前,由于卵巢内卵泡过度耗竭或医源性损伤发生卵巢功能衰竭,以低雌激素及高促性腺激素为特征,亦表现为继发性闭经,常伴围绝经期症状。激素特征为高促性腺激素水平,特别是 FSH 升高,FSH＞40 IU/L,伴雌激素水平下降,该患者卵巢功能正常,不宜考虑该诊断。

(3) 滋养细胞肿瘤:该症患者也可表现为人流术后闭经,妇检子宫饱满且大于停经时间,血 HCG 异常升高,B 超检查提示宫腔异常占位,该患者血、尿 HCG(一),B 超检查宫内无明显占位结合病史,本病诊断可排除。

(4) 下丘脑性闭经:此类闭经特点是下丘脑合成和分泌 GnRH 缺陷或下降导致垂体促性腺激素,特别是黄体生成素的分泌功能低下,属于低促性腺激素性闭经,常见诱因有精神应激、体重下降等,治疗及时尚可逆,该患者激素水平正常,口服药物治疗后月经未来潮,故可以排除。

（5）其他：如垂体肿瘤、希恩综合征等，另子宫内膜结核可破坏子宫内膜引起闭经，此外也有宫内节育器引起宫内感染发生的报道，结合实验室检查可逐一鉴别。

四、处理方案及基本依据

（1）治疗方案：手术分解宫颈及宫腔粘连，既往采用宫颈扩张器和刮宫术分解粘连，现采用宫腔镜下直视的机械性（剪刀）切割或激光切割粘连带，效果比盲目操作更好。需生育者还应服用大剂量雌激素，每日口服结合雌激素 2.5 mg/d，连服 3 周后加用地屈孕酮 10 mg/d 或甲羟孕酮 4～8 mg/d，共 10～12 日；连用 2～3 周期。

（2）依据：患者育有一子，36 岁，需要恢复月经及解决生育问题。患者一般情况良好，术前检查中无明显手术禁忌证。

五、要点与讨论

1. 有关 Asherman 综合征的命名与发生

Asherman 综合征是指子宫内膜破坏引起继发性闭经。一般发生于产后或流产后过度刮宫引起的子宫内膜基底层损伤和粘连；粘连可使宫腔、宫颈内口、宫颈管或上述多处部位部分或全部阻塞，从而引起子宫内膜不应性或阻塞性闭经，称 Asherman 综合征或宫腔粘连（intrauterine adhesion，IUA）。本病导致宫腔容受性缩小，受精卵不能着床，可造成月经量少、闭经、痛经、复发性自然流产、早产、胎盘早剥、前置胎盘及不孕不育等后果，合并宫颈管粘连者可引起经血潴留、宫腔积血积液或积脓，严重影响患者的身心健康。

吸引术时负压过高；吸管窗面过于锐利；吸管或刮匙操作次数过多，操作太粗暴等，皆可导致子宫内膜基底层及子宫颈管内膜的损伤，或因术后宫腔感染等，愈合时发生子宫颈管或子宫腔粘连。

2. Asherman 综合征的临床表现

负压吸引术后月经过少或闭经、伴有痛经或周期性腹痛，常规检查排卵功能正常，基础体温呈双相性，阴道角化细胞有周期性变化；妇科检查可发现子宫及附件正常，或子宫稍增大，饱满感或呈球形，或伴有压痛。如未及时处理可能造成继发不孕或流产。

3. Asherman 综合征的诊断思路

根据病史、临床表现及卵巢功能的测定结果，可以初步做出诊断。再进一步用子宫探针进行宫腔探查，可有淤积的经血流出；必要时做子宫腔碘油造影，可见宫腔仅部分充盈；宫腔镜下诊断更为明确，能在直视下观察粘连性质、类型和部位。

4. Asherman 综合征的治疗要点

恢复月经及解决生育问题。

5. 人工流产手术的注意事项

（1）妊娠检查吸引机的电路、开关、吸管和橡皮管是否正常。

（2）连接吸管后必须进行负压实验。

（3）吸管进出宫腔时不能带负压。

（4）吸引时先吸孕囊着床部位，可减少出血。

（5）吸管抽动遇到阻力时，表示子宫已收缩，当即关闭负压，取出吸管。再次放入时，不可用猛力推进，以防穿破子宫。

（6）抽出吸管时，如胚胎组织塞在吸管头部或宫腔中时，或组织物塞在子宫颈口，可用卵圆钳将组织取出后再吸引。

（7）带器妊娠人流术，应在术前明确告知节育器的情况。如遇取出困难应作进一步定位。

（8）对高危妊娠者应在病例上注有高危标记，由有经验医师承担手术，并以B超检查监护为宜。

六、思考题

1. Asherman 综合征的临床特征有哪些？

2. Asherman 综合征的鉴别诊断是什么？

3. 如何预防 Asherman 综合征的发生？

七、推荐阅读文献

1. 方爱华,王益鑫,陈勤芳.计划生育技术[M].3版.上海:上海科学技术出版社,2012:272-281.

2. Yu Di, Wong YM, Cheong Y, et al. Asherman syndrome—one century later [J]. Fertil Steril. 2008,89(4):759-779.

八、诊疗流程图

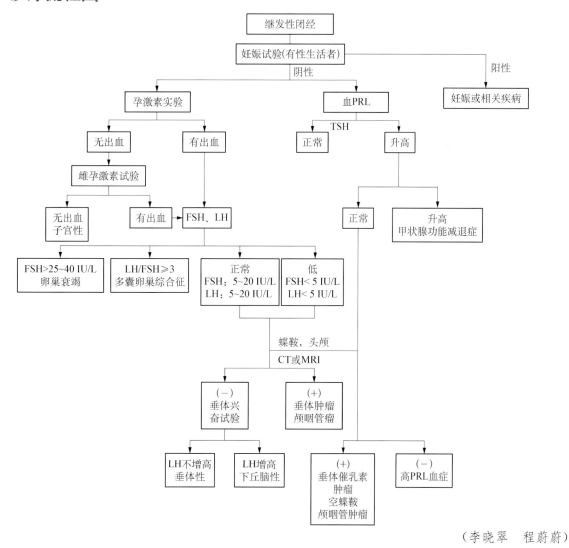

（李晓翠　程蔚蔚）

案例 95

避孕咨询

一、病历资料

1. 现病史

患者，女性，33 岁。因"要求避孕"来院就诊。患者既往月经规则，(5～7)/30 天，量中等，无痛经，LMP 2015-4-21。患者顺产分娩一子，近期无生育要求，因要求避孕来院行节育器放置术。患者平素无腹痛腹胀，无发热，无不规则阴道出血流液，无肛门坠胀感。患者精神睡眠佳，胃纳可，二便如常，体重无明显改变。

2. 既往史

无外伤手术史，无高血压、心脏病、糖尿病等慢性疾病史。

3. 体格检查

患者 Ht 168 cm，Wt 60 kg，BP 120 mmHg/70 mmHg。应答自如，一般情况好，胸廓无畸形，乳房对称，未扪及肿块；肺部两肺呼吸音清，未闻及干湿啰音；HR 76 次/min，律齐，未闻及病理性杂音；腹部平坦，无压痛及反跳痛，未扪及包块，肝脾肋下未及。

4. 妇科检查

外阴：已婚已产式。

阴道：畅，分泌物白色，量少。

宫颈：轻糜。

宫体：前位，正常大小，活动可，无压痛。

附件：双侧软、无压痛与反跳痛，未及明显肿块。

5. 实验室和影像学检查

尿 HCG：(一)。

白带：正常。

宫腔分泌物培养：(一)。

LCT：正常。

妇科 B 超检查：子宫、双附件未见明显异常。

二、诊治经过

初步诊断：要求放环。

予以完善术前常规检查:妇科 B 超检查,白带常规。

月经干净 3～7 天来院门诊手术室行放环术。

三、病例分析

1. 病史特点

(1) 女性,33 岁,因"要求避孕"来院就诊。

(2) 已生育一子,顺产。要求避孕行放环术。

(3) 体检:无明显异常。

(4) 妇科检查:无明显异常。

(5) 辅助检查:

尿 HCG:(一)。

白带:正常。

宫腔分泌物培养:(一)。

LCT:正常。

妇科 B 超检查:子宫、双附件未见明显异常。

2. 诊断与诊断依据

(1) 诊断:要求放环。

(2) 诊断依据:①生育期女性;②已育有一子,顺产;③自愿要求放环;④排除手术禁忌。

3. 鉴别诊断

(一)。

四、处理方案及基本依据

(1) 治疗方案:节育器放置术。

(2) 依据:患者已生育,自愿要求避孕。患者一般情况良好,术前检查中无明显手术禁忌证。

五、要点与讨论

1. 计划生育措施的选择

(1) 新婚夫妇避孕方法:男用避孕套,偶有套脱落或破裂时,可用紧急避孕法;口服短效避孕药;女性外用避孕药,一般暂不选用 IUD。

(2) 有 1 个子女的夫妇避孕方法:如果需要长期避孕,可选用下列方法:IUD 是首选方法;男用避孕套;短效口服避孕药;长效避孕针,或缓释避孕药如皮下埋植剂等;阴道杀精剂;一般不行绝育手术。

(3) 有 2 个或者多个子女夫妇避孕方法:可用 IUD,或者绝育手术。

(4) 哺乳期妇女避孕方法:哺乳期的卵巢功能低下,多有闭经,子宫小而软,为不影响内分泌功能,不宜选用甾体激素避孕药,可选用避孕套、IUD。

2. 关注不同生命阶段人群避孕薄弱期

(1) 青春期-未产期:

特点:情绪易激动,不容易规范使用各种避孕方法,性生活经验不足。

选择目标:方法简单、操作方便、不影响将来生育的避孕方法。

适宜的方法:男用避孕套、外用杀精剂、短效口服避孕药、阴道药环等。

不适宜的方法:长效避孕药、安全期、体外排精。

（2）产后和哺乳期:

特点:卵巢处于静止状态。

目标:选择不影响乳汁分泌质和量的方法。

适宜的方法:宫内节育器、单纯孕激素避孕法、哺乳闭经法、男用避孕套,外用杀精剂。

不适宜的方法:复方避孕药、阴道药膜、安全期、体外排精。

（3）人工流产后:

特点:对避孕认识不足,可能听说或使用过某些避孕方法,但不能正确持续使用,避孕失败率高;大多年轻,生育能力强。

目标:根据对象的生育意愿和生育计划完成情况,选择适宜的避孕方法:如已完成生育计划的可以选择长效、安全、稳定、综合为原则的避孕方法;对于尚未生育或间隔生育对象,可考虑选择避孕效果好、安全稳定可逆的避孕方法。

适宜的方法;完成生育计划的各种避孕方法均能适用,未完成生育计划的除外男女绝育方法,其他方法都可酌情选用。

不适宜的方法:有禁忌证者。

（4）围绝经期:

特点:卵巢功能趋向衰退,排卵无规律、月经紊乱、阴道分泌物减少等,仍可能意外怀孕。

目标:选择外用药具为主的避孕方法。

适宜的方法:男用避孕套、避孕栓、宫内节育器(如已放置,且无不良反应),复方口服避孕药。

不适宜的方法:阴道药膜、安全期、宫内节育器(新放置)。

3. 个性化的避孕咨询服务

1）咨询

（1）咨询是服务提供者(咨询者)与服务对象(咨询对象)间就某些问题的商谈,同时给予服务对象心理上和精神上的支持,提供针对性的信息,供对象选择,最终帮助对象作出决定并付诸实施。

（2）咨询是最理想的人际交流方式。

（3）计划生育咨询的目的是:帮助对象知情选择生殖保健方法,选择一种他们满意的避孕方法,安全有效地使用选择的方法,开始并持续地计划生育,客观无偏见地了解有关现有的计划生育信息。

2）计划生育(避孕)咨询

（1）了解探究对象生育控制目标(生育意愿)。

（2）教会对象理解有关避孕效率。

（3）帮助尚未完成生育计划的对象保护未来的生育能力。

（4）通过询问病史、医学检查等筛查对象本身是否存在某些健康状况,是否禁忌使用某些避孕方法(即 WHO 的避孕方法选择标准中属于第 4 类的)。

（5）消除对象有关避孕方法的误解或传言。

3）咨询模式:GATHER

G:尊重和真诚的问候;A:询问/评估需求;T:告诉有关信息;

H:帮助选择;E:解释和示教;R:回访和强化/转诊。

4. 常用避孕方法

（1）激素避孕:甾体激素主要通过抑制排卵以及对生殖器官的直接影响,从而发挥避孕作用。常用的甾体激素避孕药有口服避孕药、注射避孕针、缓释系统避孕药及避孕贴剂,其中短效口服避孕药最为常用。因不同甾体激素避孕药有不同的近期不良反应,故避孕药选择宜因人而异。服药时间较长者应定期到医院或计划生育服务站检查。

（2）宫内节育器：IUD 的抗生育作用是置环后子宫局部组织对 IUD 的异物反应引起局部炎症反应所致。这种反应不但能杀精毒胚，而且还可干扰孕卵着床，另外，IUD 的附加活性材料可增强 IUD 的抗生育作用。具有安全、有效、简单、经济、可逆的特点。应在放置后 3、6、12 个月及以后每年 1 次随访，直至停用。

（3）其他避孕方法：其他避孕方法有男用阴茎套、女用避孕套、阴道隔膜、宫颈帽、阴道避孕囊、阴道杀精剂以及自然避孕法，应根据应用者的知情同意，选择适宜方法。同时，需告知这些方法的避孕可靠性。

（4）绝育：输卵管绝育术包括输卵管结扎切断、电凝、输卵管夹、环套、药物黏堵及栓堵输卵管管腔等方法，为一种安全、永久性节育措施。但如果要求复孕，也可行输卵管吻合术，可逆性高。应选择对受术者创伤小又不影响机体的生理功能以及术后恢复快的手术方法。

六、思考题

1. 常用的避孕方式有哪些？
2. 不同生育期女性应如何选择避孕方式？
3. 不同年龄段避孕手段的注意事项有哪些？

七、推荐阅读文献

1. Amy JJ，Tripathi V. Contraception for women：an evidence based overview. BMJ（Clinical research ed.）2009；339b2895.

2. Kubba A，Guillebaud J，Anderson RA et al. Contraception. Lancet 2000 Dec；356(9245)：1913 - 1919.

3. Aitken RJ，Baker MA，Doncel GF et al. As the world grows：contraception in the 21st century［J］. J Clin Invest 2008 Apr；118(4)：1330 - 1343.

八、诊疗流程图

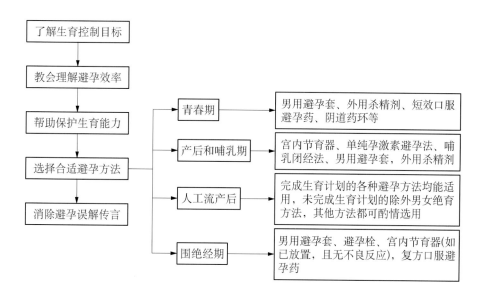

（李晓翠　程蔚蔚）

常用医学缩略语

一、临床常用缩略语

T	体温	Sig	乙状结肠镜检查术
P	脉搏	CG	膀胱造影
HR	心率	CAG	心血管造影,脑血管造影
R	呼吸	IVC	下腔静脉
BP	血压	RP	逆行肾盂造影
BBT	基础体温	RUG	逆行尿路造影
Wt	体重	UG	尿路造影
Ht	身长,身高	PTC	经皮肝穿刺胆管造影
AC	腹围	GA	胃液分析
CVP	中心静脉压	LNP	淋巴结穿刺
VE	阴道内诊	LP	肝穿刺,腰穿刺
ECG	心电图	Ca	癌
EEG	脑电图	LMP	末次月经
EGG	胃电图	PMB	绝经后出血
EMG	肌电图	PPH	产后出血
LS	腹腔镜手术	HSG	子宫输卵管造影术
MRI	磁共振成像	CS	剖宫产术
UCG	超声心动图	AID	异质(人工)授精
UT	超声检测	AIH	配偶间的人工授精
SEG	脑声波图	EPS	前列腺按摩液
BC	血液培养	DC	更换敷料
Bx	活组织检查	ROS	拆线
Cys	膀胱镜检查	KUB	尿路平片
ESO	食管镜检查	BB	乳房活检

二、实验室检查常用缩略语(1)

自动血液分析仪检测项目		WBC	白细胞计数
		RBC	红细胞计数
		Hb	血红蛋白浓度
		HCT	红细胞比容
		MCV	红细胞平均体积
		MCHC	红细胞平均血红蛋白浓度
		MCH	红细胞平均血红蛋白量
		RDW	红细胞分布宽度
		PLT	血小板计数
		MPV	血小板平均体积
		LY	淋巴细胞百分率
		MO	单核细胞百分率
		N	中性粒细胞百分率
		$\mathrm{LY}_{\#}$	淋巴细胞绝对值
		$\mathrm{MO}_{\#}$	单核细胞绝对值
		$\mathrm{N}_{\#}$	中性粒细胞绝对值
DC 白细胞分类计数	GR 粒细胞	N	中性粒细胞
		E	嗜酸性粒细胞
		B	嗜碱性粒细胞
		LY	淋巴细胞
		MO	单核细胞
Rt 常规检查		B	血
		U	尿
		S	粪
		EOS	嗜酸性粒细胞直接计数
		Ret	网织红细胞计数
		ESR	红细胞沉降率
		MP	疟原虫
		Mf	微丝蚴
		LEC	红斑狼疮细胞
		BG	血型
		BT	出血时间
		CT	凝血时间
		PT	凝血酶原时间
		PTR	凝血酶原时间比值

	APTT	部分活化凝血活酶时间
	CRT	血块收缩时间
	TT	凝血酶时间
	3P 试验	血浆鱼精蛋白副凝固试验
	ELT	优球蛋白溶解时间
	FDP	纤维蛋白(原)降解产物
	HbEP	血红蛋白电泳
	ROFT	红细胞渗透脆性试验
尿液分析仪检查项目	pH	酸碱度
	SG	比重
	PRO	蛋白质
	GLU	葡萄糖
	KET	酮体
	UBG	尿胆原
	BIL	胆红素
	NIT	亚硝酸盐
	WBC	白细胞
	RBC/BLD	红细胞/隐血
	Vc，VitC	维生素 C
尿沉渣显微镜检查	GC	颗粒管型
	HC	透明管型
	WC	蜡状管型
	PC	脓细胞管型
	UAMY	尿淀粉酶
	EPG	粪便虫卵计数
	OBT	粪便隐血试验
	OCT	催产素激惹试验
	LFT	肝功能检查
	TB	总胆红素
	DB	结合胆红素，直接胆红素
	IB	未结合胆红素，间接胆红素
	TBA	总胆汁酸
	II	黄疸指数
	CCFT	脑磷脂胆固醇絮状试验

三、实验室检查常用缩略语(2)

RFT	肾功能试验	β-LP	β-脂蛋白
BUN	尿素氮	ALT	丙氨酸氨基转移酶
SCr	血肌酐	AST	天门冬氨酸氨基转移酶
BUA	血尿酸	γ-GT	γ-谷氨酰转肽酶
Ccr	内生肌酐清除率	ALP/AKP	碱性磷酸酶
UCL	尿素清除率	ACP	酸性磷酸酶
NPN	非蛋白氮	ChE	胆碱酯酶
PFT	肺功能试验	LDH	乳酸脱氢酶
TP	总蛋白	AMY，AMS	淀粉酶
ALB	白蛋白	LPS	脂肪酶，脂多糖
GLB	球蛋白	LZM	溶菌酶
A/G	白蛋白球蛋白比值	CK	肌酸激酶
Fib	纤维蛋白原	RF	类风湿因子
SPE	血清蛋白电泳	ANA	抗核抗体
HbA1c	糖化血红蛋白	ASO	抗链球菌溶血素"O"
FBG	空腹血糖	C_3	血清补体 C_3
OGTT	口服葡萄糖耐量试验	C_4	血清补体 C_4
BS	血糖	RPR	梅毒螺旋体筛查试验
HL	乳酸	TPPA	梅毒螺旋体确证试验
PA	丙酮酸	WT	华氏反应
KB	酮体	KT	康氏反应
β-HB	β-羟丁酸	NG	淋球菌
TL	总脂	CT	沙眼衣原体
TC	总胆固醇	CP	肺炎衣原体
TG	甘油三酯	UU	解脲脲原体
FFA	游离脂肪酸	HPV	人乳头状瘤病毒
FC	游离胆固醇	HSV	单纯疱疹病毒
PL，PHL	磷脂	MPn	肺炎支原体
HDL-C	高密度脂蛋白胆固醇	TP	梅毒螺旋体
LDL-C	低密度脂蛋白胆固醇	HIV	人类免疫缺陷病毒
LPE	脂蛋白电泳		

四、实验室检查常用缩略语(3)

Hp	幽门螺杆菌	CEA	癌胚抗原
AFP	甲胎蛋白	PSA	前列腺特异抗原

（续表）

TGF	肿瘤生长因子	HLA	组织相容性抗原
PRL	催乳素	CO_2CP	二氧化碳结合力
LH	促黄体生成素	$PaCO_2$	二氧化碳分压
FSH	促卵泡激素	TCO_2	二氧化碳总量
TSTO，T	睾酮	SB	标准碳酸氢盐
E_2	雌二醇	AB	实际碳酸氢盐
PRGE，P	孕酮	BB	缓冲碱
HPL	胎盘泌乳素	BE	碱剩余
TT_4	总甲状腺素	PaO_2	氧分压
PTH	甲状旁腺激素	SaO_2	氧饱和度
ALD	醛固酮	AG	阴离子间隙
RI	胰岛素	BM－DC	骨髓细胞分类
Apo	载脂蛋白	CSF	脑脊液
EPO	促红细胞生成素	Ig(A，G，M，D，E)	免疫球蛋白
GH	生长激素	PA	前白蛋白

五、处方常用缩略语

ac	饭前	qn	每晚1次
am	上午	qod	隔日1次
aj	空腹时	sos	需要时(限用1次)
bid	1天2次	st	立即
cm	明晨	tid	1天3次
dol　urg	剧痛时	prn	必要时(可多次)
hn	今晚	pc	饭后
hs	临睡前	aa	各
int. cib	饭间	ad　us　ext	外用
qm	每晨1次	ad　us　int	内服
q10 min	每10分钟1次	co	复方的
pm	下午	dil	稀释的
qd	每天1次	dos	剂量
qh	每小时1次	D. S.	给予,标记
q4h	每4小时1次	g	克
q6h	每6小时1次	ivgtt	静脉滴注
q8h	每8小时1次	id	皮内注射
q12h	每12小时1次	ih	皮下注射

六、部分常用药品名缩写

青霉素	PEN	头孢曲松	CRO, CTR
氨苄青霉素	AMP	头孢他啶	CAZ
阿莫西林	AMO, AMX, AML	头孢哌酮	CFP, CPZ
甲氧西林(新青Ⅰ)	MET	头孢甲肟	CMX
苯唑西林(新青Ⅱ)	OXA	头孢匹胺	CPM
羧苄西林	CAR	头孢克肟	CFM
替卡西林	TIC	头孢泊肟	CPD
哌拉西林	PIP	第四代头孢菌素:	
阿帕西林	APA	头孢匹罗	CPO
阿洛西林	AZL	头孢吡肟	FEP
美洛西林	MEZ	其 他:	
美西林	MEC	头孢西丁	FOX
第一代头孢菌素:		头孢美唑	CMZ
头孢噻吩(先锋Ⅰ)	CEP	头孢替坦	CTT
头孢噻啶(先锋Ⅱ)	CER	头孢拉宗	CE
头孢来星(先锋Ⅲ)	CEG	拉氧头孢	MOX
头孢氨苄(先锋Ⅳ)	CEX	舒巴坦	SUL
头孢唑啉(先锋Ⅴ)	CFZ	克拉维酸	CLAV
头孢拉定(先锋Ⅵ)	RAD	氨曲南	ATM
头孢乙腈(先锋Ⅶ)	CEC, CAC	亚胺培南	IMI, IMP
头孢匹林(先锋Ⅷ)	HAP, CP	他唑巴坦	TAZ
头孢硫脒(先锋18)	CSU		
头孢羟氨苄	CFR, FAD	链霉素	STR
头孢沙定	CXD	卡那霉素	KAN
头孢曲秦	CFT	阿米卡星	AMK
第二代头孢菌素:		庆大霉素	GEN
头孢呋辛	CFX, CXM	妥布霉素	TOB
头孢呋辛酯	CXO	奈替米星	NET
头孢孟多	CFM, FAM	西索米星	SIS
头孢磺啶	CFS	地贝卡星	DBK
头孢替安	CTM	异帕米星	ISP, ISE
头孢克洛	CEC	新霉素	NEO
第三代头孢菌素:		大观霉素	SPE, STP
头孢噻肟	CTX	红霉素	ERY
头孢唑肟	CZX	螺旋霉素	SPI, SPM

（续表）

罗红霉素	ROX	四环素	TET，TCY
阿奇霉素	AZI，AZM	多西环素（强力霉素）	DOX
交沙霉素	JOS	米诺环素（美满霉素）	MIN，MNO
氯霉素	CMP	环丙沙星	CIP，COFX，CPLX
林可霉素	LIN	培氟沙星	PEF，PEFX
克林霉素	CLI	依诺沙星	ENO，ENX，ENOX
甲硝唑	MNZ	芦氟沙星	RUFX
替硝唑	TNZ	氨氟沙星	AMFX
利福平	RFP	妥苏沙星	TFLX
甲哌利福素	RFP	加替沙星	GTFX
利福定	RFD	洛美沙星	LOM，LFLX
异烟肼	INH	新三代喹诺酮类抗菌药：	
乙胺丁醇	EMB	氟罗沙星	FLE
吡嗪酰胺	PZA	左氧氟沙星	LEV，LVX，LVFX
磷霉素	FOS	司帕沙星	SPX，SPFX
褐霉素	FD	司巴沙星	SPA
对氨基水杨酸	PAS	短效磺胺药：	
杆菌肽	BAC	磺胺二甲嘧啶	SMZ
万古霉素	VAN	磺胺异噁唑	SIZ
壁霉素	TEC	磺胺二甲异嘧啶	SIMZ
原始霉素	PTN	中效磺胺药：	
曲古霉素	TSA	磺胺嘧啶	SD，SDI
丰加霉素	TMC	磺胺甲噁唑	SMZ
卷须霉素	CPM	磺胺苯唑	SPP
粘杆菌素	COM	长效磺胺药：	
争光霉素	BLM	磺胺邻二甲氧嘧啶	SDM
第一代喹诺酮类抗菌药：		磺胺对甲氧嘧啶	SMD
萘啶酸	NAL	磺胺间甲氧嘧啶	SMM
恶喹酸	OXO	磺胺甲氧嗪	SMP，SMPZ
西诺沙星	CIN	磺胺二甲氧嗪	SDM
第二代喹诺酮类抗菌药：		甲氧苄胺嘧啶	TMP
吡哌酸	PPA		
第三代喹诺酮类抗菌药：		两性霉素 B	AMB
诺氟沙星	NOR，NFLX	制霉菌素	NYS
氧氟沙星	OFL，OFX，OFLX	咪康唑	MIC

（续表）

益康唑	ECO	利巴韦林	RBV
酮康唑	KET	干扰素	IFN
氟康唑	FCZ，FLU	胸腺肽	XXT
伊曲康唑	ICZ，ITC	肌酐	HXR
阿昔洛韦	ACV	γ-氨酪酸（γ-氨基丁酸）	GABA
更昔洛韦	GCV	乙烯雌酚	DES
泛昔洛韦	FCV	6-氨基己酸	EACA
伐昔洛韦	VCV	破伤风抗毒素	TAT

（续表）